Margarita Klein Bernhard Schön Marion Stüwe

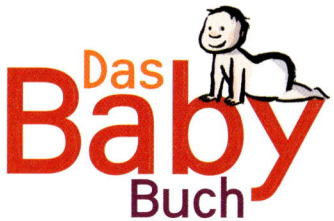

Das Baby Buch

Margarita Klein Bernhard Schön Marion Stüwe

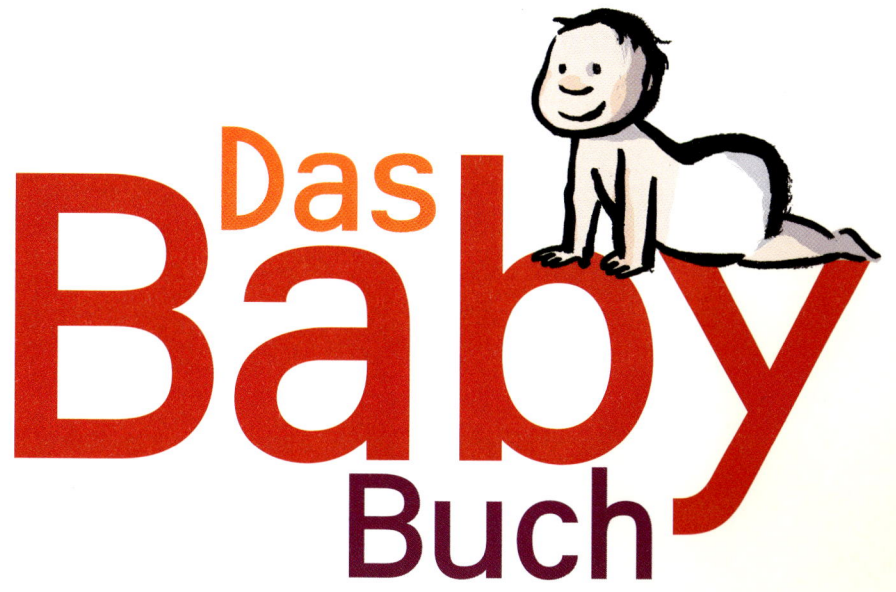

Das Baby Buch

DER GROSSE RATGEBER
für Schwangerschaft, Geburt und
erstes Lebensjahr

Mit Beiträgen von Dagmar Brandi und Mauri Fries
Mitarbeit: Tara Franke, Ulrike Peitz
CD: Margarita Klein

Mit Illustrationen von Jutta Bauer

Fotos: Angelika Salomon
Sachzeichnungen: Axel Raatz

BELTZ

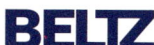

Alle Ratschläge sind von den Autorinnen sorgfältig geprüft und erwogen.
Irrtümer und Druckfehler sind vorbehalten.
Garantie und Haftungsansprüche jeder Art sind ausgeschlossen.

www.beltz.de

1. Auflage

© 2009 Beltz Verlag, Weinheim und Basel

Lektorat:	Bernhard Schön, Idstein
Titelillustration:	Jutta Bauer, Hamburg
Umschlaggestaltung:	Büro Hamburg (Illustration Jutta Bauer, Fotos Angelika Salomon)
Fotografie:	Angelika Salomon, Spalt
	mit Ausnahme von S. 145, 198, 200, 222, 231, 240 (Horst Lichte)
	und S. 65, 179, 180 (Ralf Stüwe)
Zwischentitel:	Jutta Bauer, Hamburg
Sachzeichnungen:	Axel Raatz, Barum
CD:	Margarita Klein (Texte, Sprecherin),
	Dominik Jäckel für MFLrecords, Heidelberg (Produktion),
	Kurt Eisfeld für Beatonal Tonstudio, Weingarten (Technik)
Layoutkonzept:	Kirberg-Design, Hünfelden
Herstellung:	Studio Bandur, Beselich
Druck und Bindung:	Druck Partner Rübelmann, Hemsbach

Printed in Germany

ISBN 978-3-407-85897-9

Inhalt

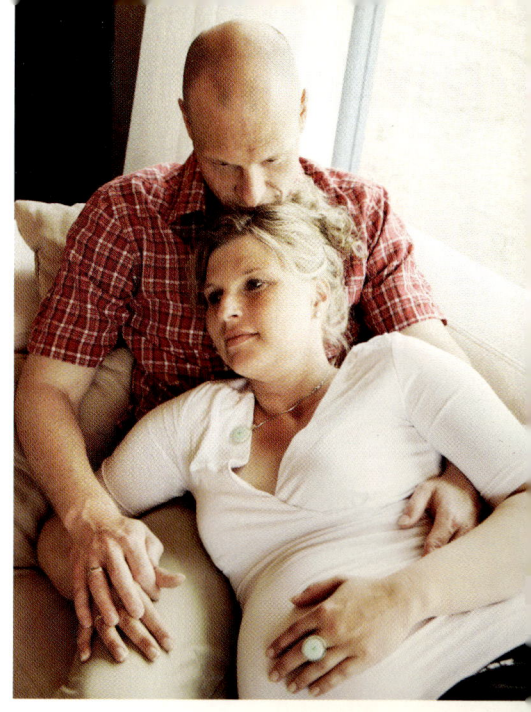

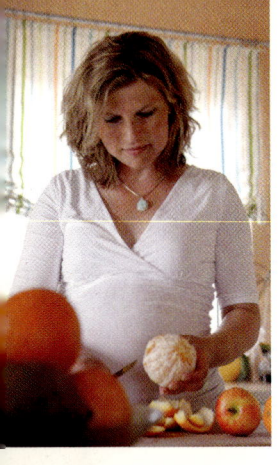

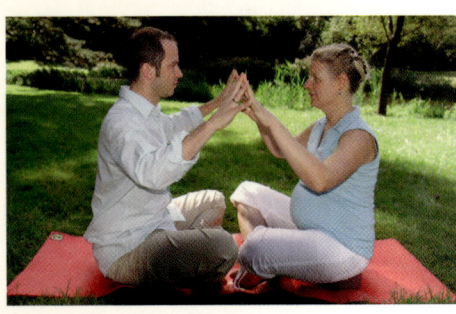

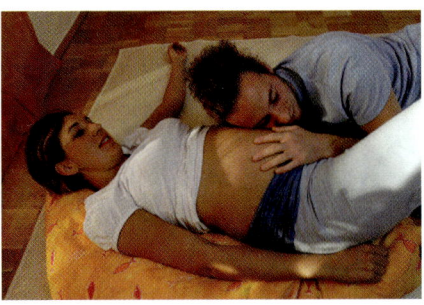

DIE GEBURT

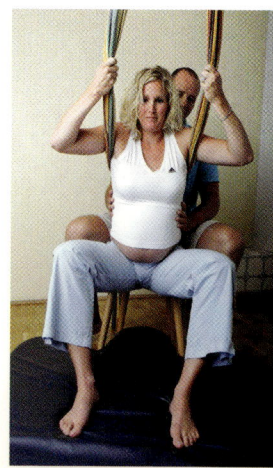

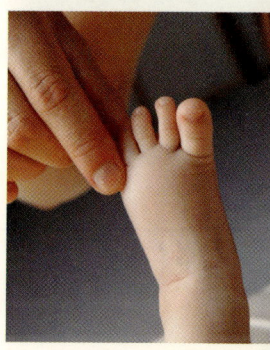

MIT DEM BABY ZU HAUSE

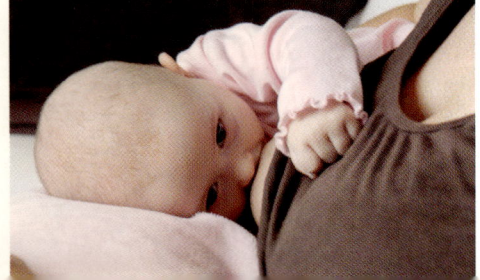
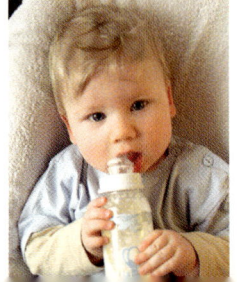

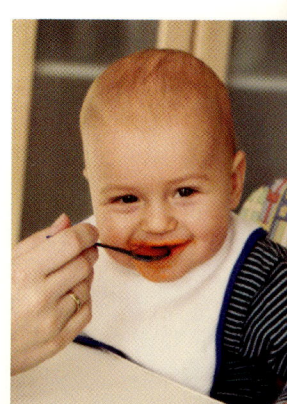

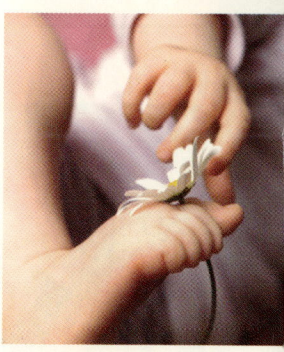

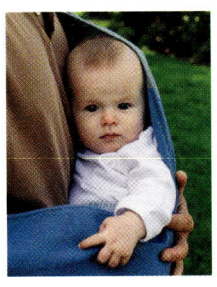

FAMILIE LEBEN

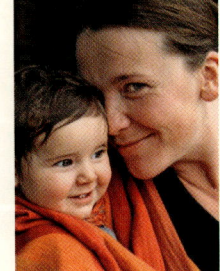

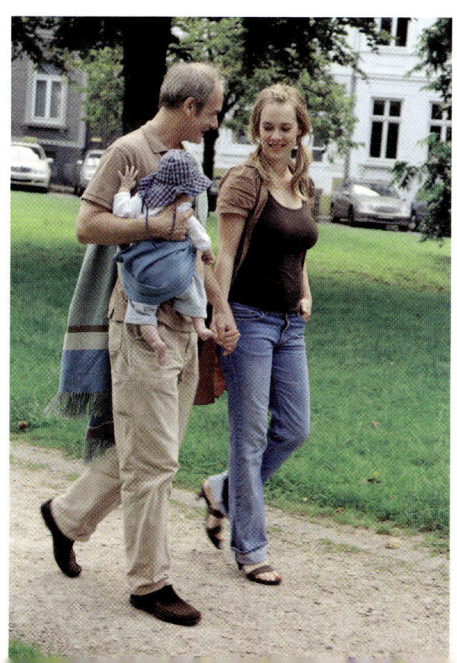

Vorwort

Liebe Leserin, lieber Leser,

wir freuen uns mit Ihnen, dass Sie Eltern werden. Auf diesem Weg möchten wir Sie begleiten mit unserem Wissen, unserer Erfahrung und unserer Zuneigung zu Eltern und Kindern.

Wir möchten Sie anstecken mit unserer Begeisterung über das Wunder des Lebens und mit unserem grundsätzlichen Zutrauen in die Weisheit von Körper und Seele eines jeden Menschen.

Unser Anliegen ist es, dass Sie

- sich selbst, die Empfindungen Ihres Körpers und Ihre Gefühle wahrnehmen und deren Sinn besser verstehen lernen;
- sich orientieren können in der Flut von Informationen und Anforderungen, die von außen an Sie gestellt werden;
- tiefe Begegnungen mit sich selbst und Kontakt zu Ihrem Baby erleben;
- Momente der Ruhe, der Freude und der Lebenslust entdecken;
- Kraftquellen finden, die Sie während der kommenden Wochen und Monate stärken;
- Vertrauen zu Ihrem Körper, Ihren Fähigkeiten und denen Ihres Kindes entwickeln.

Wir drei, Margarita Klein, Bernhard Schön und Marion Stüwe, haben dieses Buch zusammen entwickelt. Manche Passagen sind im gemeinsamen Dialog oder im Schneeballverfahren entstanden, andere werden von einer einzelnen Person verantwortet. Es ist unsere tiefe Überzeugung, dass auch ein Ratgeber vor allem Freude machen soll. Deshalb stehen neben den Informationen immer auch Passagen, in denen wir unsere Gefühle beschreiben, literarische Zitate, die uns bewegt haben, tiefe Einsicht schenken und Freude bereiten.

Wir möchten, dass ein Ratgeber zu Schwangerschaft, Geburt und erstem Lebensjahr auch ausführlich auf die vielen Herausforderungen eingeht, mit denen sich die junge Familie jetzt beschäftigt. Deshalb gibt es bei uns ein eigenes Kapitel „Familie leben", und auch in den Kapiteln davor gehen wir immer wieder auf die Veränderungen ein, die auf Sie warten. Als Unterstützung bieten wir Ihnen für diese Zeit an verschiedenen Stellen Phantasiereisen an und Geschichten zur Tiefenentspannung. Auf der beiliegenden CD hat Margarita Klein Texte eingelesen, die Ihnen hoffentlich entspannte Momente verschaffen werden.

Für einige der Themen haben wir weitere Fachleute um Unterstützung gebeten. Wir danken der Psychologin Dr. Mauri Fries (Berlin) und der Kinderärztin Dr. Dagmar Brandi (Hamburg) für ihre Beiträge, den Hebammen Tara Franke und Ulrike Peitz-Zimmermann aus Bremen für ihre Mitarbeit.

Außerdem haben uns mit fachlichem Rat unterstützt: Brigitte Meissner (Winterthur, Schweiz), Anne Sommer (Erlangen), Rita Lindner (Hannover), Ruthild Schulz (Berlin), Julia Beutelschieß (Stellshagen) und Linda Tacke (Bremen). Danke auch, dass wir im Westbad Bremen mit Schwangeren und Babys fotografieren durften.

Dank auch an unsere Partnerin und unsere Partner Marianne Künzel-Schön, Jochen Klein und Ralf Stüwe, die uns nicht nur den Rücken freigehalten, sondern auch beim Korrekturlesen und Fotografieren unterstützt haben.

Damit die Kinder ebenfalls eine Stimme in diesem Buch haben, erzählen uns Leo und Lisa von ihren Erfahrungen und möchten Sie auch selbst begrüßen:

Lisa und Leo: *Guten Tag, liebe Leserin, lieber Leser!*

Wir sind Leo und Lisa, und wir laden Sie ein, uns vom Beginn unseres Lebens an bis zu unserem ersten Geburtstag zu begleiten. Die Erwachsenen reden und schreiben ja so viel über Babys. Wir möchten Ihnen die ganze Geschichte aus unserer Sicht erzählen. Na ja, um ehrlich zu sein, haben wir uns eine Autorin gesucht, die schon erwachsen ist. Sie hat vielen Babys zugeschaut und zugehört, und sie versucht zu verstehen, wie es uns ergeht. Sie hilft auch den Eltern, damit sie ihre Kinder besser verstehen und erkennen können, was sie brauchen. Das ist wohl für Erwachsene nicht immer einfach, und dann ist es gut, wenn es eine Dolmetscherin gibt, die unsere Babysprache für die Erwachsenen übersetzt. Wir sind natürlich nur zwei Babys von vielen. Wenn wir Kemal oder Aische, Anna, Nikola oder Amy fragen würden, könnten die Ihnen noch ganz andere Geschichten erzählen. Jedes Baby hat seine eigene Geschichte, und Ihr Baby natürlich auch. Schöne Grüße an das Kleine

von Leo und Lisa!

Zum Gelingen dieses Buches tragen die wunderschönen Fotos von Angelika Salomon bei, die treffenden Illustrationen von Jutta Bauer und die ungewöhnlichen Sachzeichnungen von Axel Raatz. Wir bedanken uns bei ihnen für ihre engagierte Mitarbeit ebenso wie bei den beteiligten Familien, die mit Geduld, Offenheit und Freude während der Schwangerschaft und nach der Geburt ihre Vorbereitung, ihr Erleben und ihren Alltag mit dem Baby und dem Partner auf den Fotos zeigen.

Widmung

Für unsere Kinder und Kindeskinder

Lena und Marieke
Martin und Mira
Talea und Kena

in Liebe und der Hoffnung, dass sie etwas von dem weitergeben, was wir erfahren haben und leben können.

Margarita Klein, Bernhard Schön, Marion Stüwe

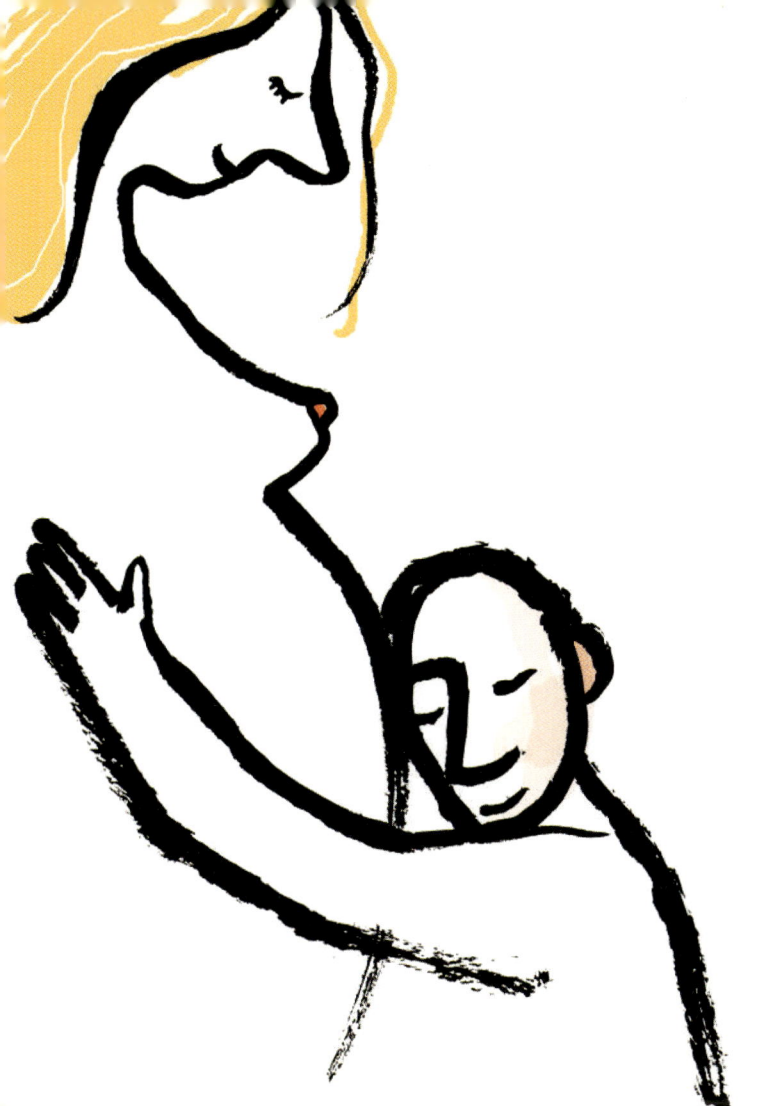

Schwanger sein

*Und jedem Anfang wohnt
ein Zauber inne,
der uns beschützt
und der uns hilft zu leben.*

Hermann Hesse

Wie alles anfängt

Lisa und Leo: Am Anfang waren wir nur ein Traum, eine Idee. Es gibt in der ganzen Welt so unterschiedliche Geschichten darüber, wie die Kinder in die Welt kommen: in Australien sagt man, erträumen die Eltern sich ihr Kind. In Afrika gibt es einen Stamm, bei dem die Eltern gemeinsam ihr Kind herbeisingen. Woanders sind es die Ahnen, die gebeten werden, den Eltern ein Kind zu senden. Bei uns gibt es Menschen, die sagen, dass die Seele eines Kindes im Universum ist und dass sie sich Eltern aussucht, bei denen sie menschliche Gestalt annehmen möchte. Und dass die Eltern zumindest ganz tief drinnen bereit sein müssen, dieses Kind bei sich aufzunehmen. Na ja, wir beide wissen jedenfalls genau, dass unsere Eltern sich geliebt haben und sich sehr nah waren, zumindest in dem Moment, als sie uns gezeugt haben, und wir wissen auch, dass wir große Lust haben zu werden, zu wachsen, zu leben.

Lisas Mama und ihr Papa haben sich schon lange ein Kind gewünscht. Sie haben von ihr geträumt, sich geliebt, und als sich dann einige Stunden danach die eine Eizelle mit dem einen bestimmten Spermium zusammengetan hat, war Lisa da – zwar noch winzig klein, aber schon unverwechselbar. Lisa hieß sie da noch lange nicht, aber ihre Mutter sagte schon bald: Ich glaube, jetzt ist es passiert.

Leo, so könnte man glauben, war eher ein Zufall. Seine Eltern haben auch Liebe miteinander gemacht, aber nur ein einziges Mal. Und von Leo haben sie gewiss nicht geträumt. Dennoch haben sich eine bestimmte Eizelle und ein bestimmtes Spermium zusammengefunden, es hat einen kleinen Knall getan, und da war er, der Leo. Ob es doch eine winzige, kaum hörbare Einladung von seinen Eltern gegeben hat? Das wissen wir nicht, aber jetzt ist er jedenfalls da und denkt auch nicht daran, wieder zu verschwinden. Das Leben fühlt sich schön an, davon möchte er mehr erfahren. Seine Mama war schon sehr erschrocken, als sie es merkte. Zum Glück hat sie Menschen gefunden, die sie getröstet haben, und einer hat gesagt: „Jedes Kind ist ein Geschenk." Sein Papa weiß noch

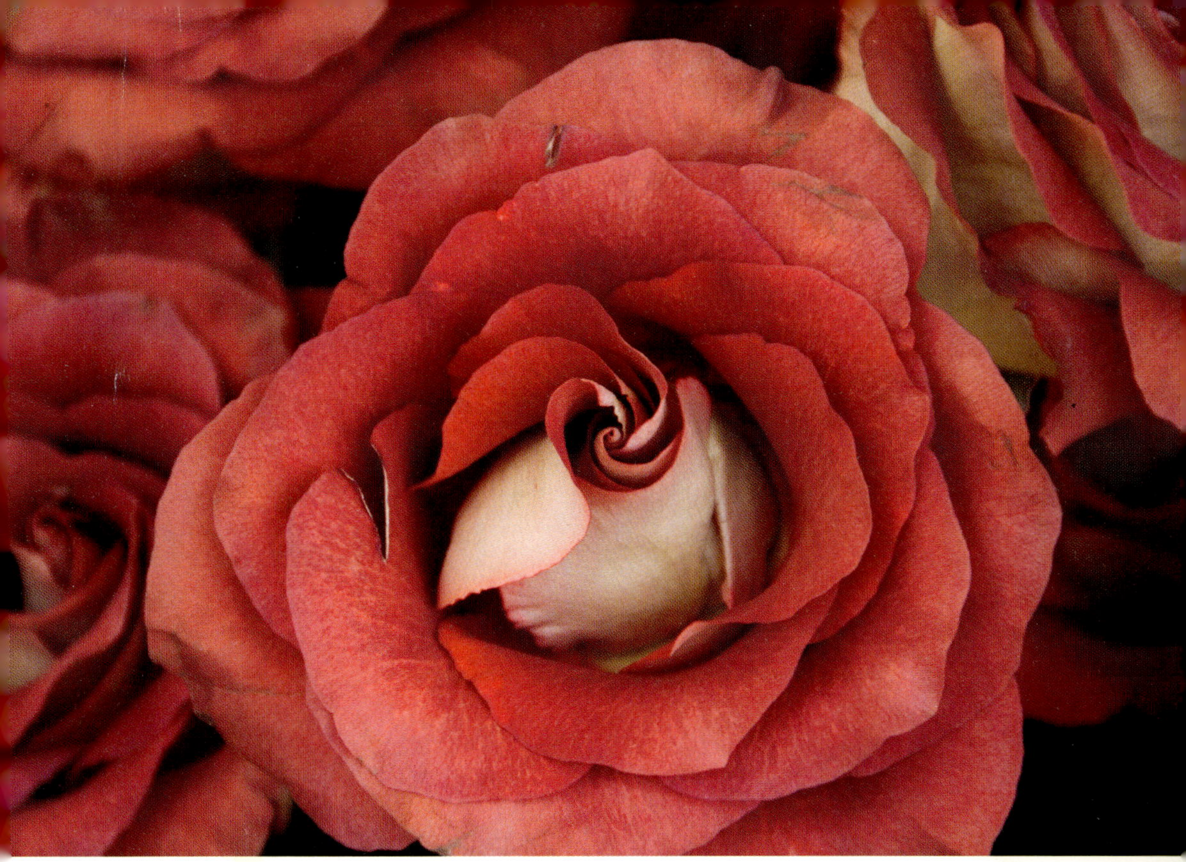

nicht so recht, was er davon halten soll: ob er wirklich Vater werden
möchte, ob er sich mit der Mama von Leo verträgt, ob er doch lieber
weglaufen will. Aber es gibt jetzt kein Zurück mehr: Leo hat sich
entschieden zu bleiben, und seine Eltern sind nun mal seine Eltern,
für den ganzen Rest seines Lebens. Hoffentlich finden sie auch weiterhin
andere Menschen, die ihnen ein bisschen helfen beim Elternwerden.

Wir, Leo und Lisa, freuen uns, dass wir da sind, auch wenn uns noch
niemand sehen kann. Unsere Mamas und Papas schaffen das schon, sich
an uns zu gewöhnen. Sie sollen sich nicht so viele Gedanken machen.
Wir finden, dass das Leben eigentlich ganz einfach ist: Erst muss man
sich noch ein paar Mal teilen, und wenn man es mal geschafft hat, sich
in der Wand der Gebärmutter ein Nest zu bauen, dann wachsen nach
und nach der Kopf, die Arme und Beine und was man sonst noch so
braucht. Das geht fast wie von selbst. Aber jetzt brauchen wir eine
kleine Ruhepause, tschüss, bis später.

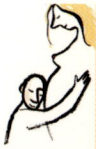

17

Wo kommen die kleinen Kinder her?

Herzlichen Glückwunsch, Sie sind schwanger!

Das Wunder ist geschehen, ein neuer, einzigartiger Mensch ist entstanden und wächst nun heran. Haben Sie sich die Schwangerschaft intensiv gewünscht oder nur entfernt einmal daran gedacht? Oder kam es für Sie völlig überraschend, vielleicht sogar erschreckend? Haben Sie aktiv daran gearbeitet, oder ist dieses Kind trotz Verhütung entstanden? Sind Sie im Moment eher glücklich oder eher beunruhigt darüber?

Eine Schwangerschaft war noch bis vor wenigen Jahrzehnten mehr oder weniger kaum zu planen. Durch die modernen Methoden der Verhütung und neuerdings auch der Fruchtbarkeitsmedizin ist eine Schwangerschaft für uns heute scheinbar eine Angelegenheit, die vernünftig zu bedenken und zu organisieren ist. Ist sie das wirklich?

Im Geburtshaus in Hamburg stellten wir den Paaren, die sich zur Geburt anmeldeten, die Frage: „War dieses Kind geplant?" Die überwiegende Mehrzahl antwortete, dass es nicht geplant, aber nach sehr unterschiedlich langer Zeit der Überlegung nun erwünscht sei.

Wer macht eigentlich die Kinder?

Bei der Entstehung eines Kindes bleibt nach wie vor etwas Überraschendes, Geheimnisvolles, Unvorbereitetes: Es gibt Schwangerschaften, die gegen jede Wahrscheinlichkeit zustande kommen und andere, die den modernsten Mitteln der Zeugungsmedizin widerstehen und sich einfach nicht einstellen wollen. Und dann ist da noch der Zufall (oder was eigentlich genau?), der dazu führt, dass sich exakt diese Eizelle und gerade diese Samenzelle begegnen. Wann entsteht eigentlich genau dieser Funke, der das Leben vom Nicht-Leben trennt, und wer macht diesen zündenden Lebensfunken?

„Deine Kinder sind nicht deine Kinder.
Sie sind die Sehnsucht des Lebens nach sich selbst."

Khalil Gibran

Eine Schwangerschaft ist auch heute noch ein Wunder und ebenso das ganze, in dieser Form einzigartige Individuum, das da heranwächst.

Es sind letztlich nicht die Eltern (und auch nicht die Reproduktionsmediziner), die das Kind „machen". Sie können es einladen, ihm den Raum bereitstellen und die Gelegenheit anbieten, und sie können sich freuen, wenn ein Kind zu ihnen kommt. Vielleicht freuen sie sich nicht sofort, vielleicht bleibt die Schwangerschaft lange von Sorgen und Zweifeln überschattet, aber nach einiger Zeit und dann immer wieder stellt sich bei den allermeisten Eltern das Gefühl ein: Dieses Kind ist ein Geschenk!

Der Begriff Familienplanung und die damit verbundene Vorstellung, dass es den einen günstigen Zeitpunkt für ein Kind gibt, hat auch eine Schattenseite – bei aller Erleichterung, die die Möglichkeit zur Verhütung

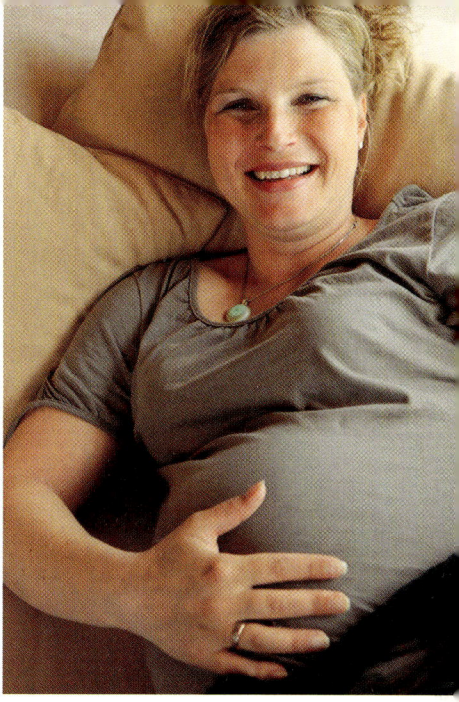

*Edina freut sich
auf ihr Baby*

besonders für Frauen mit sich bringt: Ein Kind bedeutet immer eine massive Veränderung im Leben seiner Eltern, und dafür gibt es nur selten den richtigen Zeitpunkt. Erstaunlicherweise fragen sich hier und heute, inmitten von Wohlstand oder zumindest ausreichend grundlegender Versorgung mit Nahrung, Wohnung und Medizin, in einem Land und einer Zeit nie gekannter Sicherheit viele junge Paare, ob sie es wohl schaffen können, ein Kind großzuziehen. Die Sorge, dem Kind nicht das Optimale bieten zu können und auch die Befürchtung, starke Einschnitte in der persönlichen Freiheit hinnehmen zu müssen, lässt viele Frauen und vor allem auch Männer vor der Entscheidung zurückschrecken. Die Verantwortung, die in dem Gedanken mitschwingt, dass die Eltern selbst das Kind machen, wiegt schwer. Wenn es aus irgendeinem Grund schwierig wird, sind sie dann selbst daran schuld? Haben sie eine falsche Entscheidung getroffen?

Unterstützender ist die Sichtweise, dass Sie als Eltern das Kind einladen, dass Sie es dem Leben selbst ermöglichen, sich in diesem neuen Menschen in ganz besonderen Facetten auszudrücken. Ihr Kind hat die Gelegenheit ergriffen und hat sich entschieden, zu Ihnen zu kommen, um mit Ihnen gemeinsam eine Familie zu werden. Manche Kinder scheinen unbedingt geboren werden zu wollen, auch wenn die Eltern keine bewusste Einladung ausgesprochen haben. Dieser zunächst ungebetene Gast stellt vor allem seine Mutter vor die Frage, ob er

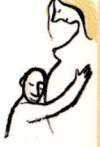

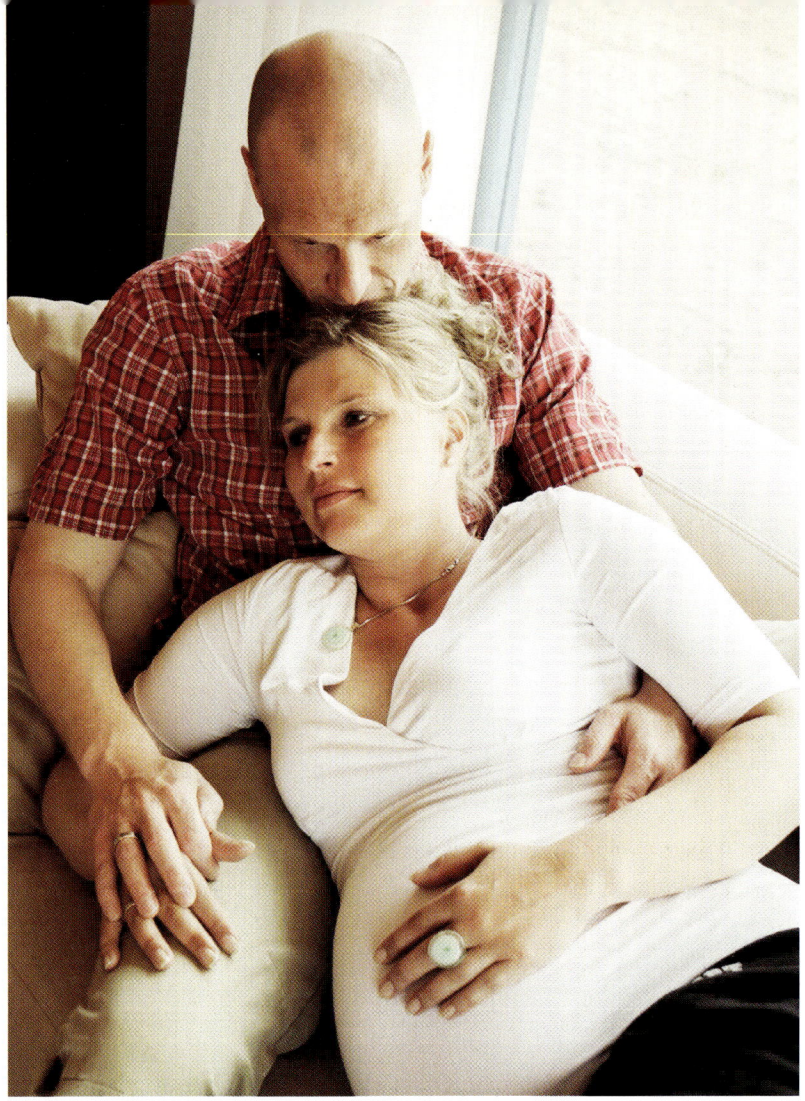

Ein gutes Umfeld für Mutter und Kind

bleiben darf. Die Antwort hängt in großem Maße davon ab, ob die werdende Mutter darauf vertrauen kann, dass sie Unterstützung erhält: vom Vater des Kindes, von ihren Eltern, ihren Freundinnen und von der Gesellschaft. Jede Mutter braucht ein Umfeld, in das sie sich gut eingebettet fühlen kann.

Sie haben die Fragen, die sich beim Bewusstwerden einer Schwangerschaft stellen, offensichtlich mit Ja beantwortet, das ist mutig und verdient Respekt. Damit haben Sie sich zu einem Abenteuer entschlossen, das in dieser Intensität einmalig ist. Wenn Sie mögen, nutzen Sie die Gelegenheit jetzt, sich darüber klar zu werden, was genau Ihnen die Kraft, die Phantasie und den Mut gibt, ein so hoffnungsvolles, abenteuerliches Erlebnis anzugehen.

In einer Zeit großer Veränderungen ist es eine gute Basis, sich über sich selbst, seine Fähigkeiten und Möglichkeiten bewusst zu werden. Diese stehen Ihnen dann umso leichter zur Verfügung, wenn Sie sie benötigen.

Guter Hoffnung sein

Eine Schwangerschaft ist eine Zeit mit vielen ungeklärten Fragen an die Zukunft: Wie wird es sein? Schaffe ich das? Bin ich eine gute Mutter? Werde ich ein guter Vater? Werde ich mein Kind lieben können? Kann ich es richtig erziehen? Mache ich jetzt alles richtig, damit es gesund zur Welt kommt und gesund bleibt?

Wir in unserem wohlgeordneten westeuropäischen Leben sind es gewohnt, fast alles zu planen. Auch die Schwangerschaft, die Geburt und die Kindheit werden durchorganisiert. Möglichst wenig soll dem Zufall überlassen bleiben, alles scheint machbar. Aber: Nicht alle Fragen, die schwangere Menschen bewegen, sind mit Gewissheit zu beantworten. Wir versuchen in diesem Buch, Ihnen viele wichtige und nützliche Informationen zu geben. Dennoch können wir Ihnen letztlich die Frage: „Wie wird es sich anfühlen?" nicht beantworten. Die Zukunft bleibt unwägbar, und wir möchten Ihnen dabei helfen, vor allem Vertrauen zu

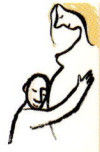

entwickeln: in die eigenen Kräfte, in die hilfreichen Menschen Ihrer Umgebung und auch in ein hoffentlich wohlmeinendes Schicksal.

Wenn Sie doch einmal unsicher werden und sich Sorgen machen, dann empfehlen wir Ihnen, wie die Heldin im Märchen drei goldene Zaubermittel zu nutzen. Dort sind es oft Nüsse, Federn oder Äpfel. Wenn die Heldin in Bedrängnis gerät, wirft sie sie vor sich hin, und sie verwandeln sich in rettende Geister. Im echten Leben sind die Zaubermittel, die Ihnen zur Verfügung stehen

- die sachliche Information,
- der liebevolle Kontakt zu anderen Menschen und
- die Besinnung auf die eigene Wahrnehmung und die Intuition.

Kraft für Ihren eigenen Weg finden Sie auch in den Entspannungsgeschichten auf der beiliegenden CD.

Drei Zaubermittel für innere Gelassenheit

1. Schlagen Sie nach in diesem Buch, oder fragen Sie eine Fachperson und finden Sie die sachlichen Antworten. Leider stimmen die eingeholten Meinungen oft nicht überein. Befragen Sie auch Ihren Menschenverstand, oder entscheiden Sie sich für die Ansicht, die Ihnen am plausibelsten erscheint oder deren Quelle Sie am meisten vertrauen.
2. Sprechen Sie mit Menschen, die Ihnen gut tun und Zuversicht und Freude ausstrahlen, oder lassen Sie sich in den Arm nehmen, wenn Sie sich verwirrt oder verstört fühlen. Vor allem der Körperkontakt beruhigt und bringt Sie aus all den Spekulationen über die Zukunft zurück in die Gegenwart. Eine Umarmung teilt Ihrem Körper und Ihrer Seele auf tiefe Weise mit, dass Sie nicht allein sind, dass Sie gehalten werden, auch wenn es auf manche Fragen gerade keine befriedigende Antwort gibt.
3. Verbringen Sie ungestörte Zeit mit sich selbst, setzen Sie sich ruhig hin, oder legen Sie sich hin, und machen Sie eine der Phantasiereisen und Übungen, die Ihnen helfen, wieder zu sich selbst zu finden und Ihre innere Sicherheit zu stärken. Atmen Sie bewusst, und spüren Sie die Anwesenheit Ihres Babys und Ihre eigenen Körpergefühle.

Und wenn Sie ganz genau darauf achten, fühlt sich Ihr Körper vielleicht sogar recht wohl im Moment.

Phantasiereisen: Der Weg zur Intuition

Eine bequeme Körperhaltung im Sitzen oder Liegen, ein ruhig aus- und einfließender Atem und die Wahrnehmung der eigenen Köperempfindungen versetzen Ihr Gehirn in den wohligen Zustand entspannter Konzentration. Die oft sinnlosen Wiederholungsschleifen des Grübelns können verlassen werden, der Horizont des Denkens und Fühlens öffnet sich weit. Die wirklich guten Ideen kommen Menschen eher in diesem Zustand als bei krampfhaftem Nachdenken, zum Beispiel in der Badewanne, bei Tagträumen oder auch über Nacht. Aus der Tiefe des Unbewussten, dort, wo all Ihre Erfahrungen gespeichert sind, tauchen Gedanken und Gefühle auf, die Ihnen im Alltag meist nicht bewusst sind. Diese verkleiden sich oft als innere Bilder; sie enthalten alle Botschaften, die Ihr Gehirn Ihnen zu diesem Thema senden möchte. Ihr Unbewusstes meint es gut mit Ihnen und stellt Ihnen wie eine innere Schatzkammer alle Kräfte bereit, die nötig sind. Phantasiereisen regen die Produktion innerer Bilder an und machen Ihnen damit die Schätze Ihres Unbewussten zugänglich.

Gleichzeitig hat dieser entspannte Zustand einen hohen Erholungswert. Die Sauerstoffversorgung wird verbessert, Stresshormone werden abgebaut, der Körper wird bis in die feinsten Blutgefäße hinein besser durchblutet. Für das Baby und für die Mutter sind tägliche Pausen dieser Art echte Kraftquellen.

Sie finden in diesem Buch Phantasiereisen, die mit unterschiedlichen Themen überschrieben sind. Sie haben die freie Wahl, vielleicht entdecken Sie eine Lieblingsreise, die Sie über Wochen und Monate begleitet, vielleicht lieben Sie die Abwechslung. Wenn Sie vertraut sind mit Phantasiereisen, entsteht eine Art innerer Hausapotheke, die Ihnen in Zeiten großer Belastung zur Verfügung steht.

Sorgen Sie dafür, dass Sie für mindestens zwanzig Minuten nicht gestört werden (Handy aus!).

Lesen Sie sich die Texte durch, dann lehnen Sie sich zurück und folgen der Reise in Ihren Gedanken, Bildern und Gefühlen. Oder lassen Sie sich die Reise vorlesen.

Bitte tauchen Sie danach wieder ganz auf, räkeln Sie sich, recken und strecken Sie sich, reiben Sie Ihre Hände gegeneinander.

Vielleicht gefällt es Ihnen, ein Reisetagebuch anzulegen, in dem Sie kurz Ihre Bilder, Gefühle und die Gedanken dazu eintragen.

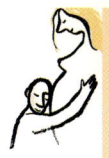

Die erste Reise: Verbundenheit

Die Kraft des Himmels und der Erde.

Setzen Sie sich oder legen Sie sich bequem hin. Hat es jedes Bein und jeder Arm gemütlich, der Po, der Bauch, die Brust, der Kopf auch?

Spüren Sie den Kontakt zur Unterlage: dem Sessel, dem Bett, der Matte.

Nehmen Sie wahr, wie der Atem ganz von allein aus- und einströmt, in seinem eigenen Rhythmus. Es ist richtig, so wie es ist.

Dann werden Sie sich bewusst, wie Ihr Körper vollständig getragen wird. Der Sessel, das Bett hält Sie, ist ganz für Sie da.

Spüren Sie etwas tiefer, wie der Boden des Raumes Sie trägt und wie weiter darunter die Erde Sie trägt.

Dieser blaue Planet trägt Sie Ihr ganzes Leben lang, wo immer Sie sind, was immer Sie tun: Die Erde trägt Sie, ganz sicher.

Es ist so gut zu spüren, dass alles, was auf der Erde Gestalt annimmt, von ihr getragen wird, ein Teil der Erde ist. Nichts geht verloren, alles bleibt, manchmal nimmt es eine andere Form an.

Und so sicher getragen von der Erde, werden Sie sich dessen bewusst, dass das Licht des Himmels Sie umgibt. Es hüllt Sie ein in all seine leuchtenden Farben und seine Wärme. Das Licht kommt und geht in seinem Rhythmus von Tag und Nacht, von Winterlicht und Sommersonne. Spüren Sie das Licht auf der Haut.

Sie werden getragen von der Erde und eingehüllt in das Licht des Himmels.

Sie spüren, wie Sie verbunden sind mit Himmel und Erde, wie Sie im Kontakt sind durch die Schwere Ihres Körpers und durch Ihren frei schwebenden Atem.

Schwer und sicher, frei und beweglich.

Getragen von der Erde und eingehüllt in das Licht des Himmels,
verbunden das ganze Leben lang, was immer Sie gerade tun, wo immer Sie gerade sind: Sie gehören dazu. Die Erde trägt Sie, und der Himmel hüllt Sie ein, ganz sicher.

Und dieses Gefühl von Sicherheit und Verbundenheit nehmen Sie mit in Ihr waches Bewusstsein, wenn Sie sich jetzt recken und strecken, sich räkeln und die Hände gegeneinander reiben.

Jetzt sind Sie ganz da!

Lisa: *Mama, das war schön. Du warst so ruhig, und der Atem hat mich sanft geschaukelt. Und plötzlich kam ganz viel frischer Sauerstoff, wie eine herrliche prickelnde Dusche. Ich habe mich geräkelt, hast du das gemerkt?*

Die Entwicklung des Ungeborenen

Während Sie vielleicht noch nicht ganz sicher waren, ob Sie es wagen sollen, sich auf die Schwangerschaft einzulassen, hat das Baby in Ihrem Bauch erstaunliche Fortschritte gemacht.

Eizelle und Spermium haben sich gefunden und sich sogleich an die Zellteilung gemacht. Diese winzige Kugel aus Zellen hat sich durch Ihren Eileiter transportieren lassen und ist schließlich in der Höhle der Gebärmutter gelandet. Hier hat sie sich ein gutes Plätzchen gesucht und hat sich dort in der Gebärmutter eingenistet.

Die Plazenta bildet sich und breitet sich aus. Im Lauf der nächsten Wochen wird sie ihre Fläche vergrößern, und bei der Geburt ist sie dann etwa so groß wie Ihre beiden Hände zusammen und auch etwa so dick, ein nährender „Mutterkuchen". Sie haftet an der Wand der

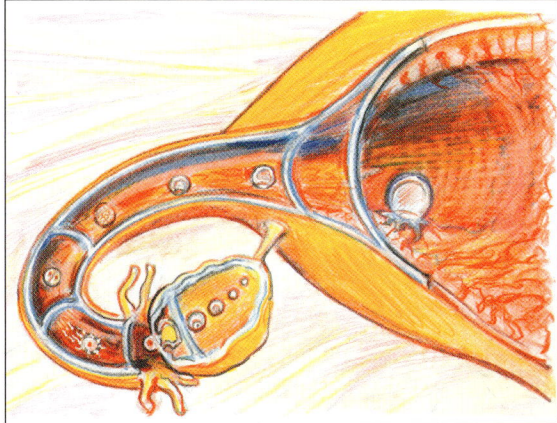

Befruchtung, Transport durch den Eileiter, Einnistung

Gebärmutter und bildet gemeinsam mit der Nabelschnur und dem Embryo selbst die „Leibesfrucht". Dieser Ausdruck wirkt zwar heute etwas altmodisch, ist aber recht anschaulich.

An der gesamten Fläche mit der die Plazenta an der Wand der Gebärmutter haftet, begegnen sich mütterliches und kindliches Blut. Sie vermischen sich nicht, sondern bleiben durch eine dünne Membran getrennt, durch die hindurch Sauerstoff, Nährstoffe, Hormone, aber auch Gifte wie Nikotin, Alkohol und Medikamente zum Kind gelangen. Das Blut der Mutter fließt mit allem, was es transportiert, auf der einen Seite der Membran vorbei, das kindliche Blut auf der anderen Seite. Dabei werden die Inhaltsstoffe ausgetauscht. Das mütterliche Blut nimmt aus dem des Kindes „verbrauchte" Stoffwechselprodukte, und der Körper der Mutter scheidet sie aus oder recycelt sie.

Der Embryo, die Nabelschnur, die Plazenta, das Fruchtwasser und die Eihaut, die das alles umhüllt, sind genetisch etwas Eigenes, das nicht identisch ist mit der Mutter. Ein kritischer Punkt zu Beginn einer Schwangerschaft: Der Körper der Mutter muss akzeptieren, dass sich etwas ihm Fremdes in ihm einnistet und ausbreitet. Natürlicherweise

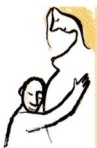

Leo : *Ja, da ist viel passiert mit Mama und mir. Wir beide haben das noch gar nicht richtig gemerkt, aber zum Glück haben unsere Zellen gewusst, was sie zu tun haben. Jetzt ist es ziemlich aufregend, wenn ich beginne, etwas zu spüren: erst die Bewegung, dann Berührung, das Fruchtwasser schmeckt lecker, und all diese Geräusche, einfach toll.*

würde es zu einer Abstoßungsreaktion kommen. Um diese zu unterdrücken, wird das Immunsystem der Mutter heruntergefahren. Das geht oft einher mit einem Gefühl von Müdigkeit und Abgeschlagenheit. Es hat einen tiefen biologischen Sinn, wenn eine schwangere Frau in dieser Zeit mehr Ruhe braucht. Ihr Körper und ihre Seele haben viel zu tun.

Ich fühle, also bin ich

Schon in der zweiten Woche nach der Befruchtung baut das Kind sein eigenes Kreislaufsystem auf, es bilden sich die ersten Nervenzellen und

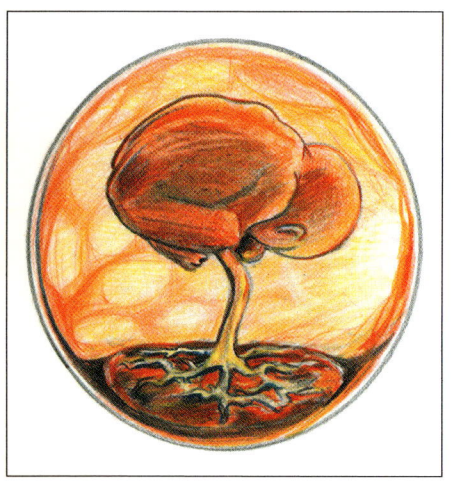

Stoffaustausch

das Gehirn, und schon nach 21 Tagen beginnt das Herz des Kindes zu schlagen. Es hat seinen eigenen Rhythmus von jetzt an für sein ganzes Leben.

Ab der vierten Woche beginnen die inneren Organe Schilddrüse, Lunge, Gallenblase und Niere zu entstehen. Die Arme und Beine wachsen und enthalten auch schon Nerven. Es entsteht die Ahnung eines Gesichts mit Augen und Ohren.

In der sechsten Woche sind fast alle Organe angelegt, und der Embryo beginnt auf Berührung zu reagieren. Die Nervenzellen breiten sich aus, sie nehmen Reize auf und leiten sie an das Gehirn weiter. Das Gleichgewichtsorgan im Innenohr ist jetzt schon aktiv, auch wenn das eigentliche Hören erst später beginnt. Das Kind spürt seine Umwelt und sich selbst durch die Veränderung des Drucks und der Lage. Es nimmt die unterschiedlichen Spannungszustände im Körper der Mutter wahr, und es nimmt auf diese Weise teil an ihrem Leben. Ihr Tagesrhythmus, ihre Gewohnheiten und ihre Gefühle erlebt das Kind mit durch die Veränderungen der Körperspannung, durch ihre Bewegungen, auch beim Atmen und Sprechen, und durch die Inhaltstoffe Ihres Blutes.

So klar wie das Kind von Anfang an ein ganz eigenes Individuum ist, so wenig ist es vom Leben der Mutter zu trennen. Das Kind schwingt mit in ihrer Körpermusik, es schwingt mit in dramatischen Momenten ebenso wie im ruhigen Fluss des Alltags. Es schwingt bei den höchsten Glücksgefühlen und in der tiefsten Trauer oder Verstörung. Dabei kann es die einzelnen Gefühle jetzt noch nicht genau unterscheiden, es erlebt vermutlich eher diffuse Zustände von Wohlbefinden oder Unbehagen. Es lernt die unverwechselbare Musik ihres Lebens in allen Tönen und Klangfarben, in Rhythmus und Tempo von Anfang an kennen. Die Nervenzellen des Ungeborenen nehmen das alles wahr und verknüpfen sich zu einem ganz eigenen Netz. Beim Ungeborenen und beim Säugling entstehen in jeder Minute etwa zwei Millionen (!) neuer Verbindungen, später verlangsamt sich das Tempo, um erst im hohen Alter deutlich nachzulassen. Die einzigartigen Erfahrungen eines Menschen von den ersten Zellen an und die individuelle genetische Ausstattung bilden zusammen ein unverwechselbares Muster, das im Lauf des Lebens fortwährend ergänzt und auch umgebaut wird. Je jünger ein Mensch ist, umso formbarer, aber auch empfindlicher ist das Gehirn.

Riechen und Schmecken

Das Baby trinkt Fruchtwasser und scheidet es durch seine Nieren und Blase wieder aus. Es atmet auch Wasser ein und aus und bereitet sich so auf den großen Tag vor, an dem es ganz allein atmen muss. Die Muskeln, die dafür nötig sind, kann es im Uterus schon trainieren, und manchmal bekommt es dabei Schluckauf. Das Fruchtwasser schmeckt süßlich und ein wenig salzig, und es hat ein ganz eigenes Aroma, das auch davon abhängt, was die Mutter isst und trinkt. Kinder bevorzugen Geschmacksrichtungen, die ihnen aus der Zeit vor ihrer Geburt vertraut sind.

Lisa : *Hier drin ist viel los, immer ist Bewegung. Manchmal werde ich ganz schön hin und her geschaukelt, manchmal ist es angenehm, manchmal fühlt es sich nicht gut an, es gibt süße Zeiten und bittere. Ich kenne das gar nicht anders. So ist es, das Leben. Andauernd geschieht etwas Neues: Ich wachse. Und von Anfang an bin ich ganz Ich und doch immer mit jemandem verbunden und nie ganz allein. So fühlt es sich richtig an.*

27

Sehen

Die Augen sind zwar schon sehr früh in der Schwangerschaft angelegt, werden aber vom Anfang des zweiten bis zum siebten Monat durch die fest verschlossenen Lider geschützt. Dann erst öffnen sich die Augen, und das Kind beginnt, Dunkelheit und Helligkeit zu unterscheiden. Wenn Licht durch Ihre Bauchdecke scheint, nimmt es das als rosa bis violette Tönung wahr.

Hören

Mit vier Monaten beginnt das Kind zu hören. Bis jetzt hat es alles um sich herum als Veränderung von Druck und Bewegung gespürt, auch Ihren Atem und Ihre Stimme. Jetzt bilden sich die Nervenzellen im Innenohr und nehmen Geräusche wahr. Seine Unterwasserwelt hat einen ganz besonderen Sound, Tag und Nacht. Das grummelt, knurrt und knistert, das blubbert und pocht ohne Unterlass. Und dann sind da noch die Geräusche von außen. Die hört und spürt das Baby auf verschiedene Weise. Zum einen direkt, wenn auch gefiltert, durch die Bauchdecke und das Fruchtwasser. Zum anderen werden alle Geräusche, die die Mutter umgeben, von ihren Knochen weitergeleitet. Besonders das Becken bildet einen großen Resonanzraum, und die Wirbelsäule wirkt wie eine Telefonleitung. Gleichzeitig empfindet das Kind, wie die Mutter auf die Geräusche reagiert: Wird ihr Atem hastig und ihr Herzschlag schneller, weil sie sich erschreckt, oder bleibt sie ganz ruhig, auch wenn es laut wird? Gleichzeitig mit der Wahrnehmung der Töne erfährt das Baby, ob es sich um etwas Aufregendes oder sogar Gefährliches handelt. Wenn zum Beispiel ein Laster vorbeidonnert, wird die Mutter dennoch ruhig bleiben. Wenn um sie herum geschrien und gestritten wird, spürt das Baby ihre Aufregung.

Lisa: *Ich habe Mama schon immer gespürt und gehört, von Anfang an. Wenn sie geredet, oder gelacht oder gesungen hat, hat sich das erst nur irgendwie angefühlt. Später habe ich es dann auch gehört, das ist wie ein Kitzeln in den Ohren. Meistens war es schön, und manchmal hat es sich nicht so gut angefühlt, da war plötzlich alles so dunkel und schwer um mich herum.*

Hören Sie einmal genau hin, und stellen Sie sich vor, was Ihr Kind hört: die Worte, die Sie oder andere sprechen, die Geräusche der Umgebung und das, was aus dem Fernsehen schallt.

Was davon mag es, und worauf würde es gern verzichten?

Was würde Ihnen gefallen anzuhören, wenn Sie so klein und empfindlich wären?

Die Stimme der Mutter klingt wie ein Zischeln. Sie wird durch die Knochenleitung verstärkt. Die Melodie ihrer Sprache und ihr Rhythmus wird sich dem kleinen Wesen in ihr tief einprägen: So klingt Mama. Diese Erfahrung wird für immer verbunden sein mit einem Gefühl von Geborgenheit und Eingehüllt-Sein, selbst dann, wenn die Schwangerschaft belastet war.

Ab dieser frühen Zeit formt sich auch das grundsätzliche Verständnis von Sprache. Die Nuancen, der Rhythmus, der Klang der Sprache prägen sich dem Kind früh ein. Die Muttersprache ist die Sprache, die die Mutter während der Schwangerschaft gesprochen und gehört hat. Lange bevor es den Worten einen Sinn geben kann, ist das Baby vertraut mit Redewendungen und vor allem mit den Gefühlen, die mit den Worten verbunden sind.

Es scheint so zu sein, dass Menschen sich erinnern können an Worte, die gesprochen wurden und die sie gehört haben, lange bevor sie sie verstehen konnten.

Die Worte, die zu einem ungeborenen oder einem neugeborenen Kind gesprochen werden, können Zauberkraft entwickeln: das kleine Mädchen, dem schon jetzt unterstellt wird, dass es seine Mutter ärgert, das Kind, von dem Mutter oder Vater sagen, dass sie es nie haben wollten oder dass es ihnen Sorgen macht: Sie hören vernichtende Worte, die kein Mensch sich zu hören wünscht.

Das geschieht oft aus Unachtsamkeit und weil viele Menschen davon ausgehen, das Kind verstehe ja noch nichts. Schöner wäre es, wenn wir eine Kultur des Respekts vor den feinen Ohren des Kindes und seinen Gefühlen entwickeln könnten. Das würde auch bedeuten, schwangere Frauen zu verschonen mit schrecklichen Geschichten. In Asien gibt es die gute Sitte, Schwangeren nur Schönes und Angenehmes zu erzählen, damit sie und das Kind nicht beunruhigt werden.

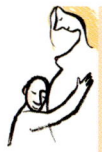

DAS ABC DER MENSCHLICHEN GEFÜHLE

Die Zeit vor der Geburt ist einerseits ein Paradies: die Versorgung mit Nährstoffen und Sauerstoff ist rund um die Uhr gesichert. Die Temperatur ist immer gleichmäßig angenehm, und das Baby wird von allen Seiten weich gehalten und geschaukelt. Aber es gibt immer wieder auch eine Menge Aufregung: Das Herz der Mutter klopft plötzlich ängstlich, der Atem stockt, Stresshormone werden ausgeschüttet, der Körper fühlt sich hart an. Das Kind befindet sich mitten im Zentrum der Gefühle der Mutter. Es erfährt die ganze Bandbreite menschlicher Regungen und lernt so das ABC der Gefühle kennen: All das gehört zum Leben dazu.

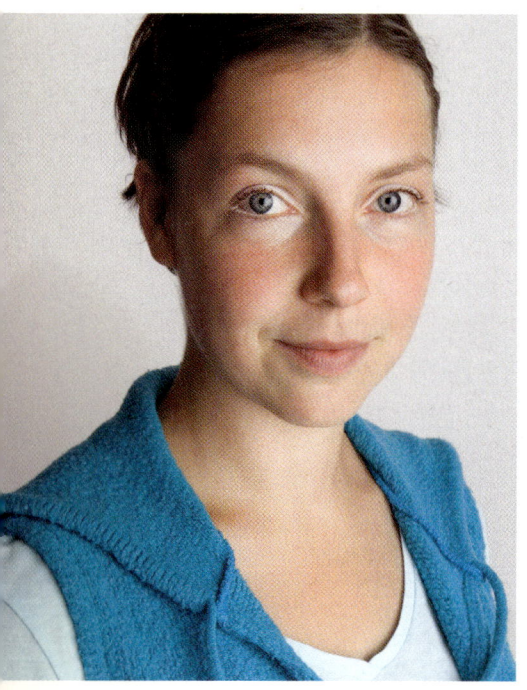

Wie wird es werden mit uns und dem Baby?

Wir können natürlich nicht genau sagen, was ein Baby im Mutterleib spürt. Die Beobachtung sehr früh geborener Kinder und Aussagen von Erwachsenen in Hypnose legen die Vermutung nahe, dass ein Kind vor allem unterscheiden kann zwischen Gefühlen des Wohlbehagens und des Missempfindens. Der Wechsel zwischen diesen grundsätzlichen Befindlichkeiten und der Wunsch, sich wohl zu fühlen, bestimmt das Leben von Anfang an. Angenehmes und Unangenehmes gehören zu jedem Leben dazu, das können Sie Ihrem Kind nicht ersparen. Entscheidend ist die Frage nach der Balance, also ob eine unangenehme Erfahrung wieder aufgewogen wird durch entspannte, innige Momente.

Wenn Sie gerade eine schwierige Zeit erleben, kann es Ihnen und Ihrem Kind gut tun, wenn Sie sich ihm immer wieder einmal ganz bewusst zuwenden und es trösten und beruhigen.

Natürlich würden Sie sich wünschen, dass Sie glücklich wären, aber wenn Ihnen das im Moment nur manchmal gelingt, dann ist es umso wichtiger, dass Sie immer wieder Zwiesprache mit Ihrem Kind halten und ihm erzählen, was gerade geschieht. Wenn es Ihnen möglich ist, teilen Sie ihm mit, dass es nicht an Ihrem Unglück schuld ist und dass Sie es dennoch lieben. In einer belastenden Situation hilft es dem Baby zu wissen, dass es dennoch da sein und einfach wachsen darf.

Lisa : *Ich glaube, da draußen sind noch andere Leute. Einer ist ganz oft da. Die Stimme kenne ich schon, und Mama freut sich meistens, wenn er ganz nah ist. Wie ich das spüre? Dann ist es hier drinnen so kuschelig, als würde ich im Glück baden.*

Diese ganz frühen Erfahrungen bilden eine Art Hintergrundmelodie, die den Menschen sein Leben lang begleiten. Diese Melodie wird nicht von der Mutter allein bestimmt. Ihrer direkten Umgebung, den Menschen, die ihr nah sind, kommt eine große Bedeutung zu. Wenn sie die werdende Mutter beschützen und nicht belasten mit Streit und Ablehnung, wenn sie sie nicht allein lassen, dann kann sie ihrem Baby ein gutes Zuhause in ihrem Körper bieten. Wenn sie selbst verwirrt ist, braucht sie andere Menschen, die sie beruhigen und unterstützen. Dann kann sie ihrem Kleinen vermitteln: Wir beide haben es jetzt gerade schwer, aber wir schaffen das schon. Eine werdende Mutter braucht jemanden, der sie bemuttert! Schwangere mit einem stabilen weiblichen Netzwerk aus Müttern, Schwestern und Freundinnen überstehen Belastungen deutlich besser als solche, die allein gelassen sind. Es gibt leider keine Informationen darüber, ob werdende Väter, die Rat und Hilfe von Vater, Bruder oder Freunden bekommen, auch eine größere Chance haben, gute Väter zu sein. Die Vermutung liegt allerdings nahe.

Wenn das Ungeborene wünschen könnte

Viel von dem, was Ihr Kind in der Schwangerschaft braucht, bekommt es ganz selbstverständlich, und es kostet Sie weder Geld noch eine bewusste Anstrengung. Sie stellen ihm Ihren Körper zur Verfügung und erlauben ihm, darin zu werden, zu wachsen und zu gedeihen. Ihr Kind lebt in Ihnen und mit Ihnen, und alles, was Ihrem Körper und Ihrer Seele gut tut, ist für das Kleine auch gut.

Spiele und Gespräche mit dem Ungeborenen
Das Baby spürt, wenn die Eltern mit ihm sprechen und singen, wenn sie auf den Bauch fassen und es streicheln, wenn sie kleine Klopfspiele mit ihm machen. Die meisten schwangeren Frauen legen oft unbewusst die Hände an ihren Bauch, viele lieben den aufmerksamen Kontakt mit dem

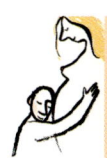

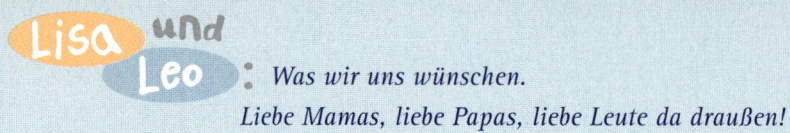

Lisa und Leo: *Was wir uns wünschen.*
Liebe Mamas, liebe Papas, liebe Leute da draußen!

Wir wünschen uns, dass
Mama gutes Essen isst: nicht zu viel, nicht zu wenig, nicht zu süß,
dann können wir hier drin gut wachsen und gesund sein.

Wir wünschen uns, dass
ihr uns keinen Rauch, keinen Alkohol oder andere Drogen schickt.
Das schmeckt eklig, und dann ist uns immer ganz übel, und irgendwie
ist es komisch im Gehirn.

Wir wünschen uns, dass
sich Mama jeden Tag etwas bewegt. Wenn sie immer still sitzt, dann
bildet sich unser Gleichgewichtsinn nicht richtig aus, und vielleicht
müssen wir dann da draußen viel schreien, weil wir die Bewegung nicht
gewohnt sind.

Wir wünschen uns, dass
Mama mit uns spricht und singt, das ist so schön.

Wir wünschen uns, dass
Mama und Papa lachen können und glücklich sind. Das geht wohl nicht
immer, das wissen wir schon. Wenn es dann mal Ärger gibt oder Sorgen
oder wenn Mama weint, dann wünschen wir uns, dass sie uns erklärt,
was geschieht. Und dass sie uns tröstet.

Wir wünschen uns, dass
Mama und Papa sich nicht so viele Sorgen machen um uns, sondern uns
vertrauen. Die meisten Kinder kommen schließlich gesund zur Welt.
Wir schaffen das schon. Und sie sollen sich nicht so viele Sorgen um das
Geld machen. Wir brauchen gar nicht so viel. Um ganz ehrlich zu sein,
es ist uns egal, ob wir teure Kleidung oder einen Superkinderwagen
haben. Ein gebrauchter ist auch prima. Und ein großes, schickes Auto
ist auch nicht wichtig.

Wir wünschen uns, dass
Mama und Papa nett behandelt werden, dass jemand sie tröstet, wenn
sie traurig sind und ihnen hilft, wenn sie Fragen haben. Es ist schließ-
lich anstrengend und nicht immer ganz leicht, Eltern zu werden.

Baby. Häufig berichten Eltern von Reaktionen des Kindes, es antwortet mit Bewegungen auf die Berührung. Vor allem ist es aber die Freude der Mutter, wenn ihr Bauch gestreichelt wird, die das Kind baden lässt in einer Flut angenehmer Empfindungen. Der Bauch ist nicht nur bei Schwangeren ein Körperbereich, der tiefes Wohlbehagen ausstrahlt, wenn er berührt wird.

Dem Kind tut gut, was Ihnen gemeinsam Spaß macht. Familiäre Plauderstündchen verlieren ihren Wert, wenn sie zum lustlosen Pflichtprogramm werden. Ist Ihnen gerade gar nicht danach, dann gehen Sie lieber spazieren und atmen Sie dabei tief durch: Das tut auch gut.

Was werdende Mütter und Väter brauchen

Eine Schwangerschaft ist eine Zeit, in der die eigenen Bedürfnisse sich sehr überraschend ändern können. Werdende Eltern leisten innerlich anstrengende Arbeit. Da sind die großen körperlichen Veränderungen der Frau, die schon vom ersten Tag der Schwangerschaft an etwa so viel Energie fordern wie leichte körperliche Arbeit, Staubsaugen etwa. Und da sind die seelischen Veränderungen, die Raum, Zeit und Kraft

Werdende Eltern und auch das Ungeborene brauchen Berührung und Halt

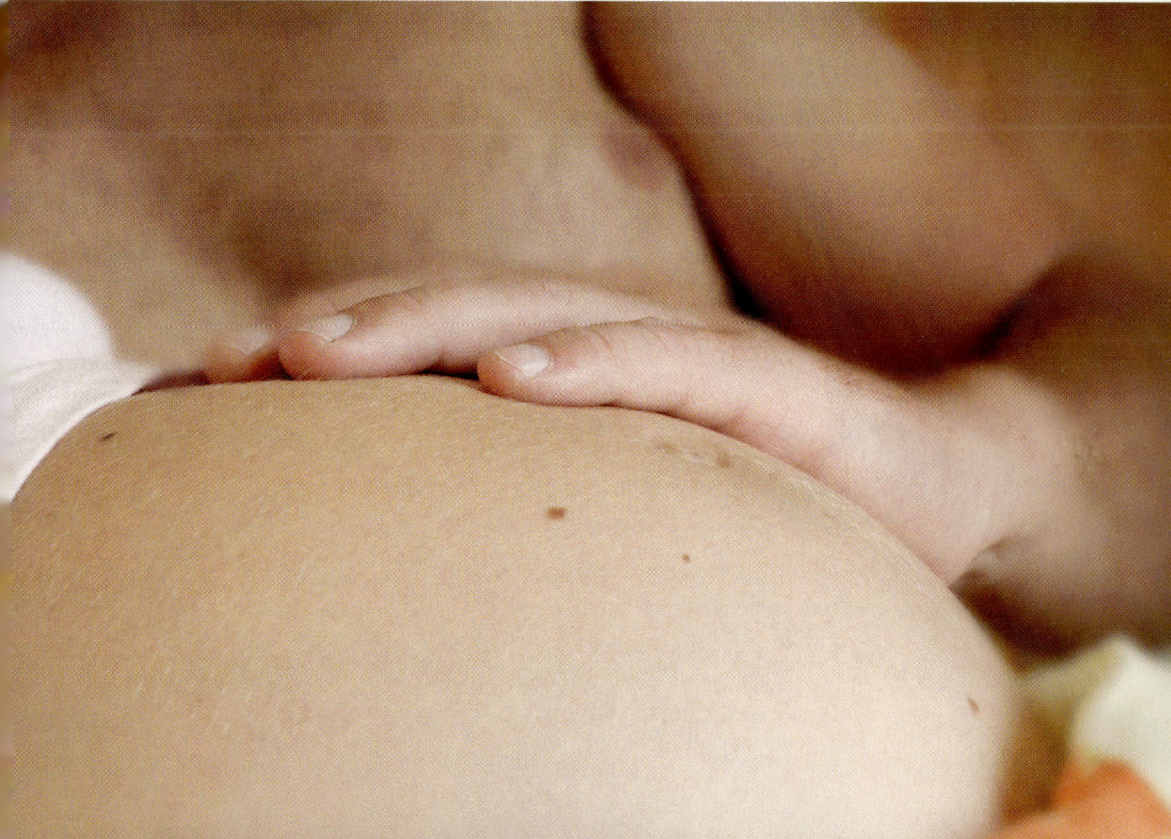

brauchen, damit sie bewältigt werden können. Es wäre schön, wenn die Familie, die Freunde und die weitere soziale Umgebung das respektieren und ein werdendes Elternpaar nach Kräften unterstützen würden. Vielleicht kann man sie darum bitten?

Kontakt

Der Mensch ist ein durch und durch soziales Wesen, und gerade in der Schwangerschaft brauchen Männer und Frauen Kontakt zu Personen, die ihnen vertraut sind und ihnen helfen, Unsicherheiten zu überwinden. Die eigenen Eltern, Geschwister und nahe Freunde und Freundinnen sind jetzt auf eine neue Weise wichtig. Sie sind auch das soziale Nest, in das das Baby hineingeboren wird und das es schützen wird.

Erklärungen

Werdende Eltern brauchen auch erfahrene Fachleute, auf die sie sich verlassen können, denn sie selbst können (und müssen) nicht alle medizinischen Details wissen. Sie haben viele Fragen. Viele lassen sich beantworten und einige noch nicht. Das Gespräch mit der Hebamme oder der Gynäkologin gibt Orientierung in der Flut der Informationen. Die Hebamme kann Sie begleiten bei all Ihren Fragen von Beginn der Schwangerschaft an bis zum Ende der Stillzeit.

Berührung

Werdende Eltern brauchen körperliche Nähe. Durch Berührung wird das Beziehungshormon Oxytocin produziert, das Stress abbaut. Vielleicht ist es die Erinnerung an die eigene Babyzeit in der Gebärmutter, die Menschen zur Ruhe kommen lässt, wenn sie berührt und gehalten werden. Eine sanfte Massage am Rücken und Kopf, an Füßen, Händen und am Bauch oder nur eine ruhige Berührung lösen tiefes Wohlbehagen aus.

Ungestörtheit

Die Schwangerschaft kann für Sie eine Zeit sein, in der Sie Ihre Lebensgewohnheiten hinterfragen und in mancher Hinsicht neu ausrichten. Die Schwangerschaft ist eine Zeit des Übergangs: Ihr Baby ist schon dabei, aber noch ist es ganz selbstverständlich in Ihnen mit allem Notwendigen versorgt. Sie können es schon mitdenken und mitfühlen, brauchen sich aber noch nicht aktiv um seine Mahlzeiten und seine

Pflege zu kümmern. Das gibt Ihnen den Raum, um sich auf die Veränderung einzustellen oder besser noch, sie einfach geschehen zu lassen. Vieles arbeitet auch bei Ihnen in der Tiefe Ihres Unbewussten ganz von allein. Vielleicht träumen Sie intensiver oder verlieren sich in Tagträumen. Vielleicht wünschen Sie sich mehr Ruhe, allein oder zu zweit, und nicht alles lässt sich in Worte fassen. Werdende Eltern brauchen Zeit und Momente der Ruhe, um all diesen inneren Entwicklungen Raum zu geben.

Ich lade Sie nun ein zu einer ganz besonderen Reise.

Reise zum Kind

Diese Reise kann lang und tief sein, oder ein täglicher Ausflug beim Einschlafen und beim Aufwachen oder auch ein Blitzbesuch zwischendrin.

Als Vorbereitung für eine lange Reise stellen Sie Telefone und die Türklingel ab, schließen Sie die Tür, machen Sie es sich bequem im Sitzen oder Liegen. Vielleicht landen Ihre Hände ganz von allein auf Ihrem Bauch.

Werden Sie sich Ihres Atems bewusst, wie er ein- und ausströmt. Beobachten Sie ihn für eine Weile. Es ist so gut zu wissen, dass alles aus sich heraus geschieht, der Atem kommt und geht in dem Rhythmus, der jetzt gerade der richtige ist. Ihr ganzes Leben lang ist da dieses Ein und Aus. In dieser Bewegung schwingt Ihr Baby mit. Stellen Sie sich vor, wie es sein mag, wenn sich die Bauchdecken heben und senken, wenn der leichte Druck kommt und geht wie eine sanfte Massage. Stellen Sie sich vor, wie Ihr Baby ohne Pause Tag und Nacht berührt wird, wie von warmen Händen gehalten und gestreichelt. Die Wände Ihrer Gebärmutter fühlen sich so gut an, die Plazenta ist kuschelig und die Nabelschnur ein herrliches Spielzeug. Ihr Kind hat in Ihnen Raum für Bewegung, und es ist von allen Seiten geschützt und geborgen. Und all diese Geräusche: das rumpelt und pumpelt, das brodelt, knurrt und zischt. Das Konzert des Körpers ist beruhigend, weil es gleichmäßig und lebendig ist. Der Herzschlag klopft seinen Rhythmus dazu: Badam, badam, badam, ich bin, du bist, wir sind.

Schicken Sie ihm einen Gruß in seine warme, weiche, rosige Welt, und verweilen Sie dort so lange, wie Sie mögen.

Kehren Sie zurück zu dem bewussten Empfinden Ihres Atems und Ihres Körpers, wenn es für Sie der richtige Moment ist und Sie von der Reise zurückkehren möchten. Räkeln Sie sich, recken und strecken Sie sich gründlich, und reiben Sie Ihre Hände fest gegeneinander.

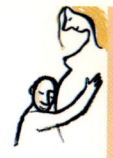

Ihre Zukunft hat viele Möglichkeiten

Neben den körperlichen und seelischen Veränderungen, die in der Schwangerschaft geschehen, stellt sich für werdende Eltern die drängende Frage, wie ihr Leben nach der Geburt weitergehen soll. Vielleicht stellen Sie schon jetzt erste Überlegungen an, wie Sie Mutterschutz, Elternzeit und Arbeitsteilung nach den allerersten Monaten gestalten. Heute bietet sich eine Fülle von Varianten, wie Eltern ihr privates und berufliches Leben und die Balance zwischen beidem organisieren

Pläne schmieden

In ein Leben passen viele Dinge nacheinander und nur eine begrenzte Anzahl von Vorhaben gleichzeitig.

Einmal angenommen, es gelingt Ihnen ein Lebensentwurf, der Raum für ein Leben mit Kindern bietet und in dem Sie im Lauf der nächsten 18 Jahre das verwirklichen, was Ihnen wichtig ist:

- Was ist dann alles in diesem Leben enthalten?
- Was ist wann für Sie wesentlich?
- Wie denkt der Vater des Kindes darüber? Können Sie miteinander planen, oder wissen Sie schon jetzt, dass das Kind Ihre Aufgabe ist? Möchte er sich beteiligen und in welchem Umfang?
- Wie gestalten Sie das erste Jahr, die ersten drei Jahre?
- Und wie könnte es dann weitergehen?
- Wenn Sie wirklich die Wahl hätten: Wie würden Sie die Familie und die Arbeit gern verteilen?
- Wo möchten Sie wohnen?
- Welche Wünsche haben Sie für sich und Ihre Kinder an Ihre Nachbarschaft?

Das Pläneschmieden kann eine schöne Beschäftigung werden und gleichzeitig ist es gut, den klugen Satz von John Lennon im Sinn zu behalten!

Der nächste Schritt könnte sein, sich zu informieren, wie die aktuelle Gesetzeslage ist (Adressen für Informationen finden Sie im Anhang), welche Möglichkeiten zur Kinderbetreuung in Ihrer Nähe vorhanden sind und inwieweit Ihr Arbeitgeber für flexible Lösungen offen ist. Vor allem lassen Sie sich nicht hetzen: Die erste Zeit mit Ihrem Baby hat eine ganz besondere Qualität, und es wäre schade, wenn diese im Strudel des Alltags- und Berufslebens unterginge. Ein Baby braucht vor allem im ersten Jahr Ihre Zeit und Aufmerksamkeit.

können. Die Menge der Wahlmöglichkeiten kann auch verwirrend sein, und es werden immer wieder Stimmen laut, die Eltern die eine oder die andere Version vorschreiben wollen. Die Ansichten darüber, was richtig ist, gehen weit auseinander: Mütter sollen berufstätig sein oder gerade nicht, Väter sollen sich um ihre Kinder kümmern – und im Beruf immer top sein, Kinder sollen möglichst früh in die Krippe – oder erst mit drei Jahren in den Kindergarten ...

Entscheidungen von Eltern für sich und ihr Kind sind meistens dann passend, wenn drei Aspekte berücksichtigt werden: ihre eigenen intuitiven Vorstellungen, der besondere Charakter und das Temperament des Kindes und die real vorhandenen Möglichkeiten.

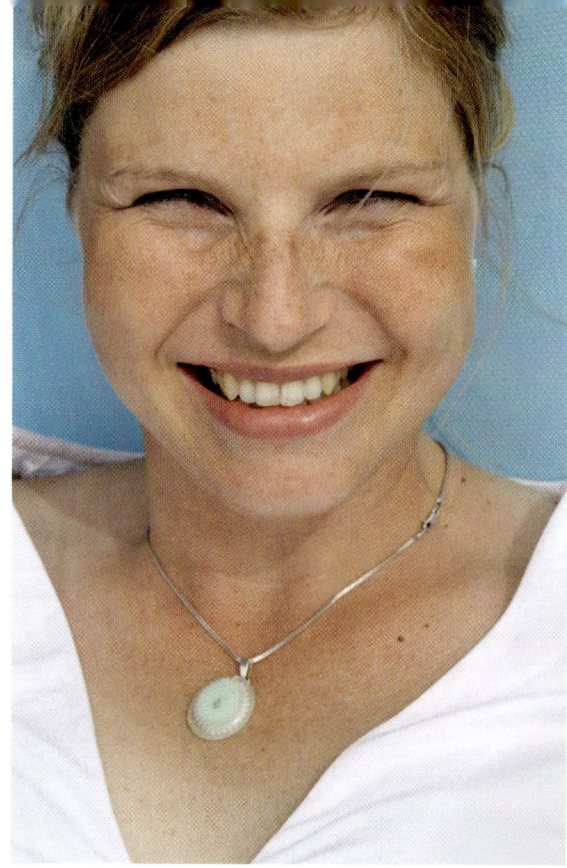

Wir schaffen das schon!

Wenn Ihnen ein Gedanke immer wieder in den Sinn kommt, kann es sein, dass darin für Sie eine wichtige Botschaft liegt. Gehen Sie dieser Idee nach, sie entspricht vielleicht genau dem, was zu Ihnen passt. Und lassen Sie sich überraschen, wie sich diese Vorstellungen nach der Geburt des Kindes auch ändern können. Sie werden den für Sie und Ihr Kind oder Ihre Kinder richtigen Weg finden!

> „*Das Leben ist das, was geschieht, während wir andere Pläne machen.*“
> John Lennon

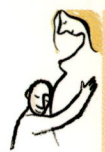

SCHWANGERENVORSORGE

Liebe Schwangere, mittlerweile haben Sie sich entschieden, mit den angebotenen Vorsorgeuntersuchungen den regelrechten und gesunden Verlauf Ihrer Schwangerschaft beurteilen oder bestätigen zu lassen. Sie haben eine Hebamme gewählt oder Ihre Gynäkologin, oder Sie gehen auch abwechselnd mal zur Hebamme und mal zur Frauenärztin. Die Schwangerenvorsorge ist dazu da, den Verlauf und das Wachstum des Kindes zu beobachten, die Gesundheit Ihres Kindes und Ihre eigene zu fördern. Hierzu werden Informationen über mögliche schwangerschaftsbedingte Veränderungen gegeben, Empfehlungen zur Lebensführung in der Schwangerschaft, Aufklärung und Beratung zu den empfohlenen Routineuntersuchungen in der Schwangerenvorsorge und Beratung und Hilfe bei eventuell auftretenden Beschwerden. Die regelmäßigen Untersuchungen, zum Beispiel Ihres Blutes, Urins, Blutdrucks und des Größenwachstums Ihrer Gebärmutter erfassen Ihren und den Gesundheitszustand Ihres Kindes, um mögliche Abweichungen und Unregelmäßig-keiten frühzeitig feststellen zu können. So lange Ihre Schwangerschaft ganz normal verläuft und Sie dabei gesund bleiben, kann Ihre Hebamme die Schwangerenvorsorge allein vornehmen. Sollten jedoch Unregelmäßigkeiten auftreten, wird sie selbstverständlich mit der Frauenärztin zusammenarbeiten.

Schwangerschaft ist ein besonderer Abschnitt im Leben einer Frau, der mit körperlichen, psychischen und sozialen Veränderungen einhergeht. Ziele unserer Vorsorge sind:

- Schwangerschaft in erster Linie als gesunden Prozess zu sehen,
- kompetente medizinische Versorgung zu gewährleisten,
- Frauen in ihrem Selbstbewusstsein zu stärken,
- Frauen in ihren Entscheidungen zu unterstützen,
- Frauen auf ihrem individuellen Weg zu begleiten.

Laut Hebammengesetz gehört Schwangerenvorsorge ebenso wie Geburtsvorbereitung, Geburtshilfe, Wochenbettbetreuung und Stillberatung zum Aufgabenbereich der Hebamme. Die WHO (Weltgesundheitsorganisation) sieht die Vorsorge durch die Hebamme als optimale und risikomindernde Betreuung der gesunden Schwangeren an. So ist zum Beispiel erwiesen, dass psychosoziale Begleitung die Frühgeburtenrate senkt.

„Horcht, mich sucht meine Mutter,
Lichte sind ihre Finger
und ihre Füße
wandernde Träume."

Else Lasker-Schüler

Was erwartet Sie bei der Schwangerenvorsorge?

- Hebammen bieten alle Routineuntersuchungen: Bestimmung von Größe und Lage des Kindes, Herztöneüberwachung, Blutdruckmessung, Urin- und Blutuntersuchungen, vaginale Untersuchungen und Abstriche. Ergeben sich bei den Untersuchungen Auffälligkeiten, überweisen wir Sie an Ihre Frauenärztin.

- Hebammen nehmen sich ausreichend Zeit für das Gespräch mit Ihnen. Sie beraten ausführlich zu Fragen der pränatalen Diagnostik (Ultraschall, Triple-Test, Amniozentese). Wenn Sie Ultraschalluntersuchungen wünschen oder wir sie für notwendig halten, überweisen wir Sie an Ihre Frauenärztin.

- Hebammen sind mit dem Einsatz von Medikamenten zurückhaltend. Bevor sie zu schulmedizinischen Mitteln raten, geben sie Ihnen Empfehlungen zu Ernährung, Entspannung und Schonung. Sie setzen auch Mittel aus der Naturheilkunde ein wie Homöopathie, Akupunktur, Bachblüten, Massagen, Craniosacral-Therapie. Manche Beschwerden sprechen auch sehr gut auf körperorientierte Behandlungen an. In solchen Fällen empfehlen wir Massagen, Fußreflexzonenmassagen, Craniosacral-Therapie, Yoga, Wassergymnastik u. a. m.

- Sie bekommen einen festen Termin, haben also keine Wartezeiten.

- Familienangehörige oder Freundinnen können gerne mitkommen.

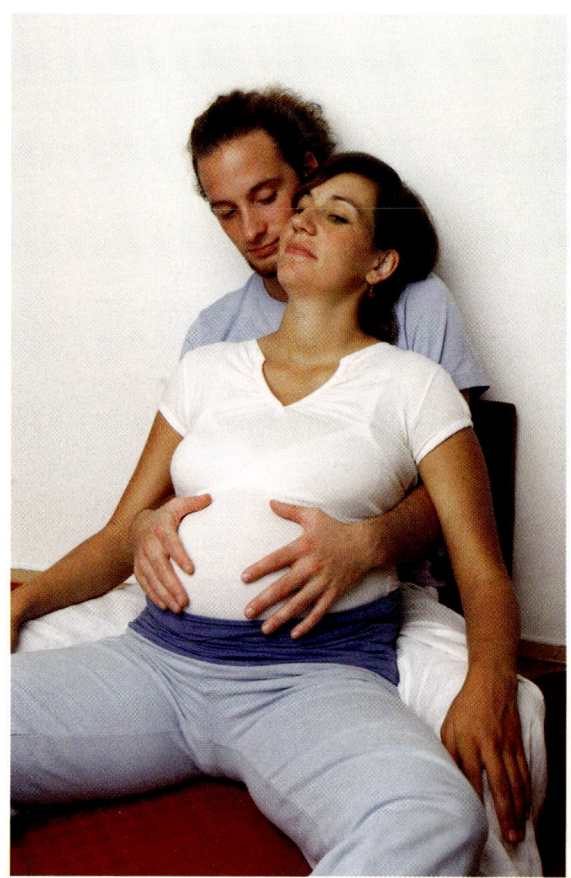

Besuchen Sie gemeinsam mit Ihrem Partner einen Geburtsvorbereitungskurs. Mehr dazu auf S. 91 ff.

Neben diesen Vorsorgeuntersuchungen können Sie weitere Gesprächstermine mit Ihrer Hebamme vereinbaren. Beratungsthemen sind zum Beispiel: Schwangerschaftsbeschwerden, Ernährung, Sexualität in der Schwangerschaft, Geburtsvorbereitung, Wahl des Geburtsortes, Probleme am Arbeitsplatz/Mutterschutzgesetz, soziale und finanzielle Hilfen, weitere Hilfen bei besonderen Belastungen.

Sie können übrigens alle Untersuchungen ganz nach Ihren Bedürfnissen zwischen Hebamme und Ärztin aufteilen. Auch

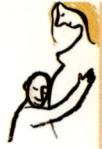

Hebammenleistungen

- Vorsorgeuntersuchungen
- Hilfe bei Schwangerschaftsbeschwerden, wozu alles zählt, was Ihnen Probleme bereitet, sei es im körperlichen oder im psychischen Bereich
- Geburtsvorbereitungskurse für Sie und Ihren Partner
- Betreuung während der Geburt entweder in der Klinik, im Geburtshaus oder zu Hause
- Betreuung von Mutter und Kind nach der Geburt im Wochenbett bis zur 8. Woche, bei Problemen (mit ärztlichem Attest) auch länger
- Still- und Ernährungsberatung Ihres Babys bis zum Ende des ersten Lebensjahres
- Rückbildungsgymnastikkurse nach der Geburt

wenn Sie wegen einer Erkrankung in regelmäßiger ärztlicher Behandlung sind, können Sie Hebammenvorsorge und -beratung in Anspruch nehmen.

Wie finden Sie eine Hebamme?

In den meisten Städten und Gemeinden liegen Hebammenlisten bei Ärzten verschiedener Fachrichtung aus, ebenso in Apotheken, Kindergärten, Naturkostläden und Institutionen wie Pro Familia. Adressen finden Sie auch im Internet und in den Gelben Seiten. Aus diesen Listen können Sie ersehen, welche Hebamme am nächsten wohnt und welche Leistungen sie anbietet (→ Adresse im Anhang).

Wer übernimmt die Kosten?

Vorsorgeuntersuchungen sind ein Angebot der Krankenkasse, die überwiegend auch die Kosten übernimmt, und zwar für Untersuchungen in vierwöchentlichem, ab der 32. Schwangerschaftswoche in zweiwöchentlichem Abstand. Hinzu kommen drei → Ultraschalluntersuchungen und verschiedene Blutuntersuchungen (S. 43). Wahrscheinlich ist Ihnen der Begriff IGL geläufig. Ausgeschrieben bedeutet diese Abkürzung „individuelle Gesundheitsleistungen"; sie werden nicht von den Krankenkassen übernommen, so zum Beispiel die Untersuchung auf Toxoplasmose, sämtliche Blutuntersuchungen, die zur Pränataldiagnostik zählen sowie spezielle Ultraschalle oder wenn Sie mehr als drei Ultraschalle in Ihrer Schwangerschaft wünschen.

Welche Bedeutung haben die Vorsorgeuntersuchungen?

Die Vorsorgeuntersuchungen dienen dazu, Sie und Ihr Kind während der Schwangerschaft individuell zu begleiten und zu betreuen. Wie diese Betreuung aussehen soll und wer Sie betreut, ist Ihre Entscheidung. Die Schwangerenvorsorge ersetzt niemals die Möglichkeiten, die Sie selber haben: in sich hineinzuhorchen und ein Gefühl zu entwickeln für sich selbst, den eigenen Körper, die voranschreitende Schwangerschaft und das sich entwickelnde Baby. Nehmen Sie Ihre Gefühle und Empfindungen stets ernst. Alle Signale die Sie von Ihrem Körper oder von Ihrem Kind empfangen, und alle Fragen, die sich während der Schwangerschaft stellen, können Sie mit Ihrer Frauenärztin oder Ihrer Hebamme besprechen. Die Schwangerenvorsorge dient für Sie in erster Linie als Rückversicherung und Bestätigung Ihres eigenen Körpergefühls. Auch in der Vorsorge können Sie wählen, welche Angebote der Medizintechnik und welche Untersuchungsmethoden Sie in welchem Umfang in Anspruch nehmen möchten.

Ärzte und Hebammen genießen sehr unterschiedliche Ausbildungen. Ärzte legen den Schwerpunkt auf die Entdeckung von Erkrankungen und Besonderheiten. Hebammen sehen die Schwangerschaft primär als ein Ereignis im Leben einer Frau, das eine Menge Veränderungen mit sich bringt, die sich jedoch im gesunden Bereich abspielen. Um ihnen Beachtung zu schenken, nutzt die Hebamme hauptsächlich das Gespräch und ihre Hände. Um zu tasten und zu fühlen, aber auch um zu messen und zu hören. So wird die Hebamme auch Besonderheiten im Schwangerschaftsverlauf entdecken und dann gemeinsam mit Ihnen versuchen herauszufinden, wo die Ursache liegt.

Möchten Sie Möglichkeiten der Perinataldiagnostik, zu der auch die Ultraschalluntersuchungen gehören, in Anspruch nehmen, wird Ihre Hebamme mit Ihrer Gynäkologin die Vorsorgeuntersuchungen wahrnehmen oder Sie in ein Perinatalzentrum an einer Klinik überweisen. Ansonsten können Sie alle Vorsorgeuntersuchungen durch Ihre Hebamme durchführen lassen, mit Ausnahme der Ultraschalluntersuchungen und – falls gewünscht – eines Blutzuckertests, die Ihre Ärztin vornimmt.

Wann soll die erste Vorsorgeuntersuchung stattfinden?

Ob Sie in der 8., in der 12. oder erst nach der 16. Schwangerschaftswoche zur ersten Vorsorgeuntersuchung gehen, spielt keine Rolle. Mit oder ohne Vorsorgeuntersuchung, die Natur geht in dieser frühen Zeit ihren eigenen Weg und ist nur in geringem Maß beeinflussbar. Das heißt, wenn ein Kind gehen möchte, wird es dies tun. Möchte es bleiben, wird es dies auch unter widrigen Umständen tun. Dieser Satz ist wahrscheinlich gerade dann schwer zu akzeptieren, wenn Sie bereits eine Fehlgeburt hatten oder sich dieses Kind sehr gewünscht haben.

Allzu schnell suchen wir bei einer neuen Schwangerschaft Sicherheit in der Technik. Wir wollen mit aller Macht verhindern, dass wir ein zweites Mal eine solche Situation erleben. Der Ultraschall suggeriert, Auskunft über das Befinden Ihres Kindes geben zu können, was nicht stimmt. Mit dem Ultraschall kann nur gemessen werden, er kann nie vorhersagen, wie die Lebensdauer eines Kindes ist.

> „Das Glück eines Kindes beginnt,
> lange bevor es geboren wird,
> im Herzen von zwei Menschen,
> die einander sehr gern haben.“
>
> Phil Bosmans

41

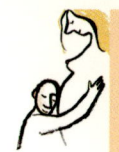

Vorsorgeplan

Der Bund Deutscher Hebammen (BDH) hat einen Vorsorgeplan für Mutterschaftsvorsorgeuntersuchungen entwickelt, den ich Ihnen nachfolgend vorstelle (SSW = Schwangerschaftswoche)

Bis 12. SSW (alle Schwangeren)
Beratung über Lebensgewohnheiten, Ernährung, Vorsorgeuntersuchungen, Infektionsschutz, finanzielle Hilfen für Schwangere
Einschätzung Ihres persönlichen Bedarfs an Vorsorgeuntersuchungen
Informationen über Folsäure
(400 Mikrogramm/Tag)
Informationen und ggf. Durchführung von Laboruntersuchungen (Infektionen, z. B. Röteln, Syphilis und AIDS; Blutgruppe, Rhesusfaktor, Antikörper und Blutarmut = Anämie)
Information über die erste Ultraschalluntersuchung (Fachärztin)
Messung von Gewicht, Größe und Blutdruck
Urinuntersuchung
ggf. Hilfe und Beratung bei Rauchentwöhnung
Zeit für Fragen

16. SSW (alle Schwangeren)
Erörterung der Testergebnisse
Blutdruckmessung, Urinkontrolle
Zeit für Fragen und Beratung

25. SSW (für Schwangere mit vorausgegangenen unkomplizierten Schwangerschaften und Geburten nicht erforderlich)
Äußere Untersuchungen der Gebärmutter
Blutdruck- und Urinkontrolle
Zeit für Fragen und Beratung

28. SSW (alle Schwangeren)
Äußere Untersuchung der Gebärmutter
Blutdruck- und Urinkontrolle
Laboruntersuchung auf Blutarmut (Anämie) und Antikörper
Für Rhesusfaktor negative Frauen:
Anti-D-Behandlung
Zeit für Fragen und Beratung

31. SSW (für Schwangere mit vorausgegangenen unkomplizierten Schwangerschaften und Geburten nicht erforderlich)
Äußere Untersuchungen der Gebärmutter
Blutdruck- und Urinkontrolle
Zeit für Fragen und Beratung

34. SSW (alle Schwangeren)
Äußere Untersuchungen der Gebärmutter
Blutdruck- und Urinkontrolle
Zeit für Fragen und Beratung

36. SSW (alle Schwangeren)
Äußere Untersuchungen der Gebärmutter
Blutdruck- und Urinkontrolle
Tastuntersuchung nach der Lage des Kindes, bei Steißlage Informationen über die Handlungsmöglichkeiten
Zeit für Fragen und Beratung

38. SSW (alle Schwangeren)
Äußere Untersuchungen der Gebärmutter
Blutdruck- und Urinkontrolle
Zeit für Fragen und Beratung

40. SSW (für Schwangere mit vorausgegangenen unkomplizierten Schwangerschaften und Geburten nicht erforderlich)
Äußere Untersuchungen der Gebärmutter
Blutdruck- und Urinkontrolle
Wenn der errechnete Termin überschritten ist, besprechen Sie mit Ihrer Hebamme oder Ihrer Ärztin, in welchen Abständen weitere Untersuchungen stattfinden sollen.

Ultraschall

In den Mutterschaftsrichtlinien werden drei Ultraschalluntersuchungen empfohlen: zwischen der 8. und 12., der 18. bis 22. und der 28. bis 32. SSW. Der erste Ultraschall dient der Feststellung der Schwangerschaft und durch die Messung der Scheitel-Steiß-Länge des Fötus der genauen Bestimmung der Geburtstermines. Bei den weiteren Untersuchungen wird geklärt, ob der Embryo zeitgemäß wächst und sich entwickelt, eventuell eine Plazentalageanomalie vorliegt, die Fruchtwassermenge normal ist und das Kind sich ausreichend bewegt.

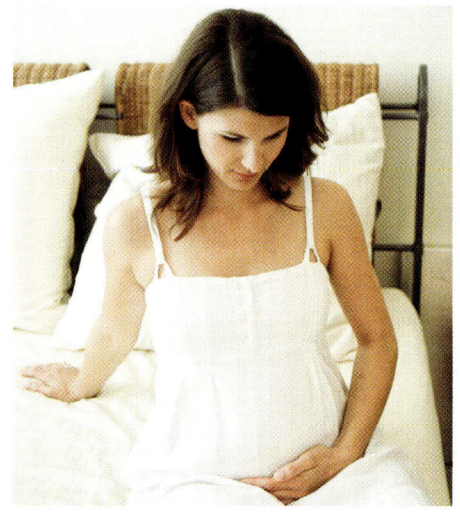

Auch der Bauchumfang sagt etwas über das Wachstum des Ungeborenen.

In der 11. bis 14. SSW kann nach Fehlbildungen geschaut und eventuell eine Nacken-Transparenz-Messung vorgenommen werden, um mögliche genetische Defekte wie die Trisomie 21 („Down-Syndrom") frühzeitig zu erkennen (→ Pränataldiagnostik, S. 50). Das ist allerdings nur in speziell darauf eingerichteten Zentren mit modernen Geräten und erfahrenen Ärzten sinnvoll. Routinemäßige Ultraschalluntersuchungen ohne Verdachtsmomente auf kindliche Besonderheiten ist wissenschaftlich nicht zu rechtfertigen.

Die meisten Frauen beurteilen Ultraschalluntersuchung in der frühen Schwangerschaft sehr positiv, da durch das bildgebende Verfahren die Existenz des Kindes für sie schon real wurde, bevor Herztöne zu hören oder Kindsbewegungen zu spüren sind. Alle weiteren Verlaufsbefunde, die während der Schwangerschaft per Ultraschall erhoben werden, können jedoch ohne Risiken ebenso von außen durch Tasten, Messen und Hören ermittelt werden.

Entscheiden Sie erst nach reiflicher Überlegung: Es gibt zwar noch keine gesicherten Erkenntnisse, aber das Bundesumweltministerium rät zur Vorsicht, weil Ultraschallwellen auch zu Schädigungen führen könnten.

Die *Dopplersonographie* wird seit einigen Jahren zur Untersuchung und Aufzeichnung der kindlichen Blutströmungsmuster eingesetzt, um bei Verdacht auf Wachstumsverzögerung, eine mangelnde Gewichtszunahme im Mutterleib, die Versorgung des Kindes zu überprüfen. Diese Methode ist am gründlichsten untersucht und wird als gute Diagnosemöglichkeit und Entscheidungshilfe in der Betreuung von Schwangeren mit erhöhtem Risiko beurteilt. Es gibt aber keine Gründe, sie bei allen Schwangeren einzusetzen.

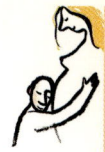

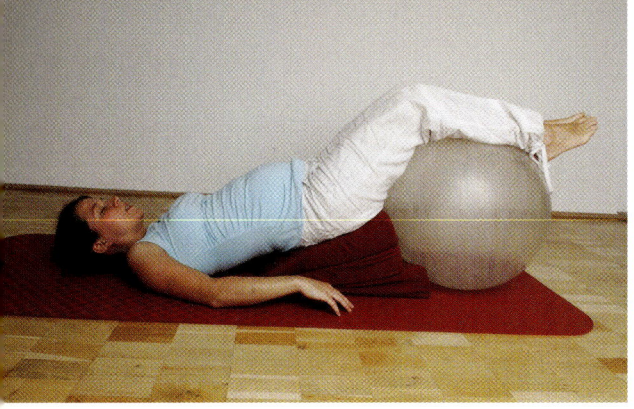

Die indische Kehre mit Hilfe eines Gymnastikballs (s. S. 69)

Der Mutterpass

In diesem blauen Heftchen dokumentieren Hebamme und Ärztin ihre Untersuchungsergebnisse und Beobachtungen. Und wenn Sie eine andere Ärztin aufsuchen oder zur Entbindung in die Klinik gehen, kennt man auch dort Ihre Untersuchungsergebnisse.

Die einzelnen Untersuchungen und ihre Bedeutung

Auf S. 8 steht oben *Gravidogramm*. Darunter wird vorne das Datum der Untersuchung eingetragen und das Schwangerschaftsalter, zum Beispiel „15+1": Die 15. SSW ist vorüber, die 16. hat gerade begonnen.

In der nächsten Spalte steht *Fundusstand/ Symphysen-Fundusstand*. Der Fundus ist der obere Teil der Gebärmutter. Bei jeder Vorsorgeuntersuchung wird durch die Bauchdecke getastet, wo der Fundus steht, um sich ein Bild zu machen, ob das Kind entsprechend wächst. Gemessen wird mit den quer gelegten Fingern. Als Orientierungspunkte an Ihrem Körper dienen das

Schambein, der Nabel und die Rippenbögen. In der Frühschwangerschaft zum Beispiel steht die Gebärmutter „S+3" = drei „Querfinger" über dem Schambein, was ungefähr der 16. SSW entspricht. Steht die Gebärmutter direkt am Nabel, sind Sie bereits in der 24. SSW. Um die 36. SSW herum hat die Gebärmutter ihren höchsten Stand erreicht, sie ist jetzt am Rippenbogen zu tasten (entsprechend mit „Rb" abgekürzt). Zwischen der 36. und 40. SSW senkt sich Ihr Kind mit dem Kopf in das Becken hinein, die Gebärmutter ist nun „Rb-2", also zwei Querfinger unter dem Rippenbogen, zu tasten. Diese Angaben stimmen nur bei Erstgebärenden.

Herztöne hören

Meistens sind die Herztöne ab der 12. SSW zu hören – mit einem Dopton (bei dem auch Sie mithören können) oder einem Holzrohr. Wenn Ihr Kind größer ist, hören Sie die Herztöne mit der Pappe einer leeren Küchenpapierrolle. Mit Ruhe, Geduld und ein bisschen Übung ertasten Sie zuvor, wo der Rücken des Kindes liegt – eine große, glatte Fläche –, denn nur dort sind die Herztöne zu hören. Sie können sich auch an den Bewegungen orientieren: Dort, wo Ihr Kind am heftigsten strampelt, sind die Arme oder Beine. Die Herzfrequenz Ihres Kindes liegt zwischen 110 und 150 Schlägen pro Minute. Wahrscheinlich erinnert Sie das beim Hören an ein galoppierendes Pferd ...

Ergänzend wird der Symphysen-Fundus-stand und von den meisten Hebammen auch der Leibesumfang ermittelt, obwohl er nicht im Mutterpass steht. Der Leibes-umfang sollte ebenso wie die anderen beiden Maße im Verlauf der Schwanger-schaft zunehmen. Auch wenn ein Maß stagniert, ist das zunächst normal, denn Ihr Kind wächst in Schüben und hat viel-leicht gerade eine Pause eingelegt oder nimmt eine andere Position ein.

In die nächste Spalte wird die *Lage des Kindes* eingetragen. Bis zur 30. SSW hat es keine Bedeutung, ob Ihr Kind mit dem Po oder dem Kopf nach unten oder gar quer liegt (→ Beckenendlage S. 68 f.).

Ca. ab der 28. SSW werden in den meisten Arztpraxen die Herztöne mit dem CTG (Cardiotocograph) kontrolliert. Einen Grund, jede zweite Woche ein CTG zu schreiben, gibt es allerdings nicht, vor allem, wenn die Schwangerschaft bisher ohne Besonderheiten verlaufen ist. Inte-ressanterweise sehen auch die Kranken-kassen diese Untersuchung nicht vor, übernehmen aber dennoch kommentarlos die Kosten. Was spricht dagegen? Es kann einerseits unnötige Ängste auslösen, weil es schwer interpretierbar ist, und ande-rerseits ein trügerisches Gefühl von Si-cherheit vermitteln; ein CTG ist nämlich immer nur eine Momentaufnahme mit einem Vorhersagewert von 24 Stunden. CTG-Kontrollen sind sinnvoll: bei dro-hender Frühgeburt in der 26. und 27. SSW, bei Herztonveränderungen ab der 28. SSW und grundsätzlich bei Verdacht auf vor-zeitige Wehentätigkeit. Ist ein CTG auf-fällig, sollte in kurzen Abständen weiter kontrolliert werden.

Zum Ende der Schwangerschaft kann Ihr Mann die Herztöne des Kindes auch ohne Hilfsmittel hören

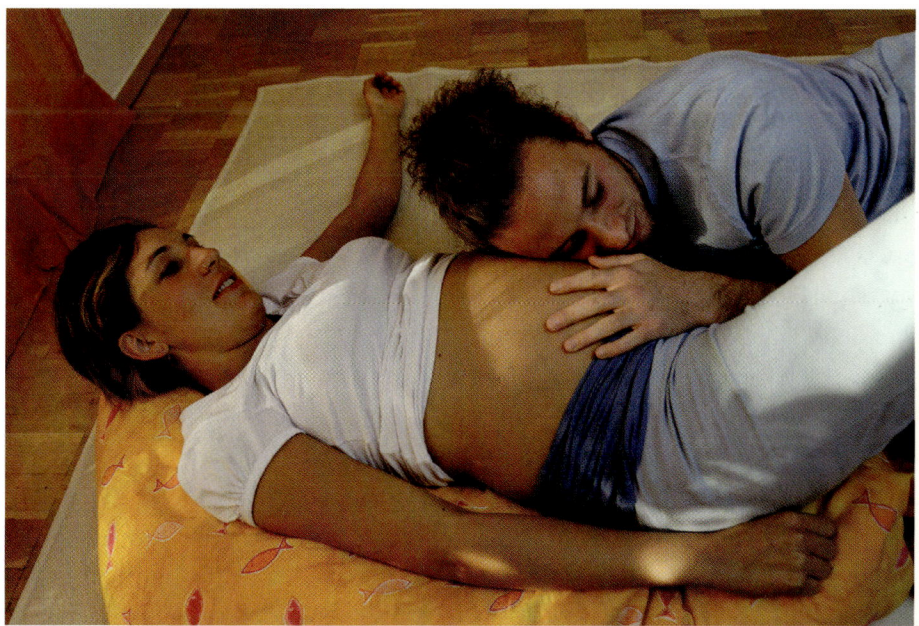

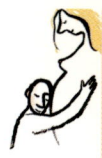

Kindsbewegungen

Beim ersten Kind spüren Sie Bewegungen wahrscheinlich zwischen der 19. und 22., vielleicht auch schon in der 16. SSW. Frauen, die bereits schwanger waren, fühlen ihr Kind oft schon vor der 15. SSW, da sie das Gefühl bereits kennen. Viele Babys entwickeln im Verlauf der Schwangerschaft einen Rhythmus von Schlafen und Wachsein. Sie sind sehr individuell in ihren Bewegungsmustern, manche toben regelrecht herum, andere bewegen sich eher zart.

Ihre Hebamme fragt Sie jedes Mal nach den Kindsbewegungen, weil sie Aufschluss über das Befinden geben, vor allem im letzten Schwangerschaftsdrittel. Hat sich das Kind stets viel bewegt und wird nun, im Verlauf von Tagen, immer ruhiger, ist eventuell die Versorgung über die Plazenta nicht optimal. Dann wird ein CTG geschrieben. Liegen die Herztöne im Normbereich, wird eventuell am nächsten Tag noch einmal kontrolliert oder bei Unklarheiten eine → Dopplersonographie gemacht.

Wassereinlagerungen/„Ödeme" (→ S. 101) sind während der Schwangerschaft normal. Vielleicht sehen Sie, dass Ihr Gesicht etwas runder wird, vielleicht sehen auch Ihre Beine oder Oberarme etwas fülliger aus. Zu einem „Positivzeichen" im Mutterpass kommt es nur bei starken Ödemen.

Die *Präeklampsie* wurde früher auch als Gestose oder Schwangerschaftsvergiftung bezeichnet und tritt bei etwa 5 – 10 % der Schwangerschaften auf. Sie kann für Mutter und Kind sogar lebensbedrohlich werden. Bei frühen Wassereinlagerungen um die 25. Schwangerschaftswoche ist das Risiko einer Präeklampsie groß. Dabei steigt zusätzlich der Blutdruck an, bis auf 140/90 mmHg, und Sie scheiden Eiweiß im Urin (mehr als 300 mg/24 Std.) aus. In manchen Fällen kommt es zu verminderter Durchblutung der Plazenta und somit zu einer Mangelversorgung des Kindes.

Die Präeklampsie ist eine Abstoßungsreaktion, durch den Bluthochdruck kommt es zur → Plazentainsuffizienz (S. 68), dadurch gehen kindliche Eiweiße in den mütterlichen Blutkreislauf über.

Eine Präeklampsie entwickelt sich in den allermeisten Fällen innerhalb von Tagen und Wochen. Haben Sie den Verdacht, dass die Ödeme in Armen, Beinen und im Gesicht stärker zunehmen, leiden Sie unter Kopfschmerzen, Erbrechen oder Übelkeit, Seh- oder Hörstörungen, nehmen Sie zügig Kontakt zu Ihrer Hebamme und Ihrer Ärztin auf.

Achtung: Die früher propagierte Behandlung mit Reis-Obst-Tagen, salzarmer und flüssigkeitsreduzierter Kost ist längst als unwirksam bekannt. Auch Entwässerungsmittel dürfen nicht eingesetzt werden, ebensowenig pflanzliche Varianten wie Brennesseltee! (Arbeitsgemeinschaft Gestose-Frauen → Adressen).

Das HELLP-Syndrom (Hemolysis = Auflösung der roten Blutkörperchen, Elevated Liver Enzymes = Erhöhung der Leberwerte, Low Platelet Count = Verminderung der Blutplättchen) ist eine Sonderform der Präeklampsie. Es handelt sich um eine besonders gefährliche Leberfunktionsstörung, die eine massive Störung der Blutgerinnung mitverursacht. Das HELLP-Syndrom kann auch unabhängig von einer Präeklampsie auftreten. Warnsignale:

- Heftige Schmerzen im Oberbauch, die auch in Rücken und Schulter ausstrahlen können
- Übelkeit/Erbrechen
- Erhöhter Blutdruck und andere Gestose-Symptome

Diese Symptome treten aber nicht zwangsläufig auf, deshalb ist die Diagnose schwierig. Präeklampsie und HELLP-Syndrom sind zu einem großen Anteil mitverantwortlich für → Frühgeburten.

Bei *Krampfadern* (lateinisch Varikosis) besteht meist eine familiäre Veranlagung. Krampfadern sind genau genommen ein Blutstau in den Venen. Bleibt der Blutstau längere Zeit bestehen, werden die Venenwände so sehr gedehnt, dass Aussackungen entstehen, die äußerlich als dicke blaue Adern zu sehen sind und sehr schmerzhaft sein können (Hilfen → S. 101).

Die *Gewichtszunahme* verläuft bei jeder Frau anders (→ S. 55 f.). Die Gewichtskontrolle gehört zu jeder Vorsorgeuntersuchung, welchen Nutzen sie hat, ist unklar. Eine viel größere Aussagekraft hat der → Body-Mass-Index. Wenn Sie sich wiegen wollen, stellen Sie sich am Tag der Vorsorgeuntersuchung nackt auf die Waage und tragen das Gewicht selbst in den Mutterpass ein.

Der *Blutdruck* sollte zwischen 90/50 als niedrigstem und 135/85 als höchstem Wert liegen. Vor allem der erste Wert wird stark davon beeinflusst, wie es Ihnen geht. Körperliche Anstrengung, kurzfristige Aufregung oder auch Ängste können den Blutdruck erhöhen, Müdigkeit lässt den Blutdruck sinken; Schwankungen sind also völlig normal und haben keinen negativen Einfluss auf das Befinden Ihres Kindes. Um keine falsch positiven Werte zu bekommen, sollten Sie darauf achten, dass Ihr Blutdruck erst gemessen wird, wenn Sie gemütlich in der Praxis angekommen sind und verschnaufen konnten.

Beim *Urintest* müssen Sie – um einem falschen positiven Ergebnis vorzubeugen – Mittelstrahlurin abgeben. Der Urin wird auf Eiweiß, Zucker und Nitrit untersucht. Eine Spur Eiweiß ist durchaus normal, da die Nieren während der Schwangerschaft durchlässiger sind. Ist die Eiweißausscheidung erhöht, kann das auf eine Nierenbeckenentzündung, → Präeklampsie oder einen Harnwegsinfekt hinweisen. Trotzdem sollten Sie bei einem positiven, also auffälligen Untersuchungsergebnis, vor allem wenn Sie keine Symptome haben, gelassen bleiben. Vielleicht haben Sie an diesem Tag zu wenig getrunken, und der Urin ist deshalb sehr konzentriert, oder es ist Ausfluss auf den Teststreifen gelangt. Auf jeden Fall sollten Sie viel trinken (→ Flüssigkeitsbedarf), unabhängig davon, weshalb das Untersuchungsergebnis auffällig ist.

Zusätzlich können Sie „aufsteigende Fußbäder" machen: Die Wassertemperatur wird kontinuierlich erhöht, die Füße und die Hälfte der Unterschenkel sollten mit

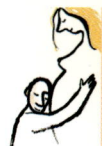

38° C warmem Wasser bedeckt sein. Lassen Sie ca. alle drei Minuten heißes Wasser zulaufen, bis die Temperatur gerade noch auszuhalten ist. Trocknen Sie Füße und Beine ab, ziehen warme Socken über und gehen ins Bett. Fußbäder unterstützen das Immunsystem, die Erreger werden schneller vernichtet. Auch Kürbiskerne (essen Sie, soviel Sie wollen), Preiselbeersaft und Apfelessig (2 Teelöffel auf 1 Glas Wasser) unterstützen die Immunabwehr. Erst bei mehr als 100.000 Erregern in der Urinkultur sollte ein Antibiotikum genommen werden.

Auch ein positiver Zuckerbefund (*Glucose*) ist zunächst kein Grund zu Sorge. Denn die Niere ist nicht nur für Eiweiß, sondern auch für Zucker durchlässiger. Ungefähr 20 % aller schwangeren Frauen scheiden in geringen Mengen Zucker aus. Geschieht dies jedoch häufiger und steigt die Zuckermenge an, werden weitere Untersuchungen fällig. Sind zwei Werte auffällig, sollten Sie Ihre Ernährung verändern. Mit Hilfe einer Beraterin gelingt das bei 90 % aller Betroffenen. Zusätzlich bekommen Sie ein Blutzuckermessgerät, mit dem Sie den Blutzucker selbst bestimmen können.

Die *vaginale Untersuchung* gehört nicht routinemäßig zur Schwangerenvorsorge. Ärztinnen untersuchen meist bei jeder Vorsorgeuntersuchung vaginal, während Hebammen über Fragen herausfinden, ob eine vaginale Infektion vorliegt. Dann verändert sich der Ausfluss, der Muttermund kann weicher werden, der Gebärmutterhals kann sich verkürzen bis hin zur Öffnung des Muttermundes. Dasselbe passiert, wenn Sie verstärkt oder häufiger Kontraktionen haben. Auch mit einem Abstrich aus der Scheide kann eine vaginale Infektion festgestellt werden.

Gleich auf Seite 2 im Mutterpass steht „*Serologische Untersuchungen*". Sie sollen sowohl physiologische (normale) als auch pathologische (krankhafte) Veränderungen im Blut aufdecken. Es wird meist aus der Vene gewonnen, weil größere Mengen benötigt werden. Ist Ihr Kreislauf etwas labil, wird Ihnen das Blut liegend abgenommen.

Blutgruppe und Rh-Faktor werden für eine mögliche Blutübertragung gebraucht. Sie können Rh (= Rhesusfaktor positiv) oder rh (= Rhesusfaktor negativ) sein. Während der Schwangerschaft und nach der Geburt reagiert Ihr Immunsystem auf das Kind wie auf einen Krankheitserreger, falls Sie rh negativ und Ihr Kind Rh positiv ist. Jede rh negative Schwangere, sollte um die 30. Schwangerschaftswoche eine → Anti-D-Prophylaxe bekommen, außer der Vater ist auch rh negativ. In dieser Konstellation kann Ihr Kind nämlich nur rh negativ sein.

Mit dem *Antikörper-Suchtest* bei der ersten Vorsorgeuntersuchung und zwischen der 24. und 27 SSW wird geprüft, ob Sie Antikörper gegen Ihr Kind gebildet haben. Im Mutterpass steht „Antikörper nicht nachweisbar" bzw. die „Titerhöhe", die angibt, wie viele Antikörper Ihr Körper gebildet hat. Bei niedrigem Titer (1:8 oder 1:16) wird in 14 Tagen wieder kontrolliert. Ist der Titer immer noch konstant niedrig,

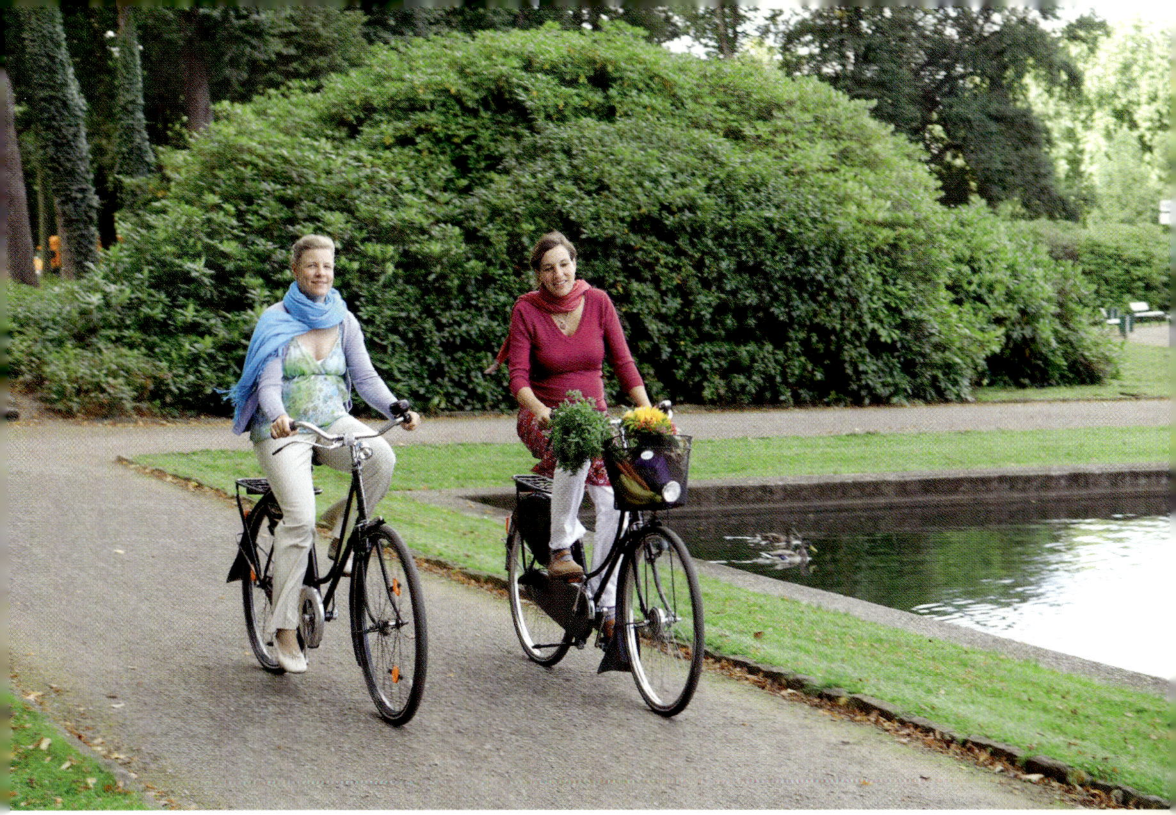

Auch schwanger macht Fahrrad fahren Spaß

wird in großen Abständen weiter kontrolliert, um mögliche Auswirkungen für Ihr Kind auszuschließen.

Die Untersuchung auf *Lues* (Syphilis) gehört ebenfalls zur Routine. Lues wird hauptsächlich durch Geschlechtverkehr übertragen, sehr selten durch Hautkontakt von infizierter Haut oder Schleimhautbereichen. Lues kommt relativ selten vor und lässt sich gut mit Antibiotika behandeln.

Der *Rötelnsuchtest* wird immer wichtiger, da eine Generation von Frauen Kinder erwartet, die ihre Immunität nicht durch Erkrankung, sondern durch eine Schutzimpfung erworben hat; dabei ist der Schutz nur für eine gewisse Zeit gewährleistet. Waren Sie als Kind erkrankt, sind Sie auch heute noch geschützt. Eine Rötelnerkrankung ist für das Ungeborene bis zur 18. SSW sehr gefährlich. Wie können Sie sich schützen innerhalb dieser ersten Wochen? Bei einem Beruf mit Kundenkontakt wird der Arbeitgeber Sie automatisch in den Innendienst versetzen bzw. werden Sie bis zur 18. SSW beurlaubt (→ Mutterschutz, S. 354). Privat sollten Sie den Umgang mit ungeimpften Kindern meiden. Röteln übertragen sich durch Tröpfcheninfektion, also beim Sprechen, Husten und Niesen. Die Zeit von der Ansteckung bis zum Ausbruch der Erkrankung liegt bei 14 – 21 Tagen. Röteln sind bereits fünf Tage bevor der Hautausschlag erscheint bis ca. sieben Tage danach ansteckend.

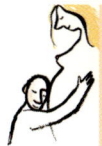

Wenn Sie Kontakt mit einer infizierten Person hatten, gehen Sie umgehend zur Blutuntersuchung. Vorbeugend besteht die Möglichkeit einer passiven Impfung mit Immunglobulinen, die jedoch nur bis zu acht Tagen nach dem Kontakt wirkt.

Um all die Aufregung zu vermeiden, sollten Sie sich vor der Schwangerschaft testen lassen oder – nach der Geburt des Kindes, wenn Sie sich noch weitere Kinder wünschen – über eine Impfung nachdenken.
Die Blutuntersuchung auf *Hepatitis B*, eine der häufigsten Infektionskrankheiten, erfolgt erst ab der 32. SSW. Es gibt zwei Risiken: Ihr Kind kann zu früh auf die Welt kommen, oder es steckt sich während der Geburt an. Deshalb wird das Kind einer Hepatitis B positiven Frau noch im Kreißsaal geimpft.

Bei der *Hb-Kontrolle* (Hämoglobinwert) wird der für die Sauerstoffversorgung wichtige Eisengehalt im Blut bestimmt. Bei zu niedrigem Eisengehalt können Sie Tabletten nehmen. Besser und verträglicher ist eisenreiche Ernährung (→ S. 58)

Zwei *vaginale Abstriche* werden während der Schwangerschaft gemacht: ein so genannter PAP-Abstrich zur Krebsfrüherkennung, der Ihnen wahrscheinlich von früheren Frauenarztbesuchen bekannt ist; und ein Abstrich auf Chlamydien, Bakterien, die sich im Gebärmutterhals nachweisen lassen. Anstecken können Sie sich hauptsächlich durch Sexualkontakt. Die Chlamydieninfektion zählt zu den häufigsten Erkrankungen, die Unfruchtbarkeit zur Folge haben. Beim Neugeborenen können verklebte Augen mit grünlichem Sekret und einer heftigen Schwellung oberhalb des Auges ein Hinweis auf eine solche Infektion sein, die sich das Kind beim Durchtritt durch den Geburtskanal geholt hat. Bei einer Infektion der Mutter erhält sowohl die Frau als auch ihr Partner Antibiotika. Danach sollte ein Kontrollabstrich erfolgen.

Pränataldiagnostik: ja oder nein?

Werdende Eltern erhalten heute eine ganze Palette von Angeboten der Medizintechnik, die ein gesundes Kind zu versprechen scheinen. Sie möchten aber auch

Schwangerschaft und Geburt möglichst bewusst und selbstbestimmt erleben. Zwischen diesen beiden Polen müssen die Eltern ihren eigenen, individuellen Weg finden.

Sprechen Sie mit Ihrer Hebamme oder Ihrer Ärztin, stellen Sie Ihre Fragen, reden Sie über Ihre Bedenken und Ängste. Sie werden viel mehr Sicherheit im Umgang mit Ihrer Schwangerschaft und dem Baby bekommen, wenn Sie sich selbst und der Person vertrauen, die Sie während der nächsten Monate begleitet und berät. Bewahren sie sich ein gesundes Maß an Grundvertrauen in den eigenen Körper und dessen Fähigkeiten. Versuchen Sie, sich beispielsweise ein Phantasiebild Ihres Kindes zu erhalten, auch wenn Sie das Ungeborene bereits im → Ultraschall (S. 43 ff.) gesehen haben. Sie wissen ja: Der Ultraschall macht Ihr Kind nicht gesünder und die Schwangerschaft nicht sicherer.

Zur Schwangerenvorsorge gehört häufig auch die vorgeburtliche oder Pränataldiagnostik. Die Frage „Wird mein Kind gesund sein?" beschäftigt alle werdenden Eltern. Jede Schwangere hat den Wunsch, ein gesundes Kind zu gebären und dies auch von Hebamme oder Ärztin bestätigt zu bekommen.

Bevor wir Ihnen die verschiedenen Methoden, die nach Störungen und Fehlbildungen bei Ungeborenen suchen, vorstellen, möchten wir Sie daran erinnern, dass die weitaus meisten Kinder gesund geboren werden. Die meisten Behinderungen sind nicht angeboren, sondern werden im Laufe des Lebens erworben. Nur ein kleiner Anteil angeborener Behinderung ist vor der Geburt zu erkennen, ein noch geringerer vorgeburtlich therapierbar. Über die schwersten Fehlbildungen entscheidet die Natur stets selbst durch Fehlgeburten.

Unter Pränataldiagnostik verstehen wir alle Untersuchungen, die sich auf die Gesundheit des Ungeborenen beziehen. Hierzu gehört Ultraschall genauso wie Verfahren der Risikoeinschätzung, die Untersuchung des mütterlichen Blutes und die genetische Diagnostik kindlicher Zellen. Vorgeburtliche Diagnostik kann nur begrenzte Aussagen machen, indem sie bestimmte Fehlbildungen oder Erkrankungen ausschließt oder auch ein statistisch wahrscheinliches Risiko nennt. So kann der Ultraschall zum Beispiel das genaue Alter der Schwangerschaft und den Geburtstermin bestimmen, die Versorgung des Kindes durch die Plazenta zeigen und die äußere Gestalt und die Organe des Kindes beurteilen. Die Genauigkeit der Angaben ist jedoch abhängig von der Erfahrung der Untersuchenden und der Qualität der Geräte.

In Kombination mit dem Ultraschall gibt es eine Reihe von Untersuchungsmethoden, die nach Hinweisen auf bestimmte Fehlbildungen suchen. Dabei werden Ultraschalldaten mit dem Alter der Mutter, der Schwangerschaftswoche und mütterlichen Blutwerten kombiniert. Sie dienen als Grundlage von Risikoberechnungen, in erster Linie für das Risiko, ein Kind mit Downsyndrom zu bekommen (Trisomie 21). Das bekannteste Verfahren hierbei ist

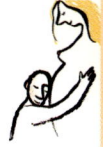

die Messung der Nackenfalte (Ersttrimester-Test) und der Triple-Test in der 16. – 18. SSW. Denken Sie daran, dass es sich um eine statistische Annahme handelt, auf deren Basis dann weitere Untersuchungen empfohlen werden.

Nur mit Hilfe entnommener kindlicher Zellen können erblich bedingte Erkrankungen wie Chromosomenabweichungen, Neuralrohrdefekte (offener Rücken) und Muskel- oder Stoffwechselerkrankungen mit hoher Sicherheit aufgedeckt werden. Am meisten verbreitet sind bei diesen invasiven vorgeburtlichen Diagnoseverfahren die *Chorionzottenbiopsie* (Untersuchung von Gewebe, aus dem sich später der Mutterkuchen bildet) und die *Amniozentese* (Untersuchung von kindlichen Zellen aus dem Fruchtwasser). Sie werden durch die Bauchdecke der Mutter vorgenommen und sind immer mit einem gewissen Fehlgeburtsrisiko verbunden. Es können Schmerzen, leichte Wehen und Blutungen auftreten. Bei der Chorionzottenbiopsie wird dieses Risiko mit 0,5 – 2 %, bei der Amniozentese mit 0,5 – 1 % angegeben. Bei der Chorionzottenbiopsie, die zwischen der 10. und 12. SSW durchgeführt wird, liegen die Ergebnisse nach ein bis zwei Wochen vor. Bei der Amniozentese (14. bis 20. SSW) wartet die Schwangere ca. zwei Wochen; hier gibt es aber auch einen Schnelltest („Fish-Test"), der schon nach einem Tag Ergebnisse zu den häufigsten Chromosomenabweichungen bringen kann; deren Überprüfung dauert dann aber auch ca. zwei Wochen.

Konsequenzen und Folgen

Die vorgeburtliche Diagnostik kann bestimmte Fehlbildungen und Erkrankungen ausschließen oder diagnostizieren. Sie sagt jedoch nichts über den Ausprägungsgrad der jeweiligen Erkrankung. Bei den aufgezeigten statistischen Verfahren zur Risikoeinschätzung bedenken Sie auch, dass häufig falsch positive und auch falsch negative Aussagen getroffen werden.

Die langen Wartezeiten sind für die werdenden Eltern sehr belastend; nach unklaren Befunden müssen die Untersuchungen wiederholt werden. Bei der Diagnose einer schwerwiegenden Fehlbildung oder Behinderung gibt es in den meisten Fällen keine Möglichkeit zur Therapie sondern nur die Frage: „Bekomme ich mein Kind

Fragen vor einer Untersuchung

Stellen Sie sich vor dem Gang zur Ärztin die folgenden Fragen:

- Möchte ich eine vorgeburtliche Untersuchung und wenn ja, welche?
- Welche Erwartungen verknüpfe ich mit diesen Untersuchungen?
- Bin ich bereit, das Risiko einer Fehlgeburt einzugehen?
- Was werde ich tun, wenn bei meinem Kind eine Normabweichung oder Fehlbildung festgestellt wird? Kann ich mir vorstellen, die Schwangerschaft abzubrechen? Welche Einstellung habe ich überhaupt zu Behinderungen? Will ich alles, was ich erfahren kann, auch wirklich wissen?

oder nicht?" Ein Schwangerschaftsabbruch oder eine eingeleitete Geburt sind körperlich und psychisch für die Eltern sehr belastend, da sie mit Sicherheit zu ihrem Kind bereits eine intensive Beziehung aufgebaut haben.

Die grundsätzliche Frage – möchte ich die Möglichkeiten der Pränataldiagnostik nutzen oder nicht – ist stets begleitet von Angst und Unsicherheit. Das waren Schwangerschaften aber immer. Sie kennen sicher den Ausdruck „guter Hoffnung sein". Darin enthalten ist stets die Hoffnung, dass alles in Ordnung ist. Schwanger sein heißt nach wie vor guter Hoffnung sein, und die Ängste und Unsicherheiten, die zu dieser Lebensphase gehören, müssen wir versuchen anzunehmen.

Sie merken schon: Es gibt in diesem Fall nicht *die* richtige Entscheidung, sondern *nur Ihre eigene Entscheidung*. Durch eine bewusste Auseinandersetzung, zum Beispiel in einem Beratungsgespräch mit Hebamme, Ärztin oder bei einer unabhängigen Beratungsstelle (→ Adressen), können Sie als Paar Ihren eigenen Weg finden.

Die pränatale Diagnostik schafft für die vorgeburtliche Beziehung zwischen Eltern und Kind eine oft verwirrende Situation. Solange das Ergebnis der Untersuchung nicht vorliegt, also manchmal bis über die 20. SSW hinaus, besteht nur eine Beziehung „auf Probe". Viele Mütter berichten, dass sie sich erst nach Erhalt der Untersuchungsergebnisse wirklich auf ihr Kind einlassen konnten. Ob und welche Folgen dies für das grundlegende Vertrauen zu

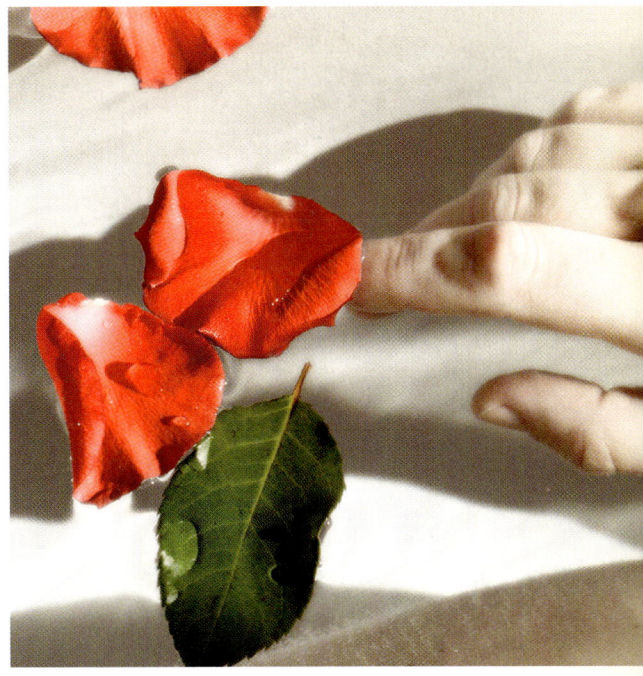

Hoffentlich ist alles in Ordnung

sich und der Welt hat, wissen wir heute noch nicht. Versuchen Sie immer, ehrlich in Worten und Gedanken zu Ihrem Kind zu sein. Verheimlichen können Sie ihm Ihre Gefühle ohnehin nicht.

> „*Alles hat seine Stunde.*
> *Für jedes Geschehen unter dem Himmel*
> *gibt es eine bestimmte Zeit*
> *eine Zeit zum Lieben*
> *und eine Zeit zum Hassen*
> *eine Zeit zum Weinen*
> *und eine Zeit zum Lachen ...*"

Buch Kohelet 3, 1-15

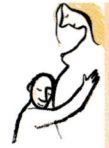

GESUND BLEIBEN IN DER SCHWANGERSCHAFT

Ernährung, Gelüste und Bedürfnisse

Ihr Kind stellt bereits vor der Geburt viele Anforderungen. Es möchte wachsen und gedeihen, seine Intelligenz entwickeln und sich geborgen fühlen. Dafür braucht es seine Mutter rund um die Uhr. Es spürt Ihre Bewegungen, es hört Sie, es empfängt all Ihre Gefühle und Stimmungen, und es isst mit.

Also essen Sie alles, worauf Sie Lust und Appetit haben. Sie benötigen keine besondere „Diät für Schwangere". Achten Sie aber auf Qualität und Menge. Für die Ernährung gilt der Leitsatz „*Qualität statt Quantität*", und Nährstoffdichte heißt das Zauberwort. Je höher die ist, desto gesünder sind auch die Lebensmittel wie Obst und Gemüse statt Süßigkeiten oder Fertignahrung.

Während der Schwangerschaft holt sich Ihr Baby alles, was es braucht, aus Ihrem mütterlichen Blutkreislauf. Tatsächlich sollten Sie für Zwei essen, allerdings nicht die doppelte Menge!

In den ersten Schwangerschaftsmonaten steigt der Bedarf an Energie so gut wie gar nicht an. Erst ab dem vierten Monat erhöht sich der Mehrbedarf um 200 bis 300 Kilokalorien. Dies entspricht ca. einem halben Liter Milch oder einem mit Käse belegten Brot oder zwei kleinen Bananen und zwei Äpfeln. Demgegenüber steigt ganz enorm der Bedarf an vielen lebenswichtigen Vitaminen, Mineralstoffen und Spurenelementen.

Oft signalisiert Ihr Körper sehr genau, was Sie brauchen. Sie bekommen Heißhunger auf Speisen, die Sie früher ablehnten und nun mit Freude genießen, weil darin die Nährstoffe enthalten sind, die Sie oder Ihr Ungeborenes dringend benötigen. Sauer oder süß, bitter oder herzhaft – Vegetarierinnen bekommen Lust auf Fleisch, Buttermilch wird zum Lieblingsgetränk und Räucherfisch zur Gaumenfreude. Wundern Sie sich nicht, essen Sie!

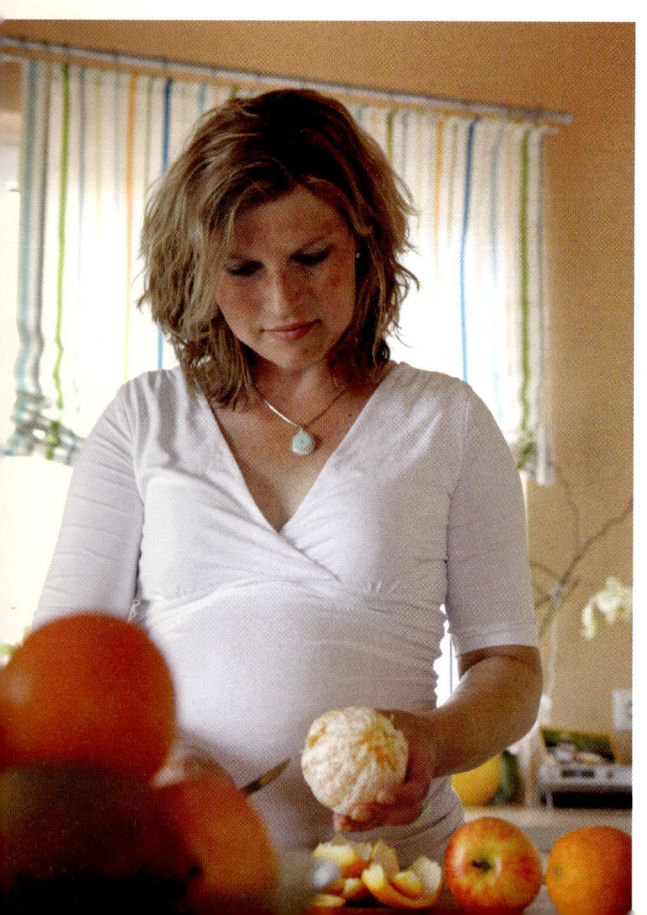

Lust auf ein leckeres Frühstück

Nahrungsergänzungsmittel

Einige Fachleute raten zumindest von komplexen Nahrungsergänzungsmitteln ab, da in diesen Präparaten oft schon der gesamte Tagesbedarf an Mikronährstoffen enthalten ist und die normale Nahrungsaufnahme gar nicht berücksichtigt wird. Mit einer gesunden und ausgewogenen Mischkost können Sie sich und Ihr Baby ausreichend versorgen.

Wegen des Jodmangels in Deutschland sollten Sie in der Küche Jodsalz verwenden. Weitere sinnvolle Ausnahmen sind: → *Folsäure* (S. 57 f.) zur Vermeidung eines offenen Rückens beim Ungeborenen, *Zink* zur Reduzierung von Frühgeburtlichkeit und Probiotika zur Vorbeugung von Allergien. Eine Folsäureergänzung ist empfehlenswert bereits bei Kinderwunsch bis zum Ende des dritten Schwangerschaftsmonats. Zink fördert die Gehirn- und Gewichtsentwicklung Ihres Kindes, beugt der → Präeklampsie und dem vorzeitigen Blasensprung vor. Probiotika während Schwangerschaft und Stillzeit empfehlen sich, falls Sie oder Ihr Mann unter Allergien leiden.

Eisen (→ S. 58 f.) wird nur dann ergänzt, wenn der Hb-Wert Ihres Blutes vor der Schwangerschaft unter 11g/dl liegt oder in der Schwangerschaft unter 10,0g/dl sinkt. Magnesium kann bei einer Neigung zu vorzeitigen Wehen oder Muskelkrämpfen eingesetzt werden, Sie sollten es aber nach der 36. SSW absetzen, um die Vorwehen nicht zu beeinträchtigen.

Wie viel dürfen Sie zunehmen?

Überall ist zu lesen, dass 10 – 15 Kilogramm Gewichtszunahme normal seien. In Wirklichkeit schwanken die Werte zwischen ca. 8 und 20 Kilogramm. Eine vor der Schwangerschaft eher sehr dünne Frau kann ohne Bedenken 18 – 22 Kilogramm zunehmen. Eine eher kräftige Frau kann mit nur 7 – 10 Kilogramm Zunahme ein gesundes Baby zur Welt bringen. Viel wichtiger ist der ungefähre Verlauf der Gewichtskurve. Gibt es beispielsweise massive Gewichtsschübe, so könnte dies auf schwangerschaftsbedingte Wassereinlagerungen hinweisen oder sogar auf eine beginnende → Präeklampsie. Entscheidend ist also Ihr Gewicht vor der Schwangerschaft.

Sowohl Unter- als auch Übergewicht sind Schwangerschaftsrisiken. Bei Untergewicht und mangelnder Gewichtszunahme erhöht sich die Gefahr einer Frühgeburt, oder das Kind nimmt nicht entsprechend seinem Schwangerschaftsalter zu. Übergewicht kann leicht mit erhöhtem Blutdruck oder erhöhtem Blutzuckerspiegel einhergehen. Ebenso könnte die Geburt schwieriger verlaufen. Machen Sie auf keinen Fall eine Diät, denn wer wenig isst, nimmt auch weniger Nährstoffe auf. Mit jedem Kilogramm, das Sie abnehmen, würden Sie Gift und Schlackestoffe freisetzen, die Ihrem Baby nicht gut tun.

Eine Schwangere benötigt etwa 2600 Kalorien pro Tag.

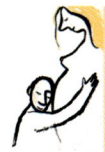

Kleine Ernährungskunde

Es gibt Makronährstoffe und Mikronährstoffe. Zu den Makronährstoffen gehören Kohlenhydrate, Eiweiße (Proteine) und Fette. Sie sind in unseren Lebensmitteln reichlich vorhanden, bei einer ausgewogenen Ernährung werden Sie damit ausreichend versorgt.

Kohlenhydrate liefern den Brennstoff für sämtliche Muskel- und Gehirnarbeit. Zu den *minderwertigen Kohlenhydraten* gehören Zucker und zuckerhaltige Getränke/Süßigkeiten, und Weißmehlprodukte. Sie stehen dem Organismus sofort als Energie zur Verfügung, machen aber nicht satt und lassen den Blutzuckerspiegel rasant in die Höhe schnellen. Sobald der Zucker aus dem Blut verarbeitet ist, fällt der Blutzuckerspiegel wieder rapide ab, und Sie bekommen erneut Hunger auf Süßes.

Hochwertige Kohlenhydrate, etwa in Getreideprodukten aus Vollkorn, Kartoffeln, Naturreis, Gemüse, Obst und Hülsenfrüchten, enthalten Stärke und Zellulose. Sie bestehen aus mehreren Zuckermolekülen, die der Körper nach und nach in ihre einzelnen Bausteine zerlegen muss, um sie verwerten zu können. Deshalb macht eine Mahlzeit mit hochwertigen Kohlenhydraten länger satt. Und lebensnotwendige Vitamine und Mineralien werden gleich mitgeliefert.

Ballaststoffe gehören ebenfalls zu den Kohlenhydraten; besonders hohe Anteile finden sich in Vollkornprodukten, Hülsenfrüchten, Kartoffeln, Obst, Gemüse und Nüssen. Es sind pflanzliche Bestandteile, die von den menschlichen Verdauungsenzymen nicht abgebaut, sondern vom Körper wieder ausgeschieden werden und so die Verdauung fördern.

Eiweiß (Protein) sorgt für den Aufbau von Zellmaterial, ist also für das gesamte Wachstum zuständig. Eiweiße finden wir in tierischen Produkten wie Quark, Milch, Fleisch und Fisch sowie in pflanzlichen Nahrungsmitteln wie Hülsenfrüchten, Soja, Kartoffeln und Getreide.

Tierisches ist unserem körpereigenen Eiweiß sehr ähnlich und kann besser verwertet werden. Achten Sie also auf ein gutes Verhältnis von tierischem und pflanzlichem Eiweiß – etwa von eins : zwei.

Eiweiße finden Sie in Hülsenfrüchten, Kartoffeln, Mais, Milch, Milchprodukten, magerem Fleisch und in Fisch.

Fett hilft beim Aufbau der Zellwände, es hält die Organe elastisch, liefert viel Energie, isoliert den Körper vor Kälte und schützt vor extremer Wärme. Fett hilft, die fettlöslichen Vitamine A, D, E und K aufzunehmen und deren Verwertung zu unterstützen. Empfehlenswerte Fettquellen sind Pflanzenöle wie Sonnenblumen-, Distel-, Raps-, Soja- und Maisöl, Seefische, insbesondere Lachs, und 100 %ige Pflanzenmargarine. Weniger empfehlenswert sind Wurstwaren, Käse mit hohem Fettgehalt, Kekse, Schokoladen, Pommes Frites oder Chips.

Fette sind besonders wichtig für das Ungeborene, denn sie garantieren eine gesunde Entwicklung von Gehirn, Sehkraft- und Nervensystem.

Aber aufgepasst. In der Schwangerschaft ab dem vierten Monat benötigen Sie knapp 80 Gramm mehr Fett, das Sie besser aus kaltgepressten Pflanzenölen beziehen als aus Wurst oder Käse.

Mikronährstoffe verbrennen keine Energie und liefern auch keine Kalorien, sind aber dennoch lebenswichtig.

Vitamine können von unserem Körper nicht oder nur zum Teil produziert werden. Zu den wasserlöslichen Vitaminen gehören der gesamte Vitamin-B-Komplex (einschließlich Folsäure) sowie Biotin und Vitamin C. Wasserlösliche Vitamine spült unser Organismus über den Harn aus. Die Gefahr einer Überdosierung besteht also nicht.

Die fettlöslichen Vitamine A, D, E und K sind nur in der Kombination mit Fett richtig wirksam und können vom Körper auch gespeichert werden.

Vitamine finden Sie in Gemüse, Obst, Milchprodukten, Wurzelgemüse, Vollkornprodukten und Hülsenfrüchten.

Mineralstoffe bauen Knochen und Zähne auf, stärken das Bindegewebe, kräftigen die Muskeln und unterstützen Blut- und Nervenzellen. Unser täglicher Bedarf an Kalzium, Phosphor, Kalium, Natrium, Magnesium, Chlor und Schwefel liegt im Grammbereich, bei den Spurenelementen (Eisen, Zink, Selen, Jod) im Milligrammbereich.

Mineralstoffe finden Sie in Vollkornprodukten, frischen Kräutern, Milchprodukten, Obst, Mais, Wurzelgemüse, Seefisch und kaltgepressten, unraffinierten Ölen.

Nun gibt es einige Spurenelemente, die während der Schwangerschaft besonders wichtig sind und nicht immer durch die Ernährung der Mutter gedeckt werden.

Folsäure und Co.

Eine Schwangere benötigt *Folsäure* in doppelter Menge. Diese sorgt für gesunde Zellteilung sowie Blutbildung, fördert die Entwicklung des Gehirns und sollte schon vor der Schwangerschaft und in den ersten Schwangerschaftsmonaten auf dem Speiseplan stehen. Auf Mangel reagieren die Mütter mit Müdigkeit und Erschöpfung. Eine gravierende Unterversorgung kann im Extremfall zu einer Fehlentwicklung des Babys führen.

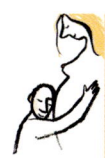

Folsäure liefern Rote Bete, Fenchel, Tomaten, Spargel, grünes Gemüse, grüner Salat und Zitrusfrüchte, Bierhefe, Weizenkeime, Kartoffeln, Eier, Vollkornprodukte und Fleisch.

Bei Mehrlingsschwangerschaften, schnell aufeinander folgenden Schwangerschaften, wenn Sie lange die Pille genommen haben oder unter Essstörungen leiden, ist zusätzliche Folsäuregabe wichtig.

Vitamin D wird unter Einwirkung von UV-Strahlen der Sonne unter der Haut gebildet. Gehen Sie täglich mindestens eine halbe Stunde nach draußen. Es ist wichtig für den Aufbau von Knochen, Zähnen und Nervenzellen von Mutter und Kind. Das Pro-Vitamin D nehmen wir über die Nahrung auf, und erst das Sonnenlicht wandelt es um in Vitamin D. Wir finden es in fetten Fischen, Eigelb, Schweinefleisch, Kuhmilch, Butter und in Pflanzenölen.

Vitamin B6 sorgt dafür, dass das aufgenommene Eiweiß verwertet werden kann, außerdem ist es an der Blutbildung beteiligt. Ein Mangel kann zu Übelkeit und Wassereinlagerungen führen, im schlimmsten Fall erleidet das Baby Entwicklungsschäden an Haut, Nerven und Augen. Vitamin B6 finden Sie in Lachs, Naturreis und Bohnen, außerdem in Fleisch, Hefe, Vollkornprodukten, grünem Gemüse und auch in Bananen.

Eisen ist verantwortlich für den Sauerstofftransport von der Lunge ins Blut und in alle Organe, insbesondere ins Gehirn. Es ist ein wichtiger Bestandteil des → Hämoglobins. Eisenmangel äußert sich in Müdigkeit, Kopfschmerzen, Schlafstörungen, brüchigen Fingernägeln und in schweren Fällen einer Anämie (Blutarmut).

Sie sollten einen Eisenbedarf von 30 mg pro Tag decken, weil Sie dann Ihrem Kind schon Eisenreserven für die ersten vier Lebensmonate mit auf den Weg geben. Besonders viel Eisen finden Sie in Fleisch, Eiern, Schalentieren, Vollkornhaferflocken, Hülsenfrüchten, Bierhefe, Aprikosen, Leinsamen und Mohn. Den zusätzlichen Bedarf können Sie auch mit Saft aus Kräuterextrakten (Apotheken und Naturkostläden) decken. Frucht- und Milchsäure sowie Vitamin C helfen dem Körper, das Eisen besser aufzunehmen, beispielsweise mit ein paar Tropfen Zitronensaft auf Fleisch oder Fisch oder im Salatdressing.

Eisenpräparate sorgen oft für Verstopfung. Die Gerbstoffe in schwarzem Tee, Kaffee und Rotwein verschlechtern die Eisenaufnahme wie auch so genannte Alginate – Bestandteile in Soßenbindern, Puddingpulver, Speiseeis und Instantprodukten.

Jodmangel kann der körperlichen und geistigen Entwicklung des Babys schaden. Schilddrüsenhormone regulieren die Körperenergie und helfen beim Stoffwechsel von Fetten und Proteinen. Viele Hormone, die für das Wachstum verantwortlich sind, benötigen Jod als Treibstoff.

Jod finden Sie in Fischen, Meeresfrüchten und Algen, in Milchprodukten und in Lebensmitteln, die mit Jodsalz gesalzen sind. Zu viel Jod scheidet der Körper von selbst wieder aus.

Magnesium ist an fast allen Körperfunktionen beteiligt. Es reguliert die Enzyme und damit den Herzschlag, die Knochenbildung, und es beeinflusst den Blutzuckerspiegel. In Kombination mit Kalzium, Vitamin D und Phosphor ist Magnesium unentbehrlich für den Aufbau von Knochen und Zähnen. Gleichzeitig ist es lebensnotwendig bei der Vermittlung von Nervenimpulsen und zur Muskelspannung.

Magnesiummangel verursacht extrem schmerzhafte Muskelkrämpfe, die Sie vielleicht als Wadenkrämpfe schon einmal wahrgenommen haben. Eine Magnesium-Unterversorgung zeigt sich aber auch durch Kribbeln in Händen und Füßen. Im Extremfall kann sie vorzeitige Wehen auslösen.

Viel Magnesium finden Sie in Vollkornprodukten, Bierhefe, Weizenkeimen, Nüssen und Mandeln, Hülsenfrüchten, Milchprodukten, Algen, Trockenobst, Bananen und grünem Blattgemüse sowie in Kakao, Feigen, Birnen, Fisch, Schalentieren und manchen Mineralwässern. Achten Sie beim Kauf auf möglichst natriumarme Sorten (weniger als 20 mg pro Liter).

Kalzium steckt zu 99 % in Knochen und Zähnen. Es festigt Zähne und Knochen des Babys und füllt gleichzeitig die Kalziumreserven der Mutter auf.

Kalzium finden Sie in allen Milchprodukten, in Brokkoli, Grünkohl, Spinat, Porree und Fenchel, in Schalentieren, Sardinen, Eigelb, Nüssen, Sonnenblumenkernen, Sesam und Hülsenfrüchten.

Flüssigkeitsbedarf: Zum Essen gehört auch Trinken. Trinken Sie mindestens 2 Liter täglich, damit Kreislauf, Niere und Blase gut funktionieren. Flüssigkeit brauchen Sie auch für Ihre Verdauung und zur Bildung des Fruchtwassers.

Empfehlenswert sind stilles Mineralwasser, Saftschorle und ungesüßte Früchte- und Kräutertees. Auch der Verzehr von Milch, Buttermilch, selbst gemachten Milchshakes und Gemüsesäften ist in der Schwangerschaft sinnvoll.

Falls Sie Kaffee mögen: Trinken Sie koffeinfreien – ohne Bedenken zwei bis drei

Leckere Drinks für Schwangere

Trinken Sie selbst gemachte Fruchtjoghurt-Drinks:

Banane und Orange

1 Banane pürieren, 5 EL Naturjoghurt hinzufügen und den Saft von 2 frisch ausgepressten Orangen.

Mango-Lassie

Fruchtfleisch einer kleinen reifen Mango passieren, 8 EL 1,5 %igen Naturjoghurt hinzufügen, evtl. mit etwas Milch auffüllen, um den Drink flüssiger zu machen.
Statt Mango können Sie auch Aprikosen, Erdbeeren, Pfirsiche oder Nektarinen verwenden.

Sanddorn-Lassie

1 Banane pürieren, 5 EL Naturjoghurt hinzufügen, 100 ml Sanddornsaft und den Saft von 1 frisch ausgepressten Orange.

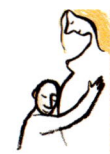

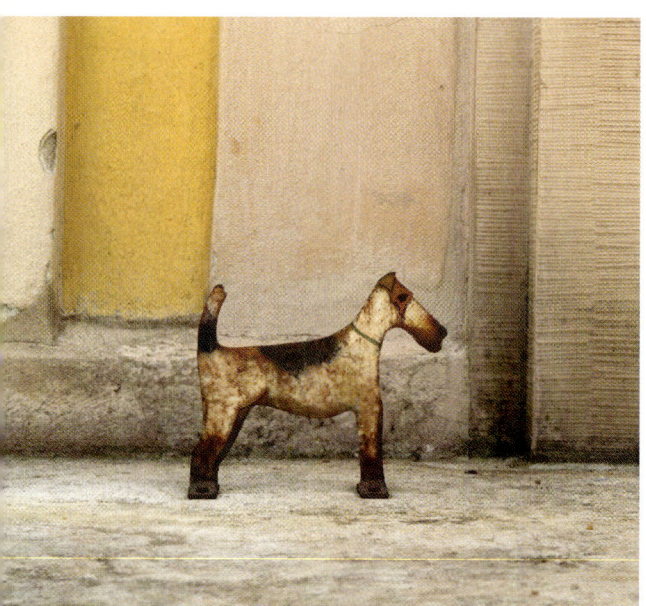

Falls Ihre Familie allergiegefährdet ist, sollten Sie Ihren Hund abschaffen

Tassen pro Tag. Eine gute Alternative zu Kaffee und schwarzem Tee ist grüner oder weißer Tee, der anregt, ohne aufzuregen und Mineralstoffe und Enzyme liefert (→ *Alkohol* und *Zigaretten*).

Allergieprophylaxe

Das Risiko Ihres Kindes, an einer Allergie zu erkranken, ist umso größer, je mehr Familienmitglieder bereits an einer Allergie leiden. Vererbt wird allerdings die Veranlagung und nicht die allergische Krankheit selbst. Erst der häufige Kontakt mit möglichen Allergenen und der Einfluss anderer begünstigender Faktoren machen aus einer Veranlagung eine Allergie. Günstig zur Vermeidung von Allergien ist die Einnahme probiotischer Nahrungser-

gänzungsmittel während der Schwangerschaft ab der 36. SSW und in der Stillzeit. Spezielle Studien wurden bei Kleinkindern mit Neurodermitis durchgeführt. Ausschließliches Stillen über sechs Monate und die Einnahme von LGG-Kapseln für die Mutter während der gesamten Stillzeit waren der beste Schutz. Bei voll gestillten Kindern senkt diese Therapie die Neurodermitisrate um 68 %.

Falls Sie Ihr Kind nicht stillen werden, geben Sie ihm in Rücksprache mit Ihrem Kinderarzt in der Phase der Darmentwicklung, also während der ersten sechs Lebensmonate, das Probiotikum mit der Flaschennahrung.

Verzichten Sie aber nicht während der Schwangerschaft auf Lebensmittel, die möglicherweise bei einem Neugeborenen Allergien auslösen könnten. Essen Sie, was Ihnen schmeckt und gut bekommt!

Auch in Ihrem Lebensumfeld können Sie einiges zur Vorbeugung tun:

- Keine Haustiere halten
- Nicht rauchen
- Keine Teppiche und Gardinen im Kinderzimmer
- Keine Rosshaarmatratzen, Federbetten, Schaffelle oder Naturhaardecken
- Keine Topfpflanzen
- Zimmer stets mit einem feuchten Tuch reinigen
- Räume häufig lüften
- Baumaterialien bei Renovierungs- und Umbauarbeiten bewusst auswählen

(→ Allergieprophylaxe für das Baby, S. 236 ff.)

Zigaretten, Alkohol und andere Gifte

Vermutlich haben Sie seit Beginn Ihrer Schwangerschaft schon oft oder zumindest gelegentlich darüber nachgedacht, ob Rauch und Alkohol dem Baby schaden können. Die neuesten wissenschaftlichen Erkenntnisse sind eindeutig: Rauch enthält etwa 4000 Inhaltsstoffe, von denen viele giftig sind, Arsen und Blausäure zum Beispiel. Nikotin verengt die Blutgefäße und beschleunigt den Herzrhythmus. Die Plazenta wird weniger gut durchblutet, und das Blut ist weniger sauerstoffreich. Bei jeder Zigarette erlebt das Kind eine Einschränkung der Sauerstoffversorgung. Gleichzeitig wird sein eigener Herzschlag rascher, es spürt den schnelleren Rhythmus der Mutter und erfährt Stress. Langfristig wirkt sich das hemmend auf seine Entwicklung aus, es hat wahrscheinlich ein geringeres Geburtsgewicht, seine inneren Organe reifen verzögert.

Alkohol ist ein Nervengift, das dem sich rasant entwickelnden Gehirn des Babys schaden kann. Vor allem bei höherer Dosis kann es zu schweren Beeinträchtigungen der geistigen Fähigkeiten und der körperlichen Gesundheit kommen. Entgegen dem früher eher lockeren Umgang mit Alkohol („Ein Gläschen schadet nichts!") wird heute empfohlen, gar keinen Alkohol zu trinken.

Der Schutz der Plazenta funktioniert in diesem Fall nicht, da die Moleküle im Alkohol so klein sind, dass sie die Abwehrschranke der Plazenta überlisten. Das Kind baut außerdem die Stoffe nicht so schnell ab wie ein erwachsener Körper. So kann es dazu kommen, dass die Konzentration der Schadstoffe im kindlichen Körper manchmal sogar höher ist als im mütterlichen Blut.

Schwangere befinden sich in einer fast absurden Situation: In unserer Gesellschaft ist der Konsum von Alkohol und Zigaretten nicht nur legal, sondern Bestandteil des gesamten sozialen Lebens und wird mit Lifestyle-Bildern beworben, obwohl jeder um die Schädlichkeit weiß. Wer nicht mitmacht, wird vielleicht belächelt. Andererseits wird von Ihnen jetzt erwartet, dass Sie diese Laster aufgeben, und das bedeutet manchmal auch, bestimmte Einladungen oder ganz alltägliche soziale Situationen zu meiden. Sehen Sie das Gute darin, dass es Ihnen jetzt vielleicht leichter gelingt, sich Alkohol und Zigaretten abzugewöhnen und ein rauch- und rauschfreies Leben zu gewinnen.

Wenn Sie bereit sind, weiter darüber nachzudenken, wie Sie Ihre Gewohnheiten ändern könnten, möchte ich Sie gern dabei unterstützen.

Zunächst ein Wort an alle werdenden Väter, Großeltern und an die Freundinnen und Freunde von Schwangeren: Auch Sie tragen Verantwortung für das wachsende Leben. Bewahren Sie die Mutter und das Kind davor, passiv mitrauchen zu müssen, und unterstützen Sie die Schwangere darin, dass es ihr leichter fällt, ohne Rauch und Alkohol mit Ihnen zusammen sein zu können.

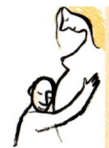

Rauch- und rauschfrei: Der Weg ist das Ziel

Das Einfachste ist natürlich, einfach aufzuhören. Wenn Sie immer die jeweils nächste Zigarette nicht rauchen, das erste Glas nicht trinken, bleiben Sie frei und nüchtern. Nach einiger Zeit haben Sie sich daran gewöhnt, und es fällt Ihnen zunehmend leicht. Vielen schwangeren Frauen schmecken Suchtmittel ohnehin nicht mehr so wie zuvor, und wenn Sie dann auf sich selbst hören, ist es schon geschafft.

Einfach ist zwar nicht immer leicht, jedoch sehr wirkungsvoll.

Der längste Weg beginnt mit dem ersten Schritt. Manche Frauen benötigen einige Etappen zuvor, um genügend geistige Kraft zu sammeln für den letzten, dann einfachen Schritt.

Schritt 1: Information

Die Bundeszentrale für gesundheitliche Aufklärung (BzgA) verschickt kostenlos hervorragend gemachte Broschüren, die die neuesten Erkenntnisse der Forschung berücksichtigen (→ Adresse). Wenn Sie andere Menschen fragen, kann es sein, dass diese eine ältere Lehrmeinung vertreten oder eigene Interessen und Erfahrungen die Antwort bestimmen.

Schritt 2: Nichts ist gut oder schlecht an sich

Rauchen und/oder der Konsum alkoholischer Getränke sind vielleicht schon lange ein selbstverständlicher Bestandteil Ihres Lebens, eine Gewohnheit, die Ihnen jetzt einerseits lästig und andererseits immer noch lieb ist. Vermutlich haben Sie einander widersprechende Gedanken und Gefühle.

Um das innere Durcheinander zu klären, nehmen Sie ein Blatt Papier und unterteilen es in Viertel, die Sie entgegen dem Uhrzeigersinn ausfüllen. In das obere linke Viertel tragen Sie alles ein, was dafür spricht, so weiterzumachen wie bisher. In das Viertel darunter tragen Sie ein, was dagegen spricht. In das rechte untere Viertel schreiben Sie alles, was dagegen spricht, ohne Zigaretten und Alkohol zu leben. In das vierte Viertel

Möglichkeit A	Möglichkeit B
Das spricht für A:	Das spricht für B:
1.	1.
2.	2.
3.	3.
4.	4.
5.	5.
6.	6.
Das spricht gegen A:	Das spricht gegen B:
1.	1.
2.	2.
3.	3.
4.	4.
5.	5.
6.	6.

(oben rechts) kommen alle Ideen, die für ein rauch- und rauschfreies Leben sprechen.

Lassen Sie Ihre Ideen auf sich wirken. Vielleicht können Sie sich jetzt entschließen, Abschied zu nehmen von einer Verhaltensweise, die sie schon lange begleitet hat. Bedanken Sie sich bei ihr, und lassen Sie sie ziehen. Jetzt beginnt ein neuer Abschnitt in Ihrem Leben, und etwas Anderes ist wichtiger geworden.

Schritt 3: Kräfte sammeln

Bestimmen Sie auf einer Skala von 1 – 10 die Höhe Ihrer Motivation, 1 ist wenig, 10 ist viel.

Seien Sie ehrlich zu sich!

Wenn diese eher bei 2 – 3 liegt, brauchen Sie vielleicht professionelle Unterstützung. Liegt sie jedoch bei 5 und darüber, haben Sie gute Chancen, es zu schaffen. Eine 10 ist selten, denn es spricht ja auch immer etwas dafür, nicht aufzuhören. Nun brauchen Sie Kraft, um den nächsten Schritt anzugehen. Stellen Sie sich einmal in den schönsten Farben vor, wie es ist, frei zu sein von Rauch und Rausch. Dieser klare Kopf, dieser frische Atem. Und was Sie alles mit dem Geld machen können ...

Suchen Sie sich Menschen, die Sie vorbehaltlos unterstützen.

Schritt 4: Jetzt geht es los!

Bestimmen Sie einen Stopp-Tag.

Ab diesem Datum entscheiden Sie sich dafür, aus vielen guten Gründen rauchfrei und rauschfrei zu leben.

Vielleicht brauchen Sie für diesen Schritt professionelle Hilfe. Akupunktur, Hypnose oder die Klopftechnik sind bewährte Methoden, um Entzugserscheinungen zu mildern.

Schritt 5: Durchhalten, weitermachen!

Wenn Sie es nun schon eine Weile geschafft haben, kann es sein, dass Sie leichtsinnig werden. Die Aufrechterhaltung der neuen Gewohnheiten fällt manchmal leicht und manchmal schwerer. Erinnern Sie sich an die einfache Methode: Die nächste Zigarette, das nächste Glas Wein stehen lassen! Bleiben Sie dran, halten Sie die Energie aufrecht. Falls Sie doch mal einen Rückfall haben, rappeln Sie sich auf, und beginnen Sie neu. Sie wissen ja jetzt, wie es geht.

Sie schaffen es nicht? Machen Sie doch daraus: Sie haben es bisher noch nicht geschafft. Der Zeitpunkt ist immer richtig, es erneut zu versuchen.

Das Suchtpotenzial von Tabakrauch, Alkohol, aber auch von Cannabis und natürlich von anderen illegalen Drogen ist hoch. Es kann einen großen Kraftaufwand bedeuten, der Versuchung zu widerstehen. Dennoch gibt es letztlich nur den Weg aufzuhören, sich von dem vermeintlichen Muss zu befreien. Vielleicht brauchen Sie mehr Hilfe dabei, als Ihnen dieser Text bieten kann.

Das Wichtigste ist jedoch, dass Sie handeln: im Interesse Ihrer Gesundheit, Ihrer Lebensfreude und Ihres Kindes.

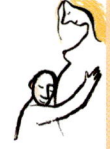

SCHWANGERSCHAFTSBESCHWERDEN, NOTFALLSITUATIONEN

Von Rückenbeschwerden über Verstopfung, Sodbrennen und Pilzinfektionen bis hin zu Schwangerschaftsstreifen, Hämorrhoiden und Übelkeit reichen die weniger angenehmen Begleiterscheinungen einer Schwangerschaft – manches tritt immer wieder auf, anderes verschwindet nach einiger Zeit. Ab S. 100 können Sie sich – alphabetisch geordnet – einen schnellen Überblick über die häufigsten Erscheinungsformen verschaffen und was Sie dagegen tun können.

Beschwerden können auch durch Selbsthilfe und Mittel aus der Naturheilkunde behoben oder gelindert werden. Darüber möchten wir Sie kurz informieren. Weitere Details und mögliche Ansprechpartnerinnen finden Sie im Anhang.

Naturheilverfahren

Hier bieten sich Anleitungen zu Tanz und Gymnastik, Yoga und Wassergymnastik ebenso wie Homöopathie, Akupunktur, Bachblütentherapie, Ayurveda, Aromatherapie, Craniosacraltherapie, Fußreflexzonenbehandlung und Massagen für die Schwangere an. Die Auswahl sollte danach erfolgen, was Ihnen entspricht, was Ihnen gut tut und welche Heilansätze gut zusammenpassen oder eher nicht kombiniert werden sollten.

Die *Pflanzen-* oder *Kräuterheilkunde* ist so alt wie die Menschheit. Heilpflanzen werden in der Medizin als Tee, Tinktur, Extrakt oder auch in Form von Salben verabreicht.

Die *Homöopathie* arbeitet nach dem Prinzip, Gleiches mit Gleichem zu behandeln. Beim Gesunden lösen Arzneistoffe Krankheiten aus, beim Kranken werden Krankheitssymptome mit dem gleichen Medi-

Heilpflanzen:
Frauenmantel wirkt öffnend bei der Geburt

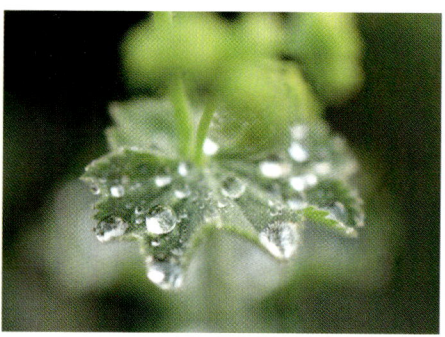

Die Küchenschelle hilft gegen Angst vor der Geburt ...

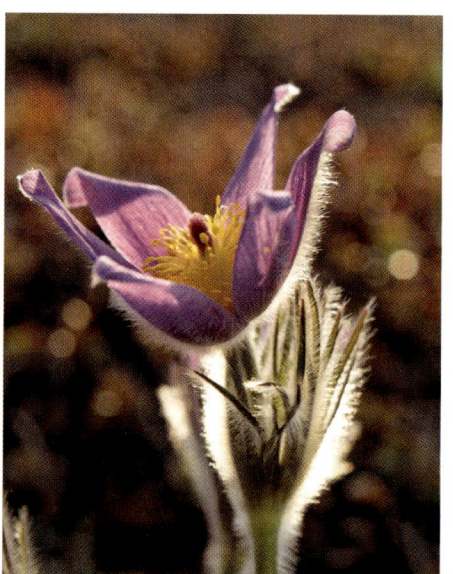

kament geheilt. Zur Behandlung von Schwangeren, Gebärenden und Wöchnerinnen eignen sich am besten die Globuli auf Milchzuckerbasis.

Eine Alternative zur klassischen Homöopathie ist die Behandlung mit Komplexmitteln von Firmen wie Weleda, Wala, Heel oder Cefak.

Die *Blütentherapie* von Dr. *Bach* kann sowohl augenblickliche negative Gefühle und Stimmungen lindern als auch dauerhaft Probleme behandeln, allerdings weder schwere seelische Störungen noch körperliche Krankheiten heilen. Auf jeden Fall unterstützt eine Bach-Blütentherapie andere Behandlungsmethoden. Sie orientiert sich an den Stimmungen, Charaktereigenschaften und Gemütszuständen des Menschen.

Mit Hilfe der *Aromatherapie* können wir Schwangerschaftsbeschwerden lindern, die Geburt mit einer wohltuenden Massage erleben und im Wochenbett eine schnelle Heilung der Geburtswunden erreichen. Auch eventuelle Anpassungsprobleme des Neugeborenen an das Leben außerhalb der Gebärmutter können mit Aromaölen gelindert werden. Die Aromatherapie ist eine hervorragende Ergänzung zur übrigen Naturheilkunde.

Grundlage der Aromatherapie sind ätherische Öle. Aromaöle sind antiseptisch, keimtötend, desinfizierend und wirken zum Teil sogar gegen Viren. Sie sind gefäß- und muskelwirksam, belebend, konzentrationsfördernd, beruhigend oder ausgleichend, regen die Lymphe an, regulieren unser Nervensystem, harmoni-

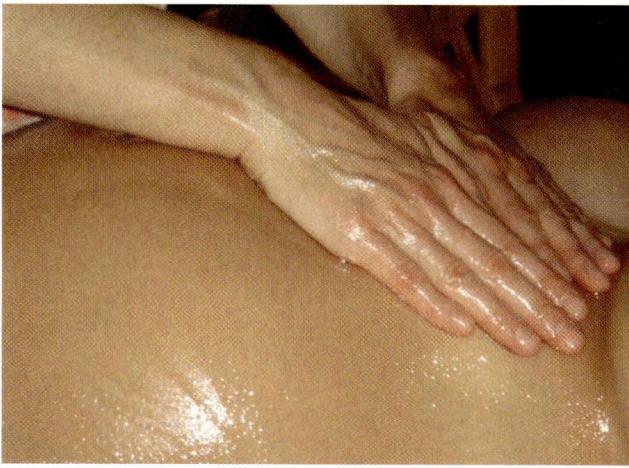

Ayurvedische Ölmassage für Schwangere

sieren den Körperrhythmus und fördern das Verdauungssystem.

Ayurveda ist das Wissen vom Leben, die älteste der Menschheit bekannte Medizin und Heilkunst. Er hat seine Wurzeln in der vedischen Kultur und Weisheit, die sich besonders mit spirituellem Wissen und elementaren Fragen beschäftigt.

Ayurveda umfasst Kräuterheilkunde, Ernährungslehre, Meditation, Yoga, Edelsteintherapie, Musiktherapie, Hygienik und Beratung zur Lebensführung und wurde 2007 von der Weltgesundheitsorganisation (WHO) offiziell als medizinische Wissenschaft und Heilmethode anerkannt.

Die ayurvedische Medizin empfiehlt innere Einkehr und Entspannung, Atem- und Yogaübungen, Singen sowie die zusätzli-

„Wenig hilft heilen, viel zerstört uns."

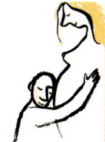

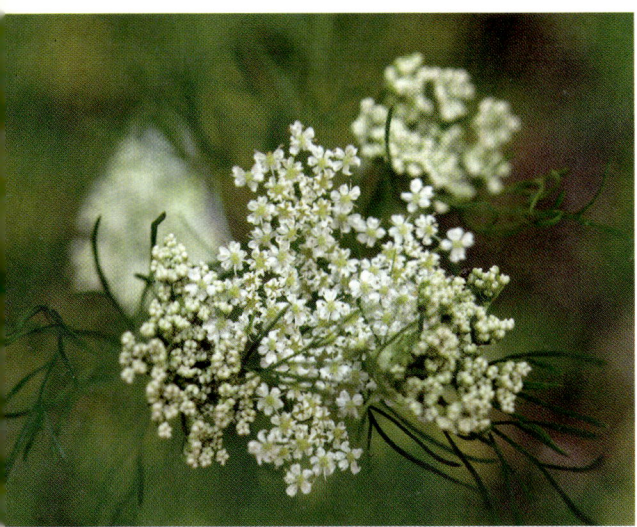

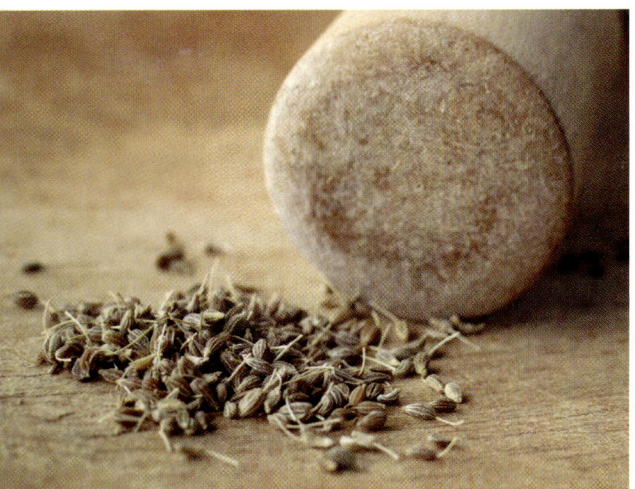

Kümmel und Anis sind Bestandteile eines Milchbildungstees (→ S. 192)

störungen und Erkrankungen der entsprechenden Körpergebiete hinweisen. Die Massage kann unter anderem angewandt werden zur Schmerzbekämpfung, gegen Schwangerschaftserbrechen und Übelkeit, Rückenbeschwerden, Wassereinlagerungen, venöse und lymphatische Stauungen des Beckens und der Beine sowie vorzeitig auftretende Wehen.

Für die *Craniosacral-Therapie* bilden die Pole Schädel und Kreuzbein mit den Gehirn- und den Rückenmarkshäuten eine Einheit, in der die Gehirnflüssigkeit rhythmisch pulsiert. Dieser Rhythmus beeinflusst den gesamten Körper. Veränderungen geben Hinweise für die therapeutische Arbeit mit den betroffenen anatomischen und energetischen Strukturen.

In der Schwangerschaft dient die Craniosacral-Therapie der organischen und emotionalen Unterstützung und der Vorbereitung auf die Geburt. Ebenso der Behandlung von Rückenschmerzen und zur Optimierung der Beckenfunktion. Während der Geburt kann sie helfen bei sehr langsamem Geburtsfortschritt und bei Einstellungsanomalien des kindlichen Köpfchens. Außerdem dient sie der Nachbetreuung von Mutter und Kind nach problematischen Geburten.

Bei einer *Massage* sind die Hände Kanäle heilender Energie. Die Heilung findet auf körperlicher, emotionaler und psychischer Ebene statt. Die Wirkung erfolgt lokal über die Haut und über die Energiebahnen des Körpers.

Die Massage kann, in Kombination mit Körperölen und ätherischen Essenzen,

che Einnahme von Vitaminen und Nahrungsergänzungsmitteln.

Die *Fußreflexzonentherapie* geht davon aus, dass die Füße ein verkleinertes Abbild des gesamten Körpers sind. Durch Massage können die zugehörigen inneren Organe und Körperteile reflektorisch beeinflusst werden. Druckschmerzen einzelner Zonen können auch auf Funktions-

eingesetzt werden zur Linderung von Rückenschmerzen, Behandlung von Krampfadern, Wassereinlagerungen in Händen, Beinen und Füßen.

Unter der Geburt können Massagen zur Erleichterung des Wehenschmerzes beitragen und im Wochenbett zur Unterstützung der Heilungsvorgänge.

Aus der traditionellen *chinesischen Medizin* wird ein problemloser Schwangerschaftsverlauf unterstützt mit Kräutern (Teezubereitung), einer speziellen Ernährung und mit Akupunktur. Dabei werden mit kleinen Nadeln bestimmte Körperpunkte am Kopf, Händen, Armen, Beinen oder Füßen gereizt, um den Energiefluss zu fördern.

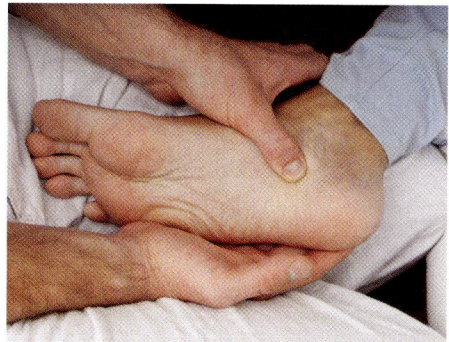

Fußreflexzonenmassage

Anwendungsgebiete sind zum Beispiel übermäßiges Erbrechen, Wachstumsstörungen des Kindes, Ödeme, vorzeitige Wehen, Lagekorrekturen, Geburtseinleitung und Schmerzlinderung unter der Geburt.

Igelballmassage können Sie zu Hause mit Ihrem Mann oder einer Freundin ausprobieren

Schmerzlindernde Rückenmassage mit Massageutensilien aus Holz

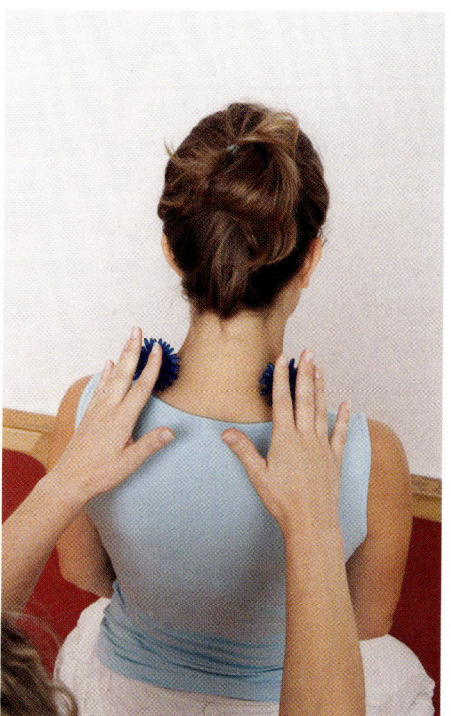

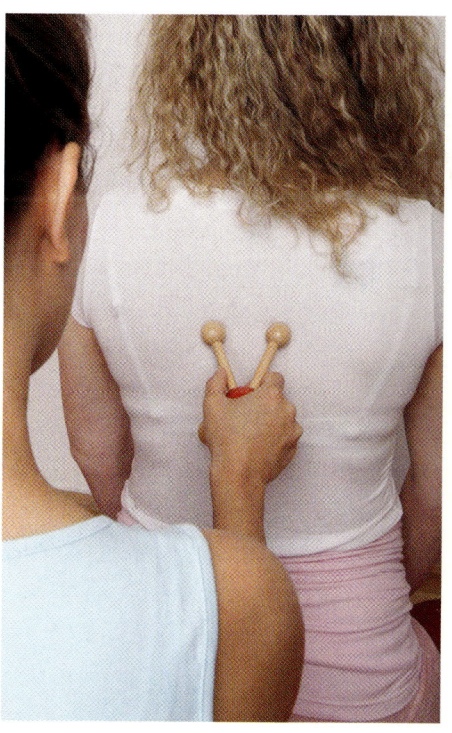

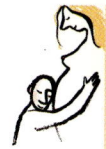

Blutungen in der zweiten Schwangerschaftshälfte

Falls Blutungen in der zweiten Schwangerschaftshälfte auftreten, suchen Sie bitte die Arztpraxis auf oder fahren Sie direkt ins Krankenhaus.

Das Vorgehen bei schmerzloser *Blutung unklarer Ursache* vor der Geburt hängt im Wesentlichen vom Schwangerschaftsalter und damit der Reife des Kindes ab. Meist reichen Ruhe und Schonung unter Beobachtung im Krankenhaus aus, und solange keine erneute Blutung auftritt, kann die Schwangere wieder nach Hause gehen.

Bei erneuter Blutung sollte sie sich direkt wieder in der Klinik vorstellen. Je nach Ursache wird die Geburt eingeleitet oder der spontane Geburtsbeginn abgewartet. Bei etwa der Hälfte der Fälle kann eine vorzeitige Plazentalösung oder eine Plazenta Praevia vorliegen.

Bei einer *vorzeitigen Plazentalösung* sind Mutter und Kind durch den Blutverlust gefährdet. In der Klinik wird das Kind auf schnellstem Wege per Kaiserschnitt entbunden. Eine Plazenta Praevia (vollständiger oder teilweiser Sitz im unteren zervixnahen Abschnitt des Uterus) tritt bei 0,5 % aller Schwangeren auf, es kommt überwiegend zu schmerzlosen vaginalen Blutungen ohne Wehentätigkeit. Meistens wird durch Kaiserschnitt zwischen der 34. und 38. SSW entbunden.

Komplikationen unter der Geburt

Wir behandeln dieses Thema schon hier, weil einige Diagnosen bereits während der Schwangerschaft gestellt und Maßnahmen häufig auch vor dem eigentlichen Geburtstermin ergriffen werden. Lassen Sie sich nicht unnötig beunruhigen, der weitaus größte Teil aller Schwangerschaften verläuft problemlos.

Es gibt keine zuverlässige Methode, das *relative Missverhältnis zwischen kindlichem Kopf und mütterlichem Becken* vor der Geburt zu bestimmen. Deshalb empfehlen wir, eine gut begleitete, sorgfältig überwachte Spontangeburt zu versuchen, die zu jeder Zeit bei einem Geburtsstillstand mit einem → sekundären Kaiserschnitt abgeschlossen werden kann.

Bei einer *Schulterdystokie* bleibt das Tiefertreten der Schultern nach bereits geborenem Kopf aus. Sie stellt eine geburtshilfliche Notfallsituation dar und kommt häufig bei sehr groß gewachsenen Kindern vor. Deswegen wird heute beispielsweise ein Kaiserschnitt für diabetische Mütter mit einem Kind über einem geschätzten Geburtsgewicht von über 4000 Gramm propagiert sowie für nicht diabetische Schwangere mit einem Kind mit einem geschätzten Geburtsgewicht von über 4500 Gramm bei verlangsamtem Geburtsverlauf.

Bei einer *Beckenendlage* liegen der kindliche Po ein Fuß oder beide Füße anstelle

Äußere Wendung bei Beckenendlage

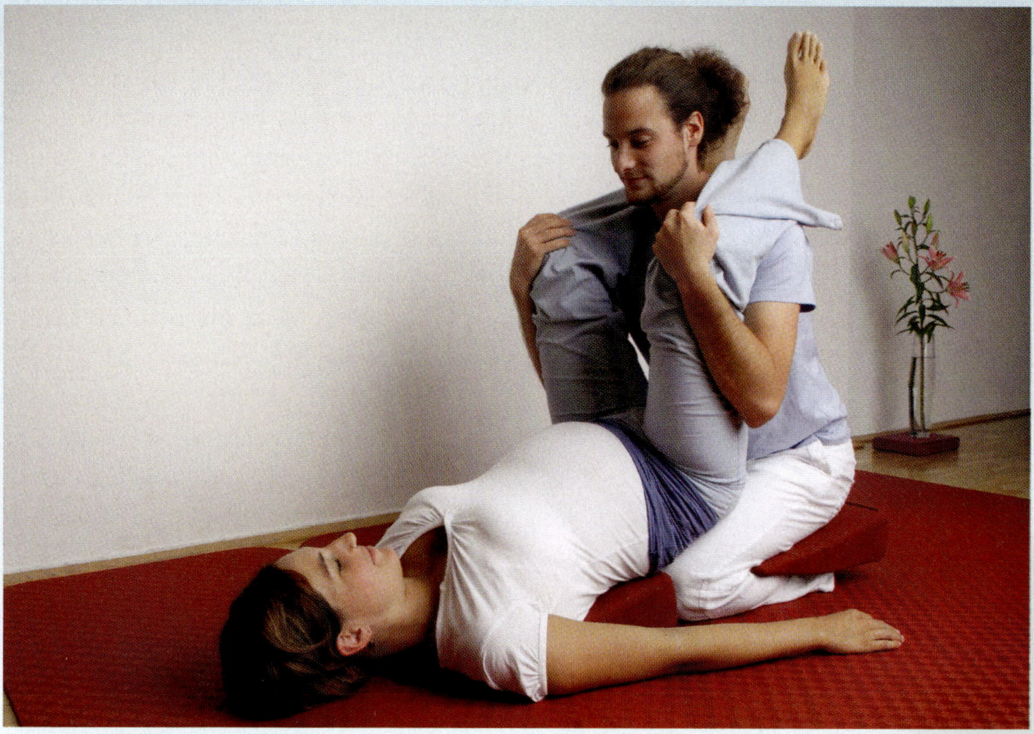

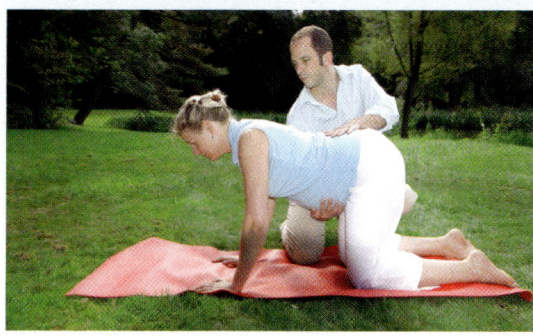

Die Schwangere kann – allein oder mit Partner – ein- bis zweimal pro Tag für fünf bis zehn Minuten die indische Kehrhaltung einnehmen

Ergebnisse aus kontrollierten Studien deuten auf einen Zusammenhang zwischen der Knie-Ellen-bogen-Lage und einer hohen Rate spontaner Drehungen sowie problemloser Spontangeburten hin. Dabei kniet die Frau mit einer um etwas mehr als 90 Grad gebeugten Hüfte, wobei die Oberschenkel nicht den Bauch berühren. Kopf, Schultern und der obere Brustkorb liegen flach auf dem Boden. Diese Position kann die Schwangere ab der 32. Schwangerschaftswoche über fünf Tage tagsüber alle zwei Stunden für 15 Minuten einnehmen.

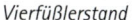

Vierfüßlerstand

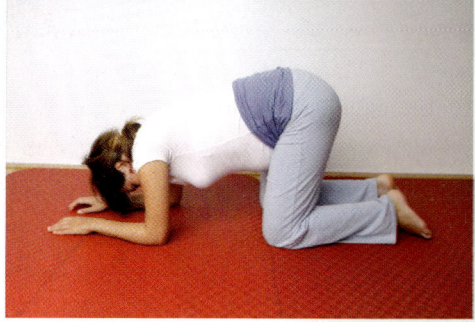

Knie-Ellenbogen-Lage

des Kopfes vorn. In der 30. bis 33. SSW befinden sich ca. 15 % der Babys in Beckenendlage, und zum errechneten Termin sind es noch etwa 3 – 4 %. Die Wahrscheinlichkeit für eine spontane Drehung des Kindes sinkt mit zunehmendem Schwangerschaftsalter und ist bei Mehrgebärenden während der gesamten Schwangerschaft häufiger.

Die Beckenendlage muss nicht zwangsläufig zu einem Kaiserschnitt führen. Es gibt Kliniken, die auch in solchen Fällen eine Spontangeburt anstreben. Das Kind darf allerdings nicht zu viel wiegen und der Kopfumfang des Babys nicht über dem Durchschnittswert liegen.

Eine weiter Methode zur Wendung der Kinder ist die Moxibustion, das Abbrennen einer Beinwell-Zigarre zur Erwärmung bestimmter Akkupunkturpunkte an den Füßen als Methode der traditionellen Chinesischen Medizin. Dadurch soll sich die Gebärmutter entspannen und das Kind wird angeregt, sich aus der Beckenendlage in die normale Schädellage zu drehen.

Schräg- und Querlagen treten häufiger bei Mehrgebärenden auf, da ihre Bauchdecke oft weniger fest ist. Manchmal liegt es an körperlichen Ursachen (etwa verengtem Beckeneingang), dass das Kind in das Becken sinkt. Angesichts einer hohen Rate spontaner Drehungen in die Längslage gibt es keinen überzeugenden Grund für eine äußere Wendung vor dem spontanen oder geplanten Geburtsbeginn.

Beim *vorzeitigen Blasensprung* reißen die Eihäute vor dem Einsetzen regelmäßiger Wehentätigkeit ein. Wegen des Infektionsrisikos wird dann auf Anzeichen einer intrauterinen Infektion untersucht. Äußere Zeichen einer Infektion sind Ausfluss und Druckempfindlichkeit der Gebärmutter. Bei Entzündungszeichen während der Geburt wird immer ein Antibiotikum verabreicht. Ebenso bei vorzeitigem Blasensprung vor Termin, da dieses das Risiko einer Frühgeburt innerhalb der ersten Woche nach Blasensprung stark reduziert.

Vorzeitiger Blasensprung

Ein vorzeitiger Blasensprung tritt bei 6 – 19 % aller zeitgerechten Geburten auf. In den meisten Fällen setzen bald nach dem Blasensprung Geburtswehen ein.

Bei vorzeitigem Blasensprung vor dem Termin ohne Wehentätigkeit, ohne Infektionszeichen, ohne Hinweise auf eine Notlage des Ungeborenen oder andere pathologische Umstände bei der Frau oder dem Ungeborenen sollte die Schwangerschaft auf jeden Fall erhalten werden. Eine prophylaktische Gabe von Antibiotika zögert den Beginn der Geburt hinaus und verringert das Infektionsrisiko. Der prophylaktische Einsatz von wehenhemmenden Mitteln vor dem Auftreten von Wehen, um eine Frühgeburt zu verhindern, ist nicht empfehlenswert. Da es nach einem vorzeitigen Blasensprung vor Termin häufig zu einer Frühgeburt kommt, sollte vor der Geburt Kortison zur Lungenreifung des Kindes gegeben werden.

Bei Blasensprung am oder nahe am Termin sollte die spontane Wehentätigkeit abgewartet werden. Wird eine frühzeitige Geburtseinleitung angestrebt, sollte sie eher mit Oxytocin als mit Prostaglandinen (Hormontabletten, die in die Scheide eingeführt werden) durchgeführt werden.

MEHRLINGSSCHWANGERSCHAFTEN

Die Geburt von Zwillingen tritt eher selten auf, hat sich aber durch künstliche Befruchtung/Kinderwunschbehandlung erhöht. Die Diagnose wird meist schon im ersten Schwangerschaftsdrittel mit Hilfe des Ultraschalls gestellt. Sie bringt einerseits Gewissheit, andererseits vielleicht auch einige sorgenvolle Fragen: Wird es meinen Kleinen gut gehen, und: Wie werden wir diese doppelte Freude bewältigen? Hinzu kommt, dass eine Zwillingsschwangerschaft in den Vorsorgerichtlinien stets als Risikoschwangerschaft bezeichnet wird. Versuchen Sie trotzdem, auch Ihre Mehrlingsschwangerschaft so sehr zu genießen wie möglich!

Besonderheiten

Typische Beschwerden der Frühschwangerschaft können bei Mehrlingsschwangerschaften wegen der vermehrt vorhandenen Schwangerschaftshormone stärker ausgeprägt sein. Die Anzahl der Vorsorgeuntersuchungen verdoppelt sich: Die Termine werden bis zur 24. SSW 14-tägig und danach wöchentlich geplant. Bei Zwillingen wird häufiger das Wachstum kontrolliert, um zu sehen, ob sie gleich oder etwas unterschiedlich wachsen. Sie kommen meistens etwas früher, 60 % werden vor der 37. SSW geboren.

Viele Ärztinnen und Kliniken raten auch bei komplikationslosem Verlauf zur Einleitung der Geburt ab der 38. SSW. Alternativ können enge Herztonkontrollen bei beiden Kindern dazu beitragen, die Schwangerschaft bis zum errechneten Termin auszutragen.

Bei der Entscheidung Spontan- oder Kaiserschnittgeburt spielt sowohl der bisherige Schwangerschaftsverlauf als auch die Lage und das Gewicht der Kinder eine Rolle. Bei Frühgeburten und Drillingsschwangerschaften wird in der Regel ein Kaiserschnitt empfohlen, manchmal auch, wenn der erste (unten liegende) Zwilling sich nicht in Schädellage befindet oder das Gewicht beider Kinder auf weniger als 1800 Gramm geschätzt wird. Ebenfalls wird ein Kaiserschnitt empfohlen, wenn der obere Zwilling über 500 Gramm schwerer erwartet wird als der untere Zwilling.

Wenn Ihre Schwangerschaft sowohl für Sie als auch für Ihre Kinder bislang problemlos verlief und die Kinder entsprechend liegen, spricht nichts gegen eine Spontangeburt. Aber auch wenn die Kinder per Kaiserschnitt geboren werden sollen, ist dies kein Grund für Versagensgefühle.

Stillen

Es liegt nicht an der mangelnden Milchproduktion, warum so viele Frauen ihre Zwillinge nicht stillen, denn die Nachfrage regelt das Angebot. Wenn Sie Mehrlinge stillen, sind Sie in den ersten Wochen voll im Einsatz. Prüfen Sie bei der Auswahl der Klinik, ob Stillen als selbstverständlich

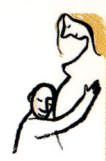

71

angesehen wird. Auch nach einem Kaiserschnitt können Sie natürlich stillen. Sie brauchen allerdings noch etwas mehr Hilfe beim Anlegen und bei der Versorgung der Kinder.

Sollten Ihre Kinder in die Kinderklinik verlegt werden müssen, beginnen Sie spätestens sechs Stunden nach der Geburt damit, Ihre Milch abzupumpen (→ Frühgeburt S. 129).

Mit Zwillingen haben Eltern alle Hände voll zu tun

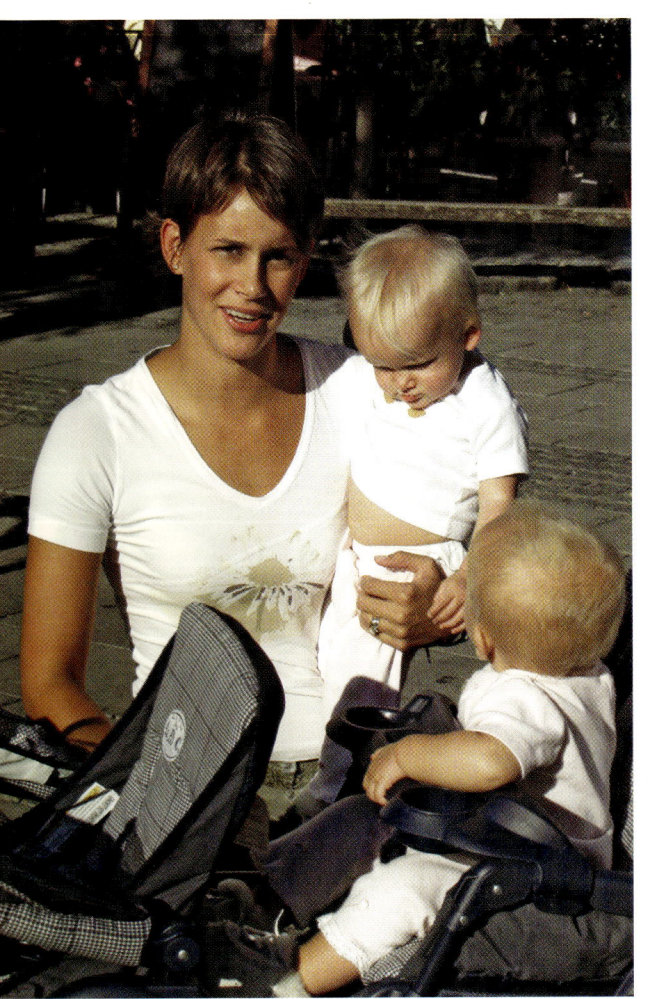

Bedenken Sie auch: Stillen spart Ihnen gegenüber der Flaschenernährung 8 – 10 Arbeitsstunden pro Woche. Werden die Kinder häufig gleichzeitig gestillt, verkürzt sich auch die Gesamtstillzeit pro Tag. Das A und O beim Stillen ist die Unterstützung. Diese brauchen Sie sowohl im Haushalt als auch für das Stillen selbst. Außer Ihrer Hebamme gibt es Stillgruppen und Laktationsberaterinnen, die Ihnen im ersten Lebensjahr zur Seite stehen können (→ Adressen).

Zwillinge sind zwei Persönlichkeiten

Zwillinge sind zwei eigenständige Wesen, die aber gleichzeitig auf vielfältige Weise intensiv miteinander verbunden sind. Dies gilt besonders für eineiige aber auch für zweieiige Zwillinge.

Es ist wenig ratsam, in eine Art Gleichmacherei zu verfallen, also den Kindern ähnliche Namen zu geben, sie gleich zu kleiden oder ihnen das gleiche Spielzeug zu schenken. Auch wenn es schwerfällt: Vergleichen Sie die Kinder nicht ständig miteinander. Nehmen Sie die jeweils individuellen Bedürfnisse wahr, berücksichtigen Sie aber auch den Wunsch nach Nähe der Geschwister.

Zwillinge sind anstrengend. Trauen Sie sich (und den Kindern) deshalb auch ab und zu eine Trennung zu. Gehen Sie mit jeweils einem Zwilling aus, und geben Sie dabei den Kindern (und sich selbst) die Chance, eigene Erfahrungen zu machen.

Vorbereitungen für Zwillinge

Kaufen Sie ein speziell geformtes Stillkissen, es hilft dabei, rückengerecht und gut gepolstert ein oder beide Kinder gleichzeitig zu stillen. Vielleicht schaffen Sie sich sogar zwei Stillkissen an: eins zum Stillen, das andere, um Ihr zweites Kind so zu positionieren, dass es Ihnen beim Stillen des Geschwisterchens zuschauen kann.

Empfehlenswert ist ein zweckmäßiger, gut gepolsterter Kinderwagen, in dem die Kinder die Mutter anschauen und auch gegenseitig Kontakt aufnehmen können. Der Kinderwagen sollte leicht sein und ein drehbares Fahrgestell haben, so dass man ohne großen Kaftaufwand um die Ecke fahren kann.

Ein großer Laufstall wird zum sicheren Spielplatz der Babys.

Bereits während der Schwangerschaft können Sie sich nach speziellen finanziellen Hilfen erkundigen (s. auch Elterngeld, Mutterschutz, S. 353 f.).

Wenn Sie mit Ihren Zwillingen nach Hause kommen, ist es, auch zum Schutz vor dem plötzlichen Kindstod, ratsam, mit den Kindern in einem Raum zu schlafen. Dafür müssen Sie eventuell Umbaumaßnahmen in Ihrem Schlafzimmer vornehmen, damit beide Kinder direkt an Ihrem Bett schlafen können. Es gibt spezielle Kinderbettchen, die direkt an das Bettgestell der Eltern montiert werden können, oder Sie kaufen gebrauchte Bettchen, an denen eine Gitterseite entfernt und mit Ihrem Bett auf eine Höhe gebracht wird. Zwillingskinder, die im gleichen Raum wie die Mutter schlafen, scheinen zufriedener zu sein. Bei stärkerem Kontakt zur Mutter und häufigem Stillen wird weniger geweint, und es erhöht sich – entgegen der landläufigen Meinung – die Schlafdauer von Mutter und Kind.

> „*W*ir Ungeborenen
> *Schon beginnt die Sehnsucht an uns zu schaffen*
> *Die Ufer des Blutes weiten sich zu unserem Empfang*
> *Wie Tau sinken wir in die Liebe hinein.*
> *Noch liegen die Schatten der Zeit wie Fragen*
> *Über unserem Geheimnis ...*"
>
> Nelly Sachs

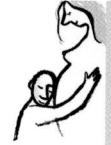

73

Körperpflege und Wohlfühlen

Die Schwangerschaft spüren Sie überall in Ihrem Körper. Dank der Schwangerschaftshormone wird ihr Haar fester und fülliger und bekommt einen besonderen Glanz. Es wächst zwar langsamer, aber dafür fallen auch nicht so viele Haare aus, sie fetten weniger nach, und Sie müssen es nicht mehr so häufig waschen. Eventuell braucht Ihr Haar zusätzliche Pflege, damit es nicht zu trocken wird. Nach der Geburt des Kindes werden die Haare erst einmal verstärkt ausfallen, denn Ihr Körper holt die Ruhephase im Haarzyklus nach. Nach einiger Zeit wird sich der Haarwuchs wieder normalisieren.

Vorsicht: Dauerwellen und Färben können ganz anders ausfallen als geplant! Wenn Sie dennoch Ihre Haare färben möchten, verwenden Sie besser pflanzliche Farbpigmente.

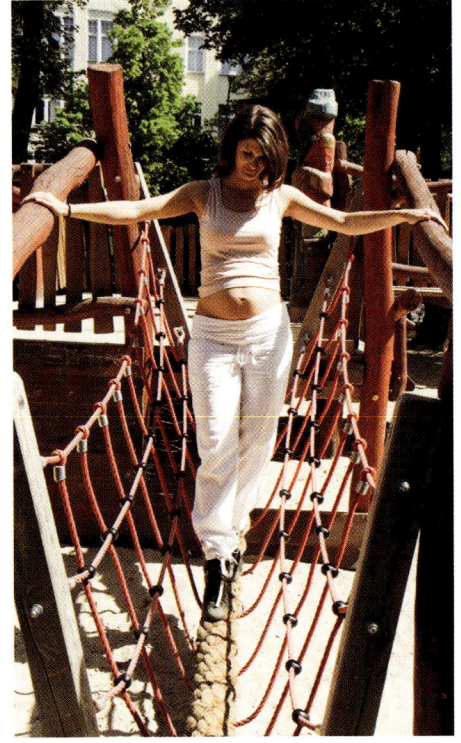

Kleine Mutprobe

Gutes für die Füße

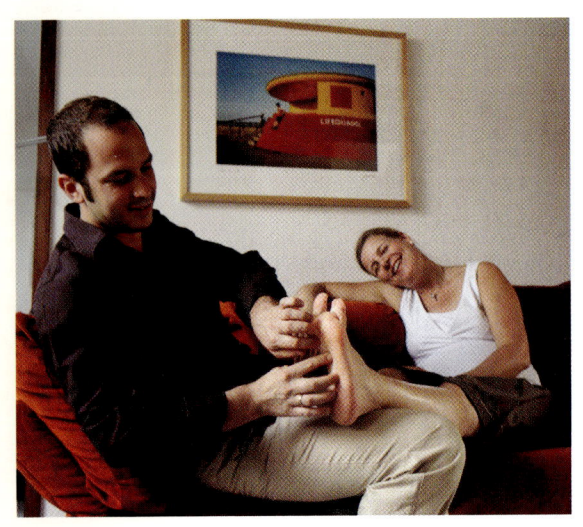

Auch Ihr Gesicht erscheint strahlend und schön. Östrogen erleichtert die Blutzirkulation und speichert Wasser im Gewebe. Die Fältchen verschwinden, die Haut ist gut durchblutet, rosig und straff. Allerdings kann auch das Gegenteil passieren: Auf der früher glatten Haut bilden sich in der Schwangerschaft Pickel. Stellen Sie die Hautpflege entsprechend den Veränderungen um. Manche brauchen mehr Fett und Feuchtigkeit, andere eher weniger. Da Bauch und Busen in der Schwangerschaft wachsen und der Körper Fettreserven an Hüften und Oberschenkel für die

Stillzeit anlegt, muss sich Ihre Haut enorm dehnen. Das kann Dehnungsstreifen verursachen. Diese Risse unter der obersten Hautschicht sind zunächst rosa und bläulich und später als bräunliche Schwangerschaftsstreifen erkennbar. Beugen Sie mit regelmäßigen Massagen und mit Hautpflege vor. Bei der Creme oder dem Öl orientieren Sie sich einfach an Ihren Vorlieben.

Starke Hautdehnungen und die Hormonveränderungen während der Schwangerschaft können auch einen Juckreiz an Bauch, Hüften und Beinen auslösen.

Ihre Beine leisten jetzt Schwerstarbeit, Schwangere können leicht → Krampfadern (S. 101) bekommen.

Früher hieß es: „Jedes Kind kostet einen Zahn." Das gehört zum Glück der Vergangenheit an, denn der tägliche Kalziumbedarf in Höhe von 1200 mg ist über eine gesunde → Ernährung leicht zu decken. Dennoch kommt es oft in einer Schwangerschaft zu Problemen mit den Zähnen oder dem Zahnfleisch. Bei häufigem Zahnfleischbluten wechseln Sie zu einer weicheren Zahnbürste und Sensitivzahncreme. Sie können Ihren Mund auch mit Salbei- oder Kamillentee ausspülen.

Außerdem enthält Ihr Speichel jetzt mehr aggressive Säure. Häufiges Zähneputzen und der Einsatz von Zahnseide verbessern die Mundhygiene. Hartnäckigen Belag oder Zahnstein sollten Sie entfernen lassen. Gehen Sie deshalb ein- bis zweimal während der Schwangerschaft zum Zahnarzt!

Zupfmassage

Sie können mit Hilfe eines Massagehandschuhs oder Luffaschwamms und einer Zupfmassage die Haut an Bauch und Busen regelmäßig massieren. Bei der Zupfmassage verteilen Sie zunächst etwas Creme oder Öl auf der Haut. Dann heben Sie kleine Hautpartien mit Daumen und Zeigefinger ein bisschen an, halten sie kurz fest und lassen sie wieder los. Anschließend massieren Sie die Hautpartien mit Ihren Fingerkuppen in kleinen kreisenden Bewegungen.

Massagen am Bauch dürfen Sie nur sanft ausüben damit die Gebärmutter nicht gereizt wird, vorzeitige Wehen zu produzieren. Auch starke Reize an den Brustwarzen können kleine Wehen auslösen.

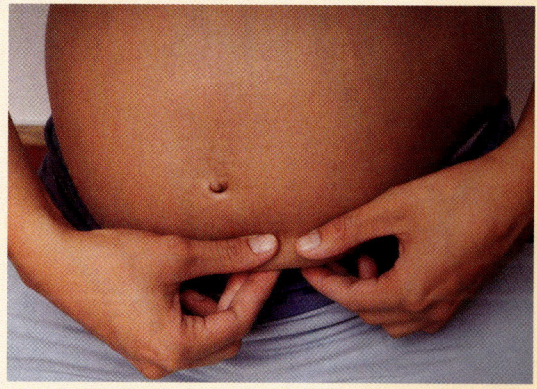

Zupfmassage am Bauch

> „*D*rei Dinge helfen,
> die Mühseligkeiten des Lebens zu ertragen:
> Die Hoffnung, der Schlaf und das Lachen."
>
> Immanuel Kant

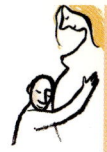

Fitness

Eine aktive Mutter aktiviert auch ihr Kind. Es hört Sie, es spürt Sie, es macht Ihre Bewegung mit, es antwortet Ihnen. Ab S. 26 haben wir Ihnen ausführlicher vorgestellt, was Ihr Baby schon alles riecht, hört, schmeckt, sieht und empfindet. Bewegen Sie sich, so oft und so viel Sie Lust haben und Ihnen gut tut. Fahrradfahren, Walking, Gymnastik, Yoga, Schwimmen – all das hält fit, bringt Freude in den Alltag und beugt Schwangerschaftsbeschwerden vor.

Außer Geburtsvorbereitung gibt es spezielle Kurse für Schwangere zu Yoga, Bauchtanz und Wassergymnastik.

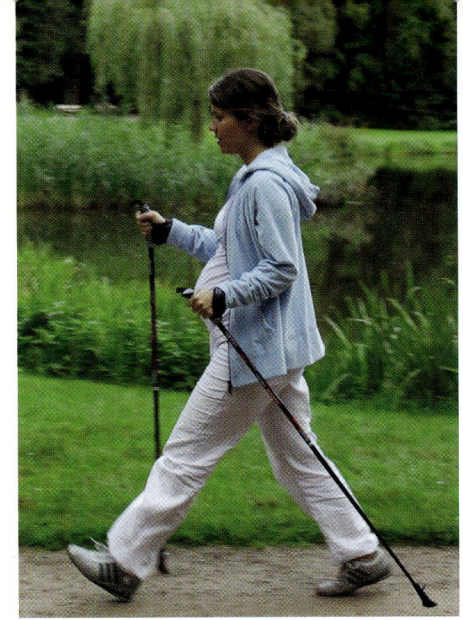

Walking tut gut

Yoga für Schwangere

Die yogische Philosophie ist kein spiritueller Weg, sondern praktische Lebenshilfe, die jede Frau unabhängig von Glauben und Lebenseinstellung in ihren Alltag integrieren kann. Die Yogastellungen (Asanas) trainieren jeden Körperteil, strecken und kräftigen die Muskeln und Gelenke, die Wirbelsäule und das gesamte Skelett. Ebenso wirken sie auf die inneren Organe, Drüsen und Nerven sowie ausgleichend auf den psychischen und emotionalen Zustand des Menschen. Yoga ist ein Weg zur Harmonie und körperlichen Gesundheit durch das Zusammenspiel der körperlichen, emotionalen und geistigen Energie.

Atemübung zu Zweit

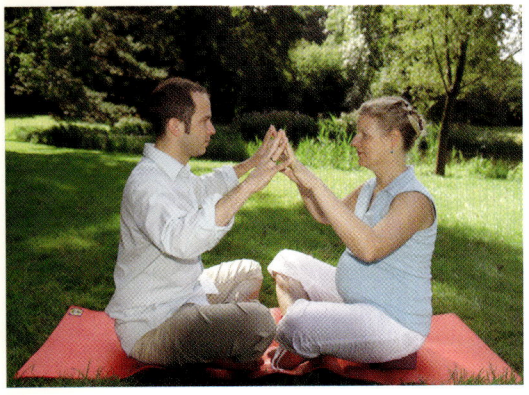

Die Katze im Park

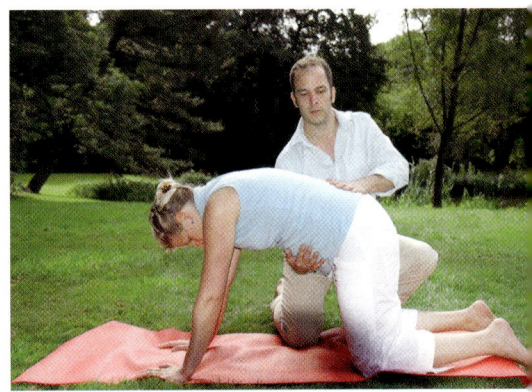

Jede Yogaübung besteht aus drei Teilen: Asana (Körperhaltung), Pranayama (Atemführung), Dhyana (Meditation) und wirkt auf der körperlichen, emotionalen und geistigen Ebene.

Yoga für Schwangere fördert vor allem das Erfahren des eigenen Atemrhythmus und das Erlernen der vollständigen Atmung für die Geburt. In der Verbindung von spezifischen Haltungen für Schwangere und der Vertiefung der Atmung wirkt Yoga auch gegen eine Vielzahl von → Schwangerschaftsbeschwerden.

Neben den Körperübungen lernen Sie in den Kursen die yogische Tiefenentspannung und Meditation zum Abbau von Anspannung, Stress und Ängsten.

Bauchtanz für Schwangere

Tanz, Gymnastik und Entspannung spenden Energie, mit der Schwangere ihre Körperwahrnehmung, ihre Beweglichkeit und ihr Atemvolumen erhalten und verbessern. Im Bauchtanz wird viel Freude

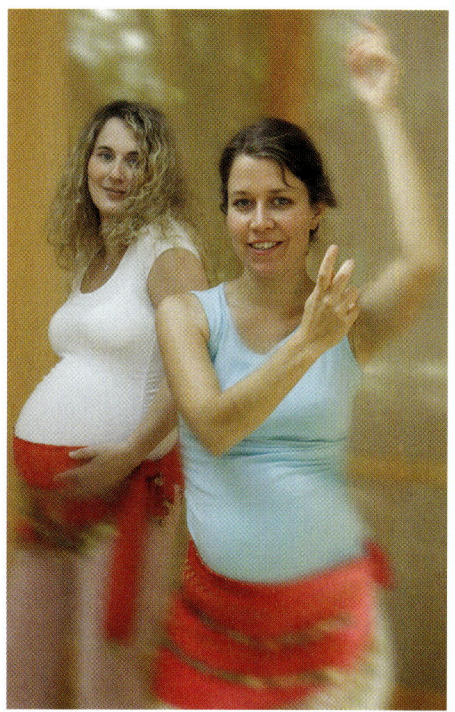

Anne und Susanne beim Bauchtanz

an Bewegung vermittelt und speziell gegen Beschwerden im Bereich des Rückens und des Beckens gearbeitet. Die harmonischen Bewegungen des orientalischen Tanzes regen die Entwicklung, Reifung und Eigenbewegung des Kindes an und fördern die positive Annahme der körperlichen Veränderungen während der Schwangerschaft.

Wassergymnastik

Im warmen Wasser fühlen sich viele Schwangere besonders wohl. Wassergymnastik bietet vor allem sportlich weniger aktiven Frauen die Möglichkeit, ihren Körper schonend zu aktivieren

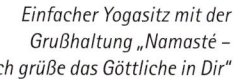

Einfacher Yogasitz mit der Grußhaltung „Namasté – Ich grüße das Göttliche in Dir"   Der Drehsitz

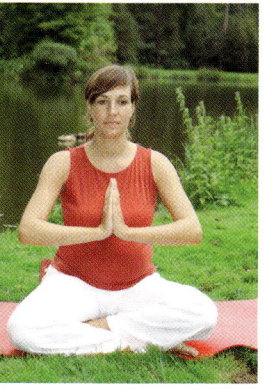
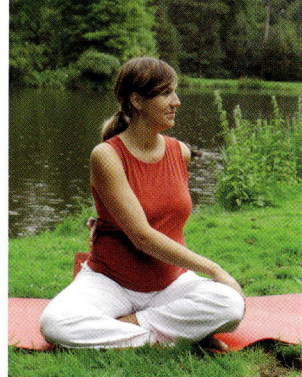

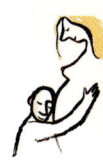

und zu trainieren. Werdende Mütter genießen die Leichtigkeit durch den Auftrieb des Wassers, und die gymnastischen Übungen gelingen mühelos.

Wassergymnastik hilft bei Rücken- und Gelenksschmerzen, Ischiasproblemen, Obstipation, Wassereinlagerungen, Krampfadern und Hämorrhoiden. Die Übungen fördern die Wahrnehmung und Elastizität des Beckenbodens, sie kräftigen und lockern den gesamten Bewegungsapparat und stärken die Kondition für die Geburtsarbeit. Die Entspannungsübungen im Wasser lösen Verkrampfungen, fördern das Atemvolumen und eröffnen für einige Schwangere die Perspektive für eine → Wassergeburt.

Entspannung im Wasser

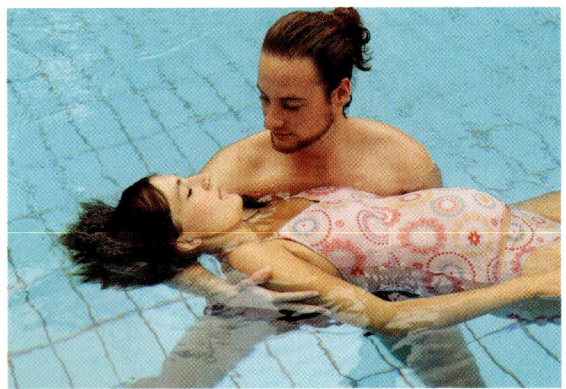

Wassergymnastik

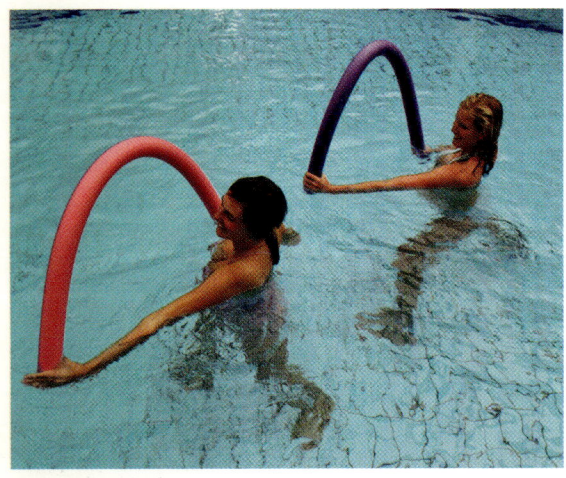

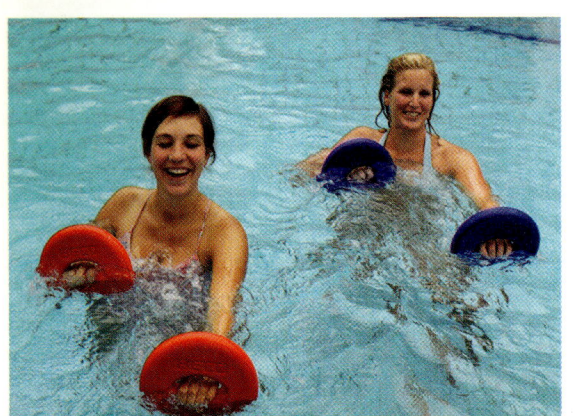

Entspannung, Ruhe, Massagen

Die Schwangerschaft fordert sehr viel Kraft und Energie. Deshalb dürfen Sie sich auch ab und zu ausruhen.

Auch psychisch sind Sie jetzt ziemlich gefordert. Sie bereiten sich auf ein völlig neues Leben vor, einen anderen Alltag mit neuen Herausforderungen. Sie müssen viele Entscheidungen treffen und erfahren vielleicht zum ersten Mal: Mein Leben geschieht, ohne dass ich viel planen oder machen müsste (und könnte). Wir haben für Sie mehrere Tiefenentspannungen aufgenommen, die CD liegt diesem Buch bei. 💿

Geburtserleichternde Massagen

Grundlage von Massage ist die Berührung – als Kommunikation ohne Worte und als Kontakt von Hand zu Haut.

Die *Dammmassage* bereitet das Gewebe zwischen Scheide und Anus auf die extreme Belastung vor, die es während der

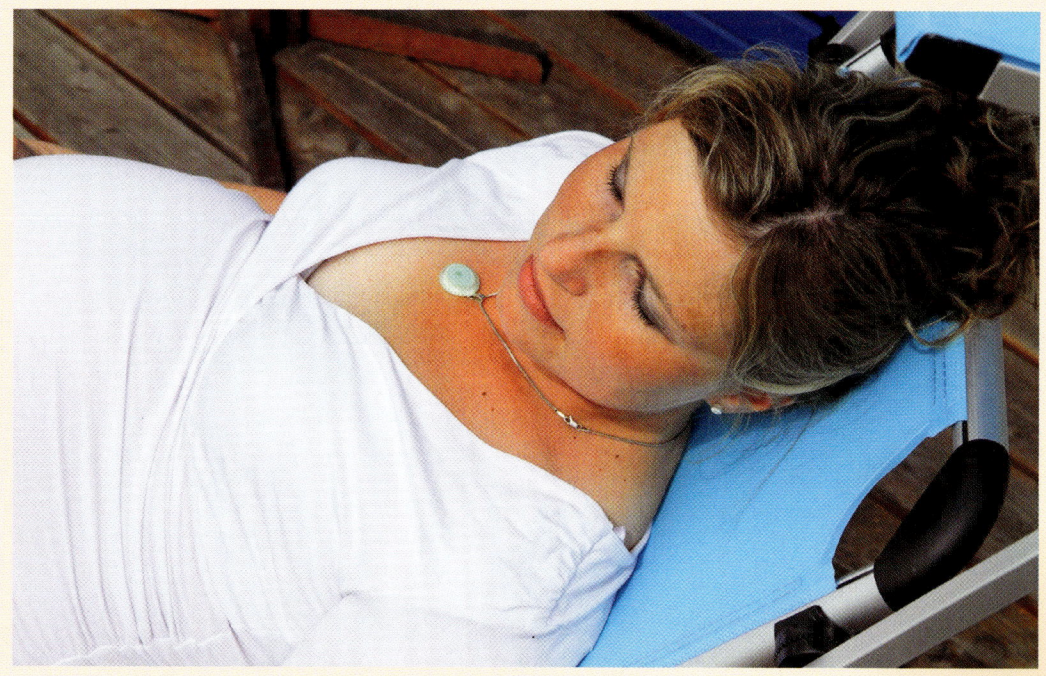
Ausruhen und wachsen lassen

Die Reise zu Ihrem Kraftort

Sie liegen ganz schwer und entspannt auf dem Boden.

Sie fühlen Ihren Körper ganz bewusst und intensiv. Sie sind ganz schwer, gelöst und ruhig.

Ihre Füße und Beine sind ganz schwer. Ihre Hände und Arme sind ganz schwer. Die Schwere der Arme und Beine geht auf Ihren Rumpf über. Ihr Gesicht ist ganz entspannt und gelöst.

Sie lassen los, Sie geben alle Spannung ab. Sie sind ganz ruhig und entspannt.

Nun möchten wir Sie in Ihren Gedanken auf eine kleine Reise mitnehmen, Sie brauchen nichts zu erzwingen, nichts entstehen zu lassen. Lassen Sie Ihre Gedanken wandern. Der folgende Text gibt Ihren Gedanken etwas Führung, und Sie beobachten, was vor Ihrem inneren Auge entsteht.

Stellen Sie sich einen ganz besonderen Ort vor, den Sie gut kennen und mit dem Sie ausschließ– lich positive Erinnerungen verbinden. Ich meine Ihren persönlichen Kraftort.

Wo Sie sich niederlassen, können Sie entspannen und Kraft schöpfen.

Vielleicht ist es eine Bank in Ihrem Garten, ein besonderer Platz aus einem Urlaub in den Bergen oder am Meer. Ein Ort, an den Sie sich hinträumen können, an dem Sie verweilen zum Ausruhen, Energie tanken und Loslassen.

Prägen Sie sich diesen Ort noch einmal ganz genau ein, und verwahren Sie ihn in Ihrem Kopf und in Ihrem Herzen.

In allen anstrengenden und kräftezehrenden Situationen können Sie innerlich immer wieder diesen Ort aufsuchen, dort verweilen und Kraft schöpfen.

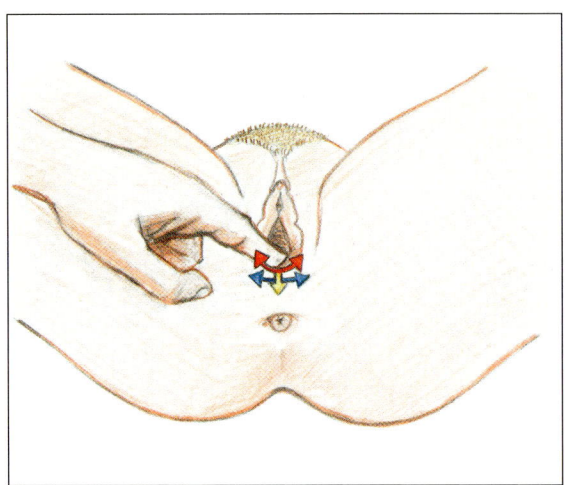

Die Dammmassage bereitet durch sanftes Dehnen und Berühren die Muskulatur auf die Geburt vor

Geburt durch das Steigen des Köpfchens und die starke Dehnung aushalten muss. Diese Massage ermöglicht Ihnen eine bessere Wahrnehmung des Beckenbodens. Sie fördert die Durchblutung des Gewebes und führt somit zu einer besseren Dehnbarkeit. Die Massage können Sie selbst mit Zeige- und Mittelfinger ausführen, vielleicht haben Sie aber auch Lust, sich von Ihrem Partner massieren lassen. Die Massagerichtung verläuft wie ein „U" vom unteren Ansatz der Schamlippen über den Damm.

Mit dieser Massage können Sie in der Mitte der Schwangerschaft beginnen. Verwenden Sie ein spezielles Öl, das Ihnen Ihre Hebamme empfehlen wird.

Massage mit Hilfsmitteln

Die *Igelball-Massage* wird in kleinen, kreisenden Bewegungen neben der Wirbelsäule durchgeführt. Am besten beginnen Sie oben auf den Schultern, massieren um die Schulterblätter herum und dann neben der Wirbelsäule langsam tiefer bis zum Gesäß. Bitte niemals auf der Wirbelsäule massieren und auch nicht auf den Schulterblättern, da hier sehr wenig Unterhautfettgewebe ist, das die Nervenbahnen schützen kann.

Mit kleinen, kreisenden Bewegungen und der Hilfe kleiner Holzkrallen erhalten Sie eine wohltuende Kopfmassage überall dort, wo Kopfhaar wächst.

Kreuzbeinmassage mit einem warmen Kirschkernkissen kann Rückenschmerzen lindern. Sie wirkt auch wohltuend unter der Geburt.

Bei der *Massage zur Beckenbodenwahrnehmung und -entspannung* sitzt die Schwangere in halb aufrechter Position mit dem Rücken an der Wand und Lagerungskissen unter den locker auseinander fallenden Knien. Der Partner hockt zwischen Ihren Füßen. Wenn Sie einatmen, streicht er mit beiden Händen an den Oberschenkelinnenseiten entlang, vom Knie zum Beckenboden. Dabei sollten Sie versuchen, Ihren Beckenboden bewusst anzuspannen. Wenn Sie ausatmen, streicht Ihr Partner vom Beckenboden zurück zu den Knien. Versuchen Sie dabei, bewusst den Beckenboden zu entspannen. Zwei bis drei Minuten.

Auch bei der *Innenbeinmassage* sitzt die Frau in derselben Position. Der Mann achtet auf den Atemrhythmus seiner Frau. Sobald Sie ausatmen – lange und langsam über den leicht geöffneten Mund –, beginnt er mit beiden Händen die Innenseiten der Ober- und der Unterschenkel von der Leiste zu den Füßen hin mit Druck auszustreichen.

Unter der Geburt bei längerer Anwendung kann es dazu kommen, dass das Gewebewasser der Beine in die Füße massiert wird. Gegen dicke Füße gibt es das folgende Verfahren: Beim Ausatmen wird Ihr Bein von der Leiste zum Fuß hin mit Druck ausgestrichen. Während Sie einatmen, wird mit dem Daumen der Drainagepunkt am rechten und am linken Fuß aktiviert, um die Gewebeflüssigkeit „zurückzupumpen". Er ist zu finden, indem wir mit unserem Daumen an der Innenkante der Ferse entlang streichen. Dort, wo die Hornhaut endet, gehen wir mit dem Daumen eine Daumenbreite in Richtung Fußrücken.

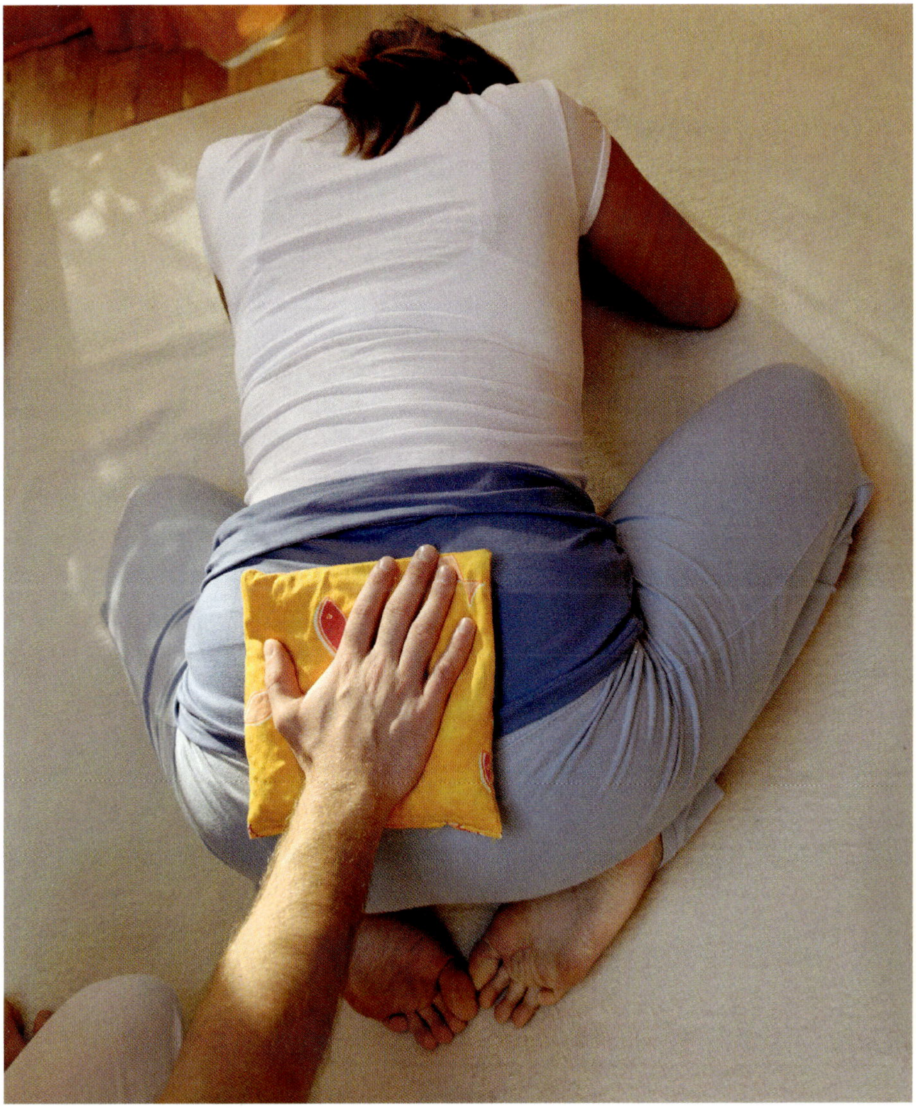

Kreuzbeinmassage mit einem wärmenden Kirschkernkissen

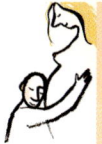

PAARBEZIEHUNG

Lust und Liebe

Noch vor wenigen Jahren wurde von körperlicher Liebe während der Schwangerschaft abgeraten; der Liebesakt könnte eine Frühgeburt auslösen, zu gefährlichen Infektionen führen … Dabei verhält es sich geradezu umgekehrt: Viele Frauen erleben jetzt einen Höhepunkt in ihrem Liebesleben. Hormone sorgen dafür, dass die Klitoris besser durchblutet ist, sie schwillt an und reagiert sensibler auf Berührungen. Die Vagina wird schneller feucht, und auch

Kommunikation zu dritt

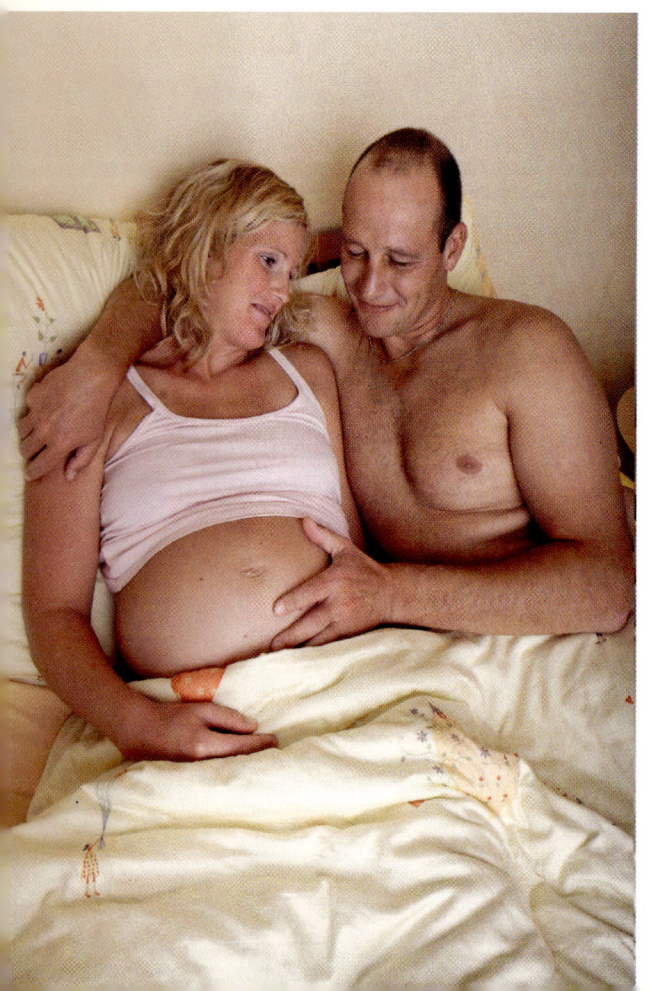

die größeren Brüste reagieren auf Reize sehr sensibel. Viele Schwangere fühlen sich zudem äußerst attraktiv und sind endlich vom Schlankheitswahn unserer Zeit befreit. Bauch und wohlgeformter Busen werden ungeniert gezeigt. Schwanger sein macht schön und lustvoll.

Erlaubt ist in der Liebe alles, was Spaß macht, denn dem Kind kann nichts passieren. Vom Fruchtwasser umgeben liegt es gut gepolstert in der Gebärmutter. Der Muttermund ist doppelt verschlossen, dazwischen der Gebärmutterhals mit dem so genannten Schleimpfropf, der das Kind auch vor eventuell aufsteigenden Keimen schützt. Stöße können das Kind nicht erschüttern, solange der Gebärmutterhals noch fest verschlossen ist. Ihrer Phantasie sind also kaum Grenzen gesetzt.

Nur bei einigen Positionen kann es Einschränkungen geben. Vor allem während der letzten Schwangerschaftswochen werden Sie merken, dass die „Missionarsstellung" nicht mehr geeignet ist, weil der dicke Bauch stört.

Wenn Sie allerdings keine Lust haben zu einem aktiven körperlichen Liebesleben, so ist dies auch völlig in Ordnung. Haben Sie das Gefühl, Sie und Ihr Baby brauchen eher Ruhe, so sollten Sie dies Ihrem Partner mitteilen.

Auch Männer können in der Schwangerschaft Probleme mit der Sexualität bekommen. Allerdings weniger, weil sie denken, ihre Frau sei zu dick, sondern

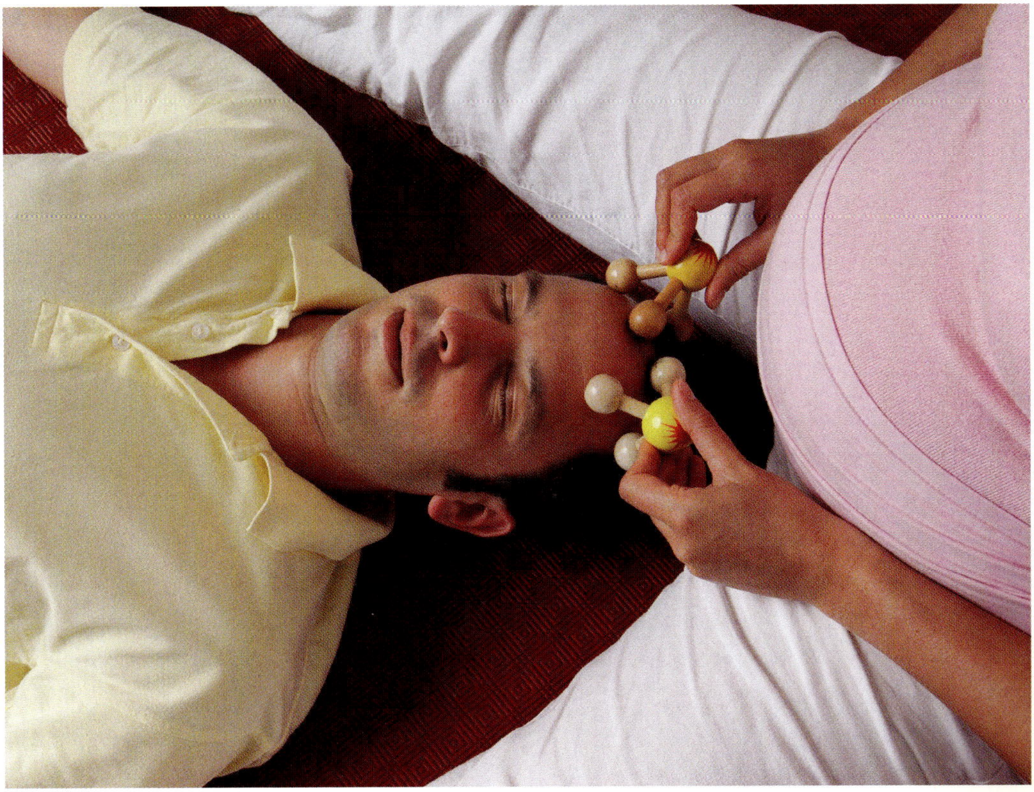

![Entspannung für den werdenden Vater]

Entspannung für den werdenden Vater

eher, weil sie das Gefühl haben, beim Geschlechtsverkehr nicht mehr zu zweit zu sein. Manche Männer haben Angst davor, das Baby beim Geschlechtsverkehr zu verletzen, und sie können sich deshalb nicht gehen lassen. Diese Angst ist aber, wie gesagt, unberechtigt.

Ein anderes Problem für Männer besteht darin, dass ihre Partnerin womöglich „nur noch schwanger" ist, das heißt, sie ist zu sehr mit ihrem Babybauch beschäftigt und redet nur noch vom Kind. Viele Männer fühlen sich dann zu wenig beachtet oder gar vernachlässigt.

Es gibt einige medizinische Gründe, die sexuelle Enthaltsamkeit verlangen:

- bei Blutungen;
- wenn es in einer vorangegangenen Schwangerschaft bereits zu einer Fehlgeburt gekommen ist und jetzt erneut eine droht;
- wenn Sie mit mehr als einem Kind in den ersten drei Monaten schwanger sind;
- wenn die Plazenta tief sitzt oder gar vor dem Muttermund liegt;
- wenn Sie zu vorzeitigen Wehen neigen;
- wenn der Muttermund vorzeitig geöffnet ist;
- wenn die Fruchtblase bereits geplatzt ist.

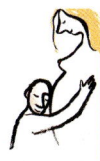

Die anderen Umstände des Mannes

Da liegt Ihre Partnerin neben Ihnen im Bett und streichelt versonnen – oder ist es eher verliebt? – ihren Bauch. Kommt so etwas wie Neid auf, ein Gefühl, ausgeschlossen zu sein? Oder teilen Sie mit Ihrer Liebsten die Freude an dem neuen Zustand, können Sie sich jetzt schon und auch gefühlsmäßig auf das neue Leben einlassen, das Sie mit geschaffen haben?

Wahrscheinlich haben Sie mindestens diese beiden widerstreitenden Gefühle: Sie freuen sich auf das Baby – haben es womöglich herbeigesehnt – und stehen gleichzeitig distanziert, vielleicht auch etwas ängstlich daneben.

Da ist zunächst das Thema Kinderwunsch – für Sie, der Sie diese Zeilen lesen, wohl schon vor einiger Zeit abgehakt. Trotzdem lohnt es sich, noch einmal zurückzudenken an die Zeit des Zweifels, der Anfragen Ihrer Partnerin, vielleicht Ihres Schweigens, Ihres Rückzugs.

Es gibt von einer verblüffenden Tatsache zu berichten: Ein größerer Teil (Statistiken gehen von über 70 % aus) der Schwangerschaften ist ungeplant (ob auch ungewollt, ist ein anderes Thema). Und das in einer Zeit, die erstmals in der Geschichte der Menschheit fast hundertprozentige Ver-

hütungsmöglichkeiten bietet. Man kann wohl davon ausgehen, dass es vor allem die Männer „geschehen" lassen – sie vertrauen immer noch auf die Partnerin, die sich schon darum kümmern wird, oder sie empfinden es sogar als besonderen Kick, ungeschützt Verkehr zu haben.

Männer und Kinderwunsch heute

Selbst wenn Sie sich eine Schwangerschaft gewünscht, womöglich alles lange vorher und gemeinsam geplant haben: Was sollen Sie nun mit Ihrer Anteilnahme anfangen, wo Sie doch schon rein körperlich die nächsten Monate außen vor sein werden. Es ist einfach so: In der ersten Zeit der Schwangerschaft bedarf es besonderer Anstrengung, eine Beziehung zu dem entstehenden neuen Leben zu entwickeln, denn Männer tragen das Kind nicht unter dem Herzen, für sie materialisiert es sich höchstens in Daten aus Untersuchungsergebnissen – und wird erst konkreter, wenn sie beim ersten → Ultraschall die schemenhaften Umrisse ihres Babys sehen können.

Diese Erfahrung, gefordert zu sein, aber gleichzeitig ausgeschlossen zu werden, spüren Männer nach der Geburt noch stärker (→ S. 197 f.). Und auch jetzt plagen sie Zweifel, wie sie sich verhalten sollen.

Der dicker werdende Bauch, die schwellenden Brüste sind erregend für ihn – oder sie stoßen ihn geradezu ab, weil er sich ein anderes Bild von seiner Geliebten macht. Womöglich hat die werdende Mutter jetzt ein viel stärkeres Bedürfnis nach

„*Der, den ich liebe*
Hat mir gesagt
Dass er mich braucht."
Bertolt Brecht

Zärtlichkeit und fühlt sich von den aggressiv gezeigten männlichen Bedürfnissen nach Penetration bedrängt, zieht sich deshalb lieber zurück (→ Lust und Liebe). Oder der Mann spürt tief sitzende Ängste vor der Weiblichkeit seiner Frau. Er fühlt sich vielleicht angebunden, vereinnahmt, ja geradezu verschlungen.

Das geht vielen Männern so – nur reden Sie auch heute noch eher selten darüber. Denn trotz Männer- und Vätergruppen und angesichts der vielen Medienberichte über „neue Väter": Männer haben nach wie vor Probleme damit, sich ihre Vorbehalte und Ängste selbst einzugestehen, mit anderen darüber zu reden oder sich gemeinsam Gedanken über Lösungsmöglichkeiten zu machen. Der alte Adam gab nicht gerne zu, dass er Schwächen oder Unsicherheiten hatte; der neue fühlt sich angesichts der Ansprüche, die an ihn gestellt werden, womöglich überfordert und in die Enge getrieben – selbst wenn er für sich selbst als Wunsch und Ziel vorgenommen hat, ein zärtlicher Vater zu werden und partnerschaftlich mit Haushalt und Kind umzugehen.

Sie werden sicher versuchen, gemeinsam diese Zeit zu nutzen, über Ihre Hoffnungen und Ängste reden, aber vor allem: Nehmen Sie möglichst intensiv an der Vorfreude teil, und wundern Sie sich nicht darüber, wenn Sie im Lauf der nächsten Monate selbst körperliche Veränderungen an sich beobachten: Einige Männer berichten von typischen Schwangerschaftssymptomen wie Appetitverlust, Übelkeit, Erbrechen, Rückenschmerzen, andere werdende Väter

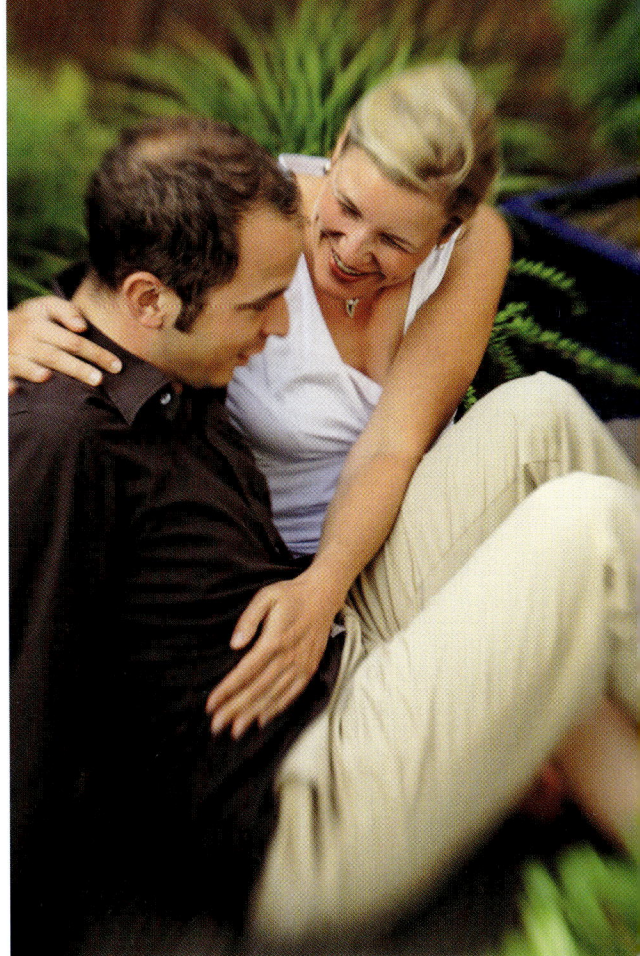

Auch Männer sind schwanger …

entdecken mit fortschreitender Schwangerschaft ihrer Partnerin sogar zusätzliche Fettpölsterchen an sich. Solche psychosomatischen Erscheinungen werden als unbewusste Identifikation mit der Schwangeren und dem Kind interpretiert.

Sie finden das kurios? Andere Kulturen offenbar nicht. Es gibt eine ganze Reihe von anthropologischen Befunden über Rituale während der Schwangerschaft und in der Zeit des Kindbetts, die es den Männern offensichtlich ermöglichen sollen, mit der mächtigen Gebärfähigkeit der Frauen gleichzuziehen. Und Therapeuten

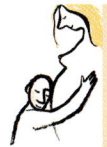

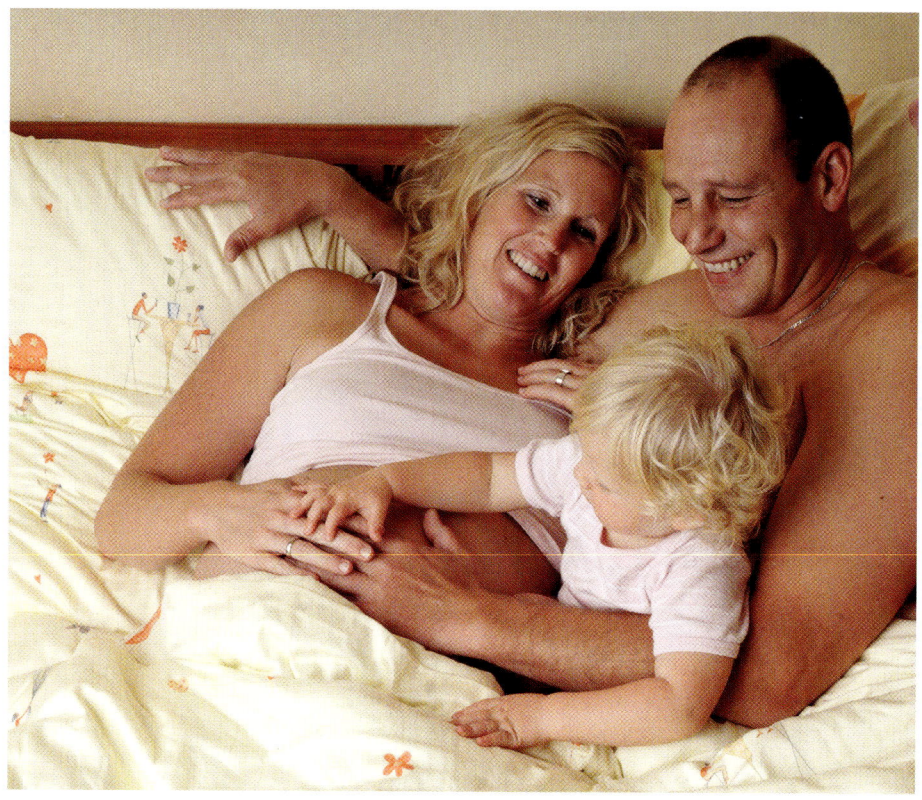

Wiebke und Thorsten sind schon eine Weile mit Milena zu dritt – und bald werden sie zu viert sein ...

kennen aus ihrer Praxis werdende Väter in nennenswerter Zahl, die von „Gebärneid" berichten (der übrigens schon von Sigmund Freud als Äquivalent zum „Penisneid" der Frauen angenommen wurde).

Heute und in unserer Gesellschaft wird die Lösung wohl eher darin bestehen, sich diese Gefühle einzugestehen und sie offenzulegen. Freuen Sie sich darüber, dass Sie in einer Zeit leben, die zumindest ihrem Anspruch nach uns Männer zu mit-

> „*Männer kriegen keine Kinder,*
> *Männer kriegen dünnes Haar.*"
>
> Herbert Grönemeyer

fühlenden Wesen macht, die die großartige Leistung der Frauen bei der Geburt (sicher nicht immer neidlos) anerkennen und Interesse daran haben, dieses Erlebnis mit der Partnerin zu teilen. Statt Witze zu reißen über Männer, die mit einer Alkoholfahne ins Entbindungszimmer stolpern, setzt sich allmählich die Vorstellung durch, dass Väter auch männlich sind, wenn sie ein Baby im Tragetuch transportieren und als Trostspender für ihr Kind da sind.

Sicher gibt es noch einige Diskrepanzen zwischen Anspruch und Wirklichkeit. Wir möchten Ihnen Mut machen, sich mit auf den Weg zu machen. Glauben Sie uns, es lohnt sich!

Was warst du für ein Vater?

Nehmen Sie sich ausreichend Zeit. Stellen Sie das Handy ab. Suchen Sie sich einen ungestörten Platz. Vor Ihnen liegen Fotos aus Ihrer Kindheit, die Sie chronologisch geordnet haben.

Vielleicht legen Sie ein Blatt vor sich hin, auf dem die folgenden Fragen (und andere, die Ihnen wichtig sind) notiert werden. Oder Sie nutzen die Gelegenheit und beginnen, Tagebuch zu schreiben. Vielleicht liegt es Ihnen auch näher, ein Bild zu malen, eine Collage zu kleben, auf der Sie Ihre Gedanken und Gefühle ausdrücken können. Später können Ihnen die Fragen und Ihre Antworten helfen, zunächst mit dem eigenen Vater, dann mit anderen Männern und mit Ihrer Partnerin ins Gespräch zu kommen:

- War er ein starker Vater, und wie hat sich das geäußert?
- Habe ich meinen Vater häufig oder nur selten gesehen?
- War er zu Hause der große Schweiger?
- Hat er meiner Mutter die Erziehung überlassen?
- Kann ich mich erinnern, dass er Hausarbeiten übernommen hat?
- Wie verhielt er sich zu kleinen Kindern, zu größeren?
- Wenn ich mir Fotos anschaue mit ihm und mir als Kind, dann habe ich das Gefühl …
  Auf den frühen Fotos, als ich noch klein war, kommt mir mein Vater vor wie …
  Als ich größer war, sieht er aus, als ob er …
- Welche Adjektive fallen mir ein, wenn ich an ihn in dieser Zeit zurückdenke: freundlich, offen, zärtlich, liebevoll, wortkarg, abweisend, unnachgiebig …

Wahrscheinlich lebt Ihr Vater noch. Nutzen Sie diese Chance und suchen Sie das Gespräch mit ihm:

- Wie war das, als Mutter schwanger wurde?
- Habt Ihr mich geplant, oder ist es eher „passiert"?
- Konntet Ihr miteinander reden, auch über Eure Gefühle, Erwartungen, Ängste?
- Hast du dich gleich gefreut, als du von der Schwangerschaft gehört hast, oder kamen dir eher Bedenken, wie das alles zu schaffen sei?
- Gab es damals schon gemeinsame Geburtsvorbereitung, hast du daran teilgenommen?
- Warst du bei der Geburt dabei?
- Und nach der Geburt, hast du dich da auch um mich gekümmert, mich mal gewickelt oder ausgefahren, damit Mutter für sich Zeit hatte?

Bei einer anderen Gelegenheit lesen Sie sich Ihre notierten Gedanken durch und machen sich ein Bild davon: Was gefällt mir daran, jetzt Vater zu werden? Was will ich (oder werde ich vermutlich) genauso machen wie mein Vater? Was anders?

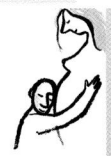

Beginnen Sie doch einfach mit ein paar gemeinsamen ersten Schritten auf dem Weg, nach der Geburt zusammen Verantwortung für das Baby zu tragen.

- Gehen Sie so oft wie möglich gemeinsam zu den Vorsorgeuntersuchungen. Das wird heute immer noch manches Paar – auch die Frau – Überwindung kosten. Lassen Sie sich davon ebensowenig abhalten wie von möglicherweise erstaunten Gesichtern in der Praxis der Frauenärztin.

- Kosten Sie gemeinsam Ihre Zweisamkeit aus. Machen Sie noch einmal eine schöne Reise und genießen Sie – wenn es geht – Ihr Liebesleben.

- Achten Sie bei der Auswahl des Krankenhauses – falls Sie sich überhaupt für eine → Klinikgeburt entscheiden – besonders darauf, wie mit den werdenden Vätern umgegangen wird. Vertrauen Sie dabei weniger den offiziellen Verlautbarungen als Erfahrungsberichten anderer Paare.

- Informationen darüber erhalten Sie im → Geburtsvorbereitungskurs. Suchen Sie einen Anbieter, der spezielle Abende oder Wochenenden für die werdenden Väter im Programm hat, wo Sie sich mit Geschlechtsgenossen unter erfahrener Anleitung austauschen können. Dort können Sie sich auch anstecken lassen von der Begeisterung, mit der junge Väter von ihrem Geburtserlebnis berichten.

Wir wollen Sie ermuntern, ganz aktiv das Gespräch mit anderen Männern zu suchen, auch wenn es Ihnen zunächst schwer fällt.

Es gibt einiges zu bereden, das Sie vielleicht eher einem verständnisvoll zuhörenden Mann eingestehen werden, der von ähnlichen Gefühlen berichtet, als dass Sie sich ohne weiteres Ihrer Partnerin öffnen.

Vom Sohn zum Vater

Wer Mutter und Vater wird, erlebt eine einschneidende Veränderung: Wenn sie zum ersten Mal schwanger sind, wird werdenden Eltern bewusst, dass sie endgültig ihre Kindheit und Jugend verlassen, nicht mehr länger nur Tochter sondern auch Mutter (→ S. 306) sind, neben der Rolle „Sohn" selbst Vater werden, in die Fußstapfen des eigenen Vaters treten. Auch der werdende Vater empfindet deutlich, dass er sich in einen größeren Zusammenhang einreiht: Leben weitergibt, aber auch selbst vergehen wird.

Es ist gar nicht so einfach, mit dieser neuen Erkenntnis zu leben, sie anzunehmen. Jetzt haben Sie noch ausreichend Zeit und Muße, in die neue Rolle gedanklich hineinzuwachsen. Dafür sollten Sie sich zunächst vergewissern, wie Sie Ihren eignen Vater erlebt haben.

Vater werden ist nicht schwer, Vater sein dagegen sehr: Der Zweizeiler des (kinderlosen) Humoristen Wilhelm Busch sollte Sie nicht abschrecken sondern ermutigen, sich der Herausforderung zu stellen. Beginnen Sie damit möglichst gleich. Und das auch ganz praktisch! Füttern, wickeln, zum Einschlafen bringen – solange es gestillt wird, habe ich zumindest mit dem Füttern nichts zu tun. Aber wie soll ich es anfassen, damit es sich nicht wehtut, wenn ich die Windel wechsele? Und was mache ich mit einem schreienden Baby? Keine Angst: Auch Ihrer Partnerin geht das nicht alles wie selbstverständlich von der Hand. An vielen Stellen in diesem Buch erhalten Sie beide Informationen, die Sie sicherer machen im Umgang mit dem Baby. Und wenn Sie sich mal nicht nach Lehrbuch verhalten haben – das nächste Mal wird's besser. Hauptsache, Sie gehen nicht zu verkniffen an die Sache mit dem Baby.

Das ist es übrigens, was Untersuchungen bestätigen: Männer können (weil sie sich häufig erst nach der Berufsarbeit am Abend kümmern) oft lockerer und gelassener mit dem Kind umgehen. Ganz abgesehen davon, dass sie ihm mehr zutrauen und nicht gleich eingreifen.

Einiges können Sie jetzt schon üben: Fangen Sie bei der Hausarbeit an – das richtige Programm für Kochwäsche oder für empfindliche Wolle an der Waschmaschine einzustellen, lernt sich leicht und wird Ihre Frau vor allem in der ersten Zeit nach der Geburt entlasten.

Wenn die Geburt näher rückt, kochen Sie gemeinsam einige Mahlzeiten auf Vorrat (Tiefkühlschrank) – dabei frischen Sie noch einmal Ihre Kenntnisse auf und können sich auch auf diesem Gebiet in den nächsten Monaten nützlich machen.

Es gibt immer mehr Familienbildungsstätten oder -zentren, die Wickelkurse speziell für Väter anbieten. Die dort erworbene Sicherheit hilft Ihnen bei der Entscheidung, ob Sie → Wegwerfwindeln benutzen

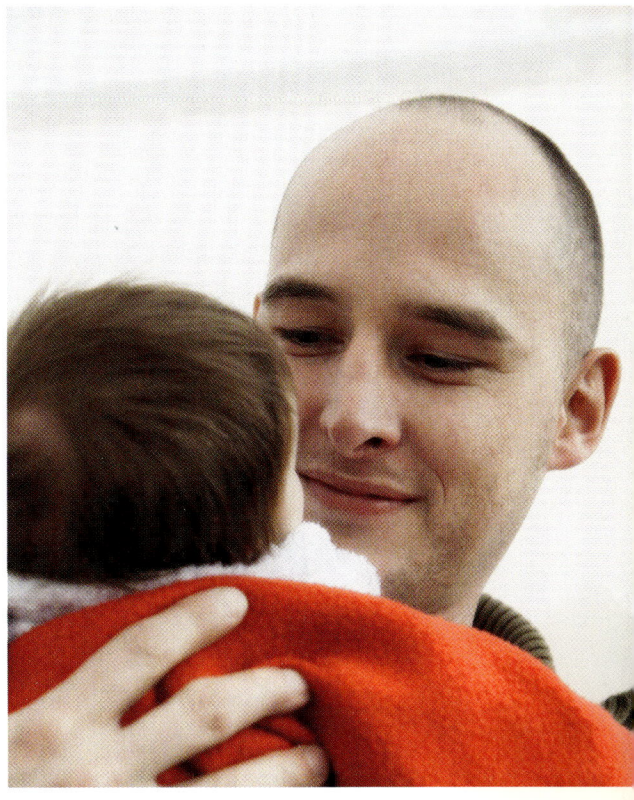

Das könnte mir auch stehen ...

oder den Windeldienst in Anspruch nehmen wollen.

Ein Baby kostet Geld. Das wird Ihnen von allen Seiten bestätigt. Da kann es nützlich sein, gemeinsam einen Finanzplan aufzustellen und dabei Prioritäten festzulegen. Vielleicht ergibt sich bei den Summen ganz von selbst, dass Sie Kinderwagen oder Babybett lieber gebraucht kaufen.

Überlegen Sie jetzt schon, ob Sie → Elternzeit nehmen bzw. die Elternzeit mit Ihrer Partnerin teilen wollen. Es hängt sehr von der individuellen Situation ab, ob Sie sich das überhaupt leisten können. Wir möchten Ihnen sehr zuraten, wenigstens eine Zeit lang zu Hause zu bleiben – Sie machen

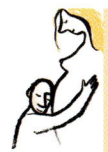

eine Erfahrung, die mit nichts anderem zu vergleichen ist

Falls Sie sich gegen die Elternzeit entscheiden, organisieren Sie unbedingt jetzt schon beim Arbeitgeber, dass Sie Ihren Jahresurlaub in der Zeit des errechneten Termins nehmen. So können Sie nicht nur Ihre Frau unterstützen, sondern auch von Anfang an eine gute Beziehung zum Baby aufbauen (→ Bonding).

Sie beobachten bei Ihrer Partnerin einen „Nestbautrieb"? Prima! Leben Sie ihn gemeinsam aus, richten Sie das Babyzimmer oder zunächst eine Ecke fürs Baby ein, kümmern Sie sich um die vielen Anschaffungen (→ Babys Grundausstattung), streichen Sie das Zimmer oder die ganze Wohnung ...

Auch wenn das Baby zur Zeit in und von der Mutter lebt: Sie können schon jetzt viel für den Beginn einer Beziehung tun. Sprechen Sie mit Ihrem Baby, singen Sie ihm etwas vor, veranstalten Sie kleine Spiele.

Schmusespiele

Sie können mit Ihrem Baby jetzt noch nicht allein in Kontakt kommen. Fragen Sie also ihre Partnerin, ob sie Lust zum Spielen hat. Vielleicht verabreden Sie auch einen wiederkehrenden Termin und verbinden das Treffen mit einem kleinen Verwöhnangebot für Ihre Partnerin. Mit zarten Berührungen oder auch Massagen (nicht in der Zeit vor dem Geburtstermin!) auf dem Bauch werden Sie

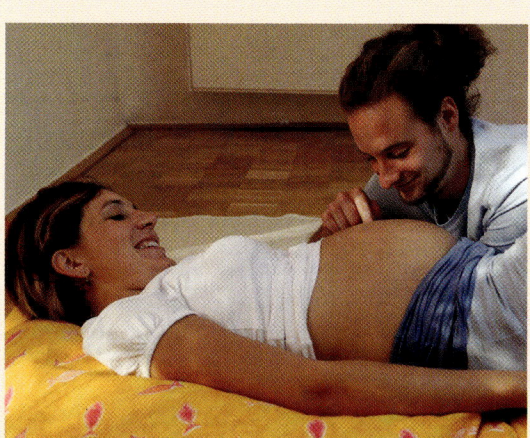

immer wieder einmal das Glück haben, ab dem sechsten Monat „Antworten" von Ihrem Kind zu bekommen: Es rührt sich, und Sie können das spüren! Manchmal scheint es tatsächlich auf Sie unmittelbar zu reagieren, zum Beispiel, wenn Sie zart auf der Bauchdecke anklopfen. Ihr Baby liebt jetzt schon Musik. Es kann gut hören

Erste Spielstunde

in seinem wohligen Nest, und es lässt sich von klassischer Musik beruhigen. Die zärtlichen Worte, die Sie ihm via Bauchdecke zukommen lassen, merkt es sich: Nach der Geburt reagiert Ihr Baby erkennbar nicht nur auf die Stimme seiner Mutter, sondern auch auf die des Vaters!

GEBURTSVORBEREITUNG

Besuchen Sie während Ihrer Schwangerschaft unbedingt einen Geburtsvorbereitungskurs. Dort erfahren Sie nicht nur alles Wissenswerte rund um Schwangerschaft, Geburt und Wochenbett, sondern haben Zeit für sich und Ihr Baby: für Körperübungen und die Intensivierung Ihres Atems, zur Kontaktaufnahme mit dem Ungeborenen und zum Austausch mit anderen Frauen in einer ähnlichen Lage. Hebammen und Geburtsvorbereiterinnen bieten in Praxen, Geburtshäusern und Elternschulen eine große Zahl unterschiedlicher Kurse an: Paarkurse, in denen die Männer (oder auch eine gute Freundin/die Mutter) an allen 14 Stunden teilnehmen; reine Frauenkurse; gemischte Kursen, bei denen die werdenden Väter an der Hälfte der Stunden oder an zwei bis drei Abenden dabei sind, manchmal auch extra Stunden für werdende Väter, geleitet von einem erfahrenen Mann; Kurse für Erstgebärende und Mehrgebärende oder Intensivkurse für Paare am Wochenende, wo noch einmal alle wichtigen Themen für die Väter behandelt werden.

Allen Kursen gemeinsam sind die folgenden Inhalte:

- Gymnastik, Yoga oder Tanz zur Linderung von Schwangerschaftsbeschwerden, insbesondere gegen Rücken- und Kreuzbeinschmerzen, zur Verminderung

Gemeinsam schwanger – gemeinsam üben

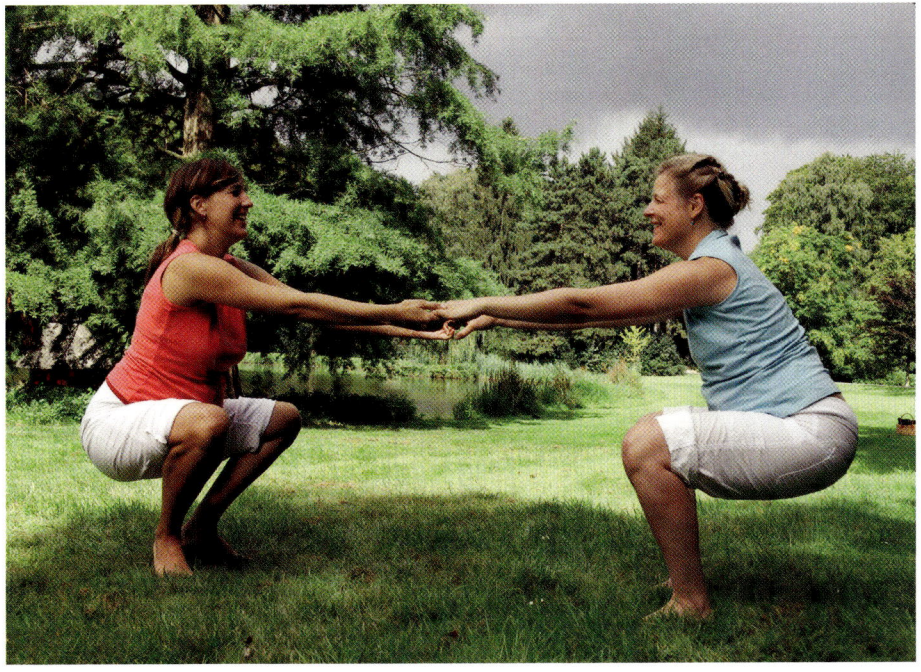

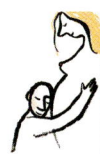

Atem

Für das Veratmen der Wehen ist die Betonung der Ausatmung von besonderer Bedeutung. Wenn Sie sich bemühen, vollständig auszuatmen, kommt die nächste Einatmung von ganz allein. Ihre Lungen füllen sich von den Lungenspitzen bis zum Lungengrund, Ihr Zwerchfell senkt sich vollständig, und die Atmung wird am Unterbauch sichtbar und mit den Händen spürbar.

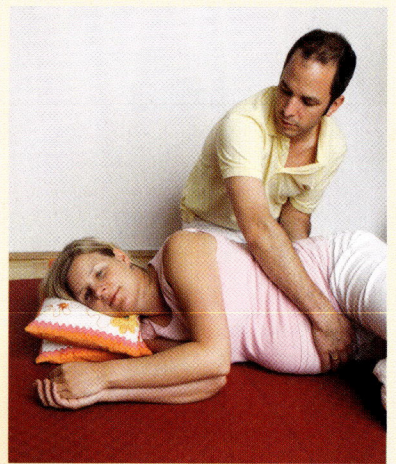

Den Atem mit den Händen locken

Sobald sich die Wehe ankündigt und Ihre Bauchmuskeln hart werden, atmen Sie ein bis zwei Mal ein und aus. Die Wehe begrüßen Sie mit einer langen kompletten Ausatmung. Während der Wehe vollziehen Sie die vollständige Bauchatmung mit Betonung der Ausatmung. Nach der Wehe gönnen Sie sich einen tiefen Erfrischungsatemzug und eine Entspannungsphase, die Wehenpause. Das Atmen vor und nach der Wehe ist für das Baby. Das Atmen während der Wehe dient dem „Durchleben" der Wehe. Die Ausatmung während der Wehe hilft beim „Veratmen" des Schmerzes und der Lösung und Entspannung der Muskulatur (→ Atemmuster ab S. 120).

von Wassereinlagerungen, zur Senkung eines möglichen Bluthochdrucks und zur allgemeinen Mobilisierung.

- Mit Übungen zur Körperselbstwahrnehmung lernen Sie Ihren eigenen Körper und dessen Bedürfnisse besser kennen.
- Partnerübungen, die das gegenseitige Vertrauen und den sicheren Umgang mit der Schwangerschaft fördern.
- Atemarbeit als wohl wichtigstes Thema (s. Kasten auf dieser Seite).
- Vorbereitung auf die aktive Geburt mit aufrechten Wehen- und Gebärpositionen.
- Entspannungsübungen und geburtserleichternde Massagen.
- Umfangreiche Informationen zu Schwangerschaft, Geburt, Stillen und Wochenbett.

Am Ende des Kurses werden Sie hoffentlich sagen können: „Ich kann gebären. Ich traue mir eine Geburt zu." Oder sogar: „Ich freue mich auf die Geburt als ein ganz besonderes Ereignis in meinem Leben!" Sie werden Erkenntnisse und Verständnis erlangen über eigene Bedürfnisse, Abwehrmechanismen bei Stress, Enttäuschung, Angst und Schmerz, eigenen Begrenzungen, Möglichkeiten und Grenzen innerhalb der Paarbeziehung. Und Sie können neue Kontakte knüpfen, denn Ihr Freundes- und Bekanntenkreis wird sich verändern. Kinder sind gern unter Kindern, junge Eltern tauschen sich gern mit anderen jungen Eltern aus, Eltern mit Kindern verhalten sich in ihrer Freizeit häufig ganz anders als Singles und Paare ohne oder mit erwachsenen Kindern.

Auch Ängste und Befürchtungen werden im Kurs besprochen. Dass Sie sich – vor allem bei einer ersten Geburt – vor dieser unbekannten Situation fürchten, ist völlig normal und wird sicher von den anderen Frauen ganz ähnlich empfunden.

Vorbereitung für den werdenden Vater

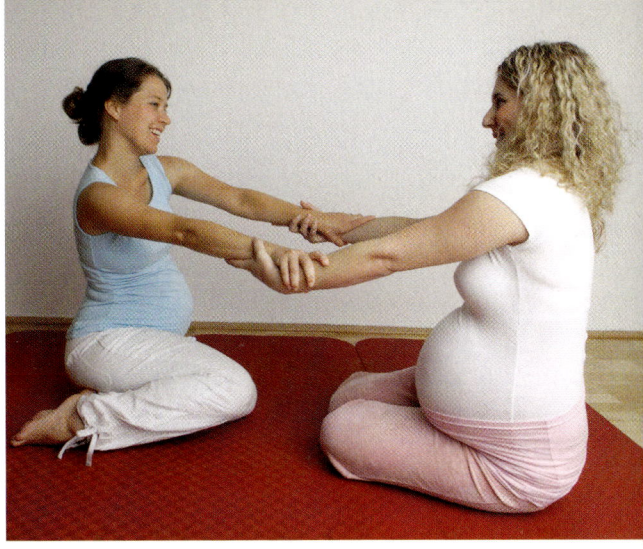

Anne und Susanne üben gemeinsam

Mit seiner Stimme und mit Körperkontakt vermittelt der werdende Vater Nähe und Sicherheit. Diese körperliche und emotionale Nähe zwischen Ihnen als Paar teilt

Der Partner gibt Halt: gemeinsames Atmen

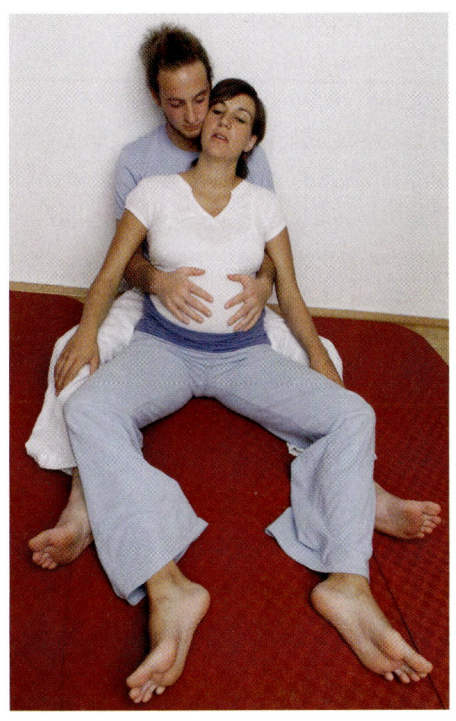

sich auch Ihrem Baby im Bauch mit. In Gesprächen können Männer unter sich und die Paare gemeinsam mit viel Einfühlung und Offenheit entscheiden, ob der Mann seine Frau zur Geburt begleiten möchte oder nicht. Auch ein „Nein" sollte ohne Schuldgefühle ausgesprochen werden können. Dies gilt ebenso für Frauen, die gern ohne ihren Mann gebären möchten.

Auf jeden Fall sollten Sie nicht mit zur Geburt gehen, ohne zu wissen, was auf Sie zukommt und welche Aufgaben Sie übernehmen können; beteiligen Sie sich deshalb auch an den Atem- und Entspannungsübungen.

Mit Ihrer Anwesenheit bringen Sie ein Stück Privatheit und Vertrautheit mit zum Geburtsort. Besonders wichtig ist unter der Geburt der Augenkontakt zur Partnerin, um schwierige Wehen zu verarbeiten. Wenn Sie den Atemrhythmus Ihrer Frau kennen gelernt haben, können Sie während der Wehen mitatmen.

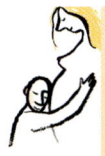

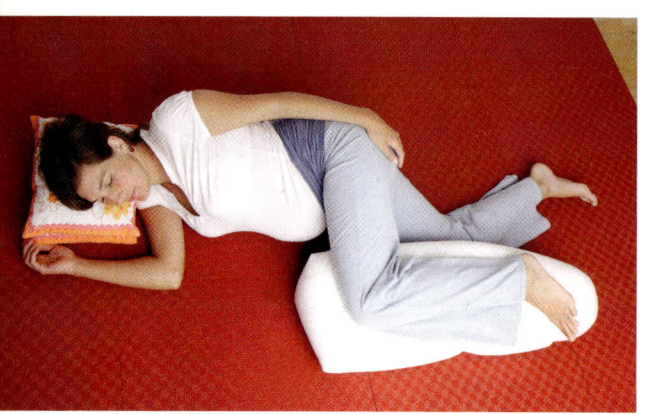

Gehen Sie als Einstieg zu den Körperübungen in die entspannte Seitenlage

Aber auch Ihre Muskelkraft ist unter der Geburt gefragt; damit können Sie Ihre Frau in den aufrechten Wehen- und Gebärpositionen unterstützen.

Untersuchungen zeigen, dass die Anwesenheit des Partners eine ganze Reihe positiver Auswirkungen für die Frau hat: Es sind weniger Schmerzmittel nötig, Angst, Einsamkeit, Verwirrung und das Gefühl der Verlassenheit während der Wehen werden geringer. Die Geburtsdauer verkürzt sich, insgesamt treten weniger Komplikationen während der Geburt auf.

Natürlich bauen Sie auch eine viel intensivere Beziehung zu Ihrem Kind auf. Väter, die schon früh zu ihrem Kind Kontakt aufgenommen, an einem Geburtsvorbereitungskurs teilgenommen und die Geburt ihres Kindes miterlebt haben, äußern sich ausführlicher über ihre Babys, sie beschreiben sie genauer und sind oft von Anfang an viel zugewandter als Männer, die diese Erfahrungen nicht machen konnten oder wollten.

Nicht vorbereitete Männer sind häufig vom Verhalten ihrer Frauen unter der Geburt entsetzt und verlangen vom Fachpersonal, dass endlich etwas unternommen wird, um der Frau den Schmerz zu nehmen oder die Geburt zu beenden.

Vorbereitete Väter können mit ungewöhnlichem Verhalten ihrer Frauen unter der Geburt umgehen. Meistens helfen sie sogar, ihnen die Geburtsarbeit so angenehm wie möglich zu machen: mit Erfrischungen, Stützen, Massagen und aufmunterndem Lob.

Geburtsvorbereitung zu Hause

Die folgenden Übungen können Sie zu Hause als Ihre persönliche Geburtsvorbereitung ausführen.

Für Ihre *Entspannung* gibt es vier Übungen auf der beiliegenden CD, die Sie in ruhigen Momenten hören können.

Insbesondere *Übungen für das Becken* beugen Verspannungen im Lendenwirbel- und Kreuzbeinbereich vor, dienen der Ischialgieprophylaxe, lockern die Iliosacralgelenke und eröffnen Bewegungsmöglichkeiten und günstige Beckenpositionen für die Geburt.

Übungen zur Hüftstabilisation trainieren die Hüftmuskulatur und den Halteapparat der Gebärmutter. Sie beugen Schwangerschaftsbeschwerden vor und stabilisieren die Lage und Funktion der Unterleibsorgane. Sie beugen auch eventuellen Spätfolgen der Schwangerschaft vor, zum

Beispiel Symphysenlockerung, schmerzhaften Blockaden der Iliosacralgelenke oder einer Höhenverschiebung der Hüftschaufeln.

Dehnungsübungen fördern das Atemvolumen und bereiten darauf vor, dass Sie sich während der Geburt öffnen, dass sie loslassen und geschehen lassen.

Beckenbodenübungen fördern die Körperwahrnehmung in diesem Bereich. Sie dienen sowohl dem Halten und Tragen der Schwangerschaft als auch der notwendigen Dehnfähigkeit während des Gebärens. Und sie verbessern Ihre Beweglichkeit für die Gebärpositionen.

Ihr Beckenboden hat über Reflexzonen einen direkten Zusammenhang zu Ihrem Kiefer- und Mundbereich. Alles im Körper hängt auf phantastische Weise zusammen. Wie der Name schon zeigt: Lippen und Schamlippen, Mund und Muttermund. Ein weicher, leicht geöffneter, „höhliger" Mundraum macht auch Ihren Beckenboden und Scheidenausgang weich. Über die Öffnung des Mundraumes können Sie auch die Öffnung des Geburtsweges erreichen!

Die Muskulatur des Beckenbodens ist wie eine elastische Hängematte unten zwischen den Beckenknochen aufgespannt. Sie ist kunstvoll in drei Schichten so konstruiert, dass sie wie der Verschluss eines Kameraobjektivs geschlossen ist und die Möglichkeit bietet, sich zur Geburt so weit

Vertrauensvolles Üben zu zweit – sich öffnen für die Geburt

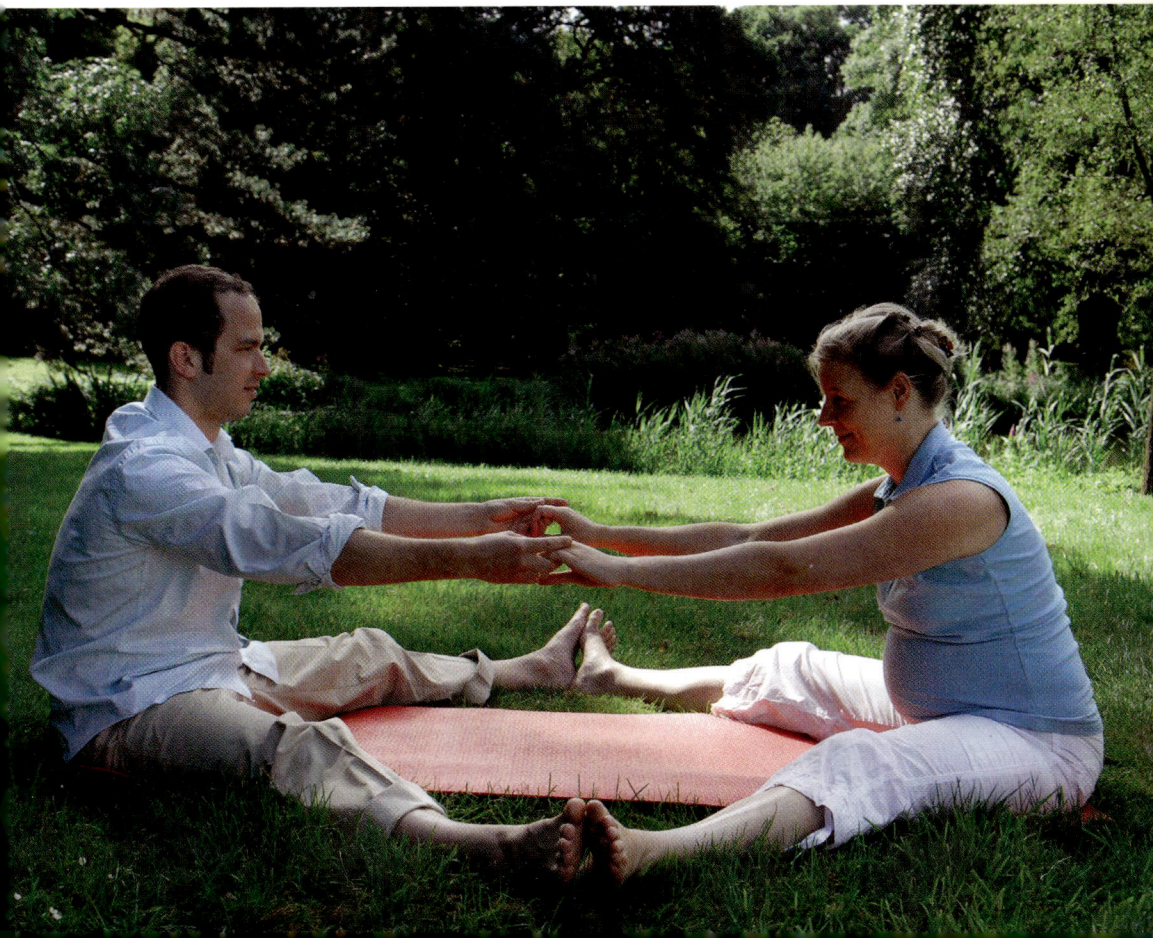

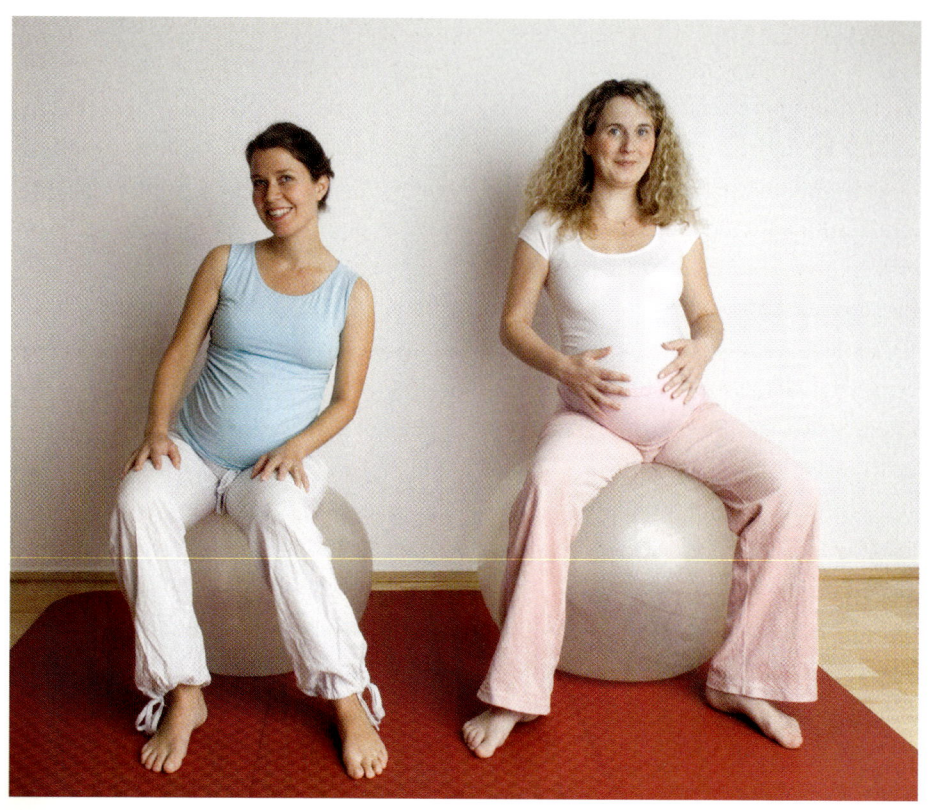

Kennenlernen der Beckenbodenmuskulatur auf dem Pezziball

zu öffnen, dass das Kind hindurchschlüpfen kann (s. Illustration auf S. 122). Besonders hilfreich sind die Gymnastikübungen dann, wenn sie mit Ihrer natürlichen Atmung verbunden werden. Dies fördert die Ausnutzung Ihrer Lungenkapazität, den Abtransport von Abbauprodukten im Körper und die Fähigkeit, mit anstrengenden Situationen in Ihrem Leben umzugehen. Wenn Ihnen darüber hinaus die Übungen auch noch Spaß machen, fördern sie Ihre geistige Wachheit und Ihr positives Denken.

Schwangerschaftsgymnastik fördert auch die *Beweglichkeit Ihrer Wirbelsäule und des Beckens*: Beugung, Streckung, Rotation, Dehnung der Hüftgelenke und der Oberschenkelinnenseiten (Adduktoren). Richtiges *Atmen* versorgt Ihr Kind unter der Geburt optimal und verbessert die Schmerzverarbeitung während der Wehen (→ Atemübungen S. 120 ff.).

„*Es wird geschehen.*
Es wird alles da sein.
Es geschieht von allein.
Du brauchst nichts dazu zu tun.
Und es geschieht umso einfacher,
je weniger Du dich dazwischenstellst.
Lass es zu, und es wird
seinen eigenen Lauf nehmen
und Dich mitnehmen."

Frédérick Leboyer

Wie soll es heißen?

Haben Sie auch schon darüber gesprochen, vielleicht schon eine erste Liste Ihrer Favoriten aufgestellt? Es macht ja auch großen Spaß, sich einen Namen für das Wesen auszudenken, das da im Leib der Mutter heranwächst.

Früher hatte Namensgebung viel mit Tradition zu tun – da konnte es einen „Wilhelm Müller IV." geben, weil der älteste Sohn in der Familie immer diesen Namen tragen sollte.

Heute versuchen viele Eltern, einen möglichst originellen Vornamen für ihr Kind zu finden. Nicht nur Prominente belasten den Nachwuchs mit Kreationen wie Jaden Gil (Tennisspielerin Steffi Graf) oder Jimi Blue (Schauspieler Uwe Ochsenknecht), auch Normalsterbliche verlangen immer häufiger einen möglichst exotischen Namen.

Denken Sie bei der Auswahl daran, dass Ihr Kind mit diesem Namen leben muss. Und soziologische und psychologische Untersuchungen zeigen, dass mit Namen eine bestimmte Region und ein hoher oder niedriger Bildungsgrad assoziiert werden, manche Namen gelten als besonders trendy, andere als altmodisch, dritte als zeitlos.

Bevor Sie sich auf ein oder zwei Lieblingsnamen einigen, können Sie bei der Suche darauf achten, dass:

- der Vorname zu Ihrem Nachnamen passt: Angélique Müller klingt befremdlich, Josch Schmidt lässt sich schwer aussprechen;

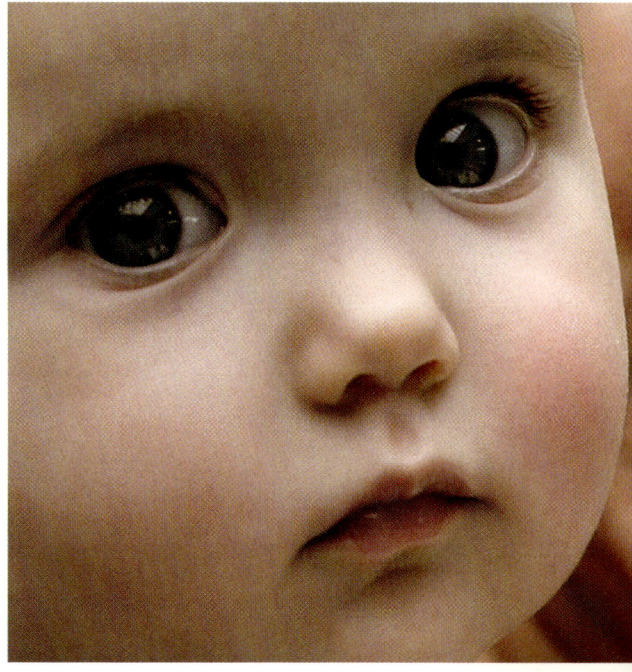

Welcher Name passt am besten zu unserem Baby?

- Ihr Kind zwei Vornamen (ohne Bindestrich) bekommt, damit es sich später für einen entscheiden kann;
- der Name sich leicht aussprechen lässt (Michèle dürfte ziemlich genervt sein, wenn sie ständig „Michele" genannt wird);
- die Wahl nicht gerade auf einen Modenamen fällt, weil Ihr Kind vielleicht nicht so glücklich ist, wenn in der Kita-Gruppe fünf weitere Jungen Lukas oder drei andere Mädchen auch Leonie heißen.

Die beliebtesten Vornamen der letzten Jahre und Hinweise zur Namensberatung finden Sie auf S. 106.

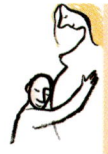

Vorbereitung auf das Stillen

Bereits in der Schwangerschaft können Sie sich überlegen, ob Sie Ihr Kind stillen möchten oder nicht. Dies ist eine ganz persönliche Entscheidung, denn „ein bisschen Stillen" gibt es nicht. Ihre positive Einstellung zum Stillen wird den späteren Erfolg maßgeblich beeinflussen. Dazu gehört natürlich auch die Meinung Ihres Partners, der das Stillen praktisch und emotional unterstützen kann.

Auch für Sie als Mutter bringt das Stillen viele Vorteile. Es fördert die Gewichtsabnahme und die Rückbildungsvorgänge nach der Geburt. Die Stillhormone wirken beruhigend und entspannend auf Mutter und Kind, und stillende Mütter schlafen sogar mehr als nicht stillende, da sie sich leichter auf den Rhythmus ihres Kindes einlassen und gemeinsame Ruhezeiten einhalten können. Stillen beugt der Osteoporose vor und mindert das Brustkrebsrisiko.

Darüber hinaus spart das Stillen Zeit und Geld, und Sie sind flexibler, da Sie auf Ausflügen und → Reisen mit Ihrem Baby immer „alles" dabei haben.

Auch wenn die Geburt einmal nicht so erfreulich verläuft, wirkt Stillen besonders heilend. Mit viel Körperkontakt und dem Stillen können Sie für sich und das Baby einen harmonischen Start in Ihr gemeinsames Leben nachholen. Weitere Informationen finden Sie ab S. 186.

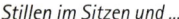

Stillen im Sitzen und ...

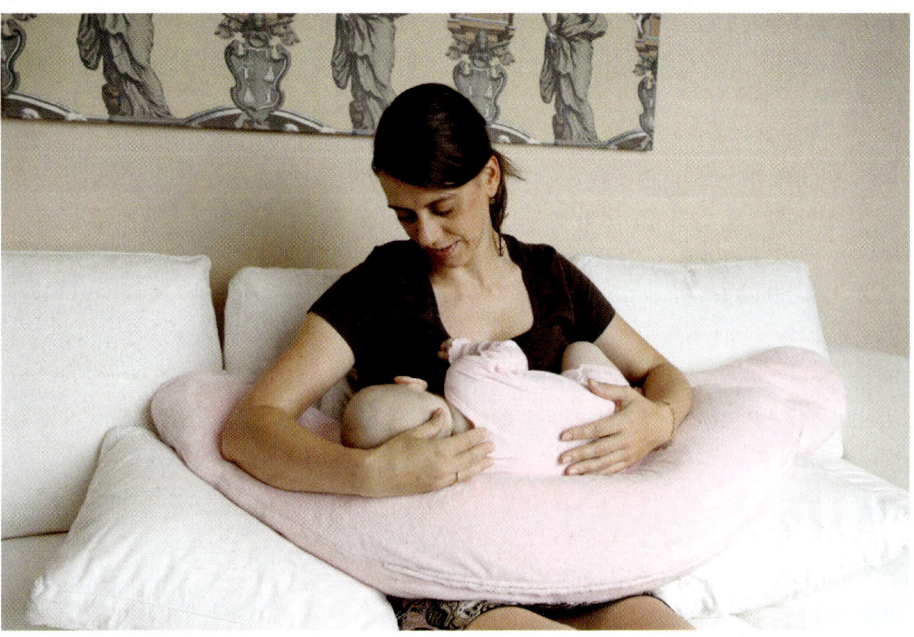

Das Beste fürs Baby

Wissenschaftliche Studien sagen übereinstimmend aus, dass Stillen die einzig richtige und speziell auf die Bedürfnisse des menschlichen Säuglings zugeschnittene Ernährung ist. Auch die Weltgesundheitsorganisation (WHO) mit ihrer Initiative „Babyfreundliches Krankenhaus" (→ S. 149) sowie die Europäische Union und alle internationalen Ärzte- und Hebammenverbände raten uneingeschränkt zum Stillen. Sie stimmen darin überein, dass ausschließliches Stillen am besten für Wachstum, Gesundheit und Entwicklung des Kindes sorgt.

Physisch brauchen Sie sich auf das Stillen in aller Regel nicht vorzubereiten. Das macht Ihr Körper von ganz allein. Während der Schwangerschaft wachsen die Milchdrüsen und bereiten sich auf die spätere Milchproduktion vor.

Ihre Brustwarzen werden geschmeidig gehalten und gefettet durch die umliegenden kleinen Fettdrüsen, so dass Sie auch diese nicht in besonderer Weise pflegen müssen. Früher wurde geraten, die Brustwarzen „abzuhärten", etwa mit Rubbeln und Reiben, Glycerin und Zitronensaft. Dies ist völlig überflüssig und führt oft zum Gegenteil, nämlich dass die Brustwarzen gereizt sind und eher wund werden. Starke Stimulationen an der Brustwarze können außerdem zu vorzeitigen Wehen führen!

Nur bei so genannten Hohl- oder Flachwarzen lohnt sich eine Vorbereitung mit Brustwarzenformern. Diese erhalten Sie in der Apotheke oder bei Ihrer Hebamme. Es handelt sich dabei um Silikonschalen, die Sie in einen festsitzenden BH legen und möglichst ab dem 4. bis 7. Schwangerschaftsmonat zunächst zehn Minuten und später über einige Stunden tragen, um die Brustwarze aufzustellen.

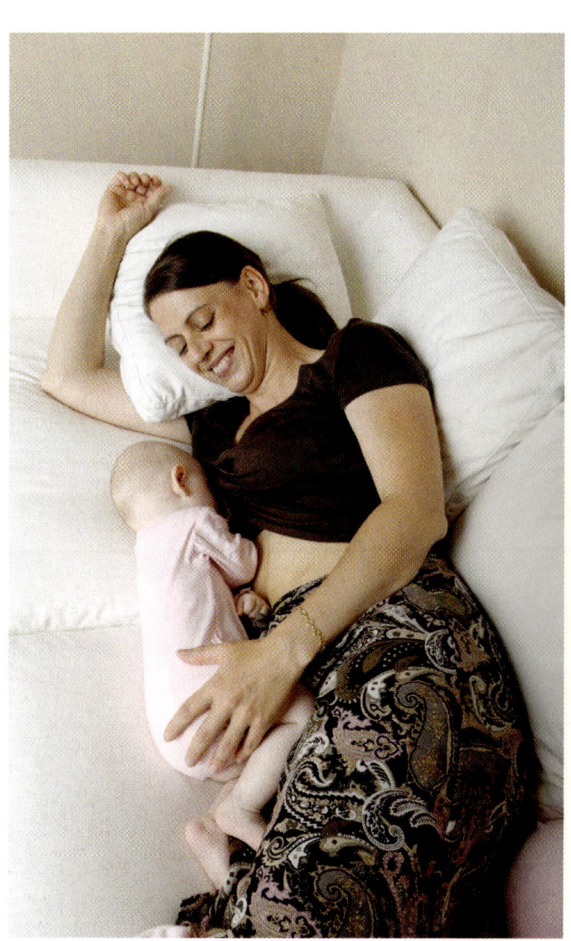

... Stillen im Liegen

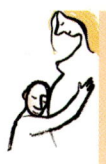

Kompakt

Hilfen bei Schwangerschaftsbeschwerden

B Bakterielle Vaginose/ Vaginalentzündung

Eine bakterielle Vaginalentzündung verläuft oft ohne Symptome. Wenn trotzdem Krankheitszeichen auftreten, so handelt es sich um Ausfluss und Juckreiz im Bereich der Vulva. Diese Infektionen klingen aber im Allgemeinen spontan wieder ab. Hilfreich können Vaginaltabletten sein (erhältlich in der Apotheke), die eine gesunde Scheidenflora fördern und häufig auf homöopathischer Grundlage hergestellt sind.

H Hämorrhoiden

Hämorrhoiden stellen ein weiteres häufiges, schmerzhaftes Problem in der Schwangerschaft dar. Wenn Sie unter Hämorrhoiden leiden, achten Sie stets auf einen weichen Stuhlgang. Ihre Hebamme wird Ihnen eine spezielle Salbe empfehlen, die entweder auf naturheilkundlicher, aromatherapeutischer oder homöopathischer Grundlage hergestellt wurde.

Hämorrhoiden sind Schwellkörper aus Venen und Arterien, die sich in der Darmschleimhaut befinden, am Übergang vom Enddarm zum Analkanal. Sie sitzen also hinter dem Schließmuskel und verstärken durch ihr An- und Abschwellen die Schließmuskelfunktion. Oft werden Schwellungen, die sich am Analrand befinden, ebenfalls als Hämorrhoiden bezeichnet. Es sind jedoch so genannte Anal-Venen-Thrombosen, also Verdickungen der Venen, die sich um den Anus herum befinden (Perianalvenen). Echte Hämorrhoiden stülpen sich aus dem Enddarm in den Analbereich hinein und werden von außen sichtbar.

Während der Schwangerschaft und im Wochenbett wird eine konservative Therapie empfohlen, das heißt ausreichende Trinkmenge und Ballaststoffzufuhr sollen für einen weichen, geformten Stuhlgang sorgen, so dass das Pressen bei der Darmentleerung überflüssig wird.

Des Weiteren können lokale Kühlungen sowie die kurzzeitige Anwendung entzündungshemmender Salben Linderung bringen. Von Sitzbädern wird auf Grund der möglichen vaginalen Infektion abgeraten. Mit diesen natürlichen Therapien kommt es in den meisten Fällen zu einer spontanen Rückbildung der Hämorrhoiden. Venenthrombosen am Analrand können ebenfalls gekühlt werden und mit einer heparinhaltigen Creme behandelt werden.

Während der Schwangerschaft sollten Hämorrhoiden nicht verödet werden.

Nach der Geburt klagen fast 40 % aller Frauen über Beschwerden, ausgelöst durch Hämorrhoiden. Einen entscheidenden Einfluss auf die Ausbildung von Perianalvenenthrombosen hat das Pressen in der Austreibungsperiode. Bei langen Geburten und großen Kindern ist das Risiko erhöht. Auch hier reicht in der Regel eine konservative Therapie, wobei es jedoch zwei bis drei Monate dauern kann, bis sich die Hämorrhoiden gemeinsam mit den anderen Organen nach der Schwangerschaft zurückgebildet haben.

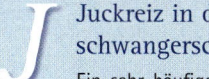 ## Juckreiz in der Spätschwangerschaft

Ein sehr häufiges Symptom, das keine spezifische Behandlungsweise erfordert. Versuchen Sie, das Kratzen unbedingt zu vermeiden. Pflegen Sie die juckenden Hautregionen mit einer Fettcreme, die mit Harnstoff oder mit Homöopathika angereichert ist. Hilfreich sind auch Bäder mit Salz vom Toten Meer. Es wirkt immunstärkend und heilungsfördernd. Auch eine kleine Menge Teebaumöl, die Sie Ihrem Pflegeprodukt beimengen, kann den Juckreiz mildern.

 ## Krampfadern (Varizen) und Beinödeme (Wassereinlagerungen)

Bein- und Vulvakrampfadern treten in der Schwangerschaft sehr häufig auf, Wassereinlagerungen in den Beinen sogar bei fast 80 % aller Schwangeren. Hilfreich ist das Tragen von Stützstrümpfen sowie regelmäßiges Schwimmen, Radfahren, Beine hochlegen, Fußreflexzonenmassage, Stoffwechselübungen (mit den Zehen wackeln und Füße kreisen) oder die Teilnahme an Wassergymnastik. Auch kühle Wadenwickel oder ein Bad mit Salz vom Toten Meer bewirkt, dass die Flüssigkeit aus den Beinen wieder in den Körper gelangt und über die Harnblase ausgeschieden wird. Essen Sie reichlich Salz, und trinken Sie mindestens drei Liter Wasser am Tag. Pflegen Sie die Beine täglich, mit dem Krampfadernöl von Inge Stadelmann, Lotio pruni comp von Weleda oder Rosmarin Beinlotion von Wala.

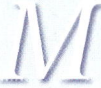 ## Müdigkeit

Viele Frauen berichten, dass sie sich insbesondere in der Frühschwangerschaft und dann wieder während der letzten Wochen vor der Geburt müde fühlen. Dies wird allgemein als Körpersignal interpretiert, auf das Sie mit Ruhe und Schlaf reagieren dürfen. Wann immer Sie können, versuchen Sie sich hinzulegen und Hilfe im Haushalt oder bei der Arbeit zu organisieren. Da auch ein echter Eisenmangel Müdigkeit verursachen kann, sollten Sie bei der Schwangerenvorsorge den Speichereisenwert kontrollieren lassen.

 ## Rückenschmerzen

Ein Drittel aller Schwangeren erlebt Rückenschmerzen als ernstzunehmendes Problem. Die Ursache liegt in der veränderten Körperhaltung mit einer verstärkten Hohlkreuzhaltung (Lumbale Lordose), die durch hormonelle Veränderungen in der Schwangerschaft bedingt ist; sie führen zu einer Auflockerung der Bänder und stärkeren Wassereinlagerungen im Gewebe. Manchmal nehmen die Rückenschmerzen auch nachts zu, besonders in den letzten drei Monaten der Schwangerschaft. Dann können sie auch Schlafprobleme verursachen.

Im Geburtsvorbereitungskurs und vor allem in der Wassergymnastik für Schwangere und im Yoga können Sie Körperübungen kennen lernen, die den Rücken entlasten und speziell gegen Beschwerden im Lendenwirbel- und Kreuzbeinbereich helfen. Gegen Rückenschmerzen kann auch akupunktiert werden. Hilfreich ist natürlich ein rückenschonendes Verhalten im Alltag gemäß den Basisübungen der Rückenschule. Empfehlenswert sind außerdem Craniosacral- und Fußreflexzonentherapie sowie Massagen mit ätherischen Ölen.

 ## Schwangerschaftsdiabetis (Gestationsdiabetis)

Erhöhte Blutzuckerwerte während der Schwangerschaft erhöhen die Wahrscheinlichkeit, ein Kind mit einem über dem Durchschnitt liegenden Geburtsgewicht zu bekommen. Als unerwünschte Folgen eines überdurchschnittlichen Wachstums des Kindes (schwerer als 4000 g) können auftreten: Kaiserschnitt, erschwerte Geburt der Schulter (Schulterdystokie) sowie mütterliche und kindliche Geburtsverletzungen.

Wissenschaftlich empfohlen werden beim Schwangerschaftsdiabetis regelmäßige Blutzuckerkontrollen (Nüchternblutzucker oder Blutzuckerbestimmungen zwei Stunden nach der Mahlzeit) und eine ausgewogene Ernährung. Die Anwendung von Insulingaben ist sehr umstritten.

Schwangerschaftsstreifen (Striae Gravidarum)

Nutzt der Einsatz von Cremes oder Ölen wirklich vorbeugend gegen Schwangerschaftsstreifen? Dazu gibt es keine eindeutigen wissenschaftlichen Aussagen. Natürlich ist es sinnvoll, den Bauch zu pflegen. Wenn die Haut gut gefettet und feucht ist, kann sie sich vermutlich auch besser dehnen.

Sodbrennen

Zwei Drittel aller Schwangeren geben Sodbrennen als ein Symptom in der Schwangerschaft an. Es tritt häufig in gebückter und liegender Körperhaltung auf. Wenn Sie unter Sodbrennen leiden, vermeiden Sie fette und stark gewürzte Speisen sowie vornüber gebeugte und flach liegende Körperhaltungen nach dem Essen. Tritt damit keine ausreichende Linderung ein, helfen in der Regel Antazida. Diese Medikamente sind zwar plazentagängig, haben aber nachweislich keine negativen Folgen für das Kind.

Sie können auch den Magen mit Säure „überlisten": Trinken Sie vor den Mahlzeiten ein Glas Wasser mit Obstessig, essen Sie frische Ananas, oder versuchen Sie, die Magensäure zu binden. Im akuten Zustand kann es helfen, Haselnüsse oder trockene Haferflocken zu kauen bzw. etwas Milch zu trinken.

Soorinfektion, Pilzinfektion (Vaginitis – Candidiasis)

Vaginale Pilzinfektionen treten häufig in der Schwangerschaft auf und verursachen ein unangenehmes, starkes Jucken sowie vermehrten Ausfluss, verursacht durch die veränderte hormonelle Keimflora in der Scheide. Die Schleimhaut der kleinen Schamlippen und das untere Drittel der Vagina sind dabei häufig gerötet, mit kleinen weißen Flecken belegt, es gibt weißen, krümeligen Ausfluss (Floor). Die endgültige Diagnose einer Pilzinfektion wird mit Hilfe eines vaginalen Abstrichs gestellt.

Das Kind kann sich während der Geburt mit Candida infizieren, was sowohl zu Lungenentzündung (Pneumonie) als auch zu Hautinfektionen führen kann. Deshalb sollten Sie eine Pilzinfektion mit lokalen Antipilzmitteln (Antimykotika) behandeln; dabei hat sich gezeigt, dass Präparate mit Imidazol in ihrer Wirkung effektiver sind als Präparate mit Nystatin. Viele Ärztinnen behandeln mit Medikamenten zum Einnehmen, zum Beispiel Fluconazol; sie erreichen die Pilzerreger nicht nur im Bereich der Vagina, sondern auch in der Darmflora.

 ## Trichomoniasis

Das Protozon Trichomonas Vaginalis wird häufig in Vaginalabstrichen Schwangerer nachgewiesen und verursacht schwere vaginale Entzündungen. Zur Behandlung dieses Erregers gibt es keine alternativen Methoden. Der Wirkstoff Metronidazol ist in der Behandlung der Trichomoniasis sehr effektiv. Eine einmalige Gabe von 2 Gramm führt zu einer Heilungsrate von über 90 % für die Dauer von bis zu einem Monat. Wichtig ist, dass Ihr Sexualpartner sich gleichzeitig mit behandeln lässt.

Da Metronidazol plazentagängig ist, behandeln viele Ärztinnen auch mit Imidazol, insbesondere in der Frühschwangerschaft.

 ## Übelkeit und Erbrechen

Übelkeit und Erbrechen gehören zu den häufigsten charakteristischen und wohl auch unangenehmsten Beschwerden in der Frühschwangerschaft. Fast ein Viertel aller Frauen leidet unter Übelkeit, und bei einer von zehn halten die Symptome sogar über das erste Schwangerschaftsdrittel hinaus an. Trotz der Bezeichnung „morgendliche Übelkeit" leiden viele Schwangere den ganzen Tag über. Bei Frauen mit einer Mehrlingsschwangerschaft sind die Beschwerden häufig noch stärker ausgeprägt und dauern länger an.

Die schwerste Verlaufsform, Hyperemesis Gravidarum, bei der es auch zu Austrocknung und zur Entgleisung des Elektrolythaushaltes kommen kann, ist heute glücklicherweise nur noch selten anzutreffen. Die Ursachen von Übelkeit und Erbrechen in der Schwangerschaft sind noch immer weitgehend unbekannt.

Linderung können Sie finden durch Akupunktur, Akupressur, Homöopathie und durch die Einnahme von Vitamin B6. Einigen Frauen helfen Armbänder gegen Reiseübelkeit (Apotheke).

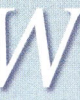

Verstopfung (Obstipation)

Die Obstipation entwickelt sich für viele Schwangere insbesondere im letzten Schwangerschaftsdrittel zu einem unangenehmen Problem. Ernährungsgewohnheiten ändern, zwei bis drei Liter am Tag trinken und mehr körperliche Betätigung helfen. Achten Sie bei der Ernährung auf viel frisches Obst und gekochtes Gemüse sowie Nahrungsergänzung mit Ballaststoffen, zum Beispiel Weizenkleie, Müsli in Joghurt, geschroteter Leinsamen, Körner, Nüsse, Trockenfrüchte.

Wenn Sie tatsächlich Abführmittel benötigen, probieren Sie wasserbindende Quellmittel (Polysaccharide und/oder Zellulosederivate) und reinigende Stuhlweichmacher (Dioctylsulsosuccinate) aus. Sie können in der Schwangerschaft ohne Bedenken eingesetzt werden, da sie inaktiv sind und nicht von der Darmschleimhaut aufgenommen werden. Nehmen Sie keine herkömmlichen Abführmittel (Laxanzien), da diese den Darm reizen, zu einem Verlust der normalen physiologischen Darmfunktion führen und somit zu einer Abhängigkeit von den Präparaten. Sie sollten während der Schwangerschaft auch keine salinen Abführmittel oder Gleitöle nehmen, weil sie den Stoffwechsel (Elektrolythaushalt) beeinflussen können.

Wadenkrämpfe

Über die Hälfte aller Schwangeren geben Wadenkrämpfe als häufige Beschwerde, insbesondere in den letzten Schwangerschaftsmonaten an. Diese Krämpfe treten in der Regel nachts auf und können sehr unangenehm sein. Eine wirksame Behandlung ist die Einnahme von 5 mmol Magnesium morgens und 10 mmol abends über einen Zeitraum von drei Wochen. Dagegen wirkt – entgegen der landläufigen Annahme – die Einnahme von Kalziumsalzen kaum.

Das kennen Sie vom Sport: Im Akutfall hilft am besten eine Massage und die Dehnung der betroffenen Muskulatur.

Zahnfleischbluten und Karies

Zahnfleischbluten wird verursacht durch die Aufweichung des Zahnfleischs, bedingt durch die Ausschüttung der Schwangerschaftshormone. Sie können auch wenig dagegen machen, dass Ihr Zahnfleisch zurückweicht und die Zahnhälse freigelegt werden.

Zur Behandlung des Zahnfleisches gibt es naturheilkundlich basierte, durchblutungsfördernde Cremes.

Wirksam als Schutz gegen Karies und Parodontose ist natürlich eine gute Zahnpflege. Wir empfehlen Ihnen, auch ein bis zwei Mal während der Schwangerschaft zum Zahnarzt zu gehen.

Grundausstattung fürs Baby

Kleidung (alles ab Größe 60)

4 – 6 Strampler

5 Baumwollbodies (beim *Wickeln mit Wegwerfwindeln*) oder 5 Hemdchen und 5 Frotteehöschen

3 Hemdchen aus Wolle oder Wolle/Seide und 3 Wollhöschen aus Naturwolle zum *Wickeln mit Stoffwindeln* (Wolle kann 1/3 ihres Trockengewichtes an Feuchtigkeit absorbieren, bindet unangenehme Düfte und hat eine einzigartige Elastizität. Nur im Notfall waschen und dann mit entsprechendem Waschmittel rückfetten. Beim Windelwechseln wird das Höschen gewendet, zum Trocknen ausgebreitet und durch ein anderes ersetzt. Nur mit Stuhl beschmutzte Stellen mit etwas warmem Wasser sofort auswaschen.)

5 Baumwolljäckchen, alternativ 3 Wolle- oder Wolle/Seide-Jäckchen

1 Wolljacke

1 Pullover oder Jacke

2 Paar Wollsöckchen zum Tragen im Strampler

1 Paar Handschuhe (bei Winterkindern)

1 Paar Pulswärmer

1 dünnes Baumwolle- oder Seidenmützchen für zu Hause

1 Wollmützchen für draußen

Schlafen

2 Bettlaken

1 Babyschlafsack ohne Kapuze

1 Kinderbett mit Antiallergiker-Matratze

evtl. 1 Liegelind als Matratzenschutz

1 Babydecke aus Wolle oder Fleece

Wickelausstattung

10 Stoffwindeln als Spucktuch oder als Einlage für Bett oder Kinderwagen

Wenn Sie mit Stoffwindeln wickeln: 25 Windeln und 25 Einlagen (Stoffwindeln oder kleine Molton-Tücher)

Wenn Sie mit Wegwerfwindeln wickeln: 1 Packung Höschenwindeln der kleinsten Größe

1 Wickelkommode mit Wickelaufsatz (mit hoher Umrandung – wichtig, sobald das Kind sich von allein drehen kann)

1 Wärmelampe über dem Wickelplatz

Für unterwegs

1 Packung Papiertaschentücher, kleine Plastikflasche mit Mandelöl

1 – 2 Wegwerfwindeln, zu Anfang der Stillphase, wenn die Kinder noch sehr oft Stuhlgang haben,

1 Body und 1 Strampler,

1 gut gefederter → Kinderwagen,

1 → Auto-Sicherheitssitz,

1 → Tragetuch 4,60 – 5,20 m je nach Körpergröße des Elternpaares oder 1 → Tragesack.

Pflege

1 Badewanne (statt spezieller Babybade-
wanne eignet sich auch 1 Plastikwanne
mit 2 Griffen)

1 Waschschüssel, zweigeteilt

1 Badethermometer

10 – 15 Waschlappen

2 Badetücher, evtl. mit Kapuze

Babyöl (nicht pafümierte milde Pflanzenöle ohne ätherische Beisätze, z. B. süßes
Mandelöl, Jojobaöl, Sonnenblumenöl)

1 Babycreme für den Windelbereich (nur
anwenden, wenn der Po gerötet ist oder
wund zu werden scheint)

Zusatzfreie Babypflegetücher (keine
Feucht- oder Öltücher)

1 Fettcreme, falls das Baby in den ersten
Lebenswochen eine sehr trockene Haut
hat

Für ältere Säuglinge

Krabbeldecke

Hochstuhl der an den Esstisch heran-
geschoben werden kann

Sportkarre, deren Liegefläche ganz waa-
gerecht gestellt werden kann

Eventuell Laufgitter (Laufstall mit waa-
gerechten Holzstäben und eigenem Boden
empfiehlt sich besonders bei glatten
Holz- und Parkettböden), dient als Spiel-
und „Trainingsplatz" für Kinder, die noch
nicht laufen können, außerdem als Si-
cherheitsmaßnahme, wenn die Betreu-
ungsperson für kurze Zeit den Raum
verlassen muss

Unnötige Anschaffungen

Wippe, Hopser, Gehfrei

Überflüssige Pflegeprodukte

Babyshampoo, Babyfeuchtigkeitscreme,
Babypuder, Badezusätze, Feucht- und
Öltücher

Tipps

Alles, mit Ausnahme von Pflegemittel und
Wollhöschen, kann *gebraucht* gekauft
oder geliehen werden.

Stoffwindeln *waschen* Sie entweder bei
60° C mit etwas Waschpulver oder bei
90° C ohne Waschpulver.

Vorsicht bei der Neuanschaffung von
Kleidung: Viele, auch Stoffe für Babykleidung haben Chemikalienrückstände.

Bei *Kinderzimmermöbeln* und Renovie-
rungsarbeiten verwenden Sie möglichst
nur Naturstoffe. Hinweise zur Qualität
und Unbedenklichkeit finden Sie in Zeitschriften (Ökotest Kleinkind; Stiftung
Warentest) bzw. bei der Verbraucherbe-
ratung (kostenlose Einsicht in die genannten Zeitschriften und weitere Ma-
terialien, meist auch kostenlose Kurzbe-
ratung).

Vornamen

Das deutsche Namensrecht ist relativ großzügig, es erlaubt sogar Namenserfindungen. Im Interesse des Kindes gibt es allerdings, inzwischen höchstrichterlich bestätigte, Einschränkungen dann, wenn dem Standesbeamten der Name untauglich (z. B. unklare Zuordnung, ob es sich um einen Mädchen- oder Jungennamen handelt) vorkommt oder anstößig (z. B. ein „Allah" religiöse Gefühle verletzen würde) oder herabsetzend („Gift" - aus dem Englischen für Geschenk oder „Filou" = Schlitzohr) erscheint.

Es kann auch passieren, dass der Standesbeamte den Namen nicht kennt. All diese Streitfälle werden nicht gleich vor Gericht verhandelt, sondern landen zunächst bei der Gesellschaft für deutsche Sprache (GfdS) in Wiesbaden, bei der Sprachwissenschaftler Namenberatung anbieten (→ Adressen). Gegen eine Gebühr (z. Zt. 15 €) gibt es die schriftliche Bestätigung fürs Standesamt. Per Telefon oder Internet (ebenfalls kostenpflichtig) können bei der GfdS auch ausführlichere Auskünfte über Vor- und Nachnamen eingeholt werden. Wer mag und das entsprechend bezahlt, erhält ein Schmuckdokument über Herkunft und Bedeutung seines Namens. Auch die „Gesellschaft für Namenkunde" erstellt gegen Gebühr Gutachten zu Vornamen.

Mehrere psychologische Untersuchungen sind zu Ergebnissen über die „soziale Wahrnehmung von Vornamen" gekommen. Dabei ist es sicher von Interesse, welche Vornamen als „zeitlos" angesehen wurden:

- Eher zeitlose Jungennamen sind Andreas, Alexander, Christian, Matthias, Michael und Thomas.

- Eher zeitlose Mädchennamen sind Anna, Claudia, Jana, Katrin, Maria und Susanne.

Einige dieser Namen tauchen – manchmal in anderer oder abgekürzter Schreibweise – auch bei den beliebtesten Vornamen der letzten Jahre auf.

Auf der Hitliste stehen seit 2000 immer wieder (die Reihenfolge entspricht der Platzierung 2008):

Mädchen

Leonie / Leoni
Hanna / Hannah
Lena
Anna
Lea / Leah
Emily / Emilie
Lara
Emma
Sarah / Sara
Laura
Lilli / Lilly
Sophie / Sofie

Jungen

Leon
Lukas / Lucas
Luca / Luka
Tim / Timm
Finn / Fynn
Jonas
Felix
Luis
Paul
Max(imilian)
Niklas / Niclas
Ben
Jan

Stark im Kommen sind: Maya (Maja), Mia, Nele (Neele) bei den Mädchen und Elias, Jannik (Yannick), Noah bei den Jungen.

(Quelle: www.beliebte-vornamen.de)

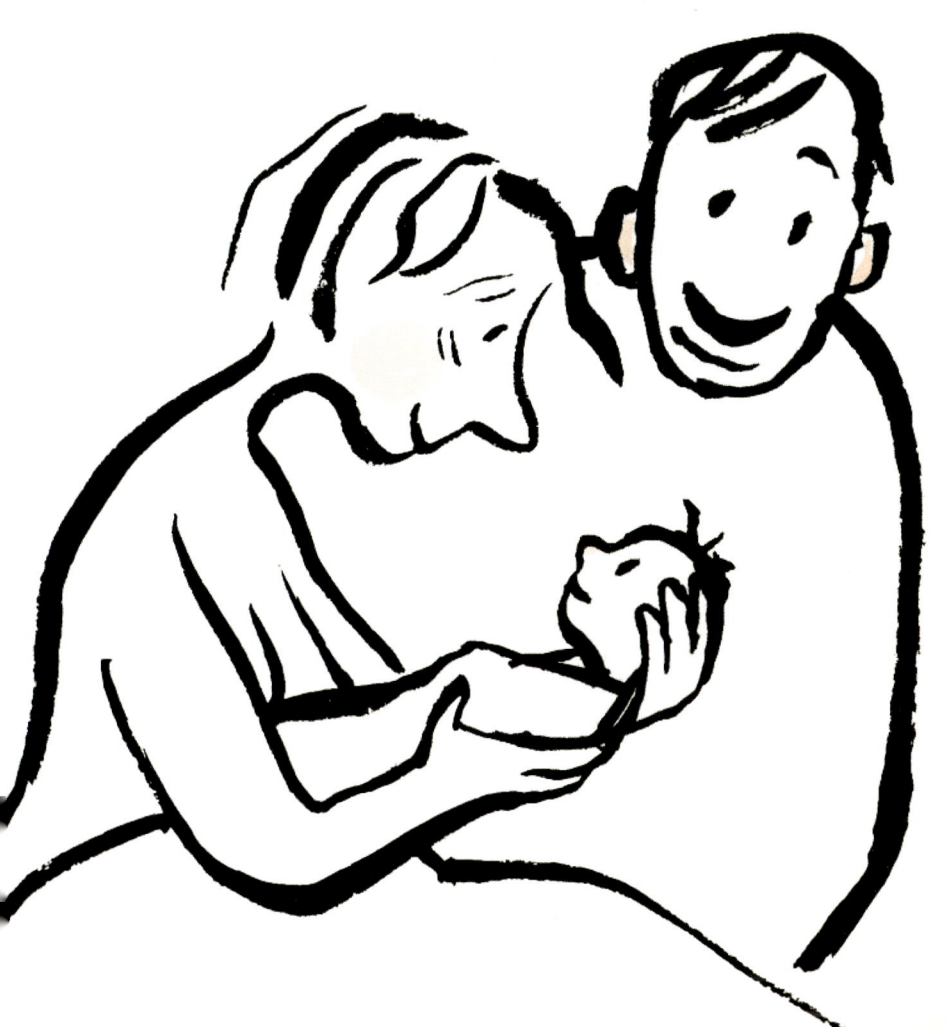

Die Geburt

Lass diese höchste Energie
durch dich hindurch,
sie wird deinen Leib weit, weit öffnen
und neues Leben hervorbringen.

Frédérick Leboyer

Bereit zur Geburt

In den letzten Wochen und Tagen verändern sich Ihre Gefühle.
Die Schwangerschaft kann spätestens jetzt lästig werden. Der Bauch ist
so schwer, sogar das Liegen im Bett ist unbequem, der Wunsch der
Mutter wächst, sich wieder frei bewegen zu können. Überdruss macht
sich breit, auch Ungeduld, vielleicht schlechte Laune und innere Unruhe.
Manche Frauen beginnen, das Nest für ihr Baby herzurichten oder
beenden jetzt, was sie bisher noch nicht geschafft hatten. Das sind gute
Anzeichen dafür, dass Ihr Körper, Ihre Seele und Ihr Baby die ersten
Vorbereitungen für die Geburt treffen. Ihre Hormone verändern sich und
bereiten Sie auf die kommende Aufgabe vor. Der Beginn der Geburt ist
ein fein abgestimmtes Zusammenspiel des mütterlichen und des kindlichen Körpers. Hormone und Botenstoffe werden produziert und
ausgetauscht, und häufig setzen die Wehen dann im Schutz der Nacht
ein, wenn die Welt außen zur Ruhe kommt.

Leo: *Hier wird es mir langsam zu eng. Ich kann mich gar nicht mehr
bewegen. Überall stoße ich an etwas: an die Wand der Gebärmutter, an Mamas Rippen oder ihr Becken, an meine eigenen Ellbogen
und Knie. Ich möchte mich einmal wieder ausstrecken können so wie
früher. Ich kann gar nicht weiter wachsen, dabei habe ich doch das
Bedürfnis danach. Und ein bisschen langweilig wird es auch. Es muss
noch etwas anderes geben im Leben, da bin ich ganz sicher. Da draußen
ist es bestimmt schön, Mama hat mir immer wieder davon erzählt.
Ich möchte jetzt auch gern etwas sehen, meine Augen sind bereit.*

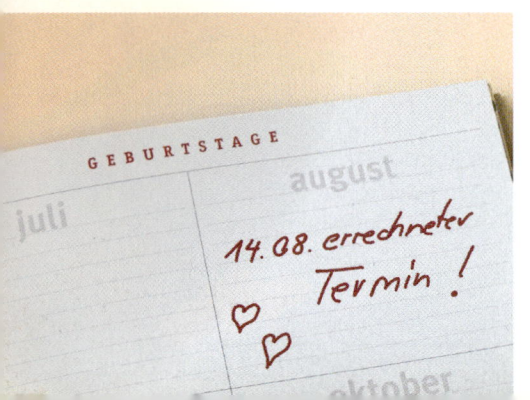

*„Geboren wird nicht nur das Kind durch die Mutter,
sondern auch die Mutter durch das Kind."*

Gertrud von Le Fort

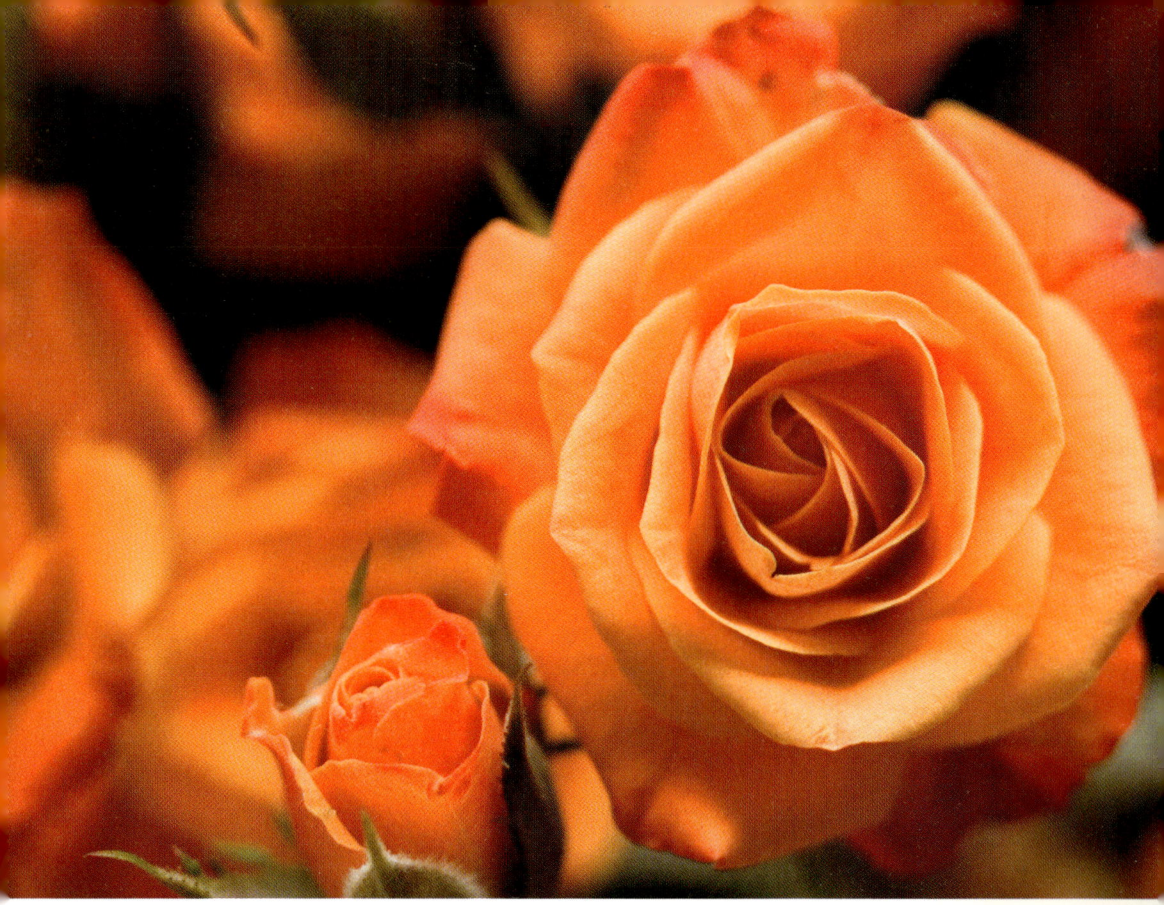

Die Geburt: Lebenskraft und Liebe

Die Geburt eines Kindes ist eine Naturgewalt, wie ein Gewitter, wie der Ausbruch eines Vulkans, wie ein Erdrutsch oder eine Lawine, wie eine Riesenwelle. Auch beim Schwimmen im Meer gibt es keine Chance, Widerstand zu leisten, dieser Macht kann man sich nur anvertrauen, sie ist so unendlich viel größer als man selbst. Das Meer der Wehen trägt Sie durch die Stunden. Sie halten den Kopf so eben über Wasser, Sie denken an nichts, und Sie atmen, atmen, atmen. Neben sich spüren Sie Ihren Partner oder eine andere Person Ihres Vertrauens und um sich herum die Hebamme, die Sie begleitet und aufpasst, dass Ihnen und dem Baby nichts geschieht. Diese Menschen geben Ihnen die Sicherheit, die Sie jetzt brauchen, um nicht verloren zu gehen im Strudel der Gefühle.

In den Pausen zwischen den Wehen, wenn der Schmerz wunderbarerweise nachlässt, geht Ihre Aufmerksamkeit vielleicht zu Ihrem Kind.

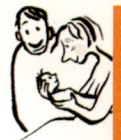

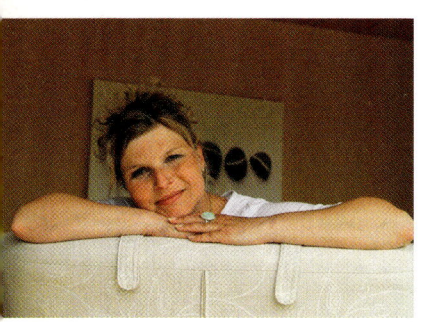
*Edina wartet sehnsüchtig
auf ihr Baby*

Es braucht diesen Kontakt, Ihren Zuspruch, damit es sich nicht fürchtet auf seinem engen Weg ans Licht. Dann kommt die nächste Wehenwelle, und Sie begrüßen sie mit Respekt. Wieder atmen Sie aus und ein, aus und ein, wichtig ist immer nur der nächste Atemzug.

Viele Stunden kann das so gehen, Raum und Zeit verschwimmen, Sie vertrauen sich dieser Naturgewalt an, die aus der Tiefe Ihres Körpers kommt. Und Sie vertrauen Ihrem Kind, dass es seinen Weg finden wird. Sie geraten in einen Zustand natürlicher Trance, der es Ihnen ermöglicht, diese Stunden zu durchleben. Das Finale ist dann noch einmal gewaltig: Der Muttermund ist jetzt ganz geöffnet, die Gebärmutter aktiviert alle Kraft, um das Kind hinauszuschieben. Ihr Körper öffnet und dehnt sich weit genug, damit das Kind hindurch kann. Seelisch sind Sie jetzt bereit, das Kind aus Ihrem Körper zu entlassen, damit es auf Ihrem Bauch landen kann und Sie es in Ihren Armen auffangen können. Ein perfekt abgestimmter Hormonmix macht es möglich, dass Ihnen das gelingt. Adrenalin sorgt für die nötige Aggression, Oxytocin macht Ihren Körper weich, Endorphine hüllen Sie in einen gnädigen Nebel und reduzieren das bewusste Denken und den Schmerz.

Lisa: *Huch, was ist das denn? Die Wände der Gebärmutter drücken mich ja noch fester als sonst. Ich roll mich ganz eng zusammen, so geht's. Ist gar nicht so unangenehm. Ah, jetzt gibt es wieder mehr Platz, mal gucken, ob ich mich etwas strecken kann. Nanu, da kommt es ja schon wieder. Als ob Mama mich ganz fest umarmt. Aber, ich will doch eigentlich raus und nicht noch enger hinein. Ob es einen Ausgang gibt? Ja, den Kopf kann ich etwas nach vorn schieben, da fühlt es sich weicher an. Und am Po ist der Druck besonders fest, als ob ich von dort aus geschoben würde.*

Puh, das ist ja Millimeterarbeit, gut, dass es immer wieder Pausen gibt dazwischen. Ich merke, dass ich mich etwas zur Seite drehen muss, damit es weitergeht. Mama, bist du sicher, dass ich da durchpasse? Papa ist ja auch da. Na, du hast aber Kraft, die brauchen wir jetzt auch. Jetzt drehe ich mich wieder, mit der Nase bin ich schon an deinem Steißbein, sagt die Frau, die uns hilft. Und dass wir das gut machen. Mama, halt nicht die Luft an, sonst bekomme ich Angst!

Ich glaube, ich spüre schon etwas Kühles an meinem Kopf. Ob das der Ausgang ist? Wenn du jetzt noch mal schiebst und ich mich mit den Füßen abdrücke und dabei meinen Kopf etwas hebe, dann geht es voran. Ich will hier raus! Noch einmal, Mama, bald bin ich da. Nochmal hinten drücken, nach vorn schieben, den Kopf heben, ja! Jetzt noch die Schultern: wieder den Körper drehen, schieben, und da bin ich!

Ui, was ist das denn, davon habe ich aber nichts gewusst! Eben war es ganz eng und warm, jetzt ist es kühl und drückt auch irgendwie. Das ist ja gar nicht wie früher im Fruchtwasser! Und da kommt so etwas Trockenes in meine Lungen, das kratzt!

Mama, hilf mir! Nimm mich auf deinen Bauch, da ist es warm, da kann ich dich spüren und hören, da ist wieder dein Herz, das kenne ich schon. Halt meinen Rücken fest, damit ich wieder das Weiche, Warme spüre wie früher. Ja, so ist es schön. Ich habe große Lust, dich anzuschauen. Sprich mit mir, denn deine Stimme kenne ich, jetzt weiß ich, dass ich richtig gelandet bin.

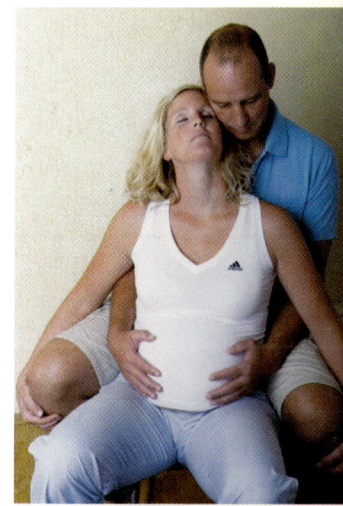

Das Kind ist bestens vorbereitet auf die Geburt. Es hat seine Sinnesorgane entwickelt, seine Muskeln gestärkt, seine Lungen sind bereit, und nun will es zur Welt kommen. Es schüttet Hormone aus, die der Mutter signalisieren, dass es bereit ist, und die Wehen können beginnen. Es macht sich während der Kontraktion ganz klein und streckt sich in der Wehenpause wieder. Manche Frauen können spüren, wie durch einen Fußtritt des Kindes eine neue Wehe ausgelöst wird. Es dreht sich mit dem Kopf in das Becken der Mutter, wie es am besten passt: quer im Beckeneingang, dann schraubt es sich mit einer Drehung tiefer und tiefer, bis es schließlich mit der Nase zu Ihrem Steißbein liegt. Zum Ende der Geburt stößt es sich kräftig mit den Füßen ab und streckt seinen Kopf. Das Gesicht schiebt sich über den Damm hinaus, und das Köpfchen ist geboren. Die Schulter macht innen dieselbe Drehbewegung und schraubt sich heraus, die Brust, der Bauch, das Becken und die Beine kommen ganz leicht hinterher. Das Baby ist durch die anstrengende Arbeit und den starken Druck in der Regel hellwach und bereit, es mit der Welt aufzunehmen. Und vor allem ist es dazu bereit, Sie zu begrüßen, sobald es auf Ihrem warmen Bauch gelandet ist und Ihre Hände oder die seines Vaters an seinem Rücken spürt.

Das Entspannen in der Wehenpause haben Wiebke und Thorsten schon im Geburtsvorbereitungskurs geübt

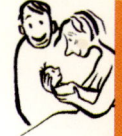

DIE LETZTEN WOCHEN VOR DER GEBURT

In den letzten Wochen vor der Geburt wächst die Gebärmutter bis unter den Rippenbogen. Das Zwerchfell kann sich während des Einatmens kaum noch absenken, Sie werden kurzatmig und sind bei körperlicher Anstrengung schneller erschöpft. Sie werden nur noch selten durchschlafen, vielleicht bekommen Sie sogar Sodbrennen, weil die Füße Ihres Babys sich genau unter Ihrem Magen befinden, oder Sie haben Schmerzen im Bereich des Beckenbodens und in den Leisten. Manchmal drückt das Kind auch sehr auf Ihre Blase. Versuchen Sie, jetzt nicht ungeduldig zu werden. Ihr Baby braucht noch etwas Zeit zum Reifen und Wachsen.

Nehmen Sie sich eine kleine Auszeit, in der Sie vielleicht die Ihnen schon vertraut gewordene Tiefenentspannung von unserer beiliegenden CD genießen 💿.

Die hochschwangere Edina meditiert

„*Man muss den Dingen die eigene Stille, ungestörte Entwicklung lassen, die tief von innen kommt und durch nichts gedrängt oder beschleunigt werden kann; alles ist austragen – und dann gebären.*"

Wenn dann ca. vier Wochen vor der Geburt die Senkwehen einsetzen, bekommen Sie wieder besser Luft. Ihr Baby bewegt sich aus Platzmangel nicht mehr so viel, nur der Druck auf den Beckenboden kann sich durch das Tiefertreten des Köpfchens noch verstärken.

Die Zeit des gesetzlichen → Mutterschutzes hat begonnen – Sie haben nun mehr Zeit und Ruhe für sich. Versuchen Sie trotz einiger Unannehmlichkeiten, Ihre Schwangerschaft weiterhin zu genießen, den fehlenden Nachtschlaf tagsüber nachzuholen und das alles mit der Gewissheit, dass Sie in den nächsten Jahren nie wieder so viel Zeit für sich selbst und die eigenen Interessen haben.

Ihr Baby beschäftigt sich jetzt mit vielen Vorübungen. Leichte Wehen und Vorwehen bereiten es auf die Geburt vor. Es trinkt bis zu drei Liter Fruchtwasser am Tag und aktiviert so Magen, Darm, Niere und Blase. Wenn es das Fruchtwasser ausscheidet, hat es häufig Schluckauf. Das Baby macht sogar schon Atembewegungen, es lutscht am Daumen und greift spielerisch nach der Nabelschnur.

Viele Schwangere werden vor diesen Aktivitäten angesteckt. Sie packen ihren → Klinikkoffer, räumen noch einmal die Wohnung auf und erledigen die letzten Besorgungen für die → Grundausstattung.

Die Geburt hat begonnen

Ein Kind ist ein Geschenk auf Zeit, und unsere wichtigste erzieherische Leistung besteht darin, das Kind loszulassen und zu einem selbständigen Menschen zu erziehen. Dieses Loslassen beginnt mit der Geburt.

Liebevolle Unterstützung erhalten Sie von Ihrem Mann oder einem anderen Begleiter, kompetente Hilfe bietet Ihnen Ihre Hebamme. Sie wird Sie körperlich und emotional unterstützen, mit Ihnen atmen, Körperhaltungen und Positionen finden, in denen Sie sich wohl fühlen und Ihre Wehen gut ertragen können. Bei Unregelmäßigkeiten im Geburtsverlauf, die weitergehendes medizinisches Handeln erfordern, wird eine Ärztin hinzugezogen. Falls Sie in einer Klinik entbinden möchten, kommt auch bei einer normal verlaufenden Geburt eine Ärztin dazu.

Nur vier von hundert Kindern kommen tatsächlich am errechneten Termin auf die Welt. 80 % aller Geburten finden in einem Zeitraum zwei Wochen vorher und zwei Wochen danach statt.

Mit Sicherheit werden Sie den Beginn der Geburt sehr genau wahrnehmen.

Wiebke in Knie-Ellenbogenlage bei der Veratmung der Wehen. Thorsten stützt sie

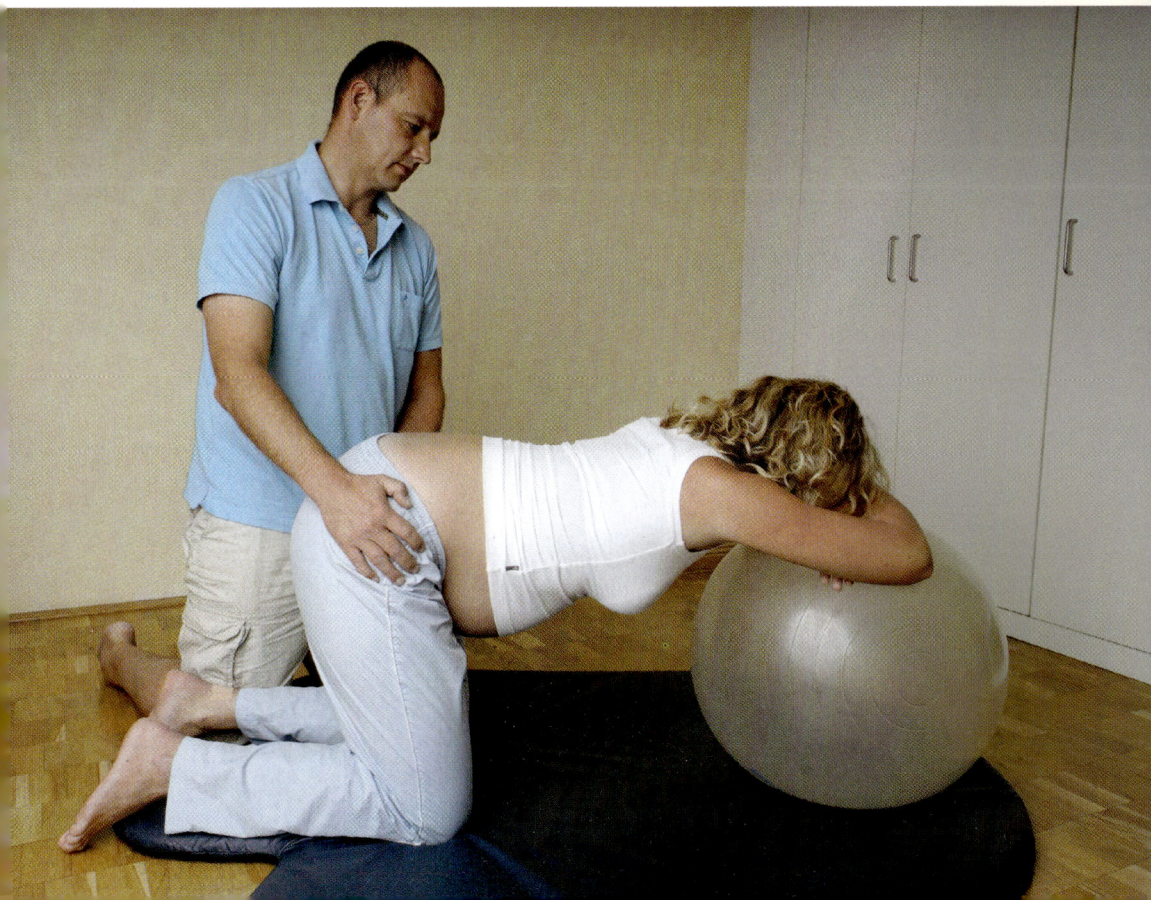

- Unregelmäßig auftretende Vorwehen haben in den letzten Tagen oder Wochen Gebärmutterhals und Muttermund weich gemacht, die Senkwehen Ihr Kind in Richtung mütterliches Becken geschoben.
- Vielleicht bemerken Sie den Abgang des Schleimpfropfs, eine fast durchsichtige, gallertige Masse, die bislang den Gebärmutterhals verschlossen hat; in der Regel setzen nun nach etwa 24 bis 48 Stunden die ersten Geburtswehen ein. Oder Sie entdecken eine Zeichnungsblutung, die die Eröffnung des Muttermundes anzeigt.
- Ein deutliches Zeichen kann Durchfall oder Erbrechen sein: Der Körper entsorgt Ballast, der den Geburtsverlauf behindern kann.

- Unregelmäßige Wehentätigkeit ist der häufigste Start in die Geburt.
- Eine Geburt kann auch mit einem Blasensprung mit tröpfelndem oder schwallartigem Abgang von Fruchtwasser beginnen.

Der werdende Vater während der Geburt

Seit den 1970er Jahren begleiten immer mehr Partner ihre Frauen zur Geburt. So können sie die Geburt ihres Kindes erleben, eine intensive Bindung zum Kind aufbauen und von Anfang an für ihr Baby da sein, aktiv beim Gebären helfen, mit ihrer Frau atmen, sie halten und stützen, sie massieren und streicheln, ihre Hand halten, ihr Kraft zum Durchhalten geben.

Thorsten hilft Wiebke in der Seitenlage

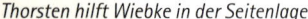

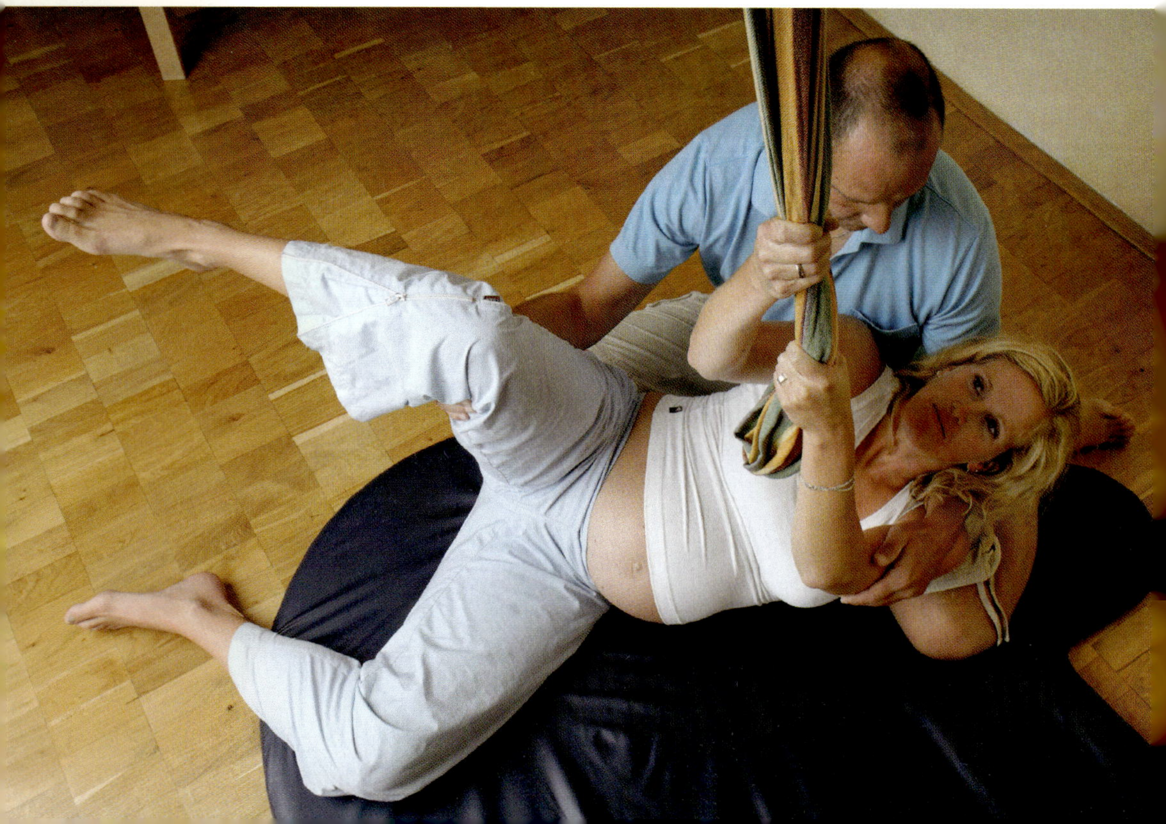

Manche Männer brauchen während der Geburt selbst Unterstützung, vor allem dann, wenn sie stark emotional beteiligt sind und das Gebären gemeinsam mit ihrer Partnerin intensiv durchleben. Dann wäre es eine gute Idee, die Freundin mitzunehmen, die selbst schon geboren hat und inmitten der Aufregung eine Portion Gelassenheit vermittelt.

Wir möchten allerdings mit dem Vorurteil aufräumen, Männer könnten bei der Geburt umfallen. Das passiert eigentlich nur, wenn der werdende Vater Hunger oder Durst hat, zu warm angezogen ist, untätig herumsitzt oder zu lange ohne Bewegung gestanden hat.

Fühlt sich ein Mann tatsächlich überwältigt vom Prozess des Gebärens, so ist dies keine Schwäche, sondern ein Ausdruck seines Mitgefühls und seiner großen Bewunderung für die Leistung seiner Frau und seines Babys.

Der werdende Vater ist eine Hilfe

... wenn er möglichst gut vorbereitet mit zur Geburt kommt. Besuchen Sie mit Ihrer Frau einen → Geburtsvorbereitungskurs, in dem Sie alle Informationen und Fertigkeiten vermittelt bekommen. An speziellen Abenden für werdende Väter können Sie Ihre Unsicherheiten und Ängste offen mit anderen Männern und dem Kursleiter besprechen (→ Andere Umstände des Mannes). Je sicherer und kompetenter Sie sich fühlen, je besser Sie die Abläufe der Geburt verstehen, desto effektiver können Sie Ihre Partnerin bei der Wehenatmung und den Gebärpositionen unterstützen.

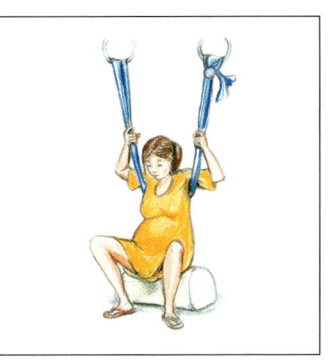

„Hängen" am Seil – eine sehr bequeme und effektive Wehen- und Gebärposition

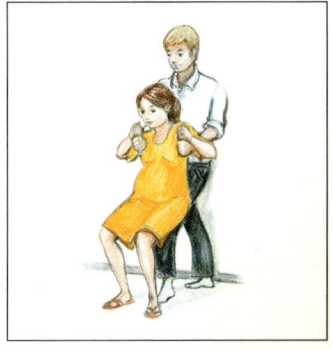

„Hängen" am Partner – kraftvoll, stabil und wehenfördernd

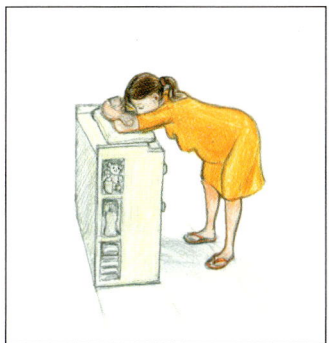

Aufgestützte Haltung mit „weichen" Knien bringt viel Beweglichkeit ins Becken

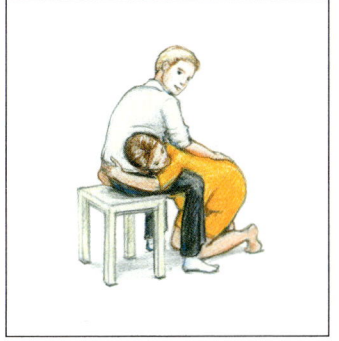

Die Knie-Ellenbogen-Lage eignet sich in allen Geburtsphasen

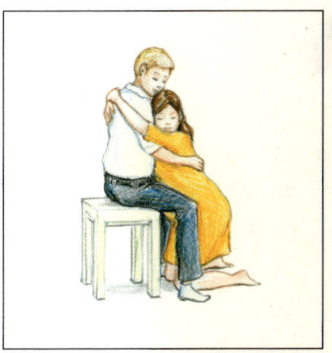

Im Kniestand kann das Baby gut nach unten rutschen

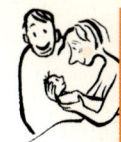

115

So erkenne ich echte Wehen

Eine Wehe funktioniert immer nach dem gleichen Prinzip: Ausgelöst vom Hormon Oxytocin zieht sich die Gebärmuttermuskulatur wellenförmig zusammen, beginnend am oberen Rand, dem Fundus, in Richtung Unterleib.

Bei den Vor- und Trainingswehen wird meist nur der Bauch hart, bei Eröffnungswehen folgen vereinzelten immer regelmäßigere Kontraktionen. Vielleicht spüren Sie ein Ziehen im Rücken oder Unterleib oder ein ungewohntes Druckgefühl im Bauchraum. Später kann sich eine Wehe wie ein Krampf anfühlen, der oft in der Kreuzbeingegend beginnt und sich dann über den gesamten Bauch ausbreitet.

Sie sind unsicher, ob es sich schon um echte Wehen handelt? Dann nehmen Sie ein warmes Bad. Vorwehen verziehen sich wieder, sobald Sie entspannen. Werden die Wehen stärker und regelmäßiger, so hat die Geburt begonnen. Die echten Geburtswehen führen zu einer fortschreiten-

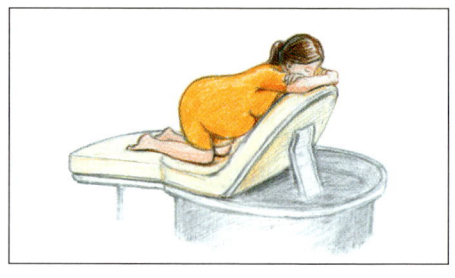

Variation der Knie-Ellenbogen-Lage zum Veratmen der Wehen oder zum Entspannen in der Wehenpause

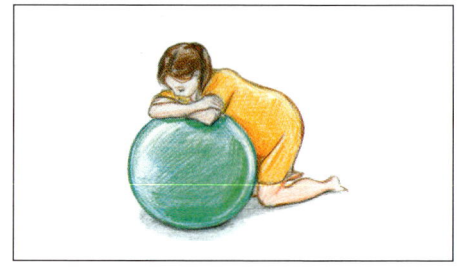

Die Knie-Ellenbogen-Lage über dem Pezziball bringt Bewegung in die Geburt

den Verkürzung des Gebärmutterhalses und Eröffnung des Muttermundes.

Sie werden sich fragen: Wann soll ich meine Hebamme rufen oder mich auf den Weg in die Klinik machen? Am besten dann, wenn Sie sich damit wohler und sicherer fühlen als allein.

Sofort in die Klinik

Haben Sie einen Blasensprung, rufen Sie sofort Ihre Hebamme an oder fahren in die Klinik. Liegt Ihr Kind in → Beckenendlage, also mit dem Steiß zum Beckenausgang, oder der Blasensprung ereignet sich vor der 38. Schwangerschaftswoche, sollten Sie sich liegend transportieren lassen, sonst könnte die Nabelschnur mit dem abfließenden Fruchtwasser vor das Köpfchen oder den Steiß des Kindes fallen und die Versorgung des Ungeborenen gefährdet sein. Auch wenn das Fruchtwasser grün aussieht, das Kind also bereits seinen ersten Stuhlgang abgesetzt hat, fahren Sie auf schnellstem Weg in die Klinik. Dies kann ein Zeichen für einen Sauerstoffmangel sein.

Routinemaßnahmen

Dazu gehört die Anamnese (Krankenge-schichte) sowie die Beurteilung aktueller Symptome, die Kontrolle der Temperatur, des Blutdrucks und des Allgemeinzustan-des, eine äußerliche Untersuchung zum Ertasten der Kindslage und der Wehenin-tensität, eine vaginale Untersuchung zur Erhebung des Muttermundbefundes, die Kontrolle der kindlichen Herztöne, even-tuell wird ein Ultraschall durchgeführt. In einigen Kliniken wird ein venöser Zugang gelegt, um im Notfall über einen Tropf Medikamente verabreichen zu können.

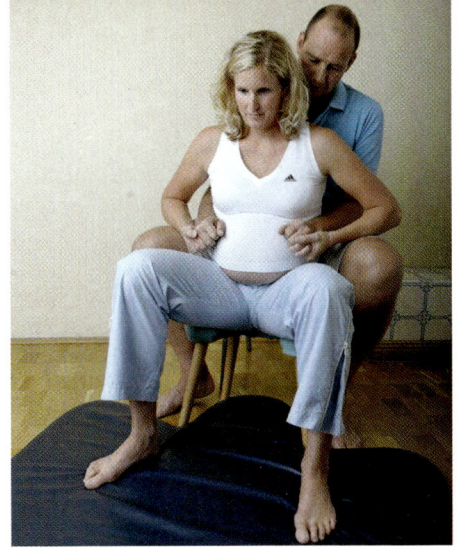

Der werdende Vater hält seine Frau sicher auf dem Gebärhocker

Sie können Ihre Vorstellungen über den Ablauf der Geburt mit der Hebamme be-sprechen. Manchmal gibt es einen Ge-burtsplan, einen Fragebogen, in dem Sie Ihre Wünsche auflisten. Inzwischen dürfen Sie in den meisten Kliniken während der Geburt essen und trinken. Auch routine-mäßiges Liegen während der Eröffnungs-phase wird heute abgelehnt (die Rücken-lage führt zur Verringerung des Herzmi-nutenvolumens beim Kind). Im Stehen, im Vierfüßlerstand sowie in Seitenlage sind die Wehen intensiver und wirkungs-voller, Ihr Muttermund öffnet sich we-sentlich leichter (→ Gebärpositionen).

Um ganz sicher zu sein, dass es Ihrem Kind während der Geburt gut geht, wird die Hebamme seine Herztöne regelmäßig kontrollieren. Dazu gibt es das CTG (Car-diotokogramm), den Herztonwehenschrei-ber. Mit Hilfe der Ultraschalltechnik wer-den parallel die Herztöne des Kindes und die Wehen aufgezeichnet. Normalerweise reicht es aus, die Herztöne unter der Geburt alle ein bis zwei Stunden 30 bis 45 Mi-nuten lang zu kontrollieren.

Genauere Werte und eine größere Bewe-gungsfreiheit für die Mutter bietet die so genannte Kopfschwartenelektrode mit Telemetrie. Dazu wird ein dünner Draht in der Kopfhaut des Kindes befestigt. Ein kleiner Schmerz für Ihr Baby, aber Sie haben den Vorteil, dass Sie sich frei be-wegen und aufrechte Gebärpositionen einnehmen können.

Die Hebamme kann auch mit einem Hör-rohr oder einem elektronischen Gerät (Dopton) alle 15 Minuten die kindlichen Herztöne abhören und deren Häufigkeit im Geburtsprotokoll dokumentieren.

Wenn sich Ihre Geburtshelferinnen wirk-lich Sorgen um das Kind machen, gibt der Sauerstoffgehalt im kindlichen Blut Auf-schluss. Dafür wird die Kopfhaut des Kin-des angeritzt und der austretende Bluts-tropfen im Labor untersucht (MBU = Mikroblutuntersuchung).

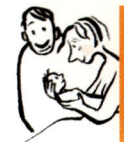

Dammschnitt und Dammrisse

Die Zahl der Dammschnitte ist in den letzten Jahren drastisch zurückgegangen, insbesondere bei aufrechten, bei Wassergeburten und bei Haus- und Geburtshausgeburten.

Während der → Austreibungsphase, wird sich Ihr Scheidenausgang unter dem Druck des kindlichen Kopfes so weit dehnen, dass es gerade eben hindurchpasst. Ist Ihr Dammgewebe aber besonders straff oder das Baby sehr groß, dann ist eine ausreichende Dehnung ohne Verletzung der Muskulatur zwischen Scheide und Anus oft nicht möglich: Der Damm würde reißen. Die Hebamme entscheidet, ob sie einen kleinen Riss riskiert oder dem Kind lieber mit einem Dammschnitt das Tor ins Leben ein wenig weiter öffnet. Auch wenn es für das Kind sehr anstrengend wird, kann mit einem Dammschnitt die Geburt beschleunigt werden. Beim Einsatz einer Zange oder Saugglocke wird fast immer geschnitten. In seltenen Fällen wird ein Dammschnitt erst nach der Geburt des Köpfchens gemacht, wenn die Schultern des Kindes nicht einfach herausgleiten wollen.

Beim Austritt des Kindes wird Ihr Damm so stark gedehnt, dass er annähernd schmerzunempfindlich ist. Wenn bei der Geburt mehr Platz benötigt wird, als am Scheidenausgang vorhanden ist, macht es für Sie während der Geburt keinen Unterschied, ob der Damm reißt oder ob geschnitten wird.

Nach der Geburt der Plazenta wird der Damm lokal betäubt und die Wunde mit einer Naht versorgt. Ein Riss heilt ebenso gut wie ein Schnitt. Das Nahtmaterial löst sich im Körper auf. Die Heilung der Dammverletzung kann durch liebevolle Massagen, sanfte → Wochenbettgymnastik für den Beckenboden und heilende Salben unterstützt werden.

Gebärpositionen

Bis vor etwa 200 Jahren hat keine Frau im Liegen geboren. Auf überlieferten Abbildungen gehören, Seile, Tücher, Stangen oder Stöcke in fast allen Kulturen zu den Hilfsmitteln bei der Geburt.

Besonders in der ersten Phase, wenn der Muttermund sich öffnet, raten wir Ihnen, Haltung und Position häufig zu wechseln. Ihre Hebamme bietet Ihnen dazu entsprechende Hilfsmittel zum Abstützen, Anlehnen oder Festhalten an, und Ihr Partner kann Sie ebenfalls unterstützen. In der Wehenpause können Sie sich selbstverständlich auch im Liegen ausruhen.

Die Seitenlage ist übrigens ebenso günstig wie eine aufrechte Haltung.

Auch in der Übergangperiode hat eine aufrechte Haltung unbestreitbare Vorteile: In dieser Phase muss sich das Kind durch Ihr Becken winden, was Sie im Stehen, im Vierfüßlerstand und auch in Seitenlage unterstützen können.

Zu einer aktiven Geburt gehört die Betonung der Ausatmung und die körperliche Bewegung als Reaktion auf Schmerz und Druck. Hängen Sie in einem Tuch mit stabilem Schultergürtel oder greifen Sie nach den Händen des Partners mit gleichzeitigem Fuß- oder Fersendruck, lockern Sie Ihren gesamten Körper. Dann können Sie

Das spricht für aufrechte Gebärhaltungen:

- Verkürzung der Eröffnungsphase
- Geringerer Einsatz von Wehen- und Schmerzmitteln
- Wehen werden häufig weniger schmerzhaft erlebt
- Sie können einfacher und effektiver atmen
- Häufig bessere Versorgung des Ungeborenen mit Sauerstoff
- Das Becken der Gebärenden und das Köpfchen des Kindes passen sich besser einander an
- Sie nehmen sich selbst und Ihre Umgebung in aufrechter Haltung bewusster wahr

das Becken aktiv bewegen, weil es vom Gewicht des Oberkörpers entlastet wird. In Rückenlage oder halb sitzender Position können Frauen häufig ihren Beckenboden nicht entspannen. Der Druck, den sie während des Pressens ausüben, kommt nicht in der Scheide an. Außerdem wird in diesen Positionen die Dammmuskulatur weit hochgezogen, so dass der Beckenausgang sich zusätzlich für das Kind verengt. In Rückenlage mit angezogenen Knien müssen Sie Ihr Kind regelrecht bergan schieben.

„Jede Frau soll frei entscheiden können, welche Position sie während der Geburt einnimmt."

Weltgesundheitsorganisation 1985

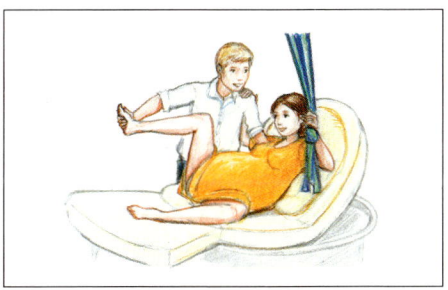

Auch auf dem Gebärbett ist eine aktive Geburt möglich

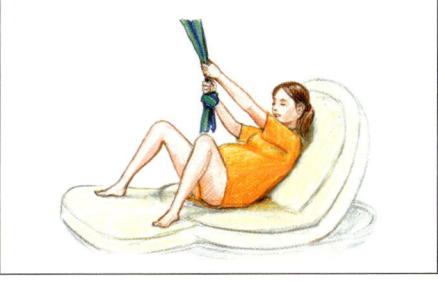

Der Zug am Halteseil öffnet den Beckenausgang

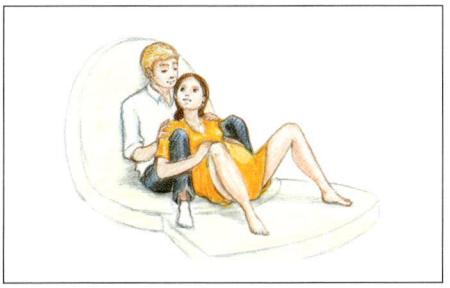

Der Partner gibt „Rückhalt" bei den Anstrengungen einer Geburt

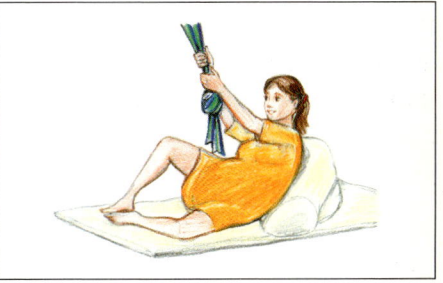

Asymmetrische Körperhaltungen helfen dem Kind beim Tiefertreten unter der Geburt

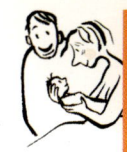

Atemmuster

1. Eröffnungsperiode

Die Wehe beginnt, Sie atmen aus! – Atmen Sie nun durch die Nase vollständig ein, bis tief in den Unterbauch zu Ihrem Baby, zum Schmerz. Dann atmen Sie wieder lange und langsam über den leicht geöffneten Mund hörbar und vollständig aus. Wenn die Wehe wieder geht, machen Sie einen tiefen Erfrischungsatemzug und erholen sich anschließend in der Wehenpause.

2. Übergangsperiode

„Kurzatmung" bedeutet, dass Sie kurz durch die Nase heftig einatmen und laut und kraftvoll über den weit geöffneten Mund ausatmen.

„*Kerzen auspusten*": Die Wehe beginnt, Sie atmen aus – Sie atmen vollständig durch die Nase ein, dann atmen Sie aus und stellen sich dabei vor, mit kleinen Atemstößen zwölf bis 18 Kerzen auszupusten. Dieser Atemtyp eignet sich besonders für das Veratmen kräftiger Wehen oder auch zum ersten vorsichtigen Mitschieben, wenn Ihr Baby geboren werden möchte.

Bei der „*Zilgreiatmung*" erreichen Sie ein bewusstes, tiefes Atmen und beugen der Hyperventilation vor, versorgen Ihren Körper und das Kind sehr gut mit Sauerstoff und entspannen sich wirkungsvoll. Dabei wird bewusst eine Atempause nach jeder Ein- und Ausatmung hinzugefügt: Atmen Sie durch die Nase ein, ohne den

Der Mann liegt hinter der Schwangeren, und sie atmen gemeinsam in der „Zilgreiatmung"

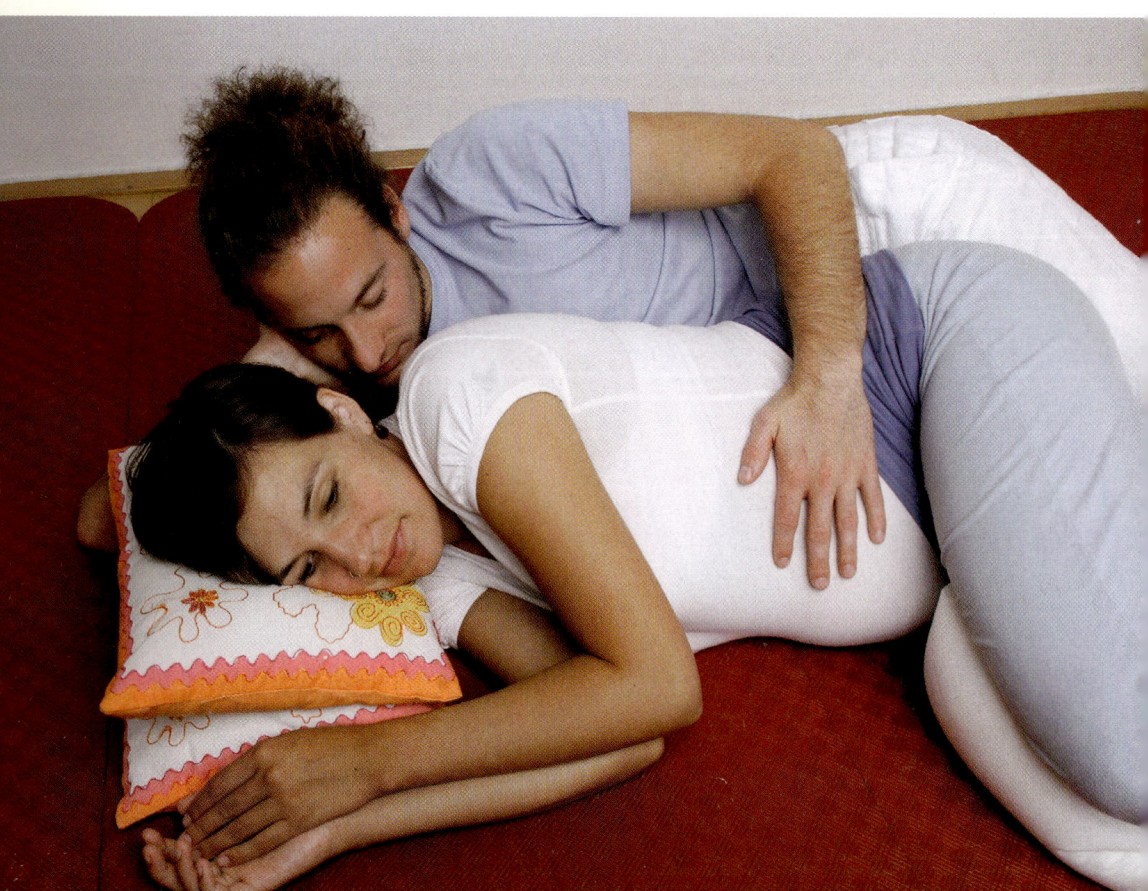

Oberkörper aufzublähen – halten Sie die Luft fünf Sekunden lang an – atmen Sie durch den leicht geöffneten Mund fließend aus – halten Sie erneut mit entleerter Lunge eine fünfsekundige Atempause ein. Wenn es Ihnen zu Anfang noch nicht so lange gelingt, bauen Sie langsam bis zu fünf Sekunden auf.

Im Liegen kann sich Ihr Partner auch hinter Sie lagern und seine oben liegende Hand zum Baby an Ihrem Unterbauch platzieren. Einatmend gehen Sie leicht ins Hohlkreuz und halten fünf Sekunden die Luft an – ausatmend runden Sie leicht den Rücken und machen fünf Sekunden Atempause. Wiederholen Sie diesen Vorgang so lange, bis die Wehe vorüber ist.

„Pferdeatmung": Die Wehe beginnt, Sie atmen aus – Sie atmen vollständig durch die Nase ein – Sie atmen laut mit vibrierenden Lippen aus. Dieser Atemtyp eignet sich besonders für das Veratmen kräftiger Wehen.

„Lokomotivenatmung": Die Wehe beginnt – Sie atmen aus – Sie atmen vollständig durch die Nase ein – dann atmen Sie laut auf „sch, sch, sch" aus. Auch dieser Atemtyp eignet sich für das Veratmen kräftiger Wehen.

„Gehauchtes Haaa": Sie atmen durch die Nase ein – und über ein gehauchtes „Haaa" lange und langsam aus. Damit fördern Sie die Rundung der Wirbelsäule, ein sanftes Aufrichten des Beckens, ein natürliches Nachgeben des Pressdrangs und ein sanftes Hervorschieben der Beckenbodenmuskulatur sowie eine gute Sauerstoffversorgung für sich und Ihr Baby.

„Hecheln" wenden Sie nur mit Anleitung der Hebamme an! Es ist eine oberflächliche, hochfrequente Atmung. Dafür legen Sie die Zunge an die obere Gaumenplatte – atmen kurz ein – schieben die Luft im Mund hin und her. Hecheln ist nur bei kurzer Anwendung sinnvoll, zum Beispiel wenn Sie nicht aktiv mitschieben sollen.

„Lu-Mi-Na-Atmung": Sie atmen auf „Lu" und „Mi" durch die Nase ein, dabei sprechen Sie diese Silben laut aus – Sie atmen auf ein lautes „Na" so lange wie möglich durch den Mund aus. Diese Atmung ist besonders geeignet für Frauen, die mutlos sind, in eine körperliche Abwehrhaltung gehen und ins Hohlkreuz fallen.

3. *Für das Herausschieben des Babys* empfiehlt sich dieses Muster: Die Wehe kommt, Sie atmen aus – runden Ihren Rücken und atmen ein – verschießen Ihren Kehldeckel und halten etwas Luft an – dabei bauen Sie automatisch Druck im Bauchinnenraum auf, der Muskelarbeit und Wehenkraft beim Schieben unterstützt. Mit einem kräftigen Schrei können Sie Ihre Bauchpresse zusätzlich aktivieren.

„Als du geboren wurdest, war ein regnerischer Tag. Aber es regnete nicht wirklich, sondern der Himmel weinte, weil er einen Stern verloren hatte."

Antoine de Saint-Exupéry

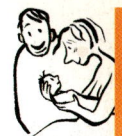

Die Phasen einer Geburt

Der Weg des Babys durch das Becken

In der *Eröffnungsphase* beginnt sich der Muttermund zu öffnen. Diese Phase dauert meistens am längsten, und beim ersten Kind benötigen Sie für 1 cm Eröffnung ca. eine Stunde. Bei länger dauernden Geburten sind anfangs die Wehen noch nicht so schmerzhaft, erst mit fortgeschrittener Eröffnung wird die Geburt kraftvolle Arbeit.

In der Eröffnungsphase bringt die Gebärmutter die Hauptschubkraft dadurch auf, dass sie sich vom oberen Punkt aus nach unten hin zusammenzieht und damit das Kind nach unten schiebt. Die Eröffnung des Muttermundes wird also durch die Wehenkraft und durch das Eigengewicht des Kindes herbeigeführt.

Die Eröffnungsphase können Sie aktiv unterstützen, indem Sie Ihr Becken frei bewegen. So ermöglichen Sie Ihrem Kind, mit seinem Köpfchen den optimalen Weg durch das Becken zu finden. Das Becken schaukeln, wippende oder kreisende Bewegungen auf dem Pezziball oder Schüt-

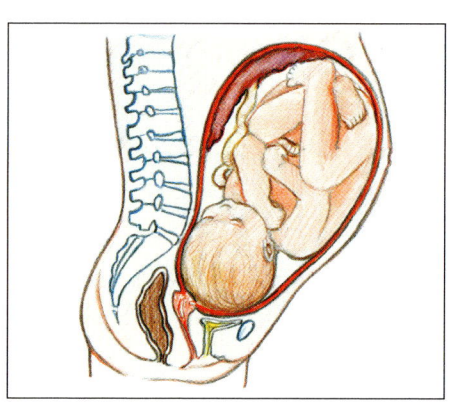

Frühe Eröffnungsphase

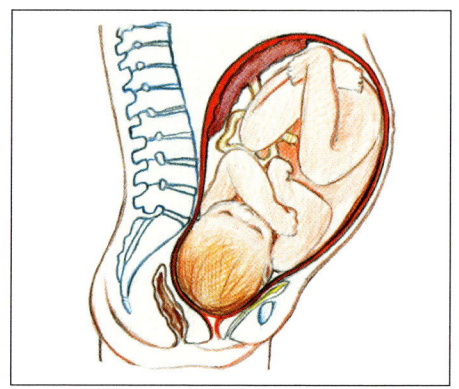

Späte Eröffnungsphase: beugen

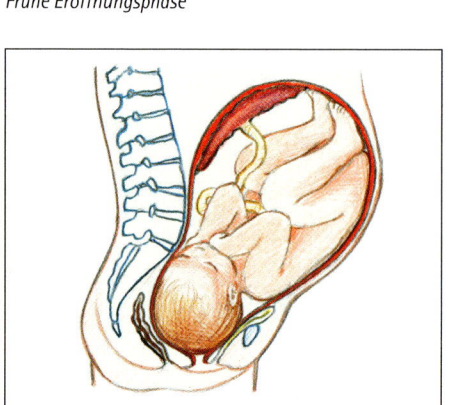

Übergangsphase: drehen

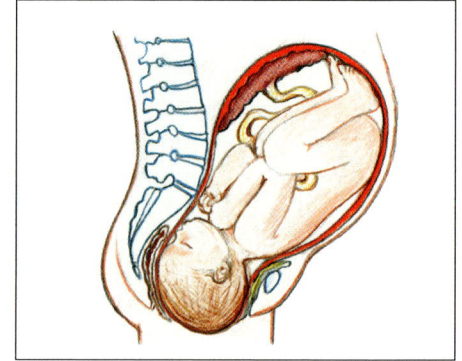

Austreibungsphase: stemmen

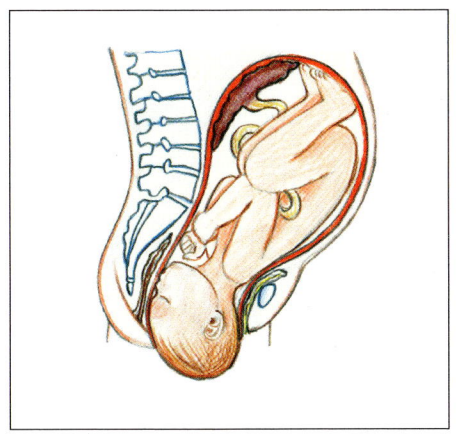

Austreibungsphase: strecken

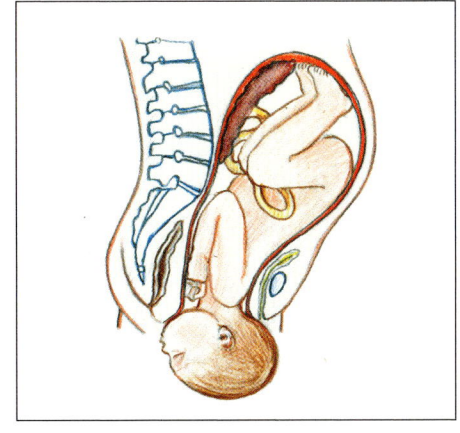

Austreibungsphase: rutschen

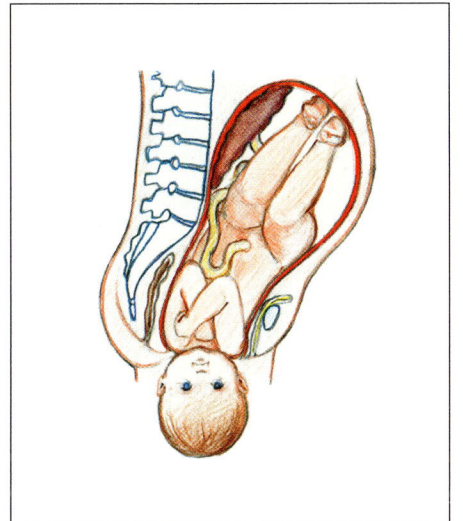

Geburt des Köpfchens: drehen

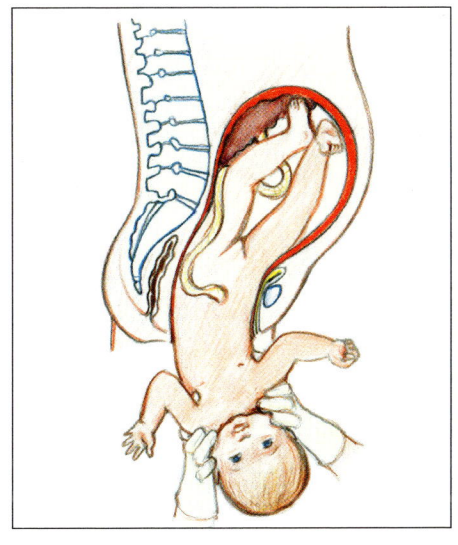

Geburt: strecken

telmassagen für das Becken in Seitenlage sind in dieser Phase empfehlenswert.

Viele Gebärende zieht es magisch zum Wasser. Sie verbringen zumindest einige Zeit in der Wanne, wo sie sich trotz umfangreichem Bauch leicht bewegen können. Bei schwachen Wehen am Anfang der Geburt kann das Wasser manchmal wehenanregend wirken und gleichzeitig auf natürliche Weise den Wehenschmerz lindern. Sie können auch Ihr Kind im Wasser gebären (→ Wassergeburt).

In der *Übergangsphase* ist Ihr Muttermund bereits 8 – 10 cm eröffnet. Die Wehen sind sehr intensiv und folgen schnell aufeinander. Das Kind muss nun durch das Becken und durch die Scheide nach unten geschoben werden bis zum Scheidenausgang. In dieser Zeit dehnt sich das knöcherne Becken, die meisten Gebärenden

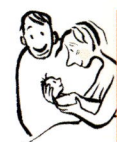

123

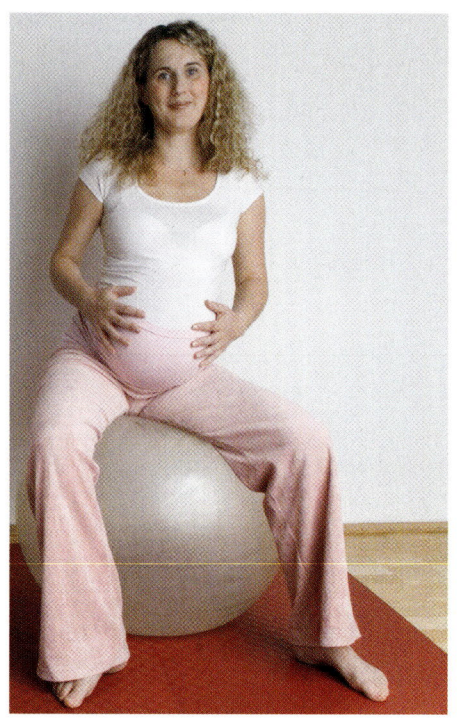

Beckenkreisen auf dem Pezziball

Wehenpausen und durch den Pressdrang das befriedigende Gefühl erleben, nun endlich richtig mitschieben zu können. Sie spüren Ihr Kind am Beckenausgang, die Geburt steht unmittelbar bevor. Gleich können Sie es zum ersten Mal sehen und anfassen. Dies mobilisiert all Ihre Kräfte beim Drücken und Herausschieben.

In dieser Phase arbeiten Sie vor allem gegen den Widerstand der Beckenbodenmuskulatur, die sich dehnen und öffnen muss. Ihr Körper hilft dabei mit einer hohen Ausschüttung von Adrenalin.

Diese letzte Etappe dauert eine halbe bis drei Stunden. Das Köpfchen Ihres Kindes muss sich nun um das Schambein herum drehen. Geschoben wird es dabei von den starken Presswehen und der selbständig einsetzenden Bauchpresse. In einer aufrechten Haltung können Sie aktiv mitdrücken.

Alle Hockpositionen, das Sitzen auf einem Gebärhocker, der Vierfüßlerstand mit leicht erhöhtem Oberkörper oder eine stehende Position unterstützen in dieser Phase die Geburtsarbeit besonders gut. Auch die unterstützte Seitenlage ist eine gute Alternative, wenn Sie das Bett nicht verlassen können oder möchten.

In vielen Kliniken wird beim Herausschieben weiter die Rückenlage empfohlen. Wenn Sie dabei ausreichend Kraft verspüren, ist dagegen nichts einzuwenden – es sei denn, Sie nehmen die ungünstige flache Rückenlage mit angezogenen Beinen ein. Achten Sie also darauf, dass Ihr Oberkörper halb aufrecht liegt, gestützt durch eine Rückenlehne des Gebärbettes oder

sind müde und erschöpft. Zum Glück ist diese schwere Phase gleichzeitig die kürzeste, bald werden die Presswehen einsetzen und Ihre Kraft kehrt zurück.

In der Übergangsphase suchen viele Frauen eine stabile, zurückgezogene Position auf den Knien. Sie können dafür zum Beispiel die Rückenlehne des Geburtsbetts nutzen, die mit einem Kissen abgepolstert wird, oder Sie können sich auf die Knie Ihres sitzenden Partners stützen oder sich in die Knie-Ellenbogen-Lage auf einen Pezziball oder Kissenberg begeben.

Auf den Ball gelehnt können Sie mit der Ein- und Ausatmung vor und zurück schaukeln.

In der *Austreibungsphase* sind die Wehen weniger schmerzhaft. Sie werden längere

Ihren Partner, der sich hinter Sie setzen kann, um Sie aufzurichten. Sinnvoll ist außerdem ein Tuch, ein Seil oder ein Haltegriff am Bett, an dem Sie sich festhalten können.

Wenn Sie sich in dieser Position jedoch eher unwohl oder schwach fühlen, versuchen Sie, eine aufrechte Position einzunehmen.

Nachgeburtsphase: Sobald Ihr Baby abgenabelt ist, zieht sich Ihre Gebärmutter noch einmal zusammen und stößt die Plazenta (Mutterkuchen) aus, meist verbunden mit einer stärkeren Blutung. Ein halber Liter ist nicht außergewöhnlich. In der Regel kommt der Mutterkuchen innerhalb einiger Minuten, es kann aber auch bis zu einer Stunde dauern. Danach kontrolliert Ihre Hebamme, ob die Plazenta vollständig ausgestoßen wurde.

Wenn der Mutterkuchen nicht von allein kommt, gibt es mehrere einfache Hilfen: Zur Ausschüttung des Wehenhormons kann Ihr Kind an der Brust saugen. Auch eine Massage der Gebärmutter oder eine manuelle Stimulation der Brustwarzen hilft. Ihre Hebamme kennt sicher auch homöopathische Mittel, sie kann akupunktieren oder eine Fußreflexzonenmassage geben, zur Not werden wehenfördernde Medikamente gespritzt.

Direkt nach der Geburt der Plazenta zieht sich der Gebärmuttermuskel kräftig zusammen, dadurch verkleinert sich die Gebärmutter sofort auf 10 – 15 cm Durchmesser, die Blutgefäße werden komprimiert, und es kommt zur Blutstillung der Plazentahaftfläche. Die Gebärmutter bildet

sich zurück durch den Wegfall der wachstumsfördernden Plazentahormone und durch die Wochenbettwehen. Diese sind am ersten Tag sehr kräftig und lassen nach vier bis fünf Tagen nach.

Nachwehen sind sporadisch auftretende Kontraktionen, die der Dauerkontraktion aufgesetzt sind. Sie beginnen in den ersten Stunden nach der Geburt, zunächst in kurzen, dann in längeren Abständen. Die Nachwehen verkürzen die Muskelfasern, die Gebärmutter bildet sich weiter zurück. Beim ersten Kind werden Sie die Nachwehen kaum spüren – vielleicht einige Reizwehen, die beim Stillen ausgelöst werden oder wenn die Hebamme Ihren Bauch massiert. Nach mehreren Geburten oder auch einer Zwillingsgeburt können die Nachwehen schmerzhaft sein. Dann helfen Wärme, ein warmes Vollbad, Homöopathika oder Paracetamol-Tabletten, die auch in der Stillzeit erlaubt sind.

Die Plazenta nach der Geburt

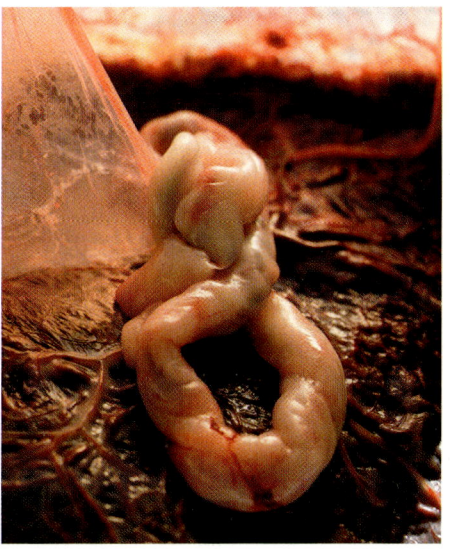

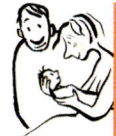

125

Als *Wochenfluss* (Lochien) wird das Wundsekret bezeichnet, das bei der Abheilung der Gebärmutterinnenwand entsteht und durch die Wochenbettwehen nach außen abfließt; es besteht aus Blut, Lymphflüssigkeit und Schleimhautresten.

Der erste Wochenfluss ist blutig-rot, am zweiten Tag wässrig-rosa oder dunkelrot, am Ende der ersten Woche bräunlich. Eine gelegentliche Beimengung von frischem Blut ist in den ersten zwei Wochen normal, besonders nach körperlicher Anstrengung. Manchmal geht auch ein Stückchen geronnenes Blut ab. Beides ist harmlos, Sie sollten es aber Ihrer Hebamme berichten. Ebenso wenn Sie über Stunden gar keinen Wochenfluss ausscheiden oder erneut eine starke Blutung auftritt. Tritt diese plötzlich auf, lassen Sie sich sofort zur Untersuchung ins Krankenhaus fahren, denn ganz selten kann ein Plazentarest in der Gebärmutter geblieben sein.

Auch in der Gebärwanne gibt es Bewegungsfreiheit

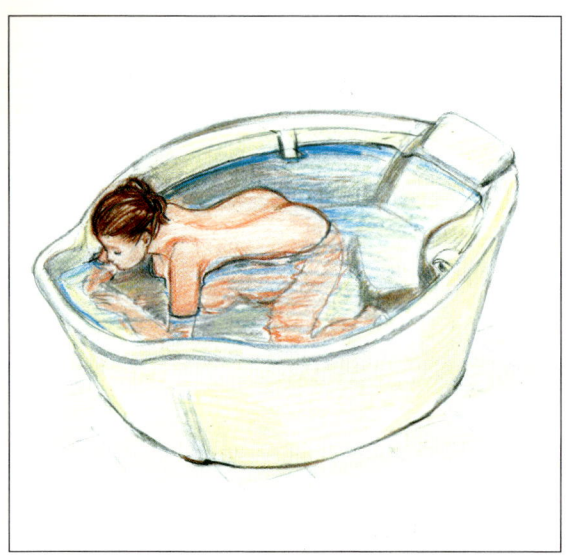

Benutzen Sie zum Auffangen der Lochien Binden (keine Tampons!), und wechseln Sie diese alle zwei bis drei Stunden. Nach jedem Bindenwechsel waschen Sie sich gründlich die Hände, damit keine Keime übertragen werden. Während des Klinikaufenthaltes können Sie Ihre Hände zusätzlich desinfizieren. Benutzen Sie keine Tampons, damit das Wundsekret ungehindert abfließen kann.

Wassergeburt

Viele Frauen wissen intuitiv oder aus Erfahrung, dass der Aufenthalt in warmem Wasser schmerzlindernde Wirkung hat. Trotzdem kann eine Geburt im Wasser natürlich nicht die gesamte Wucht der Wehen nehmen. Für das Neugeborene bedeutet die Geburt ins warme Wasser einen sanfteren Übergang, denn Druck, Licht, Akustik und Temperatur ähneln der Umgebung in der Fruchthöhle. Kinder, die unter Wasser ins Leben gleiten, warten mit dem ersten Atemzug so lange, bis ihr Gesicht an die Luft kommt.

Ausstattung: Wenn Ihnen der Raum für die Gebärwanne zu klein und zu dunkel vorkommen sollte: prima! Das Wasser kann nämlich seine Wirkung in einem höhlenähnlichen Raum besser entfalten. Am Becken sind meist Haltegriffe oder darüber Seile sowie verschiedene Stufen als Halt für die Füße oder zum Sitzen und Hocken.

Ablauf: Das Wasser sollte eine Temperatur von 35 – 37° C haben. Damit Sie wirklich vom Auftrieb durch das Wasser profitieren können, müssen Sie bis zum Bauch eintauchen. Die Herztöne des Kindes werden mit einem wasserdichten CTG-Gerät gemessen, Blutdruck und Körpertemperatur der Mutter sind leicht vom Beckenrand aus zu kontrollieren. Womöglich müssen Sie das Wasserbecken hin und wieder für eine halbe Stunde verlassen, um Kreislauf oder Körpertemperatur zu stabilisieren. Für vaginale Untersuchungen können Sie in der Regel im Becken bleiben.

Durch den Gegendruck des Wassers und die aufweichende Wirkung auf das Gewebe braucht die Hebamme den Damm meist nicht zu stabilisieren. Ist das Kind ganz geboren, sollte es innerhalb einer Minute an die Wasseroberfläche und auf die Brust der Mutter gehoben werden. Bis dahin erhält es weiter Sauerstoff über die Nabelschnur. Solange das Kind nicht auskühlt und je nach der Verfassung der Mutter kann auch die Plazenta im Wasser geboren werden.

Sie können auch mit dem Stillen noch im Wasser beginnen. Sie können vom ersten Tag nach der Geburt an baden, mit und ohne Kind, da keine Infektionsgefahr durch Ihre hauseigenen Keime oder den Wochenfluss besteht.

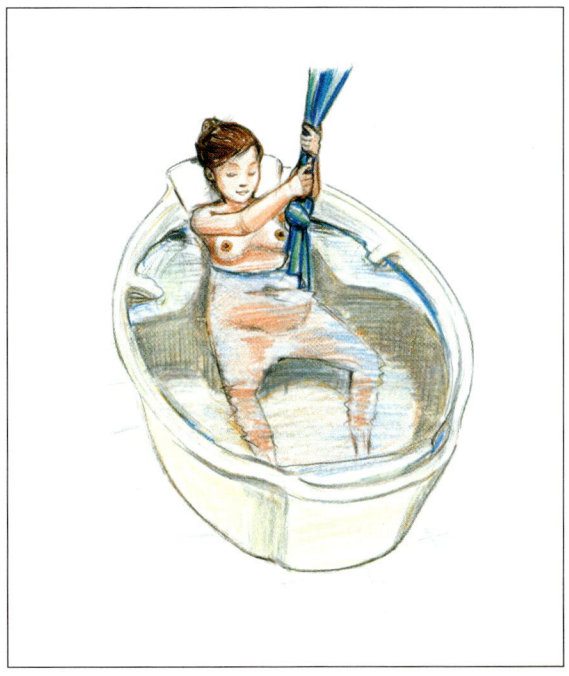

Wassergeburt: oft eine entspanntere Alternative

Hindernisse sind zum Beispiel stark erhöhter Blutdruck, auffällige Herztöne, starke Blutungen oder Blutungsneigung, Zwillingsgeburten und Steißlagen. Manchmal muss die Wassergeburt auch abgebrochen werden, weil die Gebärende sich nicht mehr wohl fühlt, ihr zu kalt oder zu warm wird, der Kreislauf nicht mitspielt oder sie die Wehen im Wasser nicht verarbeiten kann und mehr Halt braucht.

„*Die Liebe ist scheu. Sie sucht die Geborgenheit, die Intimität, das Halbdunkel, die Stille.*"
Frédérick Leboyer

BESONDERHEITEN

Übertragung

Der errechnete Termin dient nur als Orientierung, und das Kind kann 14 Tage früher oder später geboren werden. Solange es Ihrem Kind gut geht, warten Sie in Ruhe ab. Allerdings wächst die für die Versorgung des Kindes zuständige Plazenta nicht mehr unbeschränkt mit und kann die weiter steigenden Bedürfnisse des Ungeborenen irgendwann nicht mehr erfüllen.

Mögliche Gründe für eine Übertragung finden sich häufig in der aktuellen Lebenssituation. Die Wahlhebamme hat Urlaub, der Partner ist auf Dienstreise, Krankheiten oder unvorhergesehene Ereignisse im Familien- und Freundeskreis beschäftigen die Schwangere, ein Umzug muss noch organisiert werden ... Manch-

Sanfte Methoden zur Geburtseinleitung

Eine besonders sanfte und liebevolle Methode ist ein Liebesakt. Zum einen enthält die Samenflüssigkeit des Mannes Prostaglandine, eine hormonähnliche Substanz, die Wehen auslösen kann, zum anderen kann sich bei der Frau durch einen intensiven Orgasmus die Muskulatur der Gebärmutter so sehr zusammenziehen, dass anschließend regelmäßige Wehen auftreten. Auch die Frau produziert beim Liebesspiel Prostaglandine, sofern sie sexuell sehr erregt ist. Durch zärtliche Berührungen und Küsse und durch den Liebesakt selbst wird außerdem das Wehenhormon Oxytocin ausgeschüttet.

Eine andere natürliche Methode ist der Wehentee: 1 Stange Zimt, 10 Gewürznelken und 1 kleine frische Ingwerwurzel in eine Teekanne, mit 1 l kochendem Wasser überbrühen, 1 EL Verbenentee (Apotheke) hinzufügen und das Ganze 5 – 10 Minuten lang ziehen lassen. Tee in eine Thermos-

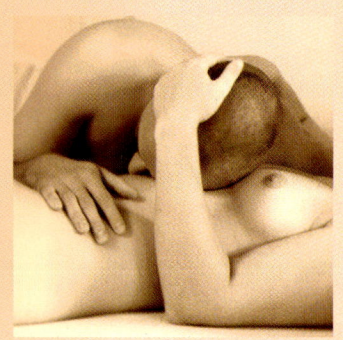

Der Liebesakt als besonders sanfte Methode zur Geburtseinleitung

kanne füllen und schluckweise über den Tag verteilt trinken. Die Wirkung tritt erst nach ein bis zwei Tagen ein. Ihre Hebamme kennt weitere sanfte Methoden zur Geburtseinleitung wie homöopathische Mittel, Bachblütentherapie, Fußreflexzonentherapie und Akupunktur.

Vorsicht: Diese Methoden dürfen Sie nur einsetzen, wenn der Geburtstermin sicher errechnet wurde, das Kind entsprechend entwickelt ist und Sie einen geburtsbereiten, also weichen und schon leicht geöffneten Muttermund haben!

mal sind es auch psychische Probleme, Unstimmigkeiten in der Beziehung, Angst vor der Geburt oder ungewöhnliche soziale Härten, die den Körper irritieren und die Frau nicht ausreichend entspannen lassen.

Medizinisch notwendig wird eine Geburtseinleitung, wenn es dem Kind nicht mehr gut geht, seine Versorgung nicht mehr gewährleistet ist oder ständig erfolglose Wehen auftreten.

Die meisten Kliniken beginnen nach zehn bis 14 Tagen mit den ersten Einleitungsversuchen. Bei den *medizinischen Methoden* wird die Geburt mit Hormonen eingeleitet, entweder mit Prostaglandin in der Vagina oder mit Oxytocin. Vaginaltabletten und Scheidengel machen zunächst den fest verschlossenen Muttermund weich. Nach einigen Stunden folgen häufig intensive Wehen, der Muttermund beginnt sich zu öffnen. Als Tropfeninfusion wird dann Oxytocin über die Vene verabreicht; es regt die Gebärmutteraktivität an.

Frühgeburt

Eine Frühgeburt kann sich zwischen der 24. und 37. SSW ereignen. Dieser Fall tritt bei rund 6 % aller Schwangerschaften ein. Dabei spielen etwa Alter und Körpergröße der Frau eine Rolle, aber auch soziale Faktoren. Besondere Risikofaktoren sind Rauchen, regelmäßiger Alkoholkonsum und Schwangerschaften in sehr kurzen Abständen. Auch Erkrankungen (zu hoher oder zu niedriger Blutdruck, Asthma, akute Infektionskrankheiten, → Präeklampsie und das → HELLP-Syndrom) können eine Frühgeburt auslösen.

Hauptproblem für „Frühchen" ist das unreife Atmungssystem. Bis zur 34. SSW ist die Lungenreifung noch nicht abgeschlossen. Es fehlt das so genannte Surfactant im Körper, das dafür sorgt, dass sich die Lungenbläschen nach dem ersten Atemzug entfalten und beim Ausatmen nicht wieder zusammenfallen.

Wenn sich eine Frühgeburt mit vorzeitigen Wehen oder einem Blasensprung ankündigt, wird stets versucht, die Geburt noch etwas hinauszuzögern, meistens durch Bettruhe und die Gabe wehenhemmender Medikamente. Gleichzeitig wird die Lungenreifung des Kindes durch die Gabe von Cortison, mindestens 48 Stunden vor der Geburt, unterstützt.

Ist Ihr Kind zu früh zur Welt gekommen, nehmen Sie jede Möglichkeit wahr, so bald wie möglich und so lange wie möglich bei ihm zu sein. Wenn es nach der Geburt auf eine Frühgeborenenstation verlegt werden muss, erduldet es eventuell schmerzhafte Prozeduren, ist von Mutter und Vater getrennt und erlebt ständigen Personalwechsel.

Auf vielen Stationen wird heute das „Känguruen" praktiziert, bei dem das Kind der Mutter oder dem Vater nackt auf die Brust gelegt und zugedeckt wird. Durch diesen intensiven Kontakt können die Frühchen viel besser ihre Körpertemperatur halten, sie nehmen schneller zu und reifen eher. Auch ihre Selbstheilungs-

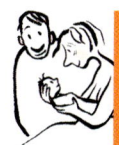

Informationen über Ihr Kind beim Personal zu erfragen und so die Fortschritte Ihres Babys mitzuerleben. Lassen Sie sich in die tägliche Pflege Ihres Kindes einführen. Immer mehr Kliniken integrieren heute die Angehörigen bei dieser, für den Aufbau einer guten Beziehung wichtigen Alltagsarbeit.

Solange Ihr Kind noch nicht an Ihrer Brust trinken kann, pumpen Sie möglichst viel Milch ab und frieren sie ein. Dabei erhalten Sie auf der Station die nötige Unterstützung. Für zu Hause leihen Sie in der Apotheke auf Rezept der Hebamme eine elektrische Milchpumpe. Die abgepumpte Milch bringen Sie gekühlt in die Klinik, wo Ihr Baby sie schon bald über eine Magensonde zugeführt bekommt. Mit zunehmender Selbständigkeit trinkt es die Muttermilch aus der Flasche, und bald werden Sie es selbst stillen können.

Milchbildung und Milchspendereflex sind sehr stark mit den Gefühlen einer Frau verbunden. Einer Maschine werden Sie oft nicht so viel Milch geben können. Betrachten Sie deshalb ein Foto, riechen Sie an getragener Babywäsche und denken Sie intensiv an Ihr Baby, wenn Sie abpumpen.

kräfte werden dadurch optimal unterstützt.

Im Brutkasten hat das Kind Zu- und Ableitungen und Kontrolldrähte, die ihm häufig weniger lästig sind als dass sie die Eltern ängstigen. Versuchen Sie stets, alle

„*Wir können unsere eigene Situation als Himmel oder als Hölle erfahren – alles hängt von unserer Wahrnehmung ab.*"

Pema Chödrön

GEBURTSSCHMERZ

Der Geburtsschmerz ist nichts Krankhaftes oder krank Machendes, sondern Teil eines sehr empfindlichen, aufeinander abgestimmten Systems während des Gebärens. Er sorgt dafür, dass Sie in ausreichender Menge Oxytocin produzieren – dies wiederum setzt, wie Sie inzwischen wissen, eine ausreichende Wehentätigkeit in Gang. Deshalb werden auch zu Beginn der Wehentätigkeit noch keine pharmakologischen Schmerzmittel verabreicht, da sie die Wehen blockieren würden.

Mit den Geburtsschmerzen werden auch Endorphine ausgeschüttet. In der fortgeschrittenen Eröffnungsphase mindern sie Ihre Schmerzwahrnehmung und fördern eine Art Trance. Im Augenblick der Geburt des Kindes, wenn die Schmerzen schlagartig aufhören, befinden sich in Ihrem Körper große Mengen an Endorphinen, die zu Gefühlen großer Zufriedenheit über die eigene Leistung, Ekstase und Euphorie führen.

Durch die hohe Konzentration von Endorphin im Fruchtwasser schützen Sie Ihr Kind gegen die Geburtsschmerzen. Es kann allerdings nur von der Gebärenden selbst in ausreichender Menge produziert werden, indem sie den Schmerz erlebt. Mit anderen Worten: Der Schmerz der Mutter schützt das Kind vor Schmerz!

Die Schüttelmassage gegen Verspannungen und Schmerzen im unteren Rücken

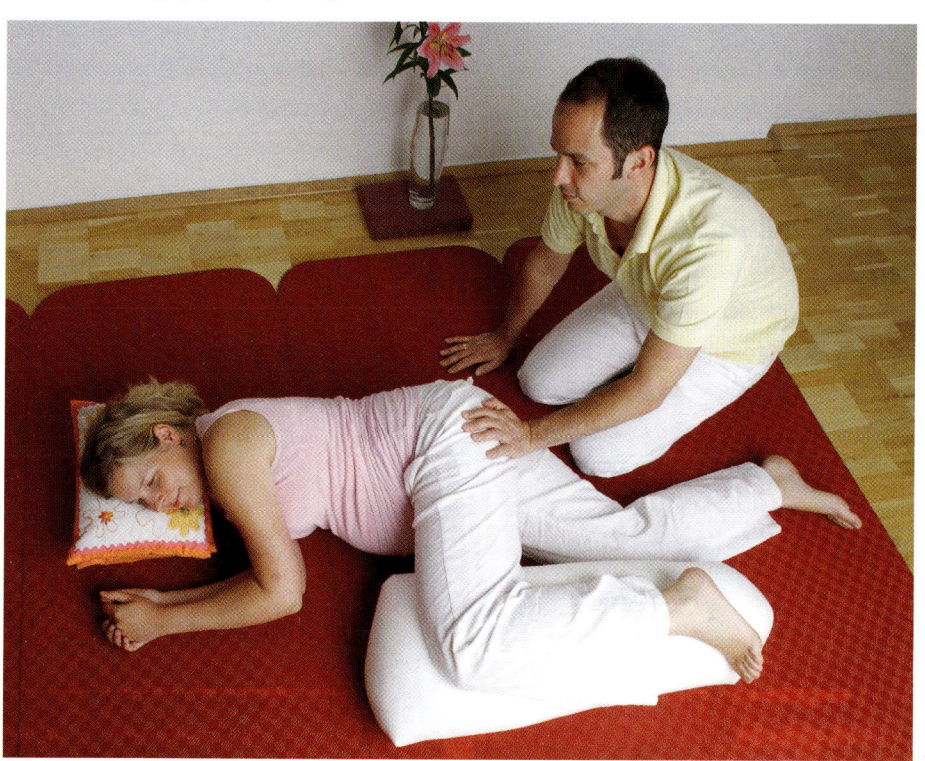

131

Natürliche Schmerzlinderung

Bewegung während der Geburt: Nehmen Sie sich die Freiheit und Energie für freie Bewegungen, suchen Sie die → Gebärpositionen, die den Schmerz erträglicher machen. Durch Ihre eigenen Aktivitäten wird der Geburtsschmerz auf sein physiologisches Minimum reduziert und besser zu verkraften sein.

Selbstvertrauen: Das wichtigste Mittel, um den Schmerz bei der Geburt zu vermindern, bleibt ein Gefühl von Sicherheit, Geborgenheit und persönlicher Kompetenz – Sie müssen es sich zutrauen, Ihr Kind auf die Welt zu bringen. So wie Sie schon andere schwierige Situationen in Ihrem Leben bewältigt haben, werden Sie auch diese schaffen.

Zuwendung, Berührung und Massage: Sicherheit und Zuversicht entstehen auch durch die Anwesenheit anderer liebevol-

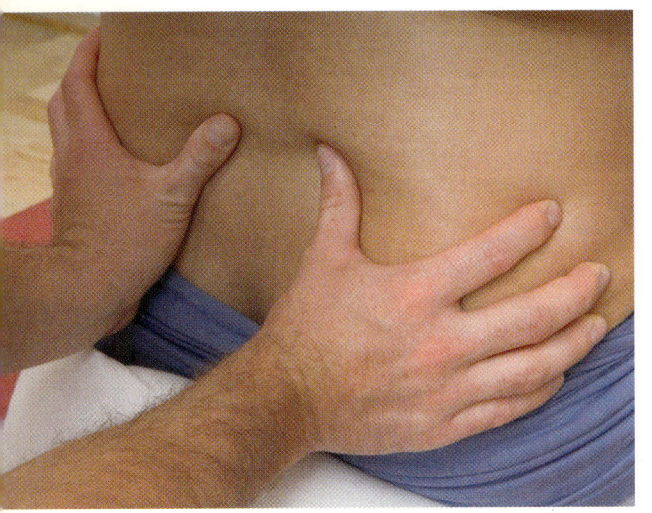

Kreuzbeinmassagen wirken gegen den Schmerz

ler Menschen (→ Männer während der Geburt). Besonders Massagen im Kreuzbeinbereich wirken gegen den Schmerz. Gegendruck auf den schmerzenden Körperstellen aktiviert die tief liegenden Rezeptoren und Nervenenden und kann so den Wehenschmerz verringern. Sanfte, oberflächliche Berührung aktiviert die Hautrezeptoren und die freien Nervenenden und empfiehlt sich eher in der Wehenpause. Erst während der Geburt werden Sie genau wissen, was Sie brauchen: intensive, feste, kontinuierliche Berührung oder eher ein zartes Streichen. Vielleicht reicht auch schon das Gefühl, den Partner neben sich zu wissen oder seine Hand zu halten.

Bei der *Gegenirritation* sollen andere Schmerzen vom eigentlichen Schmerz ablenken bzw. die Produktion von Endorphinen verstärkt anregen. Zum Beispiel wird eine isotonische Kochsalzlösung unter die Haut gespritzt; der dadurch verursachte oberflächliche, brennende Schmerz lindert den Wehenschmerz erheblich.

Heiße und kalte Anwendungen werden entweder im Wechsel, oder entsprechend Ihren Bedürfnissen eingesetzt. Sie wirken, ähnlich einer Massage, auf die Nervenenden. Außerdem lösen sie Verspannungen der Muskeln und Bänder. Zum Einsatz kommen feuchte Wickel und Umschläge, Wärmflaschen, Eisbeutel, Kirschkernkissen sowie erwärmte oder gekühlte Getreidekissen. Eine Wärmflasche im Kreuzbein, warme Socken an den Füßen oder ein kühler Waschlappen auf der Stirn, ein Eiswürfel im Mund oder das schlückchenweise Trinken von warmem Tee – all dies kann Ihnen nützen.

Während des Gebärens befinden Sie sich in einem ständigen Wechsel zwischen Aktivität in der Wehe und Entspannung in der Wehenpause. Am Ende einer jeden Wehe brauchen Sie körperliche und geistige Entspannung. *Entspannungsübungen* aus dem Autogenen Training, der yogischen Tiefenentspannung, der progressiven Muskelrelaxation und der positiven Imagination helfen, die rechte kreative Gehirnhälfte zu aktivieren, so dass Sie unter der Geburt eher intuitiv reagieren. Beim *Visualisieren* arbeiten Sie mit inneren Bildern. Sie können sich einen besonderen Kraftort vorstellen, zu dem Sie in der Wehenpause gehen, um ein rasches Eintauchen in Entspannung zu ermöglichen. Oder Sie stellen sich vor, wie Ihr Kind in Ihrem Bauch auf dem Weg ist zum Beckenausgang, wie in der Wehenpause Kraftwellen durch Ihren Körper pulsieren, wie sich mit jeder Einatmung in Ihrem Körper eine besonders kraftvolle und positive Farbe ausbreitet.

Auch mit *intensivem Hören* erhöhen Sie Ihre Schmerztoleranz: Sie setzen sich Kopfhörer auf und reduzieren Angst und Schmerzerwartung durch Hintergrundgeräusche (Ozeanrauschen, Wildwasserbach) oder mit Musik.

Akupunktur vermindert nachweislich den Schmerz und fördert die Endorphinproduktion. Dabei werden dünne Nadeln in spezielle Punkte auf den Meridianen gesetzt. Die Nadeln bleiben am Körper und können zur Steigerung der Wirkung zusätzlich gedreht oder in regelmäßigen Abständen mit elektrischem Strom stimuliert werden. Die schmerzlindernde Wirkung tritt nach ca. 15 bis 20 Minuten ein und hält einige Stunden an. Akupunktur bewirkt vor allem eine tiefe Entspannung während der Wehenpausen.

Medikamentöse Schmerzlinderung

Krampflösende Mittel können in der Eröffnungsphase eingesetzt werden, wenn sich der Muttermund nur sehr langsam öffnet, weil das Gewebe sehr straff ist. Die Wirkung setzt nach etwa 20 Minuten ein, hat allerdings wenig Einfluss auf das Schmerzempfinden.

In der Austreibungsperiode wurde in manchen Kliniken früher eine *Pudendusblockade* empfohlen – eine Spritze, die tief in die Scheide eingeführt wird und eine Betäubung der Beckenbodenmuskulatur bewirkt. Heute wird der Pudendusblock fast nur noch bei Zangen- und Vakuumgeburten eingesetzt.

Beruhigungs- und Betäubungsmittel hemmen viele natürliche Abläufe während der Geburt. Die körpereigene Produktion von Endorphinen wird behindert. Vor allem aber machen diese Medikamente die Gebärende passiv. Sie werden heute kaum noch in der Geburtshilfe eingesetzt, weil sie zusätzlich beim Neugeborenen nach der Geburt häufig Atemdepressionen und Anpassungsstörungen verursachen.

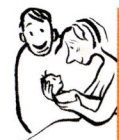

Die PDA

Eine korrekt sitzende Periduralanästhesie (PDA) führt zu vollkommener Aus-
schaltung der Schmerzen von der Taille an abwärts. Sie kann in höherer Dosierung und gemischt mit Opiaten zur Teilnarkose bei einem → Kaiserschnitt
angewandt werden, in niedriger Dosierung zur Schmerzreduzierung bei normalen
und lang andauernden Geburten, wenn wegen anderer körperlicher Belastungen
die Geburt möglichst schonend verlaufen soll, sich Ihr Baby in Beckenendlage
befindet oder Sie Zwillinge erwarten. In beiden Fällen wird ein schmerzstillendes
Medikament mit Hilfe eines Katheters in den Periduralraum der Wirbelsäule in
Höhe des dritten oder vierten Lendenwirbels eingespritzt.

Allerdings reduziert sich durch die PDA die Bewegungsfähigkeit der Gebärenden,
so dass keine aufrechten Gebärpositionen möglich sind. Deshalb bieten manche
Kliniken eine PDA mit schwacher Dosierung an, die Bewegung möglich macht.
Weitere negative Nebenwirkungen der PDA: Die Wehentätigkeit muss häufig mit
künstlichen Wehenmitteln verstärkt werden; durch den verminderten Muskeltonus der Gebärmutter kommt es vermehrt zu Einstellungs- und Lageanomalien
des Kindes; oft gibt es eine verlängerte Austreibungsphase durch fehlenden
Pressdrang bei der Mutter und mangelnde Mitarbeit des Ungeborenen; die
Beendigung mit Saugglocke, Zange und Dammschnitt ist drei Mal häufiger als
bei normalen Geburten.

Bei einer PDA sollten Sie sich besonders um guten Kontakt zu Ihrem Kind
bemühen. Sie empfinden ja weniger oder keine Schmerzen mehr, und deshalb
atmen Sie weniger intensiv, Sie stöhnen nicht mehr und bewegen sich weniger.
Dadurch erhält Ihr Kind weniger Anregungen zur aktiven Mitarbeit. Versuchen
Sie also, auch mit PDA bewusst zu Ihrem Kind hinzuatmen, massieren Sie Ihren
Bauch, sprechen Sie zu Ihrem Baby, geben Sie ihm Mut und Zuspruch, denn es
leistet eine anstrengende Arbeit.

„Komm, sagt die Mutter, zur Welt, Kind.
Ich will dich nähren.
Wozu wir auf der Welt sind,
kann ich dir erklären.“

Marie Luise Kaschnitz

WENN GEBURTEN SCHWIERIG WERDEN

Niemand kann mit Sicherheit voraussagen, wie sich eine Geburt entwickeln wird. Auch wenn Sie gesund leben, eine problemlose Schwangerschaft hatten, sich gut ernährt und gemeinsam mit Ihrem Mann vorbereitet haben, feinfühlig und kompetent begleitet werden, sind unter der Geburt manchmal medizinische Hilfen und Interventionen nötig. Wenn Ihre Geburt also nicht so glatt verlaufen sollte, vertrauen Sie darauf, dass diese Hilfen nötig sind, um Schlimmeres zu verhindern, das Leben der Mutter oder das des Kindes zu retten oder Hirnschäden des Babys zu vermeiden. Es ist ganz wunderbar, dass wir heute diese Hilfen nutzen können. Machen Sie sich keine Vorwürfe, Sie haben nicht versagt, Ihr Baby hat vielleicht nur einen anderen Weg gewählt, um auf die Welt zu kommen.

Vakuum- und Zangengeburt

Der Geburtsvorgang verzögert sich, die Mutter ist erschöpft, oder die Herztöne des Kindes werden schwächer: In solchen Fällen kann die Geburt durch Saugglocke oder Zange beendet werden, eine Situation, die in der Regel Mutter, Kind und selbstverständlich auch den werdenden Vater unter Stress setzt. Das Baby spürt womöglich die Angst seiner Mutter. Zange oder Saugglocke üben einen starken Druck auf das zarte Köpfchen aus. Die Folgen scheinen noch länger spürbar zu sein: Mit dieser Methode entbundene Kinder haben häufig Spannungsschmerzen und zeigen das durch schrilles oder lang anhaltendes Weinen. Und sie können während der ersten Wochen sehr berührungsempfindlich sein im Bereich der Blutergüsse, die sich dort entwickeln, wo die Saugglocke befestigt war oder die Zangenlöffel angesetzt wurden.

Denken Sie aber besser daran, dass die Geburt durch diese Maßnahmen verkürzt wurde und Ihr Kind heil auf die Welt gekommen ist. Eine länger andauernde Geburt hätte mit großer Sicherheit schlimmere Folgen gehabt.

Wenn eine Geburt anders endet als geplant

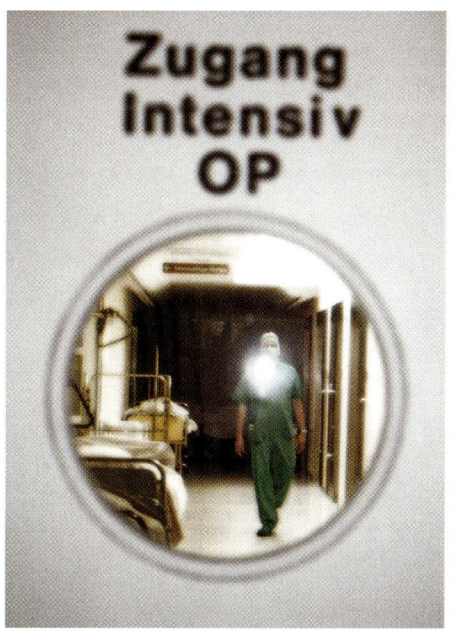

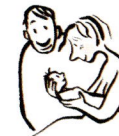

Kaiserschnitt

Der Kaiserschnitt (Sectio caesarea) war bis weit in die 1960er Jahre eine Ausnahme. Mittlerweile kommen etwa 30 % aller Kinder in Deutschland so auf die Welt – Tendenz steigend. Dabei unterscheiden wir zwischen einem geplanten, primären und einem ungeplanten, sekundären Kaiserschnitt.

Gründe für einen geplanten, primären Kaiserschnitt

- Das Ungeborene ist zu klein, zu zart und zu schwach.
- Das Baby liegt quer im Bauch oder mit den Füßen voran in der Gebärmutter; in vielen Kliniken auch bei Steißlage.
- Die Plazenta liegt ganz oder teilweise vor dem Muttermund und versperrt den Weg.
- Eine Erkrankung der Mutter gefährdet das Baby.
- Ein absolutes Missverhältnis zwischen einem großen kindlichen Kopf und einem schmalen mütterlichen Becken.
- Bei Mehrlingen ab drei Kindern.
- Heute auch der Wunsch der Mutter, ohne medizinische Notwendigkeit.

„Denn du hast mein Inneres geschaffen, mich gewoben im Schoß meiner Mutter. Ich danke dir, dass du mich so wunderbar gestaltet hast. Ich weiß: Staunenswert sind deine Werke.“

Psalm 139

Gründe für einen sekundären Kaiserschnitt

- … ergeben sich während des Geburtsverlaufes. Die Herztöne des Babys verschlechtern sich.
- Das Baby passt nicht durch das mütterliche Becken.
- Es kommt zum Geburtsstillstand, weil der Muttermund sich nicht öffnet.
- Die Schwangere entwickelt keine Wehen.
- Akut auftretende Komplikationen bei der Mutter wie Fieber, unkontrollierbare Blutdruckveränderungen.
- → Präeklampsie und → HELLP-Syndrom.

Ein geplanter Kaiserschnitt wird meistens in → PDA durchgeführt. Dabei werden Sie die ganze Zeit über bei vollem Bewusstsein sein und können Ihr Baby nach der Geburt sofort in die Arme schließen. Erfordert die Situation einen Notkaiserschnitt, muss die Geburt zügig beendet werden. Häufig findet dies unter Vollnarkose statt, da die Betäubung schneller einsetzt. Hat die Gebärende bereits eine PDA bekommen, kann diese einfach vertieft, also höher dosiert werden, so dass in diesem Fall keine Vollnarkose notwendig wird.

Was erwartet Sie beim Kaiserschnitt?

Das Schamhaar wird abrasiert und danach ein dünner Katheter durch die Harnröhre in die Blase gelegt. Anschließend werden Anti-Thrombose-Strümpfe über die Beine gezogen und die Bauchhaut desinfiziert.

Bei einer Vollnarkose erfolgt jetzt die Betäubung. Der etwa 10 – 12 cm lange Schnitt erfolgt quer unterhalb der Schamhaargrenze.

Bei einer PDA können Sie Ihr Kind, nachdem es abgenabelt wurde, direkt in die Arme schließen. Bei einer Vollnarkose übernimmt diese Aufgabe vermutlich der Vater. Nachdem das Kind geboren ist, löst die Ärztin die Plazenta ab und vernäht die einzelnen Schichten.

Viele Krankenhäuser bieten mittlerweile den „sanften" Kaiserschnitt an. Dabei trennen die Ärzte nicht mehr alle Gewebeschichten mit dem Skalpell durch, sondern „reißen" tiefer liegende Bauchschichten und auch die Gebärmutter mit den Händen auseinander. Was sich zunächst gar nicht sanft anhört, bringt Vorteile: kürzere Operationsdauer, geringeren Schmerzmittelverbrauch, kürzeren Krankenhausaufenthalt, weniger Hämatome, weniger Wundheilungsstörungen, und vor allem ist die Muskulatur nicht durch das Schneiden mit einem scharfen Gegenstand traumatisiert, so dass Sie nach diesem Kaiserschnitt viel früher gerade stehen und aufrecht laufen können.

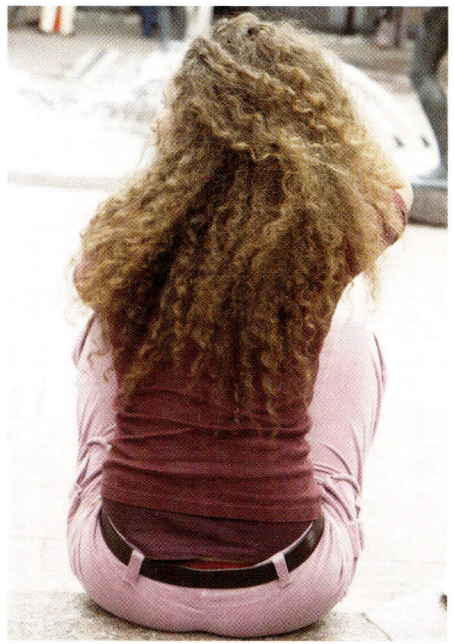

Bedenken Sie: Der Kaiserschnitt verlagert die Schmerzen lediglich auf die Zeit nach der Geburt

Auswirkungen auf die Mutter

Sie als Mutter haben nach einem Kaiserschnitt zwei Dinge zu verkraften: eine große Bauchoperation und das Erlebnis einer Geburt. Für sich selbst brauchen Sie Ruhe, für das Kind brauchen Sie Energie. Sie werden jemanden brauchen, der Ihnen das Kind bringt, es zum Stillen anlegt, Sie mit Kissen abstützt, das Kind zum Bäuerchen hochnimmt, es pflegt und wickelt. Das kann Klinikpersonal kaum leisten. In einigen Kliniken wird inzwischen der Vater in einem Familienzimmer mit aufgenommen.

Auswirkungen auf das Kind

Wird dem Baby durch eine Schnittentbindung tatsächlich Stress erspart – wo es doch rund und rosig aus dem Mutterleib kommt? Tatsächlich haben Kaiserschnitt-Kinder viel größere Anpassungsprobleme. Ihnen fehlt die intensive Massage durch die Wehen, mit der Atmung und Reflexe leichter in Gang kommen. Es fehlen Hormone, die während der Geburt von Mutter und Kind ausgeschüttet werden und die Reifung von Lungen, Nieren und Leber fördern. Zudem sind die Atemwege noch

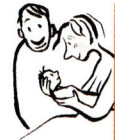

137

Wenn ich mich entscheiden kann

Besprechen Sie die folgenden Überlegungen mit Ihrem Partner, lassen Sie sich noch einmal ausgiebig beraten: Was ist im Leben wirklich planbar? Sollten wir es nicht dem Kind überlassen, seinen Geburtstag zu bestimmen und zwar dann, wenn es ausgereift genug ist?

Eine Frau, die den Geburtsschmerz bewältigt, kann daraus ein hohes Maß an Selbstvertrauen und Kraft schöpfen. Der Geburtsschmerz ist notwendig für die Anpassungsprozesse des Neugeborenen an ein Leben außerhalb der Gebärmutter. Und es gibt heute ein großes Angebot an Methoden zur → natürlichen und zur → medikamentösen Schmerzlinderung.

Niemand kann den Ablauf einer Geburt vorhersagen oder eine Garantie für das gute Gelingen einer Geburt übernehmen – weder im Kreißsaal noch im Operationssaal.

Ein Kaiserschnitt garantiert keinen gesunden Beckenboden. Das hängt viel mehr davon ab, ob Sie ein konsequentes Beckenbodentraining machen (→ Rückbildung). Jede Geburt und jedes Kind ist anders. Wenn die Geburt beim ersten Mal sehr lang und anstrengend verlief, kann das nächste Baby in kurzer Zeit ganz unkompliziert herausrutschen.

Reden Sie über Ihre Hoffnungen, Ängste und Bedenken. Suchen Sie sich Personen und Ort sorgfältig aus, mit denen und an dem Sie sich sicher und geborgen fühlen. Die meisten Frauen fühlen sich über den Ablauf des Kaiserschnitts gut informiert, aber nicht über die Folgen.

voller Fruchtwasser, das bei vaginal geborenen Kindern durch den Druck auf den Brustkorb im Geburtskanal herausgepresst wird.

Auch die während einer normalen Geburt gebildeten „Bindungshormone" Oxytocin und Endorphin fehlen. Deshalb sollten Sie dafür sorgen, dass Ihr Kind nach der Geburt nicht allein gelassen wird. Zunächst kann es der Vater nackt auf seine nackte Brust legen, es ansprechen und intensiv und kräftig streicheln. Sobald Sie sich in der Lage fühlen, sollten Sie sich für die erste Zeit möglichst nicht mehr von Ihrem Kind trennen. Sie brauchen allerdings mehr Geduld beim Stillen: Durch das lokale Schmerzmittel haben die Babys nach der Geburt häufig stark verzögerte Saugimpulse, und auch der Saugreflex kann schwächer ausgebildet sein.

„Wunschkaiserschnitt"

Frauen entscheiden sich aus den verschiedensten Gründen freiwillig für einen Kaiserschnitt: weil sie den Geburtstermin planen möchten; weil sie Angst vor dem Wehenschmerz haben; weil sie sich nicht vor Partner und Geburtshelferinnen blamieren und die Kontrolle verlieren wollen; weil sie eine besonders schwere Geburt erlebt haben; oder auch aus Furcht vor einer Gebärmuttersenkung oder vor Harninkontinenz.

Man könnte sagen, dass der Kaiserschnitt die Schmerzerfahrung von vor der Geburt auf die Zeit nach der Geburt verlagert – das, was Frauen mit „Wunschkaiserschnitt" vermeiden wollten, tritt also zeitverschoben doch auf: Es kann zu den unterschiedlichsten Beschwerden kommen. Verstehen Sie uns recht, wir wollen Ihnen keine unnötigen Ängste bereiten. Wir bitten Sie nur, Ihre Entscheidung sorgfältig abzuwägen.

Hilfen für Kaiserschnittbabys

Legen Sie Ihr Baby an die Brust, sobald Sie dazu in der Lage sind und danach so oft wie möglich, lassen Sie sich nicht ohne Grund trennen, legen Sie Ihr Kind so oft und so lange wie möglich nackt und gut zugedeckt auf Ihre Brust, massieren Sie es und fördern Sie seine Eigenaktivität, reden und singen Sie mit Ihrem Kind, suchen Sie immer wieder den Blickkontakt. Mutter und Kind sollten nach einer Geburt mit PDA ca. zwölf Stunden und nach einer Sectiogeburt 24 – 48 Stunden nicht getrennt werden, damit beide eine ausreichende Menge an Endorphin und Oxytocin für das → Bonding zwischen Mutter und Kind bilden können.

Nach dem Kaiserschnitt

Falls es keine Anpassungsschwierigkeiten zeigt, wird Ihr Baby nach der Kaiserschnittgeburt zu Ihnen gebracht und gezeigt, in manchen Kliniken auch auf die Brust gelegt. In diesen kostbaren Minuten können Sie Ihr Kind begrüßen, anschauen und liebkosen. Danach ist es schön, wenn der Vater das Kind übernimmt, sich mit nackter Brust in ein Bett legt und Zeit hat, es an Ihrer Stelle zu halten, zu liebkosen und ruhig mit ihm zu sprechen, bis Sie aus dem Operationssaal zurück sind.

Erfordert der Allgemeinzustand des Kindes jedoch eine sofortige medizinische Versorgung, wird dieser Erstkontakt auf später verschoben. Dasselbe passiert natürlich auch, wenn die Mutter eine Vollnarkose hatte, operationsbedingt mit Kreislaufschwierigkeiten kämpfen oder ihr allgemeiner Gesundheitszustand nicht gut sein sollte.

Behinderung

Kommt das Kind mit Fehlbildungen oder erkennbaren Anzeichen für eine geistige Behinderung auf die Welt, so erleben die Eltern in aller Regel Enttäuschung, Trauer und Wut. Auch das Klinikpersonal ist oft verunsichert, und so werden diese Kinder oft sehr schnell zur weiteren Versorgung und Diagnostik in eine Kinderklinik gebracht.

Aber gerade ein behindertes Kind braucht viel körperliche Nähe und Zuwendung. Je enger die Eltern mit ihrem Kind zusammen

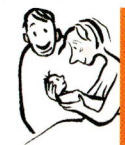

sind, desto eher können sie aus dem Zusammenbrechen all ihrer Hoffnungen dennoch den Keim eines liebevollen gemeinsamen Lebens wachsen lassen. Wenn Eltern ihr behindertes Kind gleich nach der Geburt sehen, fühlen und riechen, kommt ihnen die emotionale Offenheit dieses Augenblicks zu Hilfe, dieses Kind anzunehmen, seinem Lebenswillen die Hand zu reichen und sich der Aufgabe zu stellen, es ins Leben zu begleiten.

Besonders wichtig ist dann kompetente Hilfe, die Eltern vor allem in einer Selbsthilfegruppe finden. Dort können gemeinsam Erfahrungen und Informationen über den Umgang mit dieser speziellen Behinderung ausgetauscht werden (→ Adressen im Anhang).

Fehlgeburt, Totgeburt

Nur 25 % aller befruchteten Eizellen führen zur Geburt eines lebenden Kindes. Vielfach endet die Empfängnis durch eine frühzeitige Fehlgeburt und wird von der Frau als verspätete Periode angesehen. Tatsächlich werden nur rund 15 % aller Fehlgeburten (Aborte) erkannt.

Wichtigstes Symptom für eine drohende Fehlgeburt ist die vaginale Blutung. Sie kann ohne Schmerzen auftreten, es geht oft nur wenig Blut ab. Bei leichten Blutungen ohne Schmerzen bestehen gute Chancen, dass die Schwangerschaft bestehen bleibt. Lassen Sie sich auf jeden Fall krankschreiben und ruhen Sie viel – das wird Ihnen jetzt gut tun.

Handelt es sich allerdings um eine starke Blutung, die mit krampfhaften Bauchschmerzen einhergeht, ist die Fehlgeburt in den meisten Fällen nicht mehr aufzuhalten.

Fehlgeburten in den ersten Schwangerschaftswochen werden meistens durch eine kindliche Fehlbildung verursacht, seltener durch Stress oder Paarprobleme. Manchmal reagiert der Körper auch „allergisch" auf das sich entwickelnde Kind. Das mütterliche Immunsystem deutet den Fötus als Fremdkörper und stößt ihn ab. Möglicherweise gelingt es der Eizelle nicht,

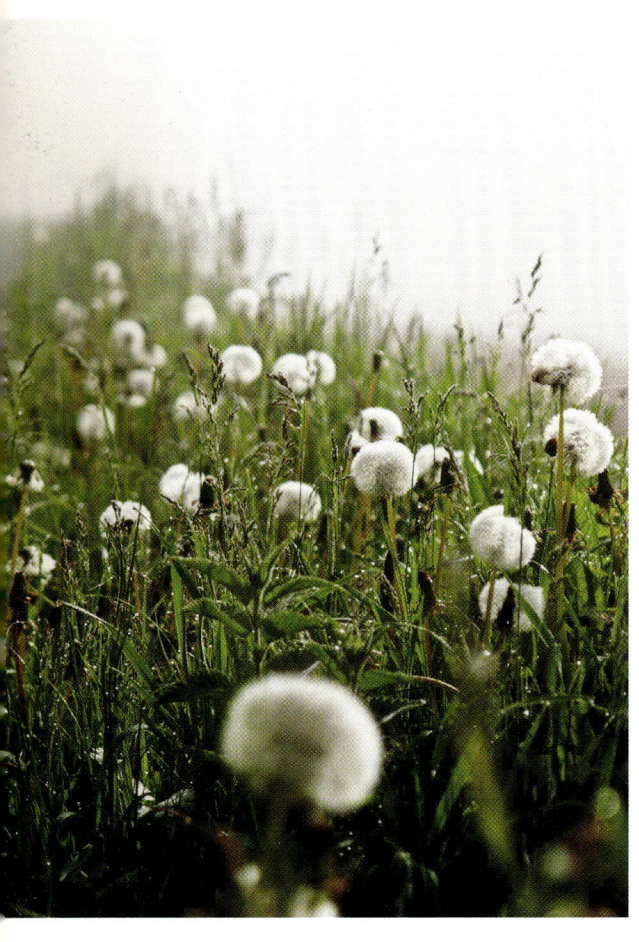

sich in der Gebärmutterschleimhaut einzunisten. Auch Röntgenstrahlen, Medikamente, eine chronische Krankheit (zum Beispiel Diabetes mellitus oder Infektionskrankheiten) können den Fötus schädigen und einen Abort auslösen.

Nach einer Fehlgeburt sollten Sie sich viel Ruhe und Zeit gönnen und mindestens drei Menstruationszyklen abwarten, bis Sie wieder schwanger werden. Auch die Schleimhaut in der Gebärmutter benötigt Zeit, um sich wieder aufzubauen. Sie brauchen keine Angst vor einer erneuten Fehlgeburt zu haben – statistisch gesehen gibt es kein höheres Risiko. Erst ab zwei Fehlgeburten hintereinander steigt die Wahrscheinlichkeit leicht an.

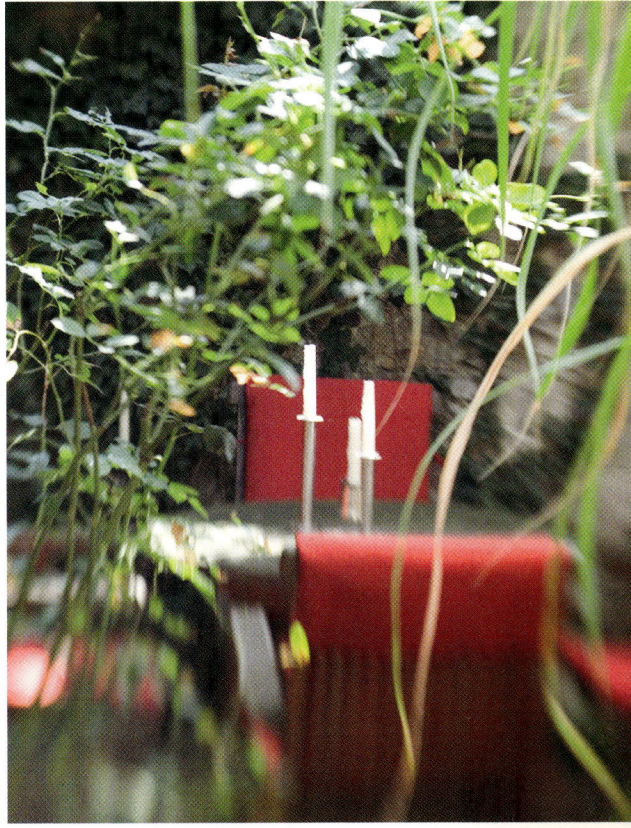

Tot geboren, früh gestorben

Trotz aller medizinischen Fortschritte sterben immer noch Neugeborene, oder es werden Kinder tot geboren. Da das viel seltener passiert als früher, ist eine Totgeburt für Eltern besonders schwer zu ertragen. Oft fehlt es an Ritualen, um den Verlust angemessen betrauern und verarbeiten zu können.

In einer Gesellschaft, in der angeblich alles machbar ist, fällt es besonders schwer, solch ein Schicksal zu akzeptieren. Vor allem, wenn wir nur nach den Ursachen und den Schuldigen für diesen Tod suchen und darüber vergessen zu trauern. Für die Eltern ist es wichtig, von ihrem toten Baby in Ruhe Abschied zu nehmen. Sie dürfen es im Arm halten, ihm einen Namen geben, Fotos machen, vielleicht einen Fuß- oder Handabdruck nehmen. All dies sind Möglichkeiten, das Kind noch etwas kennen zu lernen, das nur so kurz bei ihnen war.

Wenn Eltern ihr totes Kind gesehen und berührt haben, sind sie nicht weniger traurig, aber sie können ihre Trauer eher leben, sie in ihrer Erinnerung tragen und später besser damit umgehen.

Wenn ein Kind gestorben oder tot zur Welt gekommen ist, hat die Mutter dennoch ein Anrecht auf Hebammenhilfe nach der Geburt. Von der Hebamme erhält sie Trost und Zuspruch, sie hilft und vermittelt wichtige Adressen, zum Beispiel der Selbsthilfegruppe „Verwaiste Eltern" (→ Adressen).

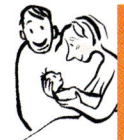

Die ersten Stunden nach der Geburt

Welch ein Wunder nach all der Anstrengung und Aufregung: Ihr Kind ist geboren, es beginnt zu atmen, und Sie können es selbst sehen, hören, riechen, berühren und zu sich nehmen. Vielleicht schauen Sie sich mit großen Augen an und können es beide noch gar nicht fassen, was gerade passiert ist.

„Wie soll ich dich empfangen, und wie begegn' ich dir?"

Aus dem Weihnachtsoratorium von J. S. Bach

Mit dem ersten Atemzug wird Ihr Kind vielleicht einen ersten Schrei ausstoßen. Wir können nur vermuten, dass es möglicherweise Schmerz empfindet, wenn sich die Lungenbläschen nach dem starken Zusammenziehen des Brustkorbs entfalten und trockene Atemluft eindringt. Da ist es für Ihr Kind tröstlich, geborgen in Ihrem Arm oder auf Ihrer Brust zu liegen.

Ist das Kind gesund und munter, gibt es keinen Grund zur Eile. Sie können die Nabelschnur in Ruhe auspulsieren lassen,

Liebe auf den ersten Blick

Der erste Körperkontakt, das Fühlen der samtweichen Haut und der Wärme Ihres Kindes sind eine intensive Erfahrung, die Sie und Ihr Partner ein Leben lang nicht vergessen werden. Der erste Schrei des Neugeborenen fällt ganz unterschiedlich aus – manche schreien laut und heftig, andere eher leise. Beides ist völlig normal. Wenn Sie Ihr Kind atmen, weinen oder schreien hören, werden Sie durchflutet von Erleichterung, Freude und Glück. Dem Vater geht es da nicht anders als der Mutter. Auch im weiteren Verlauf des gemeinsamen Lebens bleibt das Weinen des Kindes ein besonderer Auslöser für Ihr fürsorgliches Verhalten als Eltern.

Beim Körperkontakt direkt nach der Geburt entspannt das Baby seine Muskulatur, und eine tiefe Zufriedenheit beseelt Mutter, Vater und Kind. Dieser tiefe Kontakt, der die ganze Familie in der neuen Lebenssituation innig und dauerhaft aneinander binden soll, findet über alle Sinne statt. So hört es sich an, so sieht es aus, und wenn ich es zu mir genommen habe, kann ich dieses kleine, wunderbare Wesen berühren und seinen Duft einatmen, es streicheln und küssen. Das Kind empfindet vor allem über das Tasten und Hören: die warme Haut der Mutter, in besonderen Fällen auch des Vaters, ihr vertrauter Herzschlag. Liegt das Kind entspannt bei Ihnen, können Sie ihm tief in die großen Augen schauen. Es ist Liebe auf den ersten Blick zwischen Mutter, Vater und Kind. Mit weit geöffneten Pupillen schaut Ihr Kind Sie oft ganz ruhig und aufmerksam an.

so dass noch viel Blut von der Plazenta zum Kind gepumpt wird. Anschließend kann der Vater oder die Hebamme die Nabelschnur durchtrennen.

Diese ersten Minuten und Stunden nach der Geburt bilden eine solide Grundlage für den weiteren gemeinsamen Weg der Familie. Ein Kind, das die ersten zwei Stunden mit seiner Mutter verbringen durfte, ist durch und durch warm, rosig und zeigt sich äußerst zufrieden. In dieser Zeit hat sich das Baby seiner Mutter, meist auch dem Vater, regelrecht „eingeprägt", Fachleute sprechen vom „Bonding": Es knüpft das Band zwischen Mutter, Vater und Kind für einen guten Anfang und bietet alle Chancen auf einen positiven weiteren Weg.

Lassen Sie sich in diesen intensiven und intimen Momenten möglichst nicht stören. Falls das Neugeborene, auf Ihren Wunsch oder aus medizinischer Indikation, nicht gestillt wird, können Sie ihm bereits im Kreißsaal eine industriell hergestellte Säuglingsanfangsnahrung aus der Gruppe der „Pre"-Nahrungen anbieten. Vorher sollte das familiäre Allergierisiko geklärt sein, und ggf. ersatzweise eine hypoallergene Nahrung gefüttert werden.

Heute gehört es zum Standard jeder Entbindungsklinik, dass junge Mütter ihr Kind rund um die Uhr bei sich auf dem Zimmer behalten können. Noch besser als das übliche „Rooming-in" ist „Beding-in", dabei schlafen Sie mit Ihrem Kind in einem Bett. Dies klappt besonders gut, wenn Sie mit dem Baby, vielleicht sogar Ihrem Mann, gemeinsam ein Familienzimmer haben.

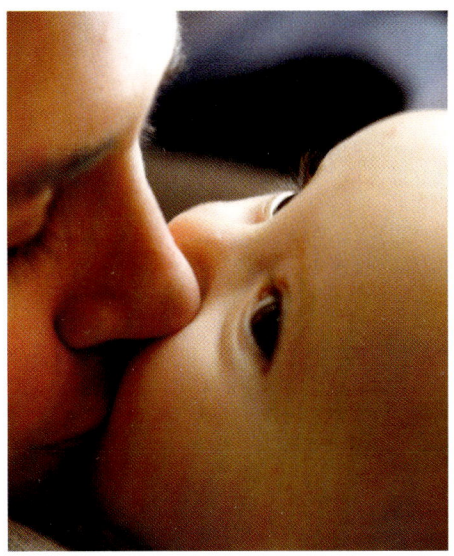

Inniger Kontakt als Grundlage für einen positiven Weg

Spätestens zu Hause können Sie – falls Sie möchten – diese „Dreieinigkeit" praktizieren. Beim Teil-Rooming-in werden die Kinder nachts in ein Säuglingszimmer gebracht, um den Müttern mehr Schlaf zu ermöglichen. Klären Sie aber, dass Ihr Kind nicht mit Tee, Glukose oder fertiger Säuglingsmilch ernährt wird. In diesem Fall oder wenn das Baby nachts aus anderen Gründen getrennt von Ihnen untergebracht ist, bitten Sie darum, dass es Ihnen wenigstens zum Stillen gebracht wird.

Versorgung der Mutter nach der Geburt
Direkt nach der Geburt steht natürlich der Erstkontakt zu Ihrem Baby im Vordergrund, während in Ruhe die Geburt der → Plazenta abgewartet und nach eventuellen Geburtsverletzungen geschaut wird. Ein → Dammriss oder Dammschnitt wird von Hebamme oder Ärztin in lokaler Betäubung genäht. Auch dann dürfen Sie

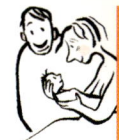

Erstes Stillen

Nach dem ersten liebevollen Körperkontakt sucht Ihr Kind die Brustwarze.
Es trinkt die Vor- bzw. Erstmilch (Kolostrum); sie hat sich bereits während der Schwangerschaft gebildet.

Dieses erste Stillen bringt gleich mehrere Vorteile: Neben der Nahrungsaufnahme stärkt es die Abwehrkräfte gegen krankheitserregende Keime, und bei Ihnen unterstützt es die Geburt der Plazenta und die Blutstillung an der Haftfläche der Plazenta. Durch das rhythmische Saugen erhält auch das kindliche Gehirn ständige Impulse und wird so angeregt.

Das schnelle Ausscheiden des → Kindspechs wird ebenfalls gefördert und senkt wiederum das Risiko der Neugeborenengelbsucht. Auch Blutzuckerspiegel und Körpertemperatur des Neugeborenen sind stabiler im engen Kontakt zur Mutter.

Stillen schützt Ihr Kind vor Infektionen, Allergien und späterer Dickleibigkeit (Adipositas) und hat positive Auswirkungen auf die Gesundheit bis zum 10. Lebensjahr. Zudem fördert es nachweislich die Sprachentwicklung Ihres Kindes und vermindert Zahnfehlstellungen. Jede weitere Woche der Ernährung mit Muttermilch verbessert die Langzeitwirkung.

Die frühe Stimulation der Brust fördert die baldige Milchbildung. Der spätere „Milcheinschuss" verläuft dann weniger schmerzhaft.

Ihr Baby bei sich behalten, und Ihr Mann kann Ihnen liebevoll die Hand halten.

Ihr Kind ist gestillt, Ihr Blutdruck bleibt stabil, und die Gebärmutter hat sich gut zusammengezogen, so dass keine übermäßigen Blutungen auftreten werden. Jetzt können Sie mit Unterstützung duschen gehen und anschließend etwas essen und trinken.

Ungefähr zwei Stunden nach der Geburt werden Sie in der Klinik gemeinsam mit Ihrem Baby auf die Wöchnerinnenstation verlegt. Nach einer ambulanten Geburt fahren Sie mit Vater und Kind nach Hause. Dort wird Sie Ihre Wochenbetthebamme weiterbetreuen.

Die ersten Sinneserfahrungen

Neben der Haut ist das Ohr während der Schwangerschaft am feinsten ausgebildet (→ S. 28). Nach der Geburt hat Ihr Kind noch Fruchtwasser im Mittelohr, das den Übergang zwischen der gedämpften Welt in der Gebärmutter und der ungewohnt lauten Umgebung draußen erträglich gestaltet. Nach ca. zwei Wochen verschwindet das Wasser, und die Töne treffen klarer und damit auch schriller an das Ohr des Babys. Wundern Sie sich also nicht, wenn es für einige Tage etwas unruhiger wird.

Schmecken kann Ihr Baby auch schon recht gut (→ S. 27 f.), und der Geruchssinn ist mit der Geburt voll ausgebildet. Kaum ist es auf der Welt, erlebt Ihr Kind aber eine Vielzahl ganz neuartiger Gefühle. Eines davon ist der Hunger, und das Kind kennt dafür keinerlei Bewältigungsstrategien. Also weint es bitterlich. Sein → Schreien ist ein unmissverständliches Signal an die Umwelt, sofort zu handeln. Aber es sucht auch selbst, geführt von seinem Geruchssinn, den Weg zur Brustwarze. Wird sein Hunger und sein Bedürfnis nach Wärme, Nähe, Ruhe und Bewegung in den ersten Wochen prompt gestillt, macht es die beruhigende Erfahrung: Meine neue Welt ist verlässlich, und ich bin nicht allein.

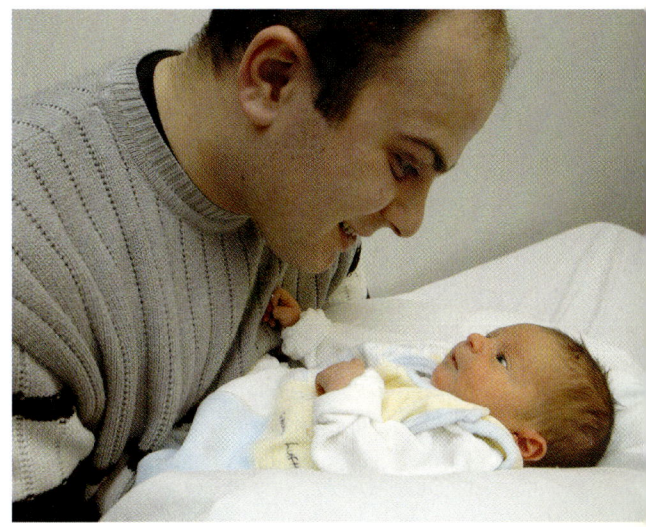

Der zwei Tage alte Berat-Ethem und sein Vater haben schon eine liebevolle Beziehung

In seinem vorgeburtlichen Leben hat das Baby durch das Spiel von Hell und Dunkel seinen Sehsinn ausgebildet. Viele Kinder zeigen schnell nach der Geburt Interesse, die Welt mit eigenen Augen zu betrachten; die sind häufig weit geöffnet und scheinen die Welt geradezu in sich hineinzusaugen.

Erstversorgung des Babys

Ihre Hebamme wird die erforderlichen Maßnahmen so gefühlvoll wie möglich in die erste Kontaktaufnahme zwischen Ihnen und dem Kind einbetten.

Während der ersten Minuten nach der Geburt hat Ihr Kind schon einiges geleistet, um sich an die neue Umgebung anzupassen. Achten Sie deshalb darauf, dass der Geburtsraum abgedunkelt ist. Grelles Licht führt zu vermehrter Adrenalinaus-

schüttung (= Stress) und würde die erste Kontaktaufnahme zwischen Vater, Mutter und Kind beeinträchtigen.

Eventuell müssen die Atemwege mit einem kleinen Tupfer oder durch Absaugen gereinigt werden. Besonders wichtig ist jedoch das Warmhalten. Am besten geht das auf Ihrem Bauch, das Neugeborene wird zusätzlich mit warmen Tüchern abgedeckt, damit es seine Körpertemperatur hält, und es liegt in Bauch- oder Seitenlage, damit es Schleim- und Fruchtwasserreste besser ausspucken kann.

„Meine Hände nehmen dich auf, weich und warm.
Dein Blick berührt die Tiefe meiner Seele."

Margarita Klein

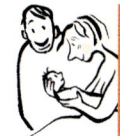

145

Die Erstuntersuchung (U1)

In den ersten Stunden nach der Geburt werden Allgemeinzustand, Reife, äußerlich sichtbare Fehlbindungen, Geburtsverletzungen, akute, bedrohliche Erkrankungen berücksichtigt und folgendes untersucht:

- Gewicht, Länge und Kopfumfang
- Kopf und Fontanellen (Gebiete, an denen die Schädelknochen noch nicht zusammengewachsen, sondern durch faseriges Bindegewebe verbunden sind)

- Puls, Atmung und Herzschlag
- Bauch und Genitalien (bei Jungen wird geprüft, ob sich die Hoden im Hodensack befinden)
- Alle Gelenke, besonders die Hüften (Möglichkeit einer Hüftgelenksdysplasie)
- Reflexe (Suchreflex, Saugreflex, Handgreifreflex, Fußgreifreflex, Fluchtreflex, Rückgratreflex).

Vitamin-K-Prophylaxe

Die Vitamin K-Gabe bei U1 sowie U2 und U3 gehört zum geburtshilflichen Standard. Vitamin K ist unverzichtbar für das Funktionieren der Blutgerinnung. 50 % der Vitamin-K-Mangelblutungen betreffen das Gehirn des Kindes.

Vor der oralen Gabe sollte das Baby ausgiebig an der Brust gesaugt haben, da durch die Muttermilch das fettlösliche Vitamin K besser aufgenommen werden kann. Frühgeborene oder kranke Neugeborene bekommen das Vitamin K entsprechend dem Geburtsgewicht als Spritze verabreicht.

Augenprophylaxe

Während der Geburt können Erreger aus dem Geburtskanal beim Kind eine Bindehautentzündung verursachen. Sie äußert sich in der Kombination von Rötung und Schwellung der Augen sowie einer mehr oder weniger eitrigen Sekretion. Mit einer Medikamentengabe in den ersten zwei Stunden nach der Geburt soll das Entstehen einer Infektion verhindert werden. Ihre Hebamme wird Sie zu diesem Thema

Nabelschnurblut

Seit einigen Jahren äußern Eltern den Wunsch, Nabelschnurblut für die Stammzellengewinnung einfrieren zu lassen. Damit hoffen sie, ihre Kinder in der Zukunft bei schweren Erkrankungen heilen zu können. Um die Zellen zu gewinnen, muss das Baby sofort nach der Geburt abgenabelt werden, was die Intensität des Erstkontakts zwischen Mutter und Neugeborenem stört. Andererseits sprechen für die Gewinnung von Stammzellen erste therapeutische Erfolge. Sicher befindet sich die Forschung hier erst am Anfang. Denken Sie also gut darüber nach, wie Sie sich entscheiden: für eine Vorsorgemaßnahme (deren Nutzen noch nicht genau einzuschätzen ist) oder für einen möglichst intensiven, ungestörten Erstkontakt mit Ihrem Baby.

aufklären, und Sie müssen selbst entscheiden, ob Sie die Augenprophylaxe für Ihr Kind wünschen oder nicht.

Am wirkungsvollsten beugen Mütter Augeninfektionen bei ihrem Baby mit der Früherkennung und Behandlung schädigender Keime in der Vagina der Mutter vor.

Lassen Sie also im letzten Drittel der Schwangerschaft einen Vaginalabstrich machen. Wenn krank machende Keime gefunden werden, kann noch vor der Geburt des Kindes eine Behandlung eingeleitet werden.

„War ich ein Falter
vor meiner Geburt
ein Baum oder
ein Stern
Ich habe es vergessen
aber ich weiß
daß ich war und sein werde
Augenblicke aus Ewigkeit“

Rose Ausländer

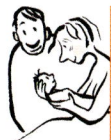

Kompakt

Geburtsorte

Wenn es keine medizinischen Gründe gibt (→ Risikoschwangerschaft, S. 50), können Sie frei entscheiden, wo Sie Ihr Kind zur Welt bringen möchten:

Die eine Frau sucht einen *möglichst wohnlichen Kreißsaal*, in dem sie sich frei bewegen, ihre → Geburtspositionen selbst wählen und in angenehmer Atmosphäre ihre Wehen verarbeiten kann.

Eine andere bevorzugt *eine Klinik der Maximalversorgung mit angeschlossener Kinderklinik*, weil ihr dies die nötige Sicherheit vermittelt und dort modernste Technik zur Verfügung steht.

Die dritte Frau entscheidet sich für eine *Hausgeburt*; weil Hausgeburten nach qualitativ hochwertigen Studien genauso sicher wie Klinikgeburten sind, sofern bei der Mutter keine Schwangerschaftsrisiken vorliegen und die Geburt von einer erfahrenen Hebamme betreut wird.

Geburtshäuser sind in der Regel besonders gut auf die Bedürfnisse der Gebärenden vorbereitet mit Halteseilen, Tüchern, Sprossenwand, Pezzibällen, Gebärhocker und Gebärwannen für die Wassergeburt. Die meisten Geburtshäuser in Deutschland werden von Hebammen geleitet. Über die Internetadresse im Anhang können Sie das nächste Geburtshaus in Ihrer Nähe finden.

Vorteile/Nachteile:

Klinische Studien haben bewiesen, dass in einem wohnlich eingerichteten Geburtsraum durchschnittlich weniger Schmerzmittel benötigt werden, weniger medikamentöse Wehenunterstützung nötig ist und die Frauen anschließend mit ihrer Geburt zufriedener sind. Angst, Schmerzen und Nervosität können demgegenüber durch eine technisierte klinische Umgebung und unbekannte Betreuungspersonen verstärkt werden und sich möglicherweise negativ auf den Geburtsfortschritt und den Geburtsverlauf auswirken.

Immer ist eine positive Grundeinstellung die beste Voraussetzung für eine Geburt mit wenig Komplikationen.

Nehmen Sie also Kontakt auf zu Hebammen, notieren Sie sich Ihre persönlichen Wünsche, schauen Sie sich nach diesen Kriterien Geburtshäuser und Kliniken an und suchen Sie den Ort, an dem Sie sich wohl und sicher aufgehoben fühlen.

Babyfreundliches Krankenhaus

Richtlinien einer Initiative des Kinderhilfswerks der Vereinigten Nationen (UNICEF) und der Weltgesundheitsorganisation (WHO).

Babyfreundliche Krankenhäuser fördern und schützen in erster Linie die Bindung zwischen Eltern und Kind. Das Entstehen dieser Bindung in den ersten Lebensstunden nach der Geburt wird „Bonding" genannt. Das Stillen ist eine natürliche Folge eines gelungenen „Bondings". Nach aktuellen Untersuchungen entsteht in „babyfreundlichen" Krankenhäusern eine stärkere Mutter-Kind-Bindung als in herkömmlichen Geburtskliniken. Berichte aus mehreren Ländern bestätigten, dass die babyfreundliche Geburtshilfe den Zusammenhalt zwischen Mutter und Kind tatsächlich verbessere. Entscheidend dafür seien die ersten Lebensstunden und die ersten drei Tage. „Die ‚beste Praxis' im Sinne von ‚babyfreundlich' hat nachweislich einen positiven Effekt auf das Entstehen der Mutter-Kind-Bindung. Dies schützt das Kind nachhaltig und langfristig vor Missbrauch, Vernachlässigung und Aussetzung", bestätigt die WHO. Die Vorteile des Stillens seien in Deutschland ausreichend belegt, aber die positiven Auswirkungen eines gelungenen Bondings noch nicht genügend bekannt. Die Folge: Der Bindungsförderung in Geburtskliniken werde nicht ausreichend Aufmerksamkeit geschenkt, die Trennung von Mutter und Kind nach der Geburt gehöre immer noch zur Routine in deutschen Kliniken. „Babyfreundliche Krankenhäuser führen eine Vielzahl von Leistungen zu einem ganzheitlichen Betreuungskonzept zusammen, von der Schwangerenvorsorge bis zu Beratungsangeboten nach der Entlassung." Man vermeide Routine, die das erste Kennenlernen von Eltern und Kind beeinträchtigen könne. Mütter würden dazu angeleitet, die Signale ihrer Kinder zu verstehen und feinfühlig darauf zu reagieren. Internationale Studien belegen die Wirksamkeit des Betreuungskonzepts „babyfreundlich".

Checkliste Klinikkoffer

In der Klinik brauchen Sie:

- Mutterpass
- Personalausweis
- Chipkarte Ihrer Krankenkasse
- Familienstammbuch oder Heirats- oder Geburtsurkunde

Für die Geburt brauchen Sie:

- Kurzes Nachthemd oder langes T-Shirt
- Warme Socken
- Mehrere Haargummis, falls Sie lange Haare haben
- Waschlappen zum Kühlen der Stirn
- Fettstift gegen trockene Lippen
- Massageöl
- Hausschuhe
- Bademantel
- Ihre Lieblingsmusik auf CD
- Thermosflasche mit Eiswürfeln aus Zitronensaft und Traubenzucker oder aus Multivitaminsaft (im Gefrierfach vorbereiten), die Sie bei Durst und Mundtrockenheit unter der Geburt lutschen können
- Müsliriegel oder ähnliches und etwas zu trinken für Ihren Mann
- Evtl. bequeme Kleidung für Ihren Mann, falls er direkt von der Arbeit in den Kreißsaal kommt
- Bequeme Kleidung für einen möglichen Klinikaufenthalt, mehrere Nachthemden oder Schlafanzüge, warme Socken, evtl. ein privates Kopfkissen, Ihr Stillkissen, einen Jogginganzug oder bequeme Hauskleidung, eine Sweatjacke zum Überziehen

- Kleidung für den Nachhauseweg, packen Sie dafür unbedingt Ihre Schwangerengarderobe ein, denn so schnell werden Sie noch nicht wieder in Ihre normale Kleidung passen
- Ein bis zwei Still-BHs oder Bustiers
- Stilleinlagen, möglichst aus Woll-Seide-Gemisch
- Binden, mehrere Baumwollslips
- Kulturbeutel mit den üblichen Pflegeprodukten
- Ihr Adressbuch mit wichtigen Telefonnummern, Briefpapier und Stift, Handy
- Evtl. etwas zu lesen

Für Ihr Baby brauchen Sie:

- Kleidung (→ Grundausstattung)
- Ein Mützchen, falls es in der Klinik kalt ist
- Eine Babydecke zum › Pucken
- Babyschale fürs Auto

Für das Wochenbett zu Hause brauchen Sie:

- Reichlich Binden
- Einmalwaschlappen
- Milchbildungstee
- Kalte Getränke (Wasser, Malzbier, Eistee …)
- Für die Nabelpflege beim Kind sowie die Wundversorgung und Brustpflege der Mutter wird Ihre Hebamme alles Notwendige mitbringen

Bescheinigungen vor und nach der Geburt

Ansprache	Grund	Unterlagen
Arbeitgeber Mutter	Kündigungsschutz	Ärztliche Bescheinigung Schutzvorschriften am Arbeitsplatz
Arbeitgeber Mutter	Freistellung für Vorsorge	Ärztliche Bescheinigung
Arbeitgeber Mutter	Mutterschaftsurlaub Mutterschaftsgeld	Ärztliche Bescheinigung über Geburtstermin (nicht älter als 7 Wochen vor dem Termin)
Krankenhaus	Geburtsbescheinigung Erklärung über Vor- und Nachnamen des Kindes zur Abgabe im Standesamt	Mutterpass; Stammbuch (bei Verheirateten), Geburtsurkunde der Mutter (bei Ledigen), – bei Ausländerinnen beglaubigte Übersetzung. Ggf. Gutachten der GfdS bei ungewöhnlichen → Vornamen (S. 106)
Standesamt	Geburtsbescheinigungen (4) Geburtsurkunden (2) Vaterschaftsanerkennung (bei Nichtverheirateten), Erklärung über Namensführung des Kindes (bei unterschiedlichen Nachnamen müssen beide Eltern persönlich erscheinen)	Stammbuch, Geburtsurkunde, Personalausweis; bei Vaterschaftsanerkennung: Geburtsurkunde des Vaters (bei Ausländern beglaubigte Übersetzung)
Arbeitgeber Mutter und Vater	Lohnsteuerkarte Verdienstbescheinigung für Erziehungsgeldantrag	Geburtsbescheinigung des Kindes
Einwohnermeldeamt	Kind auf Lohnsteuerkarte eintragen, Kinderpass beantragen	Lohnsteuerkarte, Personalausweis des Antragstellers, Geburtsurkunde des Kindes
Krankenkasse	Mutterschaftsgeld	Geburtsbescheinigung des Kindes
Arbeitsamt – Kindergeldkasse	Kindergeld	Geburtsbescheinigung des Kindes
Versorgungsamt – Erziehungsgeldkasse	→ Erziehungsgeld	Geburtsbescheinigung des Kindes Verdienstbescheinigung vom Jahr der Geburt (Arbeitgeber) Mutterschaftsgeldbescheinigung (Krankenkasse) Letzter Steuerbescheid Ausländische Beschäftigte: gültige Aufenthaltsgenehmigung

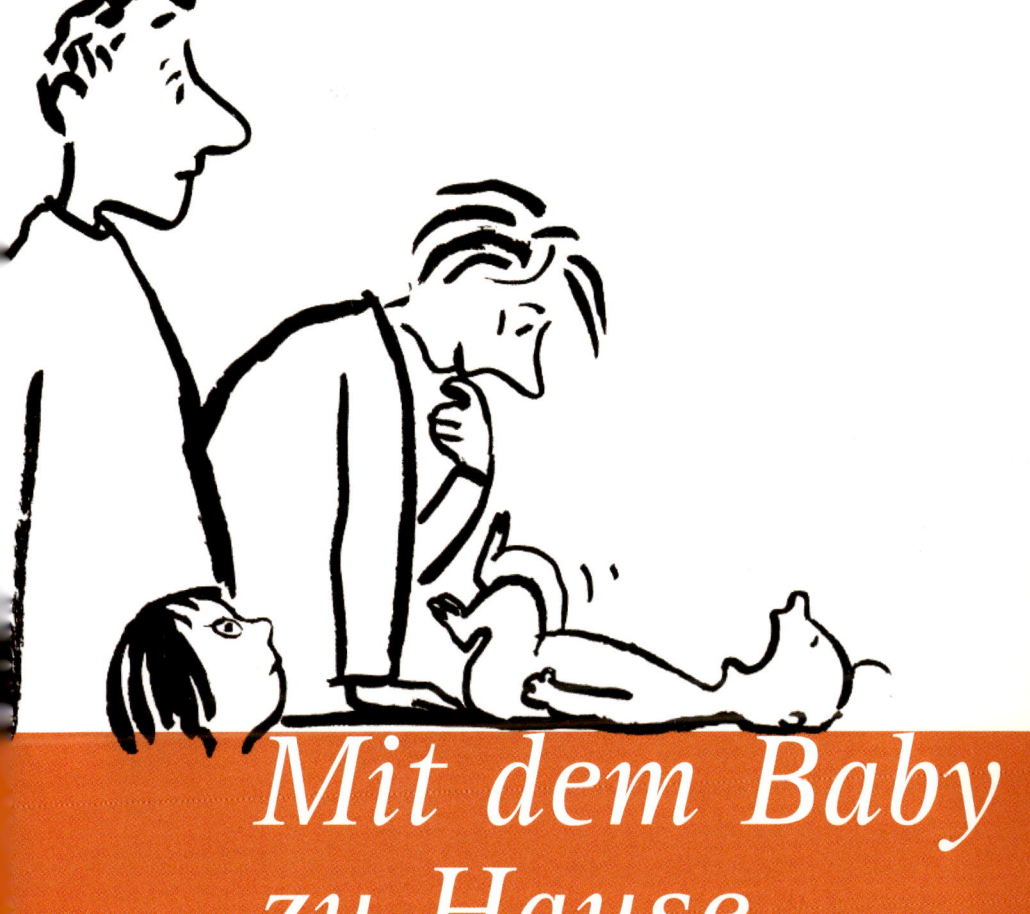

Mit dem Baby zu Hause

Jetzt wird es höchste Zeit

die Träume einzusammeln ...

Ulla Hahn

Angekommen

FLITTERWOCHEN ODER CHAOSPHASE?

Die ersten Wochen nach der Geburt sind wie eine Landung auf einem fremden Stern. Alles ist neu, man weiß noch nicht genau, was zu tun ist, und Mutter, Vater und Kind müssen einander erst kennen lernen. Und Sie sind noch ganz neu in dieser Rolle. Gemeinsam starten Sie nun den Versuch, ein Leben zu dritt zu gestalten. Es wäre ein Wunder, wenn alles wie von selbst ginge.

Leo : *Hallo, da bin ich. Es war eine lange Reise hierher, und ich bin noch etwas geschafft. So viel Neues: Die Schwerkraft drückt mich immer noch, und an das Atmen habe ich mich schnell gewöhnt, aber Hunger ist wirklich furchtbar. Bis jetzt ist es ja immer gut gegangen. Wenn ich es nicht mehr aushalten kann, muss ich ganz laut schreien, und dann gibt Mama mir Milch, das ist gut. Die Wohnung, in der wir wohnen, kommt mir irgendwie bekannt vor, die Geräusche sind aber anders, lauter, und jetzt rieche ich auch alles Mögliche. Und dann erst das Licht und die Farben. So vieles zum Staunen! Hier gefällt es mir. Ich wusste ja schon lange, dass es außer Mama und mir auch noch andere Leute gibt. Papa ist oft da, die anderen Großen seltener. Manchmal kommen sie alle auf einmal. Ich glaube, sie finden mich ganz toll, und ich mag sie auch mit ihren Gesichtern und den lustigen Tönen.*

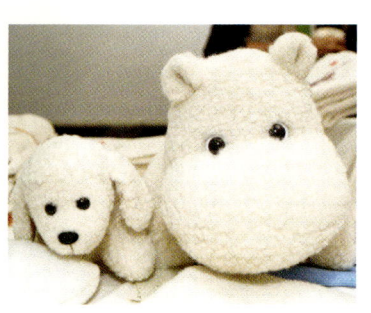

„Eididei" und „dududu" sagen sie immer wieder, das gefällt mir. Aber irgendwann ist es mir fast zu viel, ich muss die Augen zumachen. Mama, wo bist du? Ah ja, das ist gut. Mama kenne ich am besten, da werde ich ganz ruhig. Ich glaube, Mama braucht auch jemanden, der lieb zu ihr ist, und dann geht es ihr gut, und dann geht es mir gut.

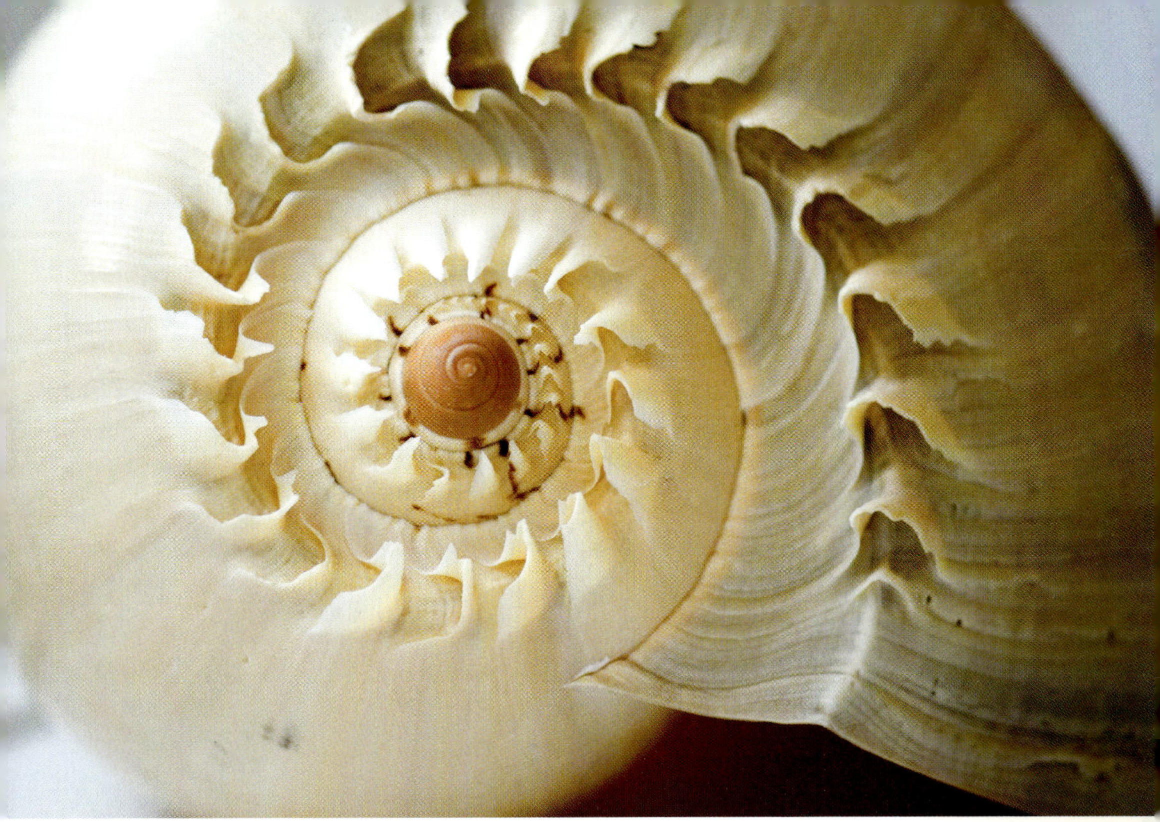

Da ist zum einen das Handwerk der Babypflege zu lernen. Zum Glück nimmt ein Kind es nicht so schnell übel, wenn die Eltern zunächst noch ungeschickt sind. Sie müssen erst noch herausfinden, wie das Baby zeigt, dass es hungrig ist oder müde, oder was es ihnen sonst noch sagen möchte. Dann wollen die unterschiedlichen Erlebnisse rund um die Geburt verarbeitet werden, und sehr wahrscheinlich haben Mann und Frau sehr verschiedene Gefühle erlebt. Die Veränderung der Identität – jetzt bin ich Mutter, jetzt bin ich Vater – geschieht zwar mehr oder weniger unbewusst, verbraucht aber eine Menge Energie. Der Partner, die Partnerin sorgt auch für Überraschungen. Seine oder ihre Gefühle, die Vorlieben, die Ansichten über den richtigen Umgang mit dem Baby: Einiges erscheint Ihnen vielleicht befremdlich, und man könnte sogar darüber streiten.

„Man glaubt, einen Menschen in der Ebene zu kennen,
und nach drei Wochen im Gebirge stellt man fest, dass alles ganz anders ist."
Marie José Vallencot

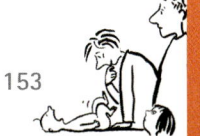

153

Die Fee fürs Wochenbett

Wenn es eine Fee fürs Wochenbett gäbe, dann würde sie dafür sorgen, dass die neue Familie von allem Überflüssigen und Beunruhigenden unbehelligt bleibt, es immer etwas Gutes zu essen gibt, die Wohnung sauber ist und alle Besucher nett und rücksichtsvoll auftreten, nur schöne Geschichten erzählen und ihre Kaffeetassen selbst abräumen.

Dann könnten sich Mutter, Vater und Kind auf ihrer rosa Wolke langsam an das Leben zu dritt gewöhnen und sich wie in langen Flitterwochen ganz neu ineinander verlieben.

Lassen Sie sich überraschen, wie diese Fee in Ihrer Familie gelegentlich auftaucht. Vielleicht sind es nur kurze Momente, und die gilt es wahrzunehmen und sich daran zu freuen. Vielleicht können Sie selbst etwas dazu beitragen, dass es solche Feen-Minuten für Sie gibt: diese wunderbaren Augenblicke der Nähe zu sich selbst, zu Ihrem Baby, Ihrem Partner, Ihrer Partnerin.

Verwandte und Bekannte möchten informiert und eingeladen werden, für die verschiedenen Ämter sind stapelweise Formulare auszufüllen, und müde sind Sie sowieso.

Für die anderen Zeiten, in denen Ihnen alles über den Kopf wächst, Sie erst nachmittags unter die Dusche kommen, die Wohnung im Chaos versinkt, hilft vor allem Großzügigkeit, Humor und das unerschütterliche Zutrauen, dass es bald besser wird.

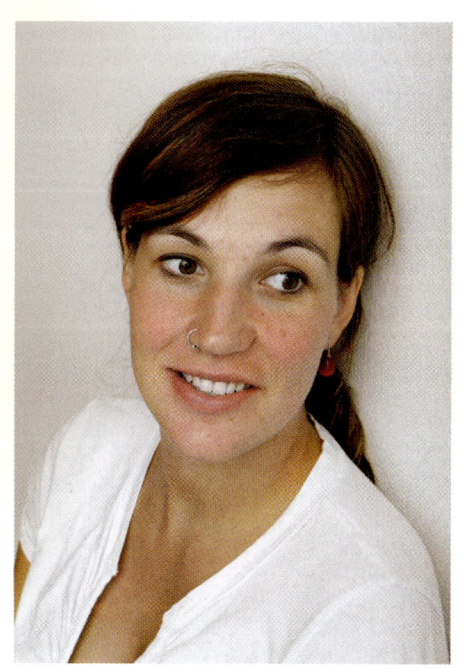

Jetzt brauchen Sie vor allem Zeit für sich selbst und füreinander. Diese ersten Wochen mit dem Baby sind eine wirklich besondere Phase in Ihrem Leben. Nie wieder werden Sie so offen staunen über all die kleinen und großen Wunder, die Ihnen der Alltag mit dem Baby beschert, und es wäre schön, wenn Sie sich in dieser Zeit von äußeren Verpflichtungen so frei halten könnten, wie es eben möglich ist. Keine Sorge, das ist jetzt nicht Ihr ganzes Leben. Sie werden danach wieder in die Welt zurückkehren.

*„Ich lebte auf einer Wolke
einem fliegenden Teller
und las keine Zeitung ...“*

Hilde Domin

So habe ich mir das nicht vorgestellt

„Es war ganz anders." Wenn es eine gemeinsame Aussage von Eltern nach der Geburt gibt, dann diese. Selbst beim zweiten oder dritten Kind: Jede Geburt ist ein einzigartiges Ereignis. Die höchsten Höhen, die tiefsten Tiefen der Gefühle, so gewaltig, dass es schwer fällt, sie in Worte zu fassen. Viel leichter fällt es dagegen, die Fakten aufzuzählen: So viele Stunden hat es gedauert, es gab geburtsmedizinische Eingriffe oder auch nicht, so schwer und so groß war das Kind bei der Geburt. Für Sie selbst ist das nur die Oberfläche. Darunter liegt die Erinnerung an etwas Existenzielles, das Sie Ihr Leben lang begleiten wird.

Wut und Schuldgefühle bewältigen

Vorwürfe und Schuldzuweisungen an sich selbst oder andere bereiten vor allem Ihnen selbst schlechte Gefühle. Hinter der Wut steckt oft tiefe Traurigkeit darüber, dass es so ganz anders war, als sich die Frau oder der Mann dieses Erlebnis vorgestellt hat, vielleicht gibt es auch Schuldgefühle, weil es nicht besser gegangen ist. Wenn Sie der Gedanke nicht loslässt, dass Sie (oder ein anderer Beteiligter) Fehler gemacht haben, ist es manchmal hilfreich, seinen Ärger genauer anzuschauen. Ordnen Sie zunächst Ihre Gedanken und Gefühle:
Richtet sich Ihr Ärger gegen Sie selbst oder gegen andere?
Wofür genau machen Sie sich oder der anderen Person einen Vorwurf?
Hätten Sie oder die andere Person die Möglichkeit gehabt, sich anders zu verhalten?
Wenn nicht, kann man sie dann schuldig sprechen?
Wenn ja, hatte sie vielleicht einen guten Grund für ihr Verhalten?
Was hätten Sie sich stattdessen gewünscht?
Manchmal können Unstimmigkeiten im Gespräch nach der Geburt mit Hebamme oder Ärztin geklärt werden. Wenn die Frau sich allerdings sehr schlecht behandelt oder verletzt fühlt, sollte sie zunächst mit einer Person ihres Vertrauens sprechen und herausfinden, wie sie ihren Ärger oder ihre Enttäuschung ausdrücken kann, ohne erneut verletzt zu werden.
Ein Brief kann eine bessere Lösung sein als ein direktes Gespräch.
Wenn es Ihnen gelingt, die Vorwürfe und Schuldgefühle zu überwinden, dann haben Sie innerlich den Raum, den Sie brauchen, um traurig sein zu können, weil Sie es sich so anders erhofft haben. Da hat sich vielleicht ein Wunsch für Sie nicht erfüllt. Geben Sie sich täglich eine halbe Stunde Zeit, um den Verlust zu bewältigen. Vielleicht ist es gut, die Tränen fließen zu lassen.

Deshalb möchte ich Sie ermutigen, diese Erfahrungen in Worte zu fassen. In Worte, die sowohl von den Höhen als auch von den Tiefen erzählen. Sehr wahrscheinlich haben Sie beides erlebt, auch wenn sich nach einer anstrengenden Geburt vielleicht der Schmerz und Momente der Angst oder Unsicherheit in den Vordergrund drängen. Manchmal mischen sich auch Gefühle von Scham und Schuld ein. Hätte ich es nicht viel besser machen können? Sie können sich sicher sein, dass jede Frau während der Geburt eines Kindes genau das tut, was ihr in diesem Moment unter diesen besonderen Umständen möglich ist. Und vielleicht war das, was Sie getan haben, das Allerbeste, was Sie tun konnten.

Freud und Leid, Schmerz und Stolz

Sowohl für Sie selbst als auch für das Kind, das ja meistens mithört, wie Sie über seine Geburt sprechen, ist es hilfreich, wenn Sie die vollständige Geschichte erzählen: über die Freude *und* den Schmerz, über Kraft *und* Schwäche. Vielleicht kann Ihnen die Hebamme im Wochenbett dabei helfen, diese vollständige Geschichte der Geburt in Worte zu fassen.

Schaffen Sie sich einen ruhigen Moment, das Baby schläft vielleicht, und der Abwasch kann warten. Sprechen Sie mit jemandem oder schreiben Sie Ihre Gedanken und Gefühle für sich selbst auf.

Erinnern Sie sich daran, wie die Geburt begonnen hat. Die ersten Wehen, der plötzliche Blasensprung oder der Gang in die Klinik zum verabredeten Termin. Welche Gefühle waren da?

Häufig taucht so etwas wie Lampenfieber auf, eine eher freudige Erregung, gemischt mit einer Prise ängstlicher Spannung. Wie genau war es bei Ihnen?

Lisa und Leo : *Mama, mir wird ganz elend, wenn du immer erzählst, dass es so schrecklich für dich war. Ich fühle mich schuldig, mit mir scheint etwas nicht in Ordnung zu sein, ich habe dir weh getan. Habe ich etwas falsch gemacht? Mir gefällt es viel besser, wenn du darüber sprichst, wie wir beide das geschafft haben, dass es anstrengend war und dass wir so viel Kraft hatten. Und dass Papa auch da war und noch andere Leute, die uns geholfen haben.*

Und wie ging es dann weiter?

Wie haben Sie die Wehen erlebt, Ihre Kraft, Ihren Rhythmus?

Was haben Sie getan, um sie zu bewältigen? Was ist Ihnen dabei gut gelungen, vielleicht trotz widriger Umstände?

Wo haben Sie die Kraft hergenommen?

Wer hat Sie auf welche Weise unterstützt?

Und wenn es Schwierigkeiten gab: Wie haben Sie das geschafft?

Sie *haben* es geschafft, Ihr Baby ist geboren!!

Wenn geburtsmedizinische Unterstützung notwendig war, eine PDA, eine Saugglocke oder Zange oder gar ein Kaiserschnitt, dann denken Sie daran, dass das in dem Moment vermutlich die beste Lösung war, weil Sie und Ihr Kind Hilfe brauchten. Es war eine richtige Entscheidung, dem zuzustimmen.

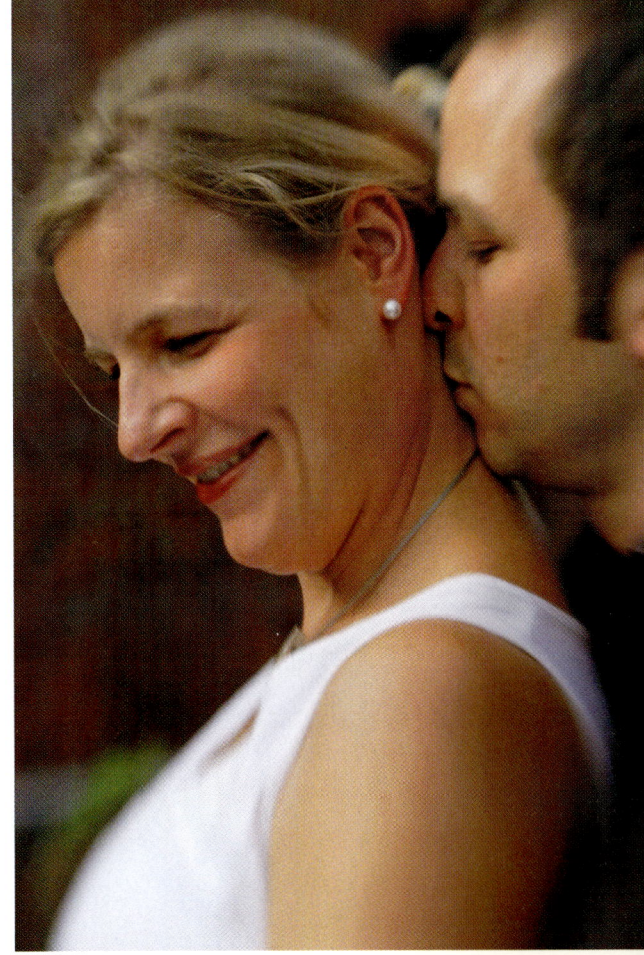

Wir teilen eine tiefe Erfahrung miteinander

Und dann die letzte Phase der Geburt: Vielleicht erinnern Sie sich daran, dass Sie ein Gefühl hatten, als ob die Welt aus den Fugen ginge und Sie die Kontrolle verlieren.

Ja, das wird so gewesen sein: Sie haben die Kontrolle über Ihren Körper verloren, denn nur so war es möglich, dass Sie sich weit genug öffnen konnten, um das Baby zu gebären. Diese Gefühle sind höchst irritierend und hinterlassen manchmal einen Hauch von Scham. Wie ist das bei Ihnen?

Dann der Moment, als das Kind da war: An welche Gefühle erinnern Sie sich? Es wird nicht nur eines gewesen sein, sondern eine ganze Flut auch widersprüchlicher Empfindungen.

Wenn Sie noch einmal alles betrachten: Was ist Ihnen gut gelungen, worauf können Sie stolz sein? Woran erinnern Sie sich gern? Was möchten Sie Ihrem Kind erzählen?

Abschied vom Traumkind

Viele Tränen nach der Geburt sind Tränen des Abschieds. Die Geburt eines Kindes ist ein Neubeginn, und gleichzeitig gibt es so viel, wovon man sich verabschieden muss: die ideale Vorstellung vom Geburtsverlauf und vom Elternglück, die Zweisamkeit mit dem Partner, vielleicht die Beziehung zum bisher einzigen Kind – all dies verändert sich nun.

Nicht zuletzt müssen Sie Abschied nehmen von Ihrem Traumbaby. Alle Eltern haben in der Schwangerschaft vage oder genauer eine Vorstellung von ihrem Baby. Das Kind, das nun auf Ihrem Bauch liegt, ist immer ein anderes. In Ihren Vorstellungen war es vielleicht zart und dunkelhaarig, nun erweist es sich als blonder Wonneproppen – oder anders herum. Selbst wenn Sie schon Ultraschallbilder gesehen haben, das Geschlecht vorher kannten: Dieses wirkliche Kind ist etwas ganz Eigenes, und die Gefühle, die Sie empfinden, sind vielfältig und neu, manchmal auch widersprüchlich und verwirrend. Jetzt müssen Sie sich von Ihrem Traumkind verabschieden, damit das echte Kind seinen Platz in Ihrem Herzen und in Ihrem Leben finden kann. Das geht manchmal schnell, manchmal dauert es Tage oder sogar Wochen. Das Loslassen des Traumkindes geschieht unauffällig, oder es kann auch von starken Gefühlen der Trauer und von vielen Tränen begleitet sein.

So ist es mein Traumkind geworden

Verabschieden Sie Ihr Traumkind bewusst, weinen Sie über den Verlust, und dann wenden Sie sich Ihrem echten, lebendigen Baby zu. In den folgenden Jahren werden Sie immer wieder die Erfahrung machen, dass Ihr Kind sich ganz anders entwickelt, als Sie es sich gedacht haben. Lassen Sie sich überraschen!

Dem Kind seine Geschichte schenken

Nicht nur Sie haben, auch das Kind hat eine überwältigende Erfahrung gemacht. Auch wenn es Worte jetzt noch nicht im Einzelnen begreift und seine Gefühle selbst nicht in Worten ausdrücken kann: Sie können ihm helfen, diese Erfahrung zu bewältigen. Vermeiden Sie Horrorgeschichten, erzählen Sie ihm aufrichtig, was geschehen ist, von den starken und den schwierigen Momenten. Vielleicht hat es sich in manchen Augenblicken gefürchtet, vielleicht hat es die Geburt vor allem als kraftvolles Vorwärtsdrängen erlebt. Vielleicht hatte es eine sanfte Landung und begegnete der Welt wach und aufmerksam. Vielleicht war es auch erschrocken und kläglich. Ihr Kind hat die Geburt aktiv mitgestaltet, und es hört sicher gern, dass Sie seine Rolle wertschätzen.

Sie können noch einige Tage nach der Geburt sehen, wie es sich vorangearbeitet hat: Liegt es beim Wickeln auf dem Bauch, drücken Sie mit der Hand gegen seine Fußsohlen. Es wird sich nach vorn schieben und dabei den Kopf heben. Mit dieser Bewegung hat es den Weg durch den Geburtskanal geschafft.

Wenn die Geburt schwierig war oder das Kind danach plötzlich von Ihnen getrennt werden musste, kann es Ihnen allen gut tun, in einem Baderitual das Ankommen noch einmal neu zu gestalten und zu erleben.

Auch Babymassage schafft eine neue Verbindung zwischen Mutter und Kind. Nach schwierigen Geburten oder plötzlichen Trennungen

Paargespräche

Die Geburt eines gemeinsamen Kindes kann ein verbindendes oder auch ein trennendes Erlebnis für ein Paar sein. Frau und Mann machen naturgemäß ganz unterschiedliche Erfahrungen, und es ist nicht immer leicht, die Erlebnisse des anderen zu verstehen. Versuchen Sie, einander Ihre persönlichen Erfahrungen mitzuteilen, und hören Sie genau zu, was der Partner sagt:

- Teilen Sie ihm mit, wie er Ihnen geholfen hat. Vielleicht quält ihn das Gefühl, dass er Ihnen so wenig abnehmen konnte.
- Erzählen Sie ihr, was Sie an ihr bewundert haben, ihre Stärke vielleicht und ihre Konzentration. Geben Sie den schönen oder auch fröhlichen, den berührenden und den ängstigenden Momenten Raum.

So kann aus dem unterschiedlichen Erleben eine gemeinsame Erinnerung werden.

Um die Fülle der Gefühle auszuhalten, zu bewältigen und zu teilen, reichen Worte manchmal nicht aus. Eine innige Umarmung, einander zu spüren und ganz fest zu halten oder auch eine Massage des Rückens, der Füße oder der Hände schaffen eine tiefe Verbindung zwischen Ihnen. Berührung reduziert Stress und gibt das sichere Gefühl, dass da jemand ist, mit dem Sie etwas sehr Großes teilen.

Kleines Baderitual nach schwerer Geburt

Die Anregung dazu kommt von der Schweizer Hebamme Brigitte Meissner.

Sie brauchen eine Badewanne und möglichst im selben Raum ein Bett.

Bereiten Sie den Raum vor, so dass er warm und heimelig ist.

Kleiden Sie sich aus und hüllen Sie sich in einen Morgenmantel.

Tauchen Sie das Kind langsam ins Badewasser, und bewegen Sie es darin sanft hin und her.

Summen Sie, singen Sie, sprechen Sie dabei.

Stellen Sie sich vor, dies sei das Fruchtwasser, von dem es neun Monate umhüllt war.

Sie heben Ihr Baby nun langsam heraus und erzählen ihm, dass es so sein kleines Paradies verlassen hat. Das ist vielleicht ein wenig schade, aber nun wartet etwas Neues auf das Kind. Wenn es unsicher wird, tauchen Sie es sacht wieder ins Wasser, und wiederholen Sie das Auftauchen langsam.

Nehmen Sie dann Ihr nasses Kind auf Ihre Brust, legen Sie sich ins Bett, und hüllen Sie sich beide ganz kuschelig ein.

Teilen Sie ihm mit, dass Sie ihm den Schmerz der Trennung nicht ersparen konnten. Dass Sie auch darüber traurig waren, vielleicht noch sind. Und dass Sie jetzt ganz für Ihr Baby da sind, dass Sie es lieben und es beschützen möchten, so gut es Ihnen gelingen kann.

kann die Schmetterlingsmassage (→ S. 245) dazu beitragen, dass Sie und Ihr Kind zueinander finden. Die leichten und gleichzeitig klaren Berührungen entsprechen dabei dem Impuls einer Mutter, sich dem Baby vorsichtig, eher tastend zu nähern. Lassen Sie sich Zeit dabei, und erlauben Sie sich, noch unsicher sein zu dürfen.

Ein Hinweis für Männer und Frauen

Wenn Sie auch nach den ersten Wochen noch das Gefühl haben, mit den Ereignissen rund um die Geburt nicht fertig zu werden, wenn Sie von Träumen oder Erinnerungen geplagt werden, wenn Sie sich dumpf, traurig oder leer fühlen und zu Ihrem Kind keinen richtigen Kontakt bekommen, dann sprechen Sie mit Ihrer Hebamme und/oder suchen Sie sich Hilfe bei einer Beraterin oder Therapeutin (→ Anhaltende Traurigkeit nach der Geburt).

Dieser Hinweis gilt für Männer und Frauen gleichermaßen!

DER SÄUGLING

Babypflege als tägliches Gespräch

Das rasche, routinierte Wickeln mag sich für ein Neugeborenes so anfühlen, als sei es in eine Wäscheschleuder geraten. Noch kann es nicht voraussehen, was mit ihm als nächstes geschieht, und es braucht für jede Lageveränderung einen Moment Zeit, um sie zu verarbeiten. Sein Gleichgewichtssystem ist noch ungeübt, und nach den langen Monaten der Schwerelosigkeit und des ständigen Kontakts mit der Uteruswand sind sowohl die Schwere des Luftdrucks als auch die Leere des freien Raums eine echte Herausforderung. Und dann die Fülle der Hautreize: Die kühle Luft auf der Haut, der nasse Lappen, die unterschiedlichen Stoffe.

Die täglichen Wickel- und Pflegeeinheiten sind für das Kind am Anfang erlebnisreiche Aktionen, die einen großen Teil seiner wachen Zeit ausfüllen. Die Erwachsenen denken eher: Das Wickeln ist notwendige Nebensache, und dann beschäftige ich mich mit dem Kind. Nein, Wickeln und Pflegen ist die Hauptsache, und Sie können dabei mit Ihrem Baby zusammen intensive Momente erleben!

Der Kontakt kann durch Blicke oder eine ruhige, deutliche Berührung hergestellt werden. Legen Sie Ihre flache Hand auf den Bauch oder die Brust des Kindes oder beide Hände an die Seiten seines Kopfes oder des Beckens. Warten Sie, bis Sie spüren, dass Ihr Kind den Kontakt erwidert, dass es Sie anschaut oder sich unter Ihren Händen entspannt.

Wenn Sie geübt sind, werden Sie beobachten, dass das Baby sich darum bemüht, aktiv mitzumachen. Versuchen Sie es so einzurichten, dass Ihr Kind bei einer Drehung immer den Kontakt zur Unterlage behält, sie rollen es also über seine Längsachse auf den Bauch. Das ist schon eine kleine Übung für das selbständige Drehen. Solange Ihr Baby festen „Boden" unter dem Körper spürt, fühlt es sich sicher und kann sich besser auf Lageveränderungen einstellen.

So wird das Wickeln und Waschen zu einer vergnüglichen Aktion, die für beide Seiten tief befriedigend sein kann: Wir sind im Kontakt, wir sind ein gutes Team.

Natürlich wird es Situationen geben, in denen Sie rasch fertig sein wollen. Das wird Ihr Baby tolerieren oder auch mit lautem Geschrei kommentieren. Nicht immer ist das Zusammenleben eine rosa Wolke, und das Lebenstempo und die Bedürfnisse von Babys passen nicht immer mit denen ihrer Erwachsenen zusammen. Umso schöner ist es, wenn beim nächsten Mal der „Tango" wieder gelingt.

> *„Es ist schön zu leben
> weil leben anfangen ist,
> immer, in jedem Augenblick."*
> Cesare Pavese

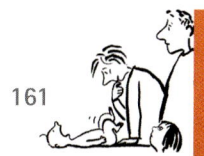

Wickeltango

Der Tango kann sehr rasch, aber auch sehr ruhig und fließend ablaufen. Immer hat ein Partner die aktive Rolle. Die Kunst besteht darin, den passiven Partner so zu bewegen, dass harmonische Abläufe entstehen und der gemeinsame Rhythmus sinnlich erfahrbar wird. Dabei folgt auf jede Aktion eine kleine Pause, in der Sie Kontakt aufnehmen, dann machen Sie die Ansage für den nächsten Akt, und dann erst folgt die nächste Aktion. Sie meinen, das dauert zu lange? Ein im gemeinsamen Takt gewickeltes Kind ist in der Regel sehr kooperativ, und das spart auf Dauer viel Zeit und Nerven.

Sie legen das Kind auf den Wickeltisch und nehmen erst einmal Kontakt auf: Hallo, jetzt ist es wieder soweit. Bist du bereit?
Reaktion abwarten.

Aktion: Dann knöpfen Sie die Kleidung auf, ziehen den Strampler aus.
Pause, Kontakt, Ansage.

Aktion: Die Windel öffnen und entfernen.
Pause, Kontakt, Ansage.

Aktion: Mit einer Hand den Waschlappen nehmen, mit der anderen im Kontakt bleiben.
Den Po säubern und trocknen.
Pause, Kontakt, Ansage.

Aktion: Eine kleine Streicheleinheit über den Bauch, das Becken, die Beine, die Füße.
Pause, Kontakt, Ansage.

Aktion: Die neue Windel anlegen.
Pause, Kontakt, Ansage.

Aktion: Den Strampler wieder anziehen: rechtes Bein, linkes Bein, über das Becken hochziehen.
Pause, Kontakt, Ansage.

Aktion: Um den Strampler am Rücken hochzuziehen, drehen Sie das Kind auf die Seite. Meistens braucht es nicht hochgehoben zu werden.
Und wieder zurück in die Rückenlage. Geschafft!
Pause, Kontakt.

Nehmen Sie es über die Seite hoch, wiegen Sie es einen Moment in Ihren Armen.
Das Baby hat wieder ein kleines Abenteuer überstanden, und es hat die Erfahrung gemacht, dass es gut bei Ihnen aufgehoben ist.

Wickeln

Bei der Entscheidung für eine Wickelmethode spielen viele Faktoren eine Rolle: Bequemlichkeit, Geld, die beste und verträglichste Methode für das Kind, ökologische Überlegungen. Die Haut eines Säuglings wird durch das Liegen in den Windeln extrem belastet. Jedes Trockenlegen schützt vor Wundwerden. Der Stuhl, die Stauungswärme und die Reibung am Windelmaterial können die zarte Babyhaut angreifen.

Wickeln Sie häufig, und lassen Sie die Haut des Pos regelmäßig abtrocknen. Dabei sollte das Baby an der warmen Luft liegen, beispielsweise unter der → Wärmelampe, bis die Feuchtigkeit vollständig verdunstet ist. Noch günstiger: Das Kind darf einige Zeit mit nacktem Po liegen, spielen oder sich bewegen.

Wickeln und Spielen

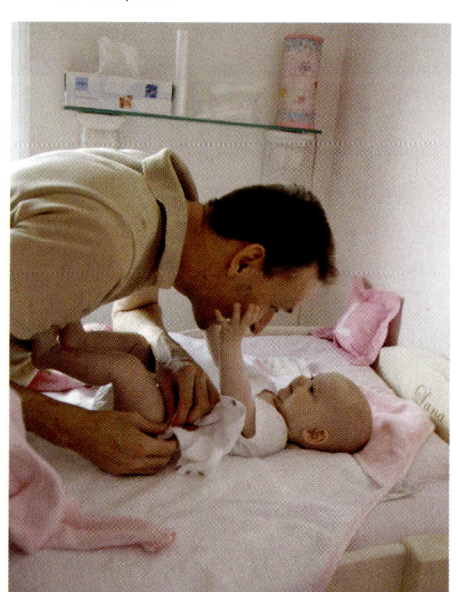

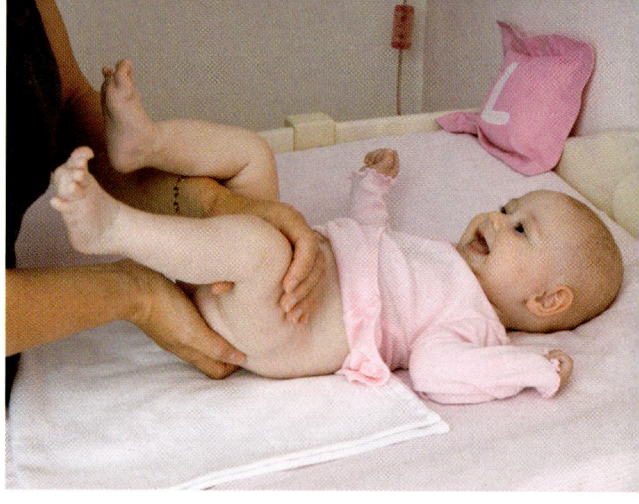

Die neue Windel kommt erst, wenn die Haut ganz trocken ist.

Ein gesundes Neugeborenes benötigt sechs- bis achtmal am Tag eine frische Windel, oft auch nachts. Anschließend fünf- bis siebenmal täglich während der gesamten Windelzeit. Ein Neugeborenes sollte *nach den Mahlzeiten* gewickelt werden. Größere Kinder werden nach dem Stuhlgang direkt gewickelt. Schlafende Babys werden jedoch nicht zum Wickeln geweckt. Weil ein sofortiges Windelwechseln oft nicht möglich ist, können Sie eine Schutzsalbe sparsam auf die zuvor abgetrocknete Haut auftragen.

Viele Kinder bekommen während des → Zahnens einen wunden Po, ebenso bei der Ernährungsumstellung und bei leichten Erkrankungen. Auch durch Medikamente und unverträgliche Restsubstanzen aus der Nahrung der Mutter, die mit der Muttermilch zum Kind gelangen (etwa Himbeeren oder Erdbeeren, Tomaten und exotische Früchten, Zitrusfrüchte, Obstsäfte sowie scharfe Gewürze). Direkt zum Wundsein führt der → Soor. Diese Pilze können sich auch auf vorgeschädigter Haut gut ansiedeln.

Wegwerfwindel oder Mehrwegsystem?

In Deutschland werden Höschen- oder Wegwerfwindeln von 90 % der Mütter benutzt. Der Transport von Rohmaterialien, die Zellstoff- und Kunststoffproduktion, das Bleichen und die lange Verrottungszeit bedeuten eine starke Umweltbelastung. Sicher, Höschenwindeln sind zeitsparend und zuerst leichter anzulegen. Durch den verbesserten Auslaufschutz kommt es aber vermehrt zu einem Hitze- und Nässestau – ein idealer Nährboden für Mikroorganismen; die Kinder liegen zwar trockener, besonders in Sorten mit Spezialabsorbern, die künstliche Trockenheit verfälscht jedoch die Wahrnehmung der Wickelkinder und auch der Eltern, der Lerneffekt durch das Einnässen bleibt aus, dadurch verlängert sich erfahrungsgemäß die Wickelzeit erheblich; und auch die ständig höhere Temperatur in den Kunststoffwindeln gibt zu Sorgen Anlass.

In den ersten zwei Jahren geben Eltern rund 1.500,– Euro für das Wickeln mit Höschenwindeln aus. Das teuerste Mehrwegsystem kostet für diesen Zeitraum 500 bis 750,– Euro. Mehrwegsysteme haben außerdem den Vorteil, dass sie noch für ein bis zwei weitere Kinder verwendet werden können.

Mittlerweile gibt es Mehrwegsysteme aus Baumwolle, Wolle und Mikrofasern. Das Prinzip besteht immer aus einem Saugkern und einem Nässeschutz, also einer Windel und einem Windelhöschen. In die Windel hinein kann zusätzlich ein Papiervlies gelegt werden, das den Stuhlgang aufnimmt. Zur besseren Feuchtigkeitsaufnahme eignen sich auch Baumwolleinlagen bzw. Mull- oder Molton-Tücher, die gefaltet in die Windel eingelegt werden. Der Vorteil liegt nicht nur in der besseren Umweltverträglichkeit und dem niedrigeren Preis, sondern auch im Wohlfühl-Effekt: Die Windeln sind atmungsaktiv, die Kinder werden breit gewickelt (vorteilhaft für die Hüftentwicklung), ältere Kinder spüren die Nässe und fangen früher an, ihre Schließmuskeln zu trainieren.

Als Eltern haben wir selber gute Erfahrung mit dieser Methode gemacht: In den ersten drei bis vier Monaten wurde ausschließlich mit Stoffwindeln gewickelt – günstig ist dann ein Bestand von 25 – 30 Windeln mit Einlagen und drei Wollhöschen oder Hosen mit Klettverschluss. Sobald die Kinder nachts vier bis sechs Stunden am Stück schliefen, bekamen sie Wegwerfwindeln. Auch auf längeren Ausflügen oder im Urlaub fanden wir Wegwerfwindeln praktischer.

> „*Tue dem Körper Gutes,
> damit die Seele gern in ihm wohnt.*"
>
> Theresa von Avila

Waschen, Baden und Hygiene

Bei der Körperpflege lautet die Grundregel: so wenig wie möglich, so viel wie nötig. Zu Hause mit einem gesunden Kind brauchen Sie keine besonderen Hygienemaßnahmen. Auf Desinfektionsmittel können Sie grundsätzlich verzichten.

Auch für die *Nabelpflege* reicht normales Händewaschen. Der Nabelschnurrest muss abtrocknen und wird in der Regel nach fünf bis zehn Tagen abfallen. Je intensiver antiseptisch der Nabelschnurrest behandelt wird, umso später fällt er ab. Deshalb empfehlen die meisten Hebammen eine offene, natürliche Nabelpflege und bei Komplikationen die Behandlung mit Muttermilch.

Babywäsche kann mit der anderen 60°-Wäsche durchlaufen. Verwenden Sie keine Weichspüler, Waschmittelreste können mit einem zusätzlichen Spülgang und dem Zusatz von einer Tasse Essig herausgespült werden. Naturmaterialien wie Seide oder Wolle werden ohnehin nur in Handwäsche oder im Fein- oder Wollwaschgang gewaschen. Ihr Baby muss auch nicht täglich frische Wäsche bekommen, sondern nur bei Verunreinigungen und Nässe.

Waschen Sie Ihr Baby entweder mit der Hand, einem Waschlappen oder einem weichen, quadratischen Molton-Tuch. Ein Säugling muss nicht häufiger als ein- bis

Baden in der großen Wanne

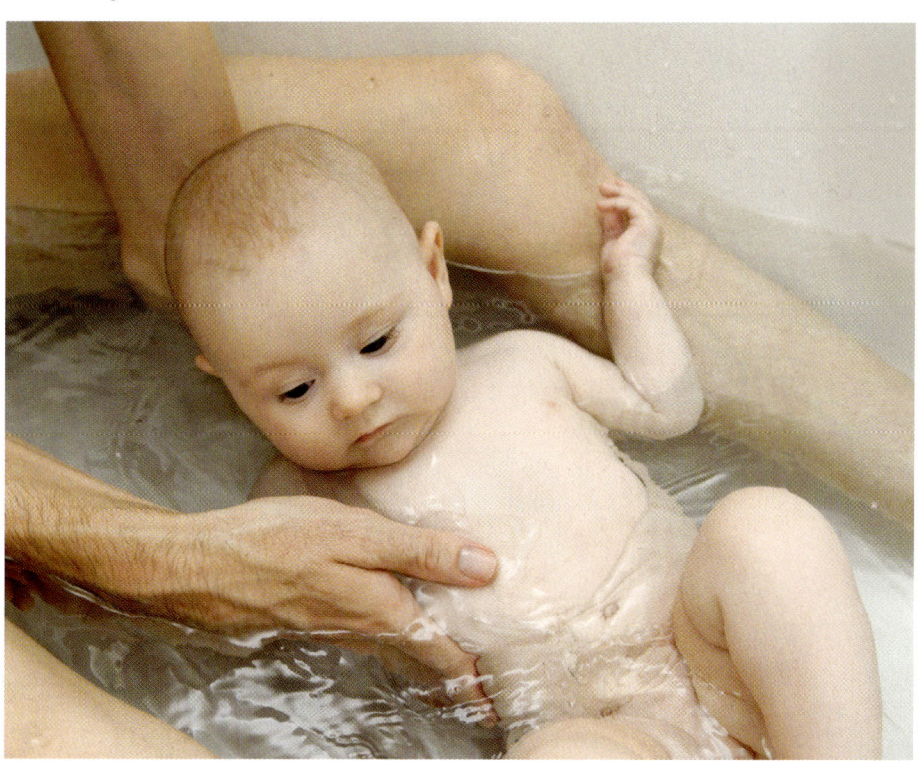

zweimal pro Woche gebadet werden. Auch eine Ganzkörperwäsche ist nicht jeden Tag nötig. Zum Baden eignen sich kleine Wäschewannen, Babybadewannen oder ein Babybadeeimer.

Die Wassertemperatur beträgt ca. 37° C, Sie brauchen keine Badezusätze (→ Allergieprophylaxe). Bei sehr trockener Haut des Kindes können Sie etwas Mandelöl oder abgepumpte Muttermilch hinzufügen.

Das Bad dient auch dem Wohlbefinden: Im warmen Wasser kann das Baby wunderbar schwerelos strampeln, später sitzen und planschen und spielen.

Nach dem Bad wird das Baby mit einem möglichst vorgewärmten Handtuch abgetrocknet, dabei können Sie die Hautfalten zusätzlich mit einem dünnen Tuch und reinem Öl reinigen.

Beim Säubern von Nase und Ohren bitte keine Wattestäbchen verwenden: Ein Säugling reinigt sich die Nase selbst durch Niesen. Ist sie innen verkrustet, weichen Sie die Krusten mit isotonischer Kochsalzlösung ein und ziehen sie anschließend mit der gerollten Ecke eines Papiertuches heraus. Auch die Ohren reinigen sich von allein, und es reicht aus, mit einem Papiertuch die Ohrmuschel auszuwischen.

Bade-Praxis

Um das Baby in die Wanne zu setzen, schieben Sie den linken Unterarm unter seinen Nacken und umfassen mit der Hand seinen linken Oberarm. Ihre rechte Hand schiebt sich zunächst unter das Gesäß, sodass das Kind gut gehalten eingetaucht werden kann. In der Wanne braucht es dann Kontakt, entweder mit dem Po auf dem Wannenboden oder mit den Füßen am Rand. Während Sie das Kind mit der linken Hand halten, können Sie es mit der rechten waschen. Achten Sie besonders auf die Hautfalten. Beginnen Sie mit Ober- und Unterkörper, dann kommen Arme, Beine und Füße – zum Schluss das Gesicht und dann der Kopf. Nach ca. fünf bis acht Minuten wird das Bad kühler; es sollte beendet werden. Wenn es den Kindern sehr viel Spaß macht und sie schon etwas älter sind, kann warmes Wasser nachgefüllt werden.

Hautunreinheiten

Nicht alle Kinder haben die sprichtwörtlich glatte Babyhaut. Vor allem durch die Anpassungsprozesse an das Leben außerhalb der Gebärmutter bekommen die Neugeborenen, meist am zweiten Lebenstag, rote Flecken, Pickelchen oder kleine Pusteln im Gesicht und am Oberkörper.

Rötungen können auch ein Zeichen dafür sein, dass Sie Ihr Kind vielleicht weniger häufig baden, keine Badezusätze verwenden und es weniger intensiv eincremen sollten.

Die Neugeborenen-Akne kann durch den Einfluss der mütterlichen Hormone auftreten. Sie klingt von allein wieder ab. Tragen Sie keine Cremes auf betroffene Hautflächen auf.

So genannte Milien, große weißliche, kornähnliche Pickel, meist auf der Stirn, den

Wangen und der Nase, verschwinden ebenfalls von selbst.

Häufig sammeln sich Pickelchen an den
Außenseiten der Oberarme und Oberschenkel an. Es sind Hornhautpfröpfchen, die
die Stellen anzeigen, an denen später die
feinen Körperhaare herauswachsen. Sie
dürfen in keinem Fall aufgekratzt werden!
Intensive Pflege der betroffenen Stellen
mit fettreichen Cremes oder Salben schafft
innerhalb weniger Tage Abhilfe.

Fast alle Babys schuppen sich in den ersten zehn Tagen. Vermeiden Sie zu viel und
zu langes Waschen und Baden, und behandeln Sie die Stellen mit einer reich-
haltigen Fettcreme.

Sie dürfen Ihrem Kind in den ersten
Wochen *nicht die Nägel schneiden*. Dabei
könnte es leicht zu Nagelbettentzündun-
gen kommen. Die Nägel sind noch sehr
weich und lassen sich einfach abziehen,
wenn sie eingerissen sind. Falls sich Ihr
Kind viel kratzt, ziehen Sie ihm kleine
Handschuhe an.

Die *Scheide* sollte nur äußerlich gereinigt
werden. Das Scheidensekret wird zur
Selbstreinigung produziert und bleibt un-
angetastet. Ist etwas Stuhl in die Vagina
geraten, kann dieser äußerlich von vorne
nach hinten weggewischt werden. Auch
der *Penis* wird nur äußerlich gereinigt, da
die Vorhaut im ersten Lebensjahr mit der
Eichel verklebt ist. Ein Zurückschieben
kann zu Verletzungen und Vernarbungen
führen. Stuhlreste werden mit reichlich
Wasser oder Öl entfernt.

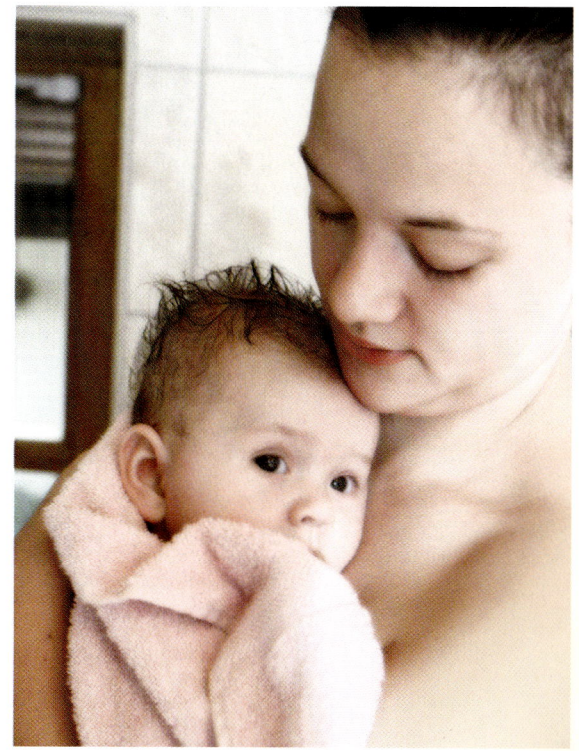

Nach dem Baden

An der Scheide können Sie in der ersten
vier bis fünf Lebenstagen etwas Schleim
oder Blut finden – Schleimhaut aus der
Gebärmutter, die sich, angeregt von den
mütterlichen Hormonen, während der
Schwangerschaft gebildet hat und nun
abgestoßen wird. Entfernen Sie diese
harmlosen Reste aus der Zeit der Schwangerschaft mit einem Hygienetuch und
etwas Öl.

Kommt aus Scheide oder Penis des Kindes
ein rötlicher Staub („*Ziegelmehl*"), so hat
es eventuell zu wenig getrunken. Legen
Sie es einfach häufiger an.

Viele Kinder genießen es, nach dem Baden
trocken gefönt zu werden. Fönen Sie
grundsätzlich nur in Bauchlage, damit kein

hoher Urinstrahl zu einem Stromschlag führt. Für die Haare benutzen Sie eine weiche Babybürste.

Pflegeartikel müssen die Babyhaut optimal schützen, dürfen sie aber nicht belasten. Deshalb sollten die Cremes sparsam eingesetzt werden, aus sehr wenigen, hochwertigen Inhaltsstoffen bestehen und keine Konservierungsstoffe, Parfüme, kosmetischen Hilfsstoffe, Weichmacher oder Farbstoffe enthalten. Zum Schutz der Babyhaut sollten Salben und Cremes einen hohen Lipidanteil, auch Feuchthaltesubstanzen beinhalten. Sie brauchen keine kompletten Pflegeserien, ein einfaches Öl zur Pflege des Windelbereiches oder zum Entfernen von Creme und Schmutzresten oder als Zusatz zum Badewasser (falls das Kind einmal sehr trockene Haut haben sollte) ist völlig ausreichend.

Bei Wundsein oder Hautrötungen eignet sich eine gute Heilsalbe (wie Weleda Kindercreme, Bepanthen-Salbe). Nur bei anhaltendem Wundsein über mehrere Tage oder wenn die Haut sehr angegriffen ist, kann eine Zinkpaste verwendet werden oder auch Babycreme von Penaten. Bei extremen Minustemperaturen brauchen die Babys für das Gesicht eine abdeckende Fettcreme (etwa Wind-und-Wetter-Salbe von Weleda oder weiße Vaseline). Verwenden Sie keine Feuchtigkeits- oder Öltücher; sie sind stark parfümiert, teuer und belasten die Umwelt. Statt dessen verwenden Sie feste Babypflegetücher (wie Happies von Kleenex), die Sie mit einem hypoallergenen Öl beträufeln. Besonders praktisch ist es, wenn Sie dieses Öl zuvor in eine Flasche mit Pumpspender abfüllen.

Für *unterwegs* empfiehlt sich zum Wickeln eine Packung nicht parfümierter Papiertaschentücher, eine kleine Kunststoffflasche mit Drehverschluß, gefüllt mit Öl, und eine Wegwerfwindel.

Handling

Durch richtiges Tragen und Halten können Sie die Bewegungsentwicklung Ihres Kindes fördern und falsche Körperhaltungen und Asymmetrien vermeiden. Beim An- und Ausziehen, Wickeln, Baden, Füttern, Tragen, Halten, Spielen geben Sie Ihrem Kind so wenig Unterstützung wie möglich und so viel wie nötig.

Führen Sie langsame und dosierte Bewegungen aus. Lassen Sie Ihrem Kind viel Zeit, die Bewegungsabläufe mitzuerleben!

Ihr Kind sollte möglichst viel selbst tun, nehmen Sie ihm deshalb wenig Arbeit ab!

Lassen Sie seinen Kopf nie nach hinten fallen!

Vermeiden Sie eine Überstreckung des Rumpfes und Zurücknahme der Schultern!

Achten Sie auf Symmetrie. Wählen Sie den Blickkontakt von vorne, und bevorzugen Sie keine Seite.

Lassen Sie Ihrem Kind ausreichend Zeit, auf Berührungen und Spielangebote zu reagieren.

Tragen, Halten, Hochnehmen

Beim *An- und Ausziehen* von Hemdchen, Jäckchen oder Strampelhose drehen Sie Ihr Kind über die Hüfte oder die Schulter erst auf die eine, dann auf die andere Seite. Auf diese Weise behält immer eine Körperhälfte festen Kontakt zur Unterlage, und Sie vermeiden für das Kind unangenehme, zu heftige oder schnelle Veränderungen seiner Lage. Ältere Babys können Sie im Sitzen an- und ausziehen.

Wenn Sie Ihr Kind beim *Aufnehmen aus der Rückenlage* über die Seite drehen, kann es leichter den Kopf halten. Vom Rücken her werden die Schultern dabei sanft nach vorn gedrückt, damit sich Ihr Kind nicht nach hinten überstreckt. Aus der Bauchlage fassen Sie Ihr Kind seitlich am Brustkorb an, oder wenn Sie es tragen wollen, schieben Sie Ihren ganzen Arm unter den Körper des Kindes, um es hochzuheben.

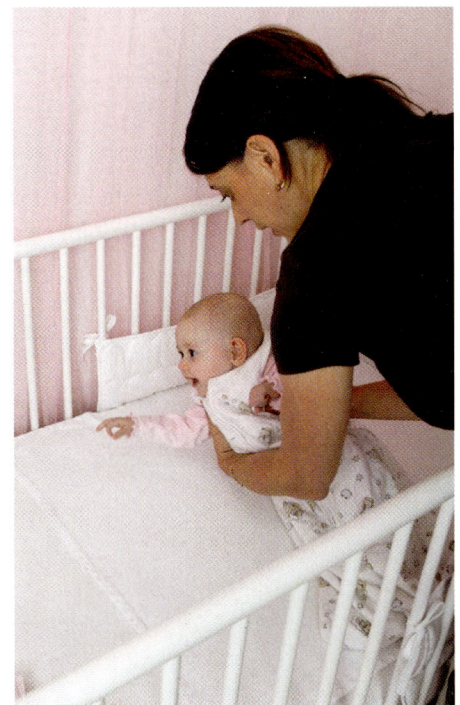

Über die Seite das Baby aufnehmen und ablegen

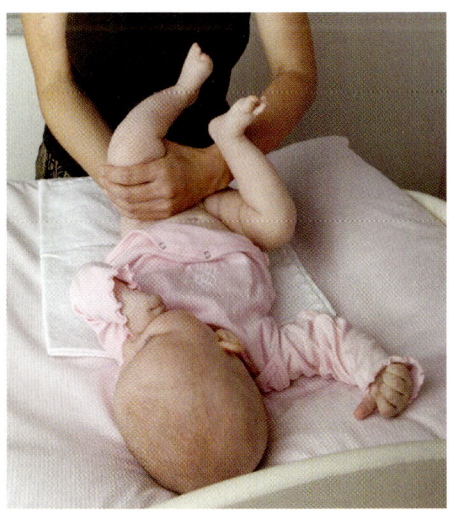

Der Wickelgriff

Fassen Sie Ihr Kind beim *Wickeln* nicht an den Füßen, um es anzuheben! Führen Sie stattdessen Ihre rechte Hand unter dem linken Beinchen des Kindes hindurch, und greifen Sie auf den rechten (gegenüberliegenden) Oberschenkel des Kindes. Jetzt können Sie den Po leicht anheben. Umgekehrt können Sie Ihr Baby auch von der anderen Seite wickeln. Mit dieser Methode unterstützen Sie nicht nur den Bewegungsdrang des Kindes, sondern auch seine Hüftentwicklung.

Beim *Tragen im Wiegegriff* achten Sie auf die Haltung des Kopfes, er darf nicht nach hinten fallen! Beide Arme zeigen nach vorn, der hintere Arm des Kindes darf nicht unter Ihre Achsel nach hinten rutschen.

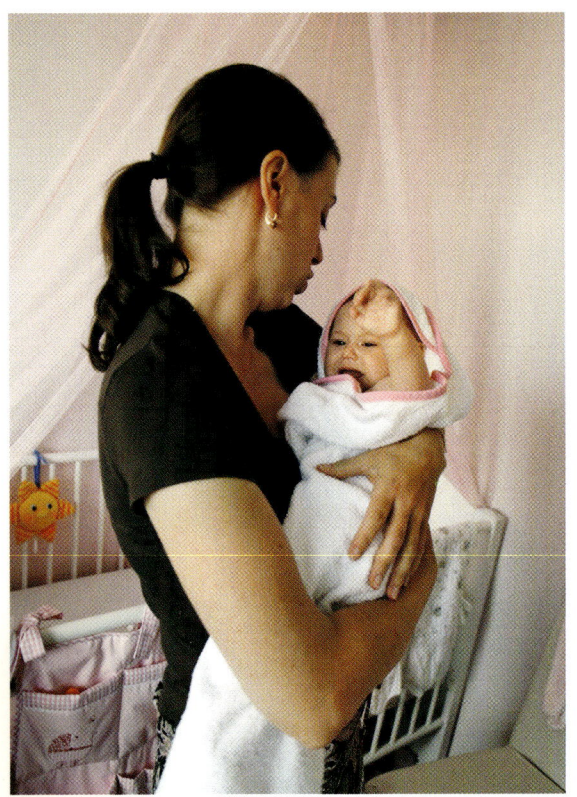

Tragen im Wiegegriff

Beim *Tragen in der Bauchlage* im „Fliegergriff" darf sich Ihr Kind nicht überstrecken.

Wenn Sie Ihr Kind *über der Schulter tragen*, sollten seine beiden Arme über Ihrer Schulter liegen.

Beim *Tragen am Oberkörper* schaut das Kind in den Raum.

Etwa ab dem 8. Monat dürfen Sie Ihr Kind *auf der Hüfte tragen*; es wird dann seinen Rumpf gut aufrichten können.

Beim *Hochnehmen aus der Rückenlage* drehen Sie Ihr Baby mit beiden Händen in die Seitenlage und heben es hoch. Ihr Arm liegt dabei zwischen den Beinen des Kindes, und eine Hand umfasst seine Schulter – es wird auf die Seite gedreht und angehoben.

Beim *Hochnehmen aus der Bauchlage* greifen Sie mit einer Hand an die Schulter des Babys und mit der anderen Hand zwischen den Beinen hindurch an den Bauch. So können Sie es langsam von der Bauchlage in die Seitenlage drehen und hochnehmen.

Beim *Drehen des Neugeborenen von der Rücken- in die Bauchlage* greifen Sie mit einer Hand an die Schulter, die andere Hand fasst zwischen den Beinen hindurch an seinen Bauch.

Etwa ab dem 4. Monat umfassen Sie beim Drehen mit beiden Händen die Oberschenkel Ihres Kindes und führen die Knie an den Bauch.

Nachdem das Baby auf die Seite gedreht wurde, streckt es entweder das untere Bein von selbst, oder Sie helfen ihm dabei. Nun dreht es sich mit dem oberen gebeugten Bein weiter über das gestreckte Bein bis in die Bauchlage.

Eventuell braucht Ihr Baby noch ein wenig Hilfe, damit es seine Arme freibekommt. Dafür drücken Sie mit der flachen Hand seinen Po nach unten.

Sorgen Sie dafür, dass Ihr waches Baby möglichst oft auf dem Bauch liegt, dabei entwickelt und trainiert es seine Bauch- und Rückenmuskulatur.

Wenn Ihrem Baby noch die Kraft in den Armen fehlt, um sich in der Bauchlage aufzustützen, rollen Sie ein Handtuch zusammen und legen es unter seine Brust, sodass Schultern und Arme frei sind (→ Foto S. 174).

Das Pucken

Manche Babys brauchen in den ersten Lebenstagen noch sehr viel Wärme und Begrenzung. Dafür eignen sich eine Mütze und das so genannte Pucken.

Nehmen Sie ein großes Moltontuch (80 x 80 cm), legen es vor sich und schlagen die obere Kante ca. 10 cm nach außen um. Legen Sie nun Ihr Baby so auf das Tuch, das der doppelte Rand sich auf der Höhe der Taille befindet. Schlagen Sie die eine Seite des Tuches um Ihr Kind und schieben Sie den Rand unter seinen Körper. Dann wird der untere Rand über die Beine nach oben gefaltet.

Nun schlagen Sie die andere Seite fest um Ihr Baby. Seine nackten Beine berühren sich im Tuch, Ihr Baby hat ausreichend Halt und Begrenzung und ist schön warm.

Mit einer Bordüre wird das „Puck-Paket" gehalten.

Wollen Sie Ihr Kind ganz einwickeln, so legen Sie das Tuch oder eine dünne Decke so vor sich hin, dass eine Ecke zu Ihnen zeigt. Die obere Ecke schlagen sie ca. 5 cm nach außen ein. Legen Sie Ihr Baby so auf das Tuch, dass sein Köpfchen auf der doppelten Ecke liegt. Als nächstes schlagen Sie die untere Ecke des Tuches nach oben über die Beine Ihres Babys. Seine Arme müssen nun neben oder auf dem Körper liegen.

Dann nehmen Sie eine der seitlichen Ecken führen das Tuch um Ihr Baby herum auf die andere Seite und schieben das Ende unter den Rücken bzw. Po. Nun führen Sie auch die andere Seite des Tuches um

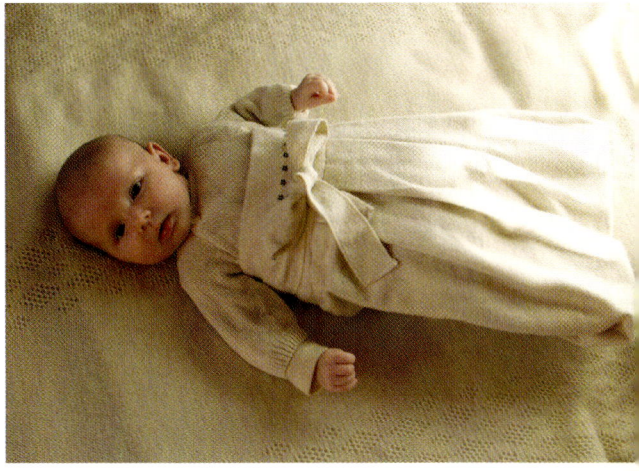

Fertig gepuckt!

Ihr Kind herum und sichern die Ecke in der Tuchfalte zu.

Gewicht, Verdauung, Umfeld, Schlafplatz

Gesunde Neugeborene dürfen in den ersten fünf Lebenstagen bis zu 10 %, Früh- oder Mangelgeborene 5 % ihres Geburtsgewichts verlieren. Sie sollten spätestens nach 14 Tagen ihr Geburtsgewicht wieder erreicht haben.

Ihr Baby bringt für die ersten Lebenstage Energiereserven in Form von gespeichertem Zucker (Glykogen) mit und trinkt kleine Mengen der Vormilch, Kolostrum, so dass es ausreichend versorgt ist, bis Sie ca. ab dem 3. oder 4. Wochenbetttag die reife Frauenmilch bilden (→ Stillen). Ab jetzt wird Ihr Baby zügig zunehmen.

Ihr Baby schluckt bei jeder Mahlzeit mehr oder weniger Luft. Diese kann im Magen durchaus ein unangenehmes Druckgefühl verursachen. Nehmen Sie Ihr Kind nach

Bekommt mein Baby genug zu trinken?

Neben der Gewichtszunahme finden Sie Antwort auf diese Frage in der Anzahl der vollen Windeln pro Tag. Sie können nach folgender Faustregel gehen:

- Ein mit Vormilch ernährtes Kind hat 1 – 2 nasse Windeln am Tag.
- Nach dem Milcheinschuss am 3. – 4. Lebenstag hat es 6 – 8 nasse Stoffwindeln bzw. 5 – 6 Wegwerfwindeln.
- Nach sechs Wochen wird es ca. 2 nasse Windeln weniger haben, die dafür aber voller sind.
- Der Urin sollte immer hell sein und mild riechen.
- In den ersten Lebensmonaten haben die meisten Babys 2 – 5 Darmentleerungen innerhalb von 24 Stunden, es kann aber auch nur eine Stuhlentleerung in 4 – 10 Tagen sein.

Achtung: Ist der Stuhlgang schaumig und grünlich, bekommt das Kind wahrscheinlich zu wenig fettreiche → Hintermilch. Versuchen Sie, Ihr Baby länger zu stillen.

Kontrollieren Sie nicht dauernd das Gewicht. Ihr Baby bekommt beim Stillen alles, was es braucht. Falls Sie seine Gewichtszunahme trotzdem prüfen wollen, machen Sie das alle ein bis zwei Wochen und orientieren sich etwa an diesen Zahlen:

1. Monat =	130 – 200 g pro Woche
2. Monat =	170 – 210 g pro Woche
3. Monat =	150 – 180 g pro Woche
4. Monat =	130 – 160 g pro Woche
5. Monat =	110 – 140 g pro Woche
6. Monat =	100 – 130 g pro Woche
7. Monat =	90 – 130 g pro Woche
8. Monat =	90 – 120 g pro Woche
9./10. Monat =	70 – 110 g pro Woche
11./12. Monat =	60 – 90 g pro Woche

jeder Mahlzeit hoch und warten auf das „Bäuerchen". Kommt es einmal nicht, können Sie Ihr Baby nach einigen Minuten dennoch versuchen hinzulegen.

Babys haben in den ersten Wochen häufig einen *Schluckauf*. Dies hängt noch mit einer Fehlsteuerung des Zwerchfells zusammen und verwächst sich. Legen Sie Ihr Kind noch einmal kurz zum Trinken an oder wiegen Sie es im Arm. Manche Kinder schlafen trotz Schluckauf ein.

Über dem Wickeltisch können Sie eine *Wärme*lampe anbringen (kein Rotlicht, das die Netzhaut schädigen kann). Sie sollte 1,10 – 1,20 m über der Wickelfläche montiert werden.

Wenn Ihr Baby am Tag draußen (zum Beispiel auf dem Balkon) schläft oder im Kinderwagen spazieren fährt, braucht es eine warme Mütze, im Sommer einen Sonnenhut (außerhalb des Hauses sollte es bis zum 3. Lebensjahr stets eine Mütze oder einen Sonnenhut tragen!) und im Winter ein Hemdchen oder ein Jäckchen aus Wolle.

Stuhl und Urin

Der erste Stuhl des Neugeborenen, das *Mekonium (Kindspech)* ist schwarz bis grün, seine Konsistenz klebrig und zäh, und er lässt sich besser mit Wasser als mit Öl entfernen. Ist der Stuhl nach sechs Tagen immer noch grünlich, kann dies ein Hinweis auf eine zu geringe Nahrungsaufnahme sein. Danach folgt der reine *Muttermilchstuhl*, der weich oder krümelig, gelblich ist und etwas süßlich riecht. Voll gestillte Kinder verdauen zwischen zehnmal pro Tag und einmal in zehn Tagen. Das ist alles normal! *Flaschenkinder* hingegen haben einen festeren Stuhl und sollten einmal pro Tag verdauen.

Die Urinausscheidungen des Kindes sind über Tag und Nacht gleichmäßig verteilt. In den ersten 1 bis 1 ½ Lebenstagen ist das Neugeborene kaum nass, weil es nur wenig Flüssigkeit aufgenommen hat.

Nicht zu viele Reize

Ihr Neugeborenes kann von Anfang an sehr gut riechen, verzichten Sie also auf überflüssige Geruchsstoffe in Kosmetika und → Babypflegemitteln. Stark riechende Möbel, Matratzen, Kleidung etc. sollten Sie lange Zeit auslüften lassen, neue Babykleidung waschen Sie stets zweimal. Besser: Sie kaufen Gebrauchtes – das spart viel Geld, und die Sachen sind garantiert weniger schadstoffbelastet.

Sein Sehvermögen hilft dem Neugeborenen bei der Suche nach der Brust. Die dunkler verfärbte Brustwarze gibt ihm eine Orientierung. Säuglinge brauchen zunächst einen sehr engen Kontakt, damit sie sehen

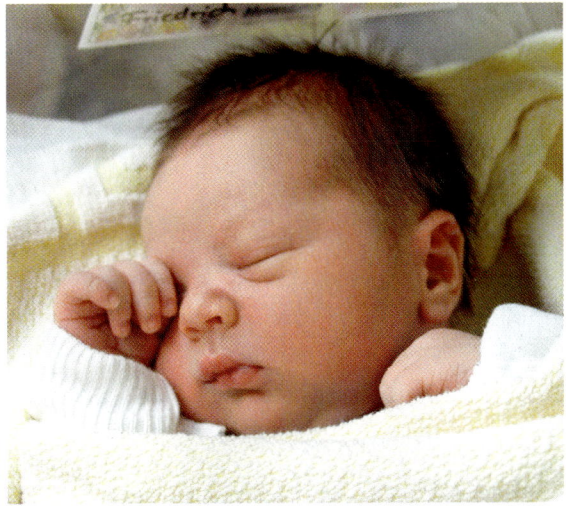

Babyschlaf

und wahrnehmen können. Am Schlafplatz oder auf der Krabbeldecke können Sie dosierte Attraktionen in Sichtweite legen: Kuscheltiere oder ein Stoffbilderbuch.

Der Schlafplatz

Ihr Baby kannte im Mutterleib noch keinen 24-stündigen Schlaf-Wach-Rhythmus. Sein Schlafverhalten orientiert sich an den → Stillzeiten, und von „Durchschlafen" kann noch keine Rede sein (→ Babyschlaf, S. 238 ff.).

Als Schlafplatz eignen sich spezielle Kinderbetten, große luftdurchlässige Körbe, Stubenwagen, eine Wiege oder ein „Schlafbalkon", der an das Elternbett angebaut wird. Da hinein kommen hypoallergene Matratze und Bettzeug. Das Baby braucht kein Kopfkissen, ein Schaffell ist wegen der Allergiebelastung nicht empfehlenswert. Dafür freut es sich in den ersten Lebenswochen über eine Begrenzung für den Kopf. Im Stubenwagen kann das Kind

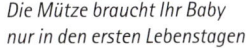

Die Mütze braucht Ihr Baby nur in den ersten Lebenstagen

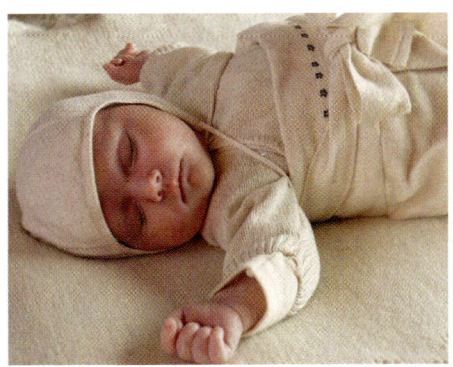

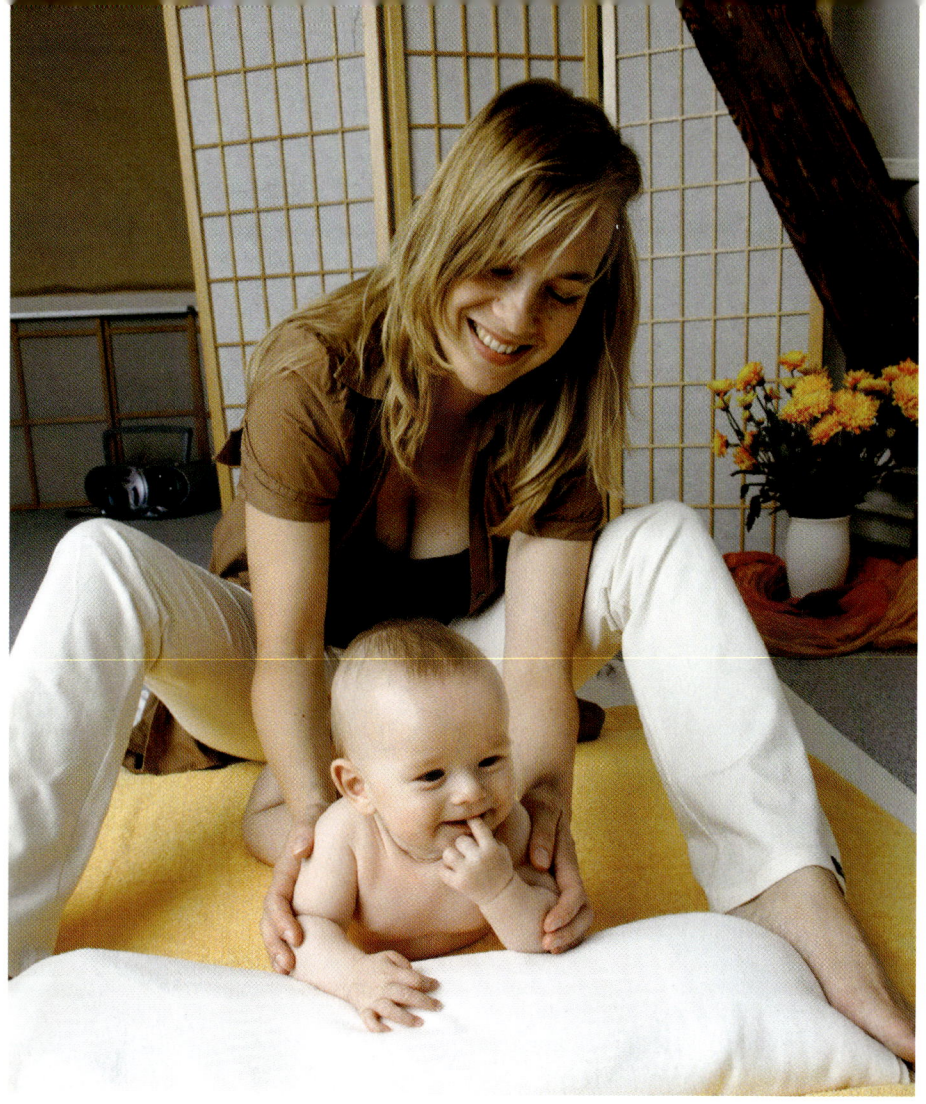

Die Unterstützte Bauchlage für junge Säuglinge

stets dort sein, wo sich auch die Familie aufhält, natürlich nur wenn nicht geraucht wird und kein Fernseher läuft. In einer Wiege werden die Babys sanft geschaukelt, ähnlich wie im Mutterleib. Ist das Kinderbett sehr groß, kann das Baby zunächst quer hineingelegt werden, sodass es sowohl Fuß- als auch Kopfkontakt spürt. Die ideale Zimmertemperatur zum Schlafen in der Nacht liegt bei 16 – 18° C am Tag bei 18 – 20° C. Säuglinge können anfangs fest in eine Babydecke gepuckt werden (→ Pucken). Neugeborene tragen in den ersten Lebenstagen auch im Haus eine sehr leichte Mütze, um nicht zu viel Körpertemperatur über die Kopfoberfläche zu verlieren.

Zum Schutz vor dem → Plötzlichen Kindstod wird empfohlen, die Kinder bei den Eltern, aber im eigenen Bett schlafen zu lassen. Die empfohlene Schlafposition im ersten Lebensjahr ist die Rückenlage.

DAS WOCHENBETT

Wochenbett heißt der Zeitraum nach der Geburt. Bis zur achten Lebenswoche Ihres Kindes haben Sie einen gesetzlichen Anspruch auf → Mutterschutz und auf Hebammenhilfe (bis zum 10. Tag nach der Geburt täglich). Die Hebamme zeigt Ihnen alles, was Sie fürs Baby wissen müssen, sie zeigt Ihnen Übungen und Massagen zur → Rückbildung und steht Ihnen bei allen Unsicherheiten zur Seite, die mit dem Muttersein einhergehen. Zum Stillen und zur Ernährung können Sie die Hebamme bis zum Ende des ersten Lebensjahres zu Rate ziehen.

Körperliche Veränderungen

Alle schwangerschaftsbedingten Veränderungen der letzten neun Monate müssen zurückgebildet werden, ausreichende Ruhephasen im Bett helfen Ihnen dabei,

- eine Beziehung zum Kind aufzubauen,
- die Rückbildung der Gebärmutter und der Vagina, die Straffung der Beckenboden- und der Bauchmuskulatur, die Verkleinerung des Blutvolumens und das Ausschwemmen von Gewebewasser, die Wundheilung der Plazentahaftstelle in der Gebärmutter sowie eventueller Riss- oder Schnittverletzungen zu unterstützen,
- die Hormonumstellung bezüglich des Stillens und später die Wiederaufnahme der normalen Eierstocktätigkeit zu fördern.

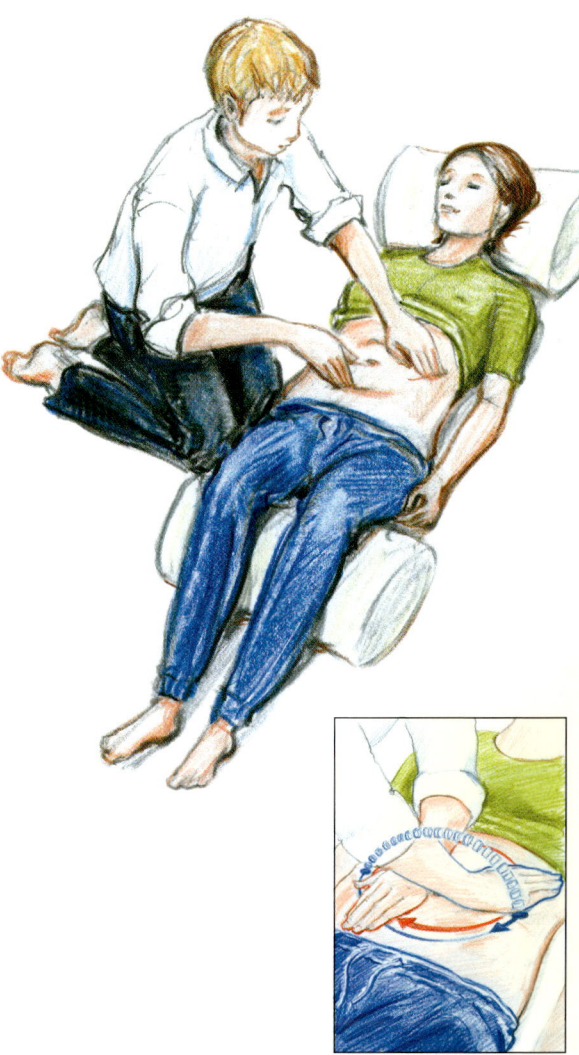

Sonne und Mond

Nach der Geburt verlieren Sie etwa 6 kg an Gewicht, im frühen Wochenbett weitere 3 – 4 kg, und nach dem Abstillen können Sie Ihr Ausgangsgewicht bald wieder erlangen. Während der Stillzeit machen Sie bitte keine Diät!
Bei der Rückbildung der Gebärmutter können → Nachwehen auftreten. Die Uterusheilung zeigt sich an der Farbe Ihres → Wochenflusses. Ein häufiges Problem

175

ist die Verdauung (→ Verstopfung). Nur wenige Frauen haben am Tag nach der Geburt Stuhlgang, bei den meisten kommt es erst am 2. bis 3. Wochenbetttag zur spontanen Darmentleerung. Sollten Sie unkontrolliert Urin oder Stuhl verlieren (→ Blasen-, Stuhlinkontinenz), lassen Sie sich Übungen zum Training der Beckenboden- und Schließmuskeln zeigen (→ Rückbildung).

Die rückbildungsfördernde Bauchmassage

Sie liegen bequem auf dem Rücken, eventuell mit einer Kissenrolle unter den Knien, um die Bauchdecke zu entspannen und ein Hohlkreuz zu vermeiden. Ihre Hebamme oder Ihr Mann sitzt an Ihrer rechten Seite und beginnt zunächst mit einer sanften Kontaktaufnahme zum Verteilen eines vitalisierenden Massageöls.

Alle folgenden Bewegungen werden mehrmals langsam, rhythmisch und mit leichtem Druck ausgeführt. Ist es Ihnen angenehm, kann der Druck verstärkt werden. *Sonne und Mond:* Die linke Hand kreist im Uhrzeigersinn um den Bauchnabel herum, die rechte führt unterhalb des Bauchnabels Halbkreise aus. Das kann nach jedem der folgenden Griffe wiederholt werden.

Teig kneten: Mit den Händen die Bauchdecke gegeneinander verschieben, von der Taille in Richtung Bauchnabel. Das fördert die Rückbildung der Gebärmutter und regt das Muskel- und Bindegewebe zur besseren Durchblutung und Straffung an.

Bauchwellen: Mit beiden Händen die Bauchdecke in Richtung Nabel schieben und abrupt loslassen. Dann das Gewebe von der gegenüberliegenden Taille erneut bis zum Bauchnabel ziehen und abrupt loslassen. Das hilft den Darmschlingen, ihren gewohnten Platz wieder einzunehmen.

Sonnenstrahlen: Mit Zeige- und Mittelfingern „Sonnenstrahlen" vom Nabel aus ziehen – der Bauchraum kann sich weiten, Sie bauen Stress ab. Anschließend streichen die Finger von der Peripherie zum Nabel und geben der Wöchnerin Kraft und Energie.

Karo: Hände an den Rippenbogen legen und mit den Handflächen in die Taille und

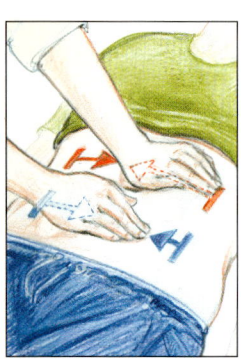

Teig kneten

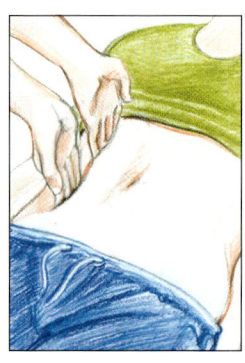

Bauchwellen - „schiebend"

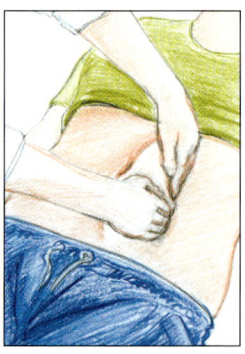

Bauchwellen - „ziehend"

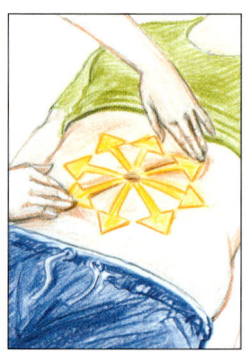

Sonnenstrahlen

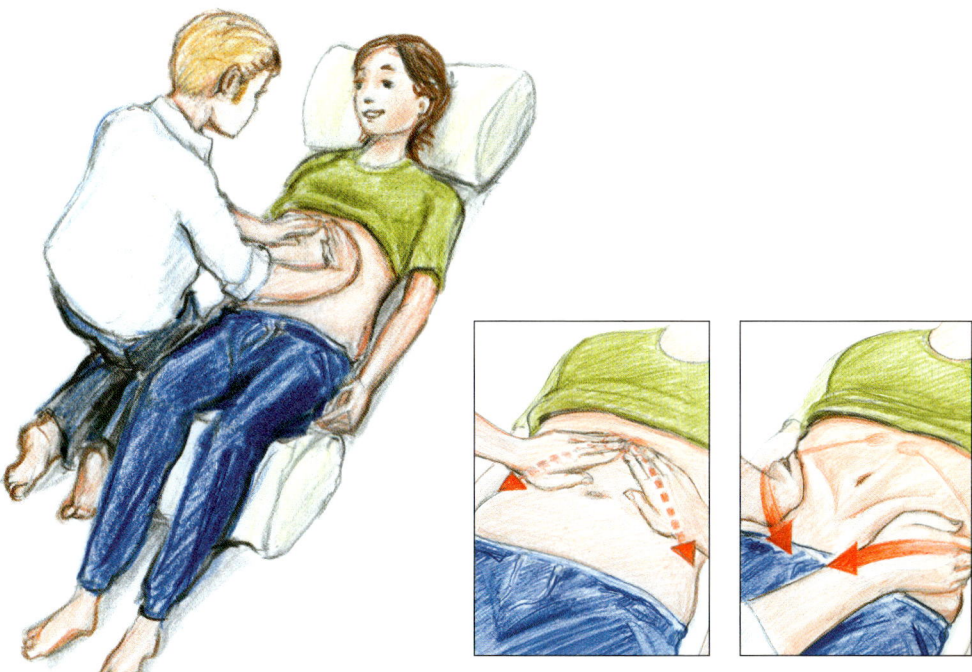

Das Karo entspannt

über die Rückseite des Körpers bis zur Wirbelsäule streichen. Von dort aus kräftig von der Wirbelsäule über die Taille oberhalb der Hüftschaufeln entlang in Richtung Venushügel ziehen.

Ausgleichsgriff als entspannender Abschluss für Bauch und unteren Rücken: Die linke Hand unter das Kreuzbein schieben und die rechte sanft auf den Unterbauch legen. Nun soll die Wöchnerin ruhig atmen und ihr Gewicht in die untere Hand sinken lassen. Nach einigen Minuten beenden und nachruhen lassen.

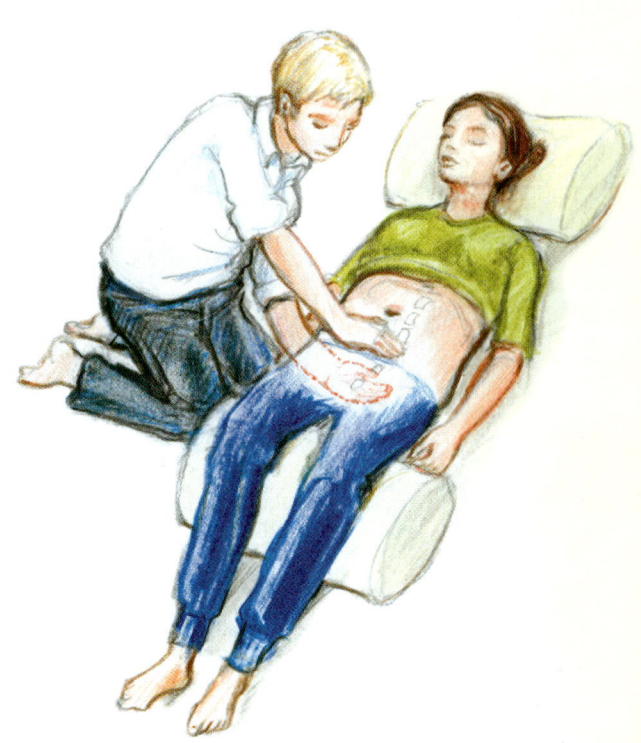

Der Ausgleichsgriff als entspannender Abschluss

Beckenboden und Rückbildung

Ihr Beckenboden hat während der Geburt Großartiges geleistet und ist jetzt noch nicht wieder voll funktionstüchtig. Sobald Sie schmerzfrei sind, sich gut fühlen und die Milch läuft, beginnen Sie mit einer sanften Wochenbettgymnastik.

Zehn Übungen im frühen Wochenbett

Wochenbettgymnastik aktiviert den Stoffwechsel, stabilisiert den Kreislauf, fördert die Verdauung und Ausscheidung, verbessert die Wundheilung, beschleunigt alle Rückbildungsprozesse und kräftigt die Beckenbodenmuskulatur. Wiederholen Sie die Übungen jeweils 8 – 12-mal.

Übung 1 Ausgangsposition: Rückenlage mit aufgestellten Beinen. Legen Sie beide Hände großflächig ohne Druck auf den Unterbauch. Gehen Sie einatmend leicht ins Hohlkreuz, während der Ausatmung lassen Sie die Luft mit einem „Haa" langsam ausströmen und bringen dabei die Wirbelsäule auf den Boden.

Mit der Einatmung hebt sich der Bauch sanft in Richtung Ihrer Hände, mit der Ausatmung senkt er sich. Während der Ausatmung können Sie zusätzlich versuchen, das Steißbein in Richtung Schambein und das Schambein in Richtung Bauchnabel zu ziehen, so dass sich zusätzlich Beckenboden und Unterbauch mit anspannen können.

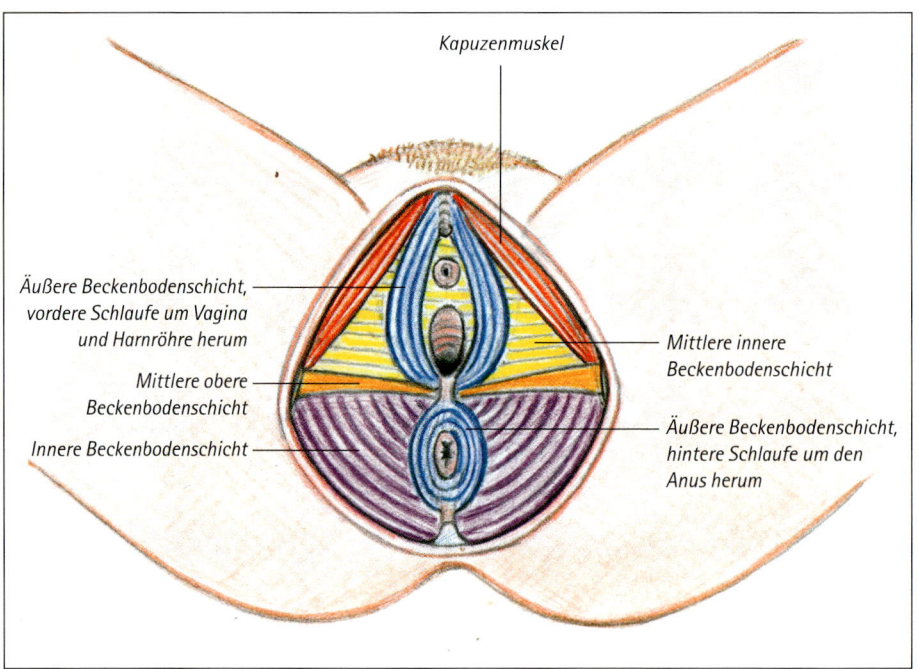

Der Beckenboden: Die Basis Ihres Körpers ist eine kunstvolle Konstruktion mit tiefer Empfindungsgabe

Übung 2 Ausgangsposition: Seitenlage. Kopf, Brustkorb und Becken liegen in einer Linie, die Beine sind leicht gebeugt. Gehen Sie einatmend leicht ins Hohlkreuz, während der Ausatmung auf „Haa" ziehen Sie erneut das Steißbein in Richtung Schambein und das Schambein in Richtung Bauchnabel.

Übung 3 Ausgangsposition: Seitenlage. Kopf, Brustkorb und Becken liegen in einer Linie. Die Beine sind leicht gebeugt. Der Ellenbogen ist unter der Schulter aufgestellt.

Einatmen in der Ruheposition. Ausatmend ziehen Sie das Schambein in Richtung Bauchnabel, spannen den Beckenboden an und heben das Becken von der Unterlage ab.

Übung 4 Ausgangsposition: Bauchlage, evtl. mit einem Keilkissen unterhalb des Busens. Zur Unterstützung des Beckenbodens können Sie die Beine kreuzen.

Einatmend leicht ins Hohlkreuz gehen. Während der Ausatmung auf „Haa" ziehen Sie Ihr Steißbein in Richtung Schambein und Ihr Schambein in Richtung Bauchnabel. Dabei wird der Schambeinknochen verstärkt in die Unterlage gedrückt. Wäh-

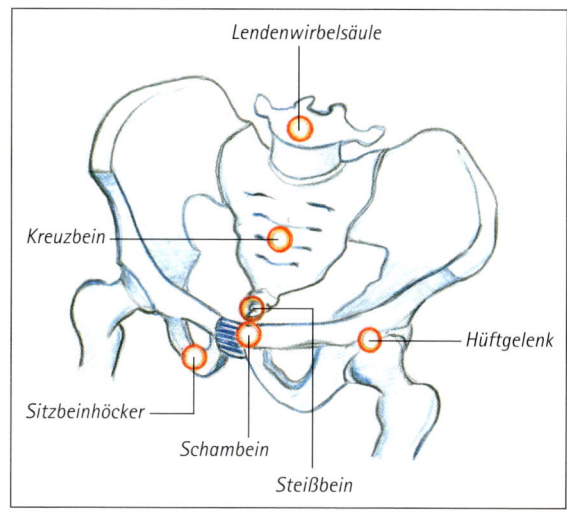

Das weibliche Becken

rend der Ausatmung versuchen Sie, Füße, Waden und Oberschenkel zusammenzupressen, den Beckenboden anzuspannen und die Körperöffnungen zu verschließen.

Übung 5 Ausgangsposition: Bauchlage. Einatmen in Ruheposition. Ausatmend heben Sie ein Bein lang ausgestreckt an, winkeln es an und heben es noch ein kleines Stückchen höher.

Übung 6 Ausgangsposition: Langsitz, dabei liegen Ihre Hände unter den Sitzbeinhöckern.

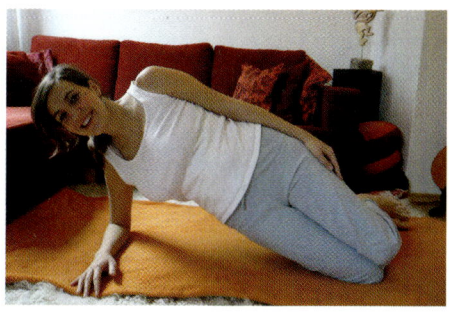

Wochenbettgymnastik (Übung 3)

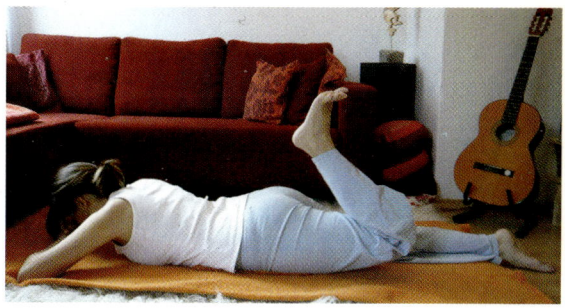

Das Bein noch ein Stückchen höher (Übung 5)

179

Den Beckenboden unterstützen

In den ersten Tagen sollten Sie noch viel liegen und möglichst im Liegen stillen (→ Foto S. 189).

Stehen Sie bauchschonend über die Seite oder (bei einem sehr niedrigen Bett) über den Vierfüßlerstand auf, denn Bauchmuskelanspannung belastet den Beckenboden und drückt ihn nach unten.

Beim Stehen versuchen Sie, in eine leichte Schrittstellung zu gehen, um dem Beckenboden eine gute Grundspannung zu geben.

Auch beim Aufstehen vom Sitzen setzen Sie die Füße in Schrittstellung und halten den Rücken gerade.

Fassen Sie beim Kinderwagenschieben den Griff von unten an – so gehen Sie aufrechter mit einem gut gespannten Beckenboden.

Beim Tragen halten Sie Ihr Kind möglichst nah am Oberkörper. Beim Aufnehmen und Hinlegen gehen Sie in Schrittstellung und neigen sich mit gestrecktem Rücken vor.

Einatmen in Ruheposition. Ausatmend ziehen Sie Ihre Sitzbeinhöcker kräftig zueinander.

Übung 7 Ausgangsposition: Vierfüßlerstand. Dabei stehen die Knie hüftbreit auseinander. Achten Sie darauf, nicht ins Hohlkreuz zu fallen. Atmen Sie in Ruhe ein, und drücken Sie ausatmend die linke Hand und das recht Knie gleichzeitig fest in die Unterlage.

In Ruhe einatmen, die Spannung gehen lassen. Mit der nächsten Ausatmung rechte Hand und linkes Knie gleichzeitig fest in die Unterlage drücken.

Ausatmend das Kinn an die Brust ziehen (Übung 9)

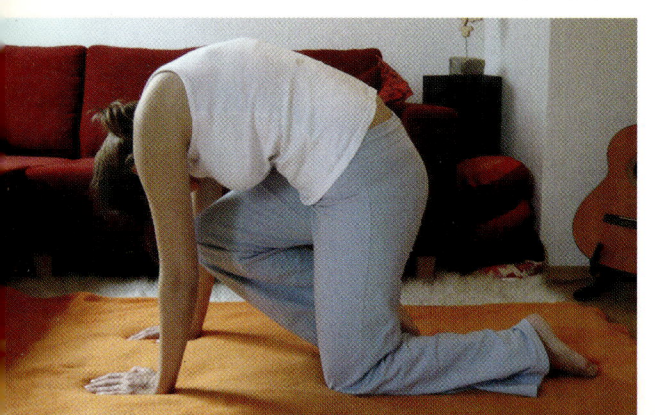

Übung 8 Ausgangsposition: Vierfüßlerstand. Einatmend leicht ins Hohlkreuz gehen. Ausatmend das Steißbein Richtung Schambein, Schambein Richtung Bauchnabel ziehen. Dabei rundet sich Ihr Rücken, der Kopf neigt sich auf die Brust.

Übung 9 Ausgangsposition: Vierfüßlerstand. Einatmend strecken Sie ein Bein in Hüfthöhe nach hinten aus. Ausatmend ziehen Sie das Knie an die Brust und beugen den Kopf.

Übung 10 (schließt den Spalt zwischen den Bauchmuskelplatten) Ausgangsposition: Rückenlage mit angestellten Beinen.

Tasten Sie mit einer Hand Ihre Mitte des Bauches ober- und unterhalb Ihres Bauchnabels. Sobald Sie Ihren Kopf anheben, weichen die Muskeln auseinander, und Sie können den Spalt deutlich fühlen. So lange dürfen Sie kein Training für die geraden Buchmuskeln machen!

Übungen für den Beckenboden

Wiederholen Sie die Übungen jeweils 8 – 12-mal.

1. Wahrnehmung der hinteren, äußeren Beckenbodenschicht

Ausgangsposition: Rückenlage mit gekreuzten Beinen.

Einatmend gehen Sie leicht ins Hohlkreuz, mit der Ausatmung versuchen Sie, die Wirbelsäule auf den Boden zu rollen, das Becken aufzurichten und die Außenkanten Ihrer Füße fest aneinander zu drücken. Versuchen Sie zusätzlich, den Beckenboden anzuspannen und Ihre Körperöffnungen bewusst zu verschließen; zur Unterstützung ziehen Sie zusätzlich ihre Fußspitzen zum Körper und drücken die Fersen fest in den Boden.

Bei dieser Übung aktivieren Sie besonders die Ringmuskulatur um den After.

2. Wahrnehmung der vorderen, äußeren Beckenbodenschicht

Ausgangsposition: Rückenlage mit angestellten Beinen, Knie locker zusammenfallen lassen.

Bedecken Sie zusätzlich mit einer Hand leicht den Beckenboden, um ihn bewusst anspannen zu können. Einatmend gehen Sie leicht ins Hohlkreuz, ausatmend versuchen Sie, die Wirbelsäule auf den Boden zu rollen, das Becken aufzurichten und die Knie fest zusammenzudrücken. Versuchen Sie, den Beckenboden anzuspannen, die Körperöffnungen zu verschließen. Zur Unterstützung Fußspitzen zum Körper ziehen und Fersen in den Boden.

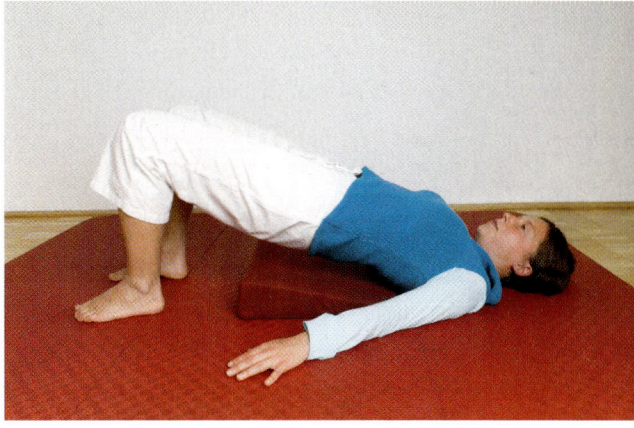

4. Schulterbrücke – Wahrnehmung der Beckenbodenschichten

Bei dieser Übung aktivieren Sie besonders die äußere Ringmuskulatur um Scheide und Harnröhre herum.

3. Wahrnehmung der mittleren Beckenbodenschicht

Ausgangsposition: Langsitz, Hände unter dem Gesäß.

Atmen Sie ruhig ein, mit der Ausatmung versuchen Sie, den Abstand zwischen Ihren Sitzbeinhöckern spürbar zu verringern.

Bei dieser Übung aktivieren Sie die mittlere Schicht des Beckenbodens.

4. Schulterbrücke –
Wahrnehmung der mittleren und inneren Beckenbodenschicht

Ausgangsposition: Rückenlage, ggf. mit einem Keilkissen unter dem Gesäß, beide Beine sind angestellt, die Füße stehen nahe am Po, die Hände liegen mit den Handrücken auf der Matte neben dem Körper. Einatmend gehen Sie leicht ins Hohlkreuz, mit der Ausatmung heben Sie Ihr Becken ca. eine Handbreit vom Boden ab. Zur Einatmung das Becken wieder ablegen. Zur Ausatmung wieder anheben.

5. Beckenbodenanspannung für die innere Beckenbodenschicht

Ausgangsposition: Seitenlage, Kopf, Brustkorb und Becken liegen in einer Linie, die Knie sind leicht gebeugt, der angewinkelte Arm steht senkrecht unter der Schulter.

Einatmen in Ruheposition, mit der Ausatmung ziehen Sie Ihr Schambein in Richtung Bauchnabel, spannen den Becken-

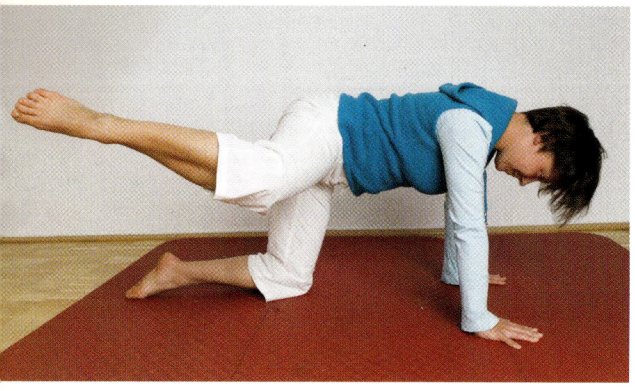

5. Beckenbodenanspannung für die innere Beckenbodenschicht

7. Stabilisierung des knöchernen Beckens

boden an und heben das Becken von der Unterlage ab.

6. Stoffwechselübung in Rückenlage

Ausgangsposition: Rückenlage mit einem Keilkissen unter dem Gesäß, ein Bein ist angestellt, das andere im 45-Grad-Winkel gestreckt, beide Arme sind über der Brust nach oben ausgestreckt.

Beugen und Strecken Sie im Wechsel Ihre Füße und Hände.

7. Stabilisierung des knöchernen Beckens

Ausgangsposition: Vierfüßlerstand.

Einatmen in der Ruheposition, mit der Ausatmung heben Sie jeweils ein Bein gebeugt zur Seite hin an.

8. Aktivierung der Beckenboden- und Brustmuskulatur

Ausgangsposition: Einfacher Yogasitz, Füße voreinander lagern, zwischen den Händen auf Brusthöhe einen flexiblen Ball (Overball, Luftballon) halten.

Sie atmen in Ruhe ein, ausatmend versuchen Sie, Ihr Steißbein in Richtung Schambein zu ziehen, Ihr Schambein in Richtung Bauchnabel zu ziehen, beide Sitzbeinhöcker zueinander zu bewegen und den Ball in Brusthöhe mit den Handflächen zusammenzudrücken.

9. Beckenbodenaktivierung auf dem Pezziball 1

Ausgangsposition: Sitzend auf der vorderen Hälfte des Pezziballs, Füße abgestützt.

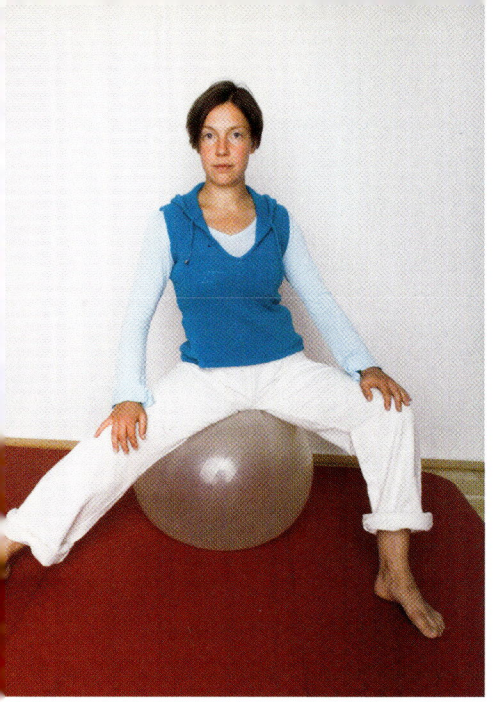

Beckenbodenwahrnehmung auf dem Pezziball

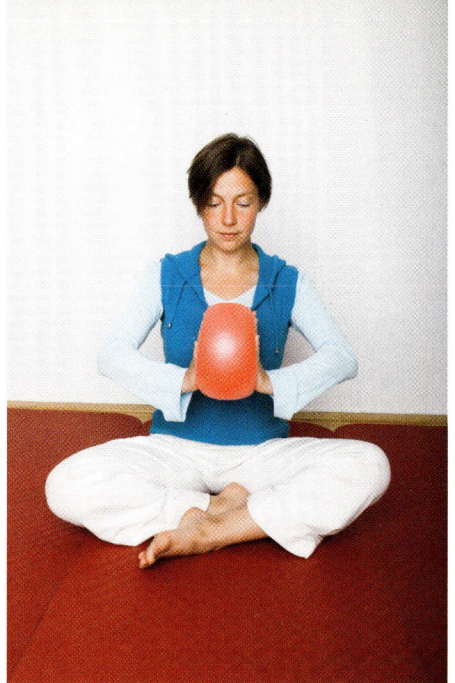

Kombinierte Beckenboden-Brust-Übung

Die Beine sind leicht gegrätscht, und Sie verlagern Ihr Gewicht auf dem Ball, indem Sie mit dem Becken von links nach rechts rollen.

10. Beckenbodenaktivierung auf dem Pezziball 2
Ausgangsposition: Rückenlage, Unterschenkel auf einen Pezziball legen.
Einatmend leicht ins Hohlkreuz gehen, ausatmend rollen Sie Ihre Wirbelsäule auf den Boden, ziehen Ihr Steißbein in Richtung Schambein, das Schambein in Richtung Bauchnabel und drücken dabei die Unterschenkel fest auf den Pezziball.

11. Beckenbodenaktivierung mit Ballkissen 1
Ausgangsposition: Rückenlage, mit dem Kreuzbein auf einem Ballkissen oder weichen Ball.

Umfassen Sie mit den Händen Ihre Knie und rollen auf dem Ballkissen mit dem Gesäß 1 – 2 Minuten hin und her, vor und zurück.

12. Beckenbodenaktivierung mit Ballkissen 2
Ausgangsposition: Bauchlage mit gegrätschten Beinen, die Fäuste liegen gestapelt unter Ihrer Stirn.
Einatmen in Ruheposition, ausatmend versuchen Sie, Ihr Steißbein in Richtung Schambein und Ihr Schambein in Richtung Bauchnabel zu ziehen, so dass der Ball fest zusammengedrückt wird.

13. Aktivierung von Beckenboden und Bauchmuskulatur 1
Ausgangsposition: Rückenlage mit angestellten Beinen.

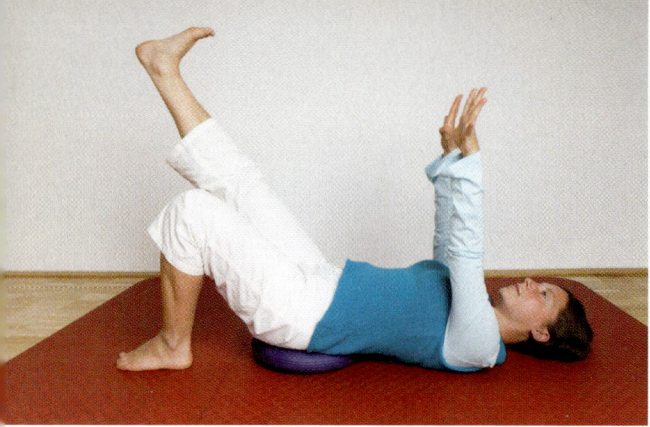

Kombinierte Stoffwechsel-Beckenboden-Übung

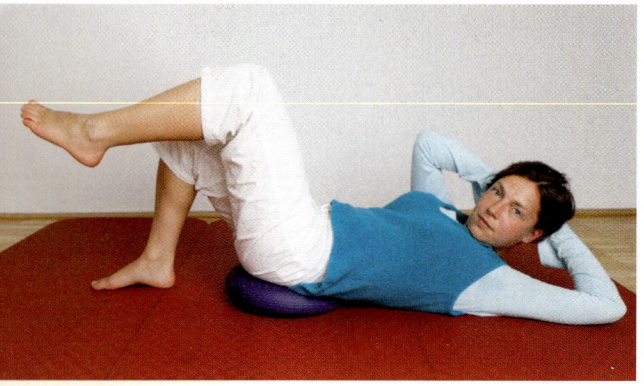

Training für die schrägen Bauchmuskeln

Legen Sie den linken Fuß auf das rechte Knie und mit der nächsten Ausatmung den rechten Handrücken an das linke Knie. Den Kopf können Sie dabei mit der linken Hand abstützen. Wiederholung auf der entgegengesetzten Seite.

14. Aktivierung der Beckenboden- und Bauchmuskulatur 2

Ausgangsposition: Beide Beine angestellt, Hände gekreuzt unter dem Kopf.

Mit der nächsten Ausatmung heben Sie einen Fuß vom Boden ab und nähern das linke Knie dem rechten Ellenbogen. Einatmen in Ruheposition.

15. Beckenbodenaktivierung an der Wand

Ausgangsposition: Rückenlage, ggf. mit Keilkissen unter dem Gesäß.

Stellen Sie Ihre Füße hüftbreit auseinander an eine Wand, Ober- und Unterschenkel befinden sich im rechten Winkel. Atmen Sie in Ruhe ein, und stemmen Sie während der Ausatmung beide Füße gegen die Wand. Dabei spannen sich die Muskeln der Waden, der Oberschenkel und der Beckenbodenmuskulatur an. Versuchen Sie, bewusst die Körperöffnungen zu verschließen.

Abwandlungen der Grundübung: Einatmend in Ruheposition, ausatmend Wirbelsäule auf den Boden rollen, Becken aufrichten, Steißbein Richtung Schambein ziehen, Schambein Richtung Bauchnabel ziehen, beide Füße kräftig gegen die Wand stemmen und versuchen, einen weichen Ball zwischen den Knien zusammenzudrücken.

16. Beckenbodenaktivierung auf dem Hocker

Ausgangsposition: aufrecht sitzend auf einem Stuhl oder Hocker, mit oder ohne Ballkissen.

Strecken Sie sich bei der Einatmung in Ruheposition leicht ins Hohlkreuz. Ausatmend ziehen Sie Ihr Steißbein in Richtung Schambein, das Schambein in Richtung Bauchnabel und versuchen gleichzeitig, den Beckenboden und Ihre Körperöffnungen fest zu verschließen. Einatmen wieder in Ruheposition.

Zärtlichkeit und Sexualität

Es dauert eine individuell sehr unterschiedlich lange Zeit, bis eine Frau nach der Geburt wieder bereit ist zur Sexualität. Aus medizinischen Gründen spricht nichts dagegen, vorausgesetzt es liegen keine Geburtsverletzungen vor. Wenn Sie zum Höhepunkt kommen, wirkt sich das beim Orgasmus ausgeschüttete Oxytocin sogar positiv auf die Muskulatur der Gebärmutter und des Beckenbodens aus. Auch die Milchgänge werden angeregt, so dass während des Liebesspiels Milch austreten kann.

Denken Sie daran: Stillen bietet keinen ausreichenden Schutz vor einer erneuten Schwangerschaft! Bis zur vollkommenen Rückbildung der Genitalorgane benutzen Sie zur Verhütung Kondome.

Schmerzen und eine trockene Scheide schränken die sexuelle Lust ein. Hier hilft ein Gleitgel auf Wasserbasis (Apotheke). Dammschnittnarben können Sie mit einer elektrolythaltigen, narbenentstörenden Creme pflegen.

Anhaltende Traurigkeit nach der Geburt

Früher hießen sie Heultage, heute nennt man es Babyblues, wenn die Mutter – obwohl alles gut gegangen ist – in Tränen aufgelöst im Bett liegt. Kein Wunder, denn sie hat eine Grenzerfahrung gemacht, und die Erinnerung daran kann sie – ebenso wie den Vater – zu Tränen rühren.

Wenn über die normalen Folgen der Hormonumstellung, die Belastung durch die neue Situation (→ So habe ich mir das nicht vorgestellt, S. 155 ff.) hinaus Niedergeschlagenheit, traurige oder schwermütige Stimmung über längere Zeit auftritt (teilweise von Angst, Unruhe oder innerer Gleichgültigkeit begleitet), dann kann es sich um eine Wochenbettdepression handeln. Wie häufig die so genannte Postpartale Depression (PPD) tatsächlich verbreitet ist, wird unterschiedlich beurteilt. Wer bei sich die geschilderten Symptome, womöglich sogar eine starke Ablehnung des Babys, feststellt, sollte schnell professionelle Hilfe suchen. Oft reicht eine ambulante Therapie, in schweren Fällen brauchen die Erkrankten eine stationäre Behandlung.

> *„Übergänge sind Zwischenzeiten und Zwischenräume mit Krisencharakter. Sie füllen das aus, was zwischen Vertrautem und Ungewissem liegt und verbinden Lebensbereiche.“*
>
> Karlheinz Geißler

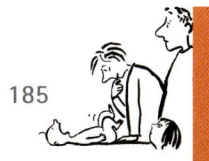

STILLEN UND STILLORGANISATION

Sie möchten voll stillen? Prima – das ist nämlich das Beste für Sie und Ihr Kind! Ihre Hebamme wird Sie bei allen Fragen gern unterstützen – bis zum Ende der Stillzeit.

Die Muttermilch wird vom Kind optimal verdaut. Sie besteht aus: *Eiweißen* (wichtig für Wachstum und Gehirnentwicklung); *Fett* (deckt den Energiebedarf des Säuglings bis zu 50 %); *Milchzucker* (deckt etwa 40 % des kindlichen Energiebedarfs und

Symbiose zwischen Mutter und Kind

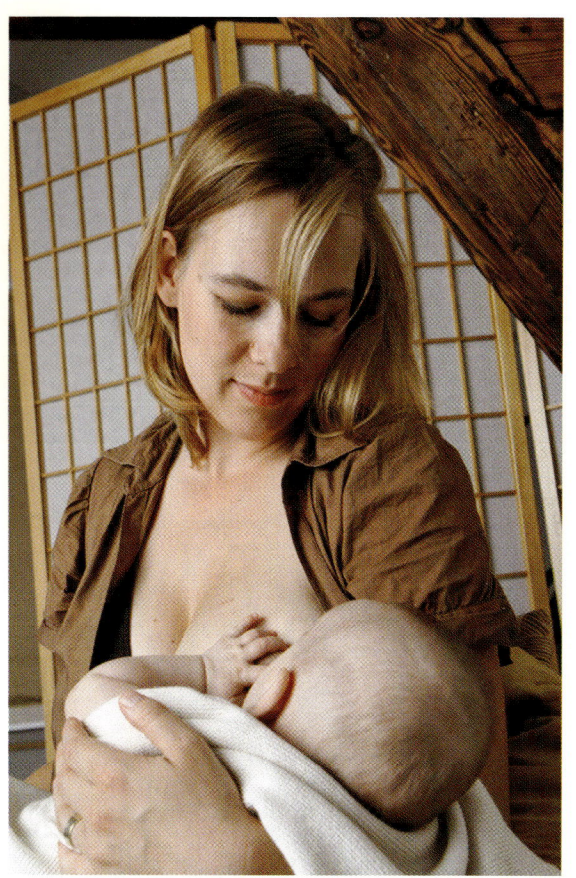

wird für die Entwicklung des zentralen Nervensystems gebraucht); *Vitaminen*, deren Gehalt, ebenso wie der Anteil an Mineralstoffen und Spurenelementen, je nach Ihrer → Ernährung schwanken kann.

Durch das Stillen wird Ihr Kind gegen alle Krankheiten, die Sie durchgemacht haben, geschützt. Sowohl bei Durchfall als auch bei Atemwegserkrankungen und Mittelohrentzündungen sind gestillte im Vergleich zu Flaschenkindern wesentlich weniger anfällig. Das im ersten Halbjahr noch unausgereifte Verdauungssystem wird ebenfalls unterstützt, so dass auch ein wirkungsvoller Schutz gegen Allergien besteht.

Wenn Sie Ihr Baby anlegen, wirken mütterliche Reflexe und Hormone zusammen, damit es mit dem Stillen klappt: Die Brustwarze richtet sich durch Berührung auf sie wird fester und größer. Diese Stimulation setzt Prolaktin frei, Milchbildungsreflex (durch Prolaktin) und Milchspendereflex (durch Oxytocin) werden vom Saugen des Kindes ausgelöst. Die bereits produzierte Vordermilch spritzt manchmal regelrecht hervor – auch aus der anderen Brust. Legen Sie also eine → Stilleinlage vor, oder drücken Sie leicht auf diese Brustwarze.

Während des Stillens wird alle 2 – 3 Minuten Oxytocin ausgeschüttet. Das Baby saugt zufrieden und schluckt regelmäßig. Zunächst trinkt es die wässrige, fettarme

Schnuller – ja oder nein?

Lutschen dient bei Säuglingen offensichtlich auch zur Befriedigung des Saugreflexes und bei Kleinkindern zur Entlastung in psychischen Spannungszuständen. Ein Schnuller kann deshalb hilfreich sein bei sehr unruhigen, unreifen, frühgeborenen Kindern oder solchen, die durch starke Blähungen in ihrem Wohlbefinden beeinträchtigt sind. Er kann auch als Einschlafhilfe dienen oder bei hohem Saugverlangen zur Entlastung der Eltern beitragen. Ein Schnuller sollte allerdings erst dann angeboten werden, wenn das Kind sicher und regelmäßig an der Brust trinkt. (Die Gefahr einer „Saugverwirrung" ist in den ersten vier bis sechs Wochen am größten. 10 – 20% der Neugeborenen entwickeln diese Saugverwirrung durch Saugen an einer Flasche oder wenn sie einen Schnuller bekommen.)

Gegen einen Schnuller spricht die große Abhängigkeit des Kindes, aber auch der Eltern. Wenn es sich daran gewöhnt hat, verlangt das Baby den Schnuller ständig zur Beruhigung, zum Einschlafen und zum Entspannen. Eltern lassen sich leicht dazu verführen, den Schnuller als bequemes Mittel gegen Unmutsäußerungen oder Weinen zu nutzen.

Wir wollen keine Glaubensfrage aus dem „Schnullern" machen. Denken Sie nur daran, dass der Sauger – übertrieben eingesetzt – schnell zur Abhängigkeit führt; ganz abgesehen davon, dass auch die ständige Suche nach dem guten Stück nervt.

Eins aber brauchen Sie heute nicht mehr zu befürchten: dass das häufige Schnullern zu Kieferverformungen führen könnte. Moderne Sauger sind nämlich anatomisch korrekt geformt.

und Durst löschende Vordermilch. Die folgende Hintermilch ist gehaltvoller; sie fließt 3 – 5 Minuten nach dem ersten Ansaugen. Nachdem es die eine Brust leer getrunken hat, kommt die andere Seite dran, aber dort wird Ihr Kind sicher nicht alles trinken – nächstes Mal fangen Sie dann mit dieser Brust an.

Der Milchspendereflex wird übrigens auch ausgelöst, wenn Sie Ihr Kind anschauen, es hören oder an es denken, manchmal sogar, wenn ein fremdes Kind weint. Andererseits ist er sehr „störanfällig" bei Stress, Unruhe und Rauchen.

Sie haben schon kurz nach der Geburt erlebt, wie Saug- und Schluckreflex des Neugeborenen beim ersten Anlegen sofort funktionieren. Dieser Saugvorgang unterscheidet sich stark von der Trinktechnik an der Flasche. Geben Sie Ihrem Baby in den ersten Lebenswochen keine Flasche und keinen Schnuller, um eine Saugverwirrung zu vermeiden. Erst wenn es an der Brust verlässlich trinkt, verlernt es die Technik durch das Trinken aus einer Flasche nicht mehr. Und: Ein gesundes, normalgewichtiges Baby braucht keine zusätzliche Flüssigkeit oder Nahrung, also auch keinen Tee! (→ Erstes Stillen).

Wie oft und wie lange stillen?

Das Baby wird von Anfang an nach Bedarf gestillt, also immer dann, wenn es sich meldet. Nach sechs bis acht Wochen werden Sie und Ihr Baby einen gemeinsamen Rhythmus gefunden haben.

Wie lange Ihr Baby trinkt, hängt von verschiedenen Faktoren ab: wie effektiv es

saugt, wie schnell Ihre Milch fließt ... Solange Ihr Baby gut gedeiht und zunimmt, sind Zeiten zwischen 20 und 60 Minuten vollkommen normal. Die Angst mancher Mütter, vom langen Saugen könnten sie → wunde Brustwarzen bekommen, ist unbegründet. Probleme gibt es allenfalls bei unkorrektem Anlegen. Wenn Sie allerdings empfindliche Brustwarzen haben und spüren, dass Ihr Kind nur noch nuckelt, lösen Sie es sanft von Ihrer Brustwarze, indem Sie den kleinen Finger in seinen Mund stecken.

Stillen Sie möglichst sechs Monate lang ausschließlich. Wenn Ihr Baby sich bereits auf Knien und Händen im „Vierfüßlerstand" aufstützt oder krabbelt, können Sie mit der → Beikost beginnen. Dabei können Sie im Idealfall dreimal in 24 Stunden weiter stillen, bis Ihr Kind steht oder läuft.

Stillpositionen

Im Liegen auf der Seite: Sie liegen auf der Seite, Ihr Kopf ruht auf einem Kissen. Ihr Baby liegt Bauch an Bauch ebenfalls auf der Seite auf Höhe Ihrer Brust. Wenn das Kind den Mund weit aufmacht, um die Brustwarze zu erfassen, wird es näher zur Brust gezogen. Mit Ihrer freien Hand oder einer Kissenrolle können Sie seinen Rücken stützen. Auch Sie liegen entspannter mit einem Kissen im Rücken.

Für eine erfolgreiche und lange Stillzeit empfiehlt sich diese Position; Sie können während des Stillens am Tag ausruhen und in der Nacht weiterdösen.

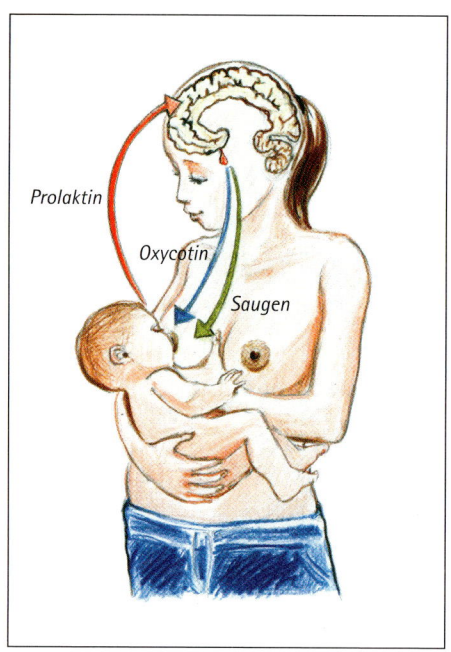

Prolaktin

Oxycotin

Saugen

Dank des Liebeshormons Oxycotin verbinden sich Mutter und Kind bei jedem Anliegen neu

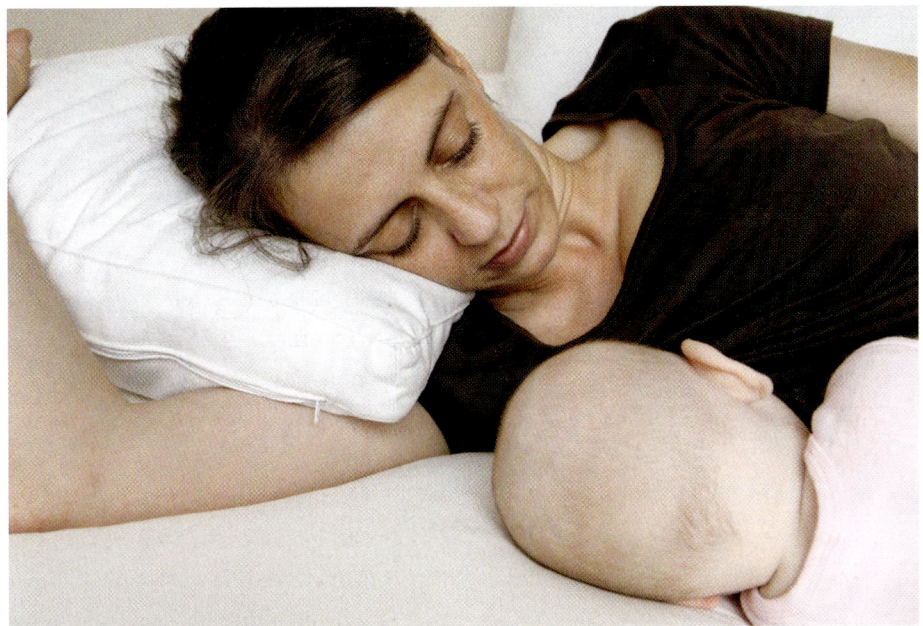

Stillen in der Seitenlage

Im Sitzen, Wiegegriff: Sie sitzen bequem auf einem Stuhl oder Sessel und nehmen Ihr Baby so, dass es mit Ihnen Bauch an Bauch liegt. Sein Körper ruht auf Ihrem Arm und sein Köpfchen in Ihrer Armbeuge. Ihr Arm und das Baby sollten auf einem festen Kissen ruhen, damit Ihre Brust und Schultern nicht unnötig belastet werden. Bei höheren Sitzmöbeln benützen Sie eine Fußbank.

Im Sitzen, Rückengriff oder Fußballhaltung: Dabei liegt das Kind an Ihrer Seite auf einen festen Kissen. Der Kopf ruht in Ihrer Hand, der Rücken wird von Ihrem Unterarm gestützt. Je nach Größe des Kindes benötigen Sie im Rücken ein dickes Kissen, damit seine Beine und Füße nach hinten Platz haben.

Diese drei Stillpositionen können Sie im Wechsel während des Tages einnehmen, um eine gute Entleerung der Brust zu gewährleisten und die Brustwarzen nicht immer an der gleichen Stelle zu belasten.

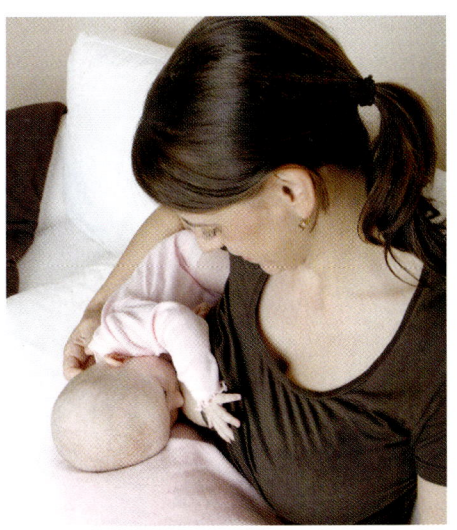

Im Sitzen halten Sie das Kind mit dem Rückengriff („Fußballhaltung")

Abpumpen und Aufbewahren

Wenn Sie von Ihrem Kind getrennt werden, können Sie spätestens sechs Stunden nach der Geburt Milch abpumpen, um die Produktion anzuregen. Leeren Sie dann die Brust so oft, wie auch das Baby normalerweise trinken würde.

Soll nur gelegentlich Muttermilch gewonnen werden, um Abwesenheitszeiten auszugleichen, reicht das Entleeren von Hand oder mit einer Kolben-Hand-Pumpe mit anschraubbarem Auffangfläschchen. Alternativ gibt es einfache elektrische Pumpen im Handel. Für einen längeren Zeitraum eignen sich nur vollautomatische Intervallpumpen, die Sie in Apotheken oder bei Ihrer Hebamme ausleihen können.

Damit die Milch besser fließt, erwärmen Sie Ihren Busen unter fließendem Wasser oder mit feuchtwarmen Tüchern. Anschließend können Sie Ihre Brust mit den Händen zur Brustwarze hin ausstreichen und das Brustgewebe in sanften kreisenden Bewegungen massieren. Der Milchspendereflex kann auch durch ein Foto des Kindes oder durch das Riechen getragener Babykleidung angeregt werden.

Nach dem Sammeln wird die Milch entweder innerhalb der nächsten Stunde verfüttert oder in einem sterilen, geschlossenen Gefäß im Kühlschrank aufbewahrt. Dort ist sie 24 Stunden haltbar. Milch zum Einfrieren wird nur kurz im Kühlschrank abgekühlt und dann möglichst schnell tiefgefroren. Bei minus 18° C ist sie sechs Monate haltbar. Gekühlte Milch kann zu gefrorener Milch hinzugegeben werden, wenn die neue Menge nicht größer als die bereits vorhandene ist. Zum Aufbewahren und Einfrieren benutzen Sie kleine, sterile Plastiktüten (Apotheke). Es gibt auch Spezialbeutel, die direkt an die Milchpumpe angeschlossen werden können. Zum Transport gefrorener Muttermilch eignet sich am Besten eine Kühltasche. Das Auftauen sollte möglichst schonend über 24 Stunden im Kühlschrank passieren. Aufgetaut hält sich die Milch ungeöffnet im Kühlschrank weitere 24, geöffnet nur zwölf Stunden.

Erwärmen Sie die Milch unter fließend warmem Wasser oder im Wasserbad. Nicht verbrauchte erwärmte Milch muss entsorgt werden. Benutzen Sie keine Mikrowelle, da Muttermilch schnell überhitzt und die Eiweißstrukturen verändert werden.

Pflege der Brust, Ernährung der Mutter

Reinigen Sie Brustwarzen und Warzenhof nur mit klarem warmen Wasser ohne Waschzusätze, die Brust wird ganz normal gepflegt. Desinfektionsmittel würden zum Austrocknen der Haut führen und die Gefahr des Wundwerdens erhöhen. Nach dem Stillen lassen Sie die Warzen möglichst an der Luft trocknen, ohne sie abzuwischen. Der Speichel des Kindes und die fettreiche Hintermilch sorgen für ausreichende Pflege. Um die Brust trocken zu halten, haben sich Stilleinlagen aus Baumwolle, Wolle oder Seide bewährt. Bei Einmal-Einlagen aus Zellstoff ist die Luftzirkulation geringer, häufig kleben sie an der Brustwarze fest. Ein Still-BH sollte Halt geben, ohne einzuschnüren, es eignen sich auch Sport-Bustiers oder BH-Unterhemden.

Achten Sie darauf, dass Ihr Busen nicht kalt wird, große Temperaturunterschiede können zu einem Milchstau führen.

Für die Stillzeit empfiehlt sich die gleiche → Ernährung wie in der Schwangerschaft. Verzichten Sie auch jetzt auf → Genussmittel wie schwarzen Tee, Kaffee und Alkohol.

Früher wurde vor saurem Obst gewarnt, da es Wundsein im Windelbereich verursachen könnte. Neuere Untersuchungen haben diese Annahme nicht bestätigt.

Milchprodukte wie Joghurt, Kefir und Käse sind häufig besser verträglich als reine Milch. Kuhmilcheiweiße können in die Muttermilch übergehen und beim Kind Unverträglichkeit und Allergien auslösen.

Nur wenn bei Ihrem Kind Wundsein oder vermehrt Blähungen auftreten, meiden Sie entsprechende Lebensmittel für zwei Wochen. Danach können Sie sie erneut probieren, denn die Säuglingshaut wird dicker, und der Verdauungstrakt reift. Kommen in der Familie Allergien vor, sollten Sie hochallergene Lebensmittel wie Nüsse, Fisch, Eiweiß und Frischmilch meiden.

Sie müssen jetzt nicht mehr essen. Ihr Körper hat während der Schwangerschaft Fettreserven für die Milchbildung angelegt, der Stoffwechsel hat sich aufs Stillen eingestellt.

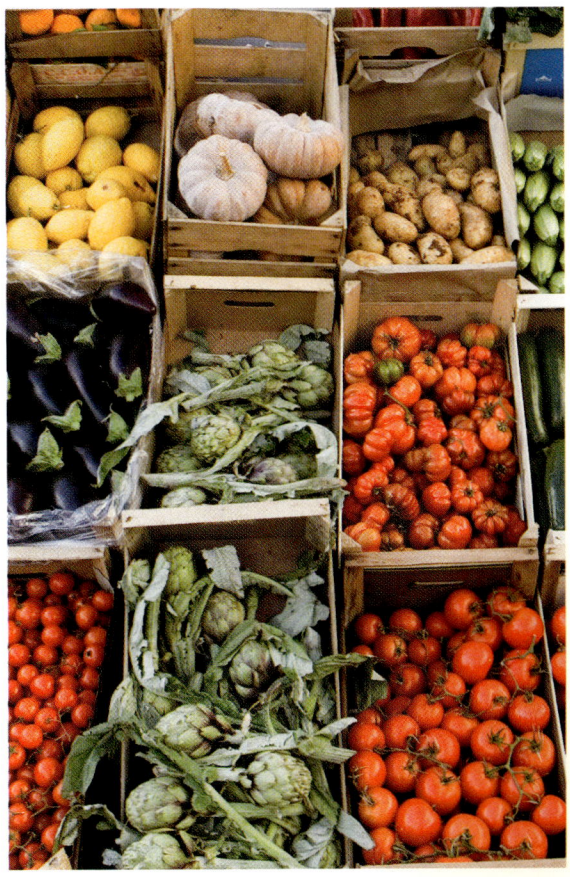

Gemüsevielfalt oder: keine Angst vor Vitaminen

Sind Sie Vegetarierin, essen Sie bitte ausreichend Milchprodukte und das Gelbe vom Ei, um sich und Ihr Baby ausreichend mit Vitamin B12 zu versorgen.

Müssen Sie Bedenken haben, mit der Nahrung zu viel giftige Stoffe zu sich zu nehmen? In Deutschland ist in den letzten 20 Jahren die Schadstoffbelastung der Muttermilch generell drastisch gesunken und birgt auch bei sehr langen Stillzeiten von mehreren Jahren kein Gesundheitsrisiko!

Sie brauchen wegen der Milchbildung nicht mehr zu trinken als die üblichen

2 – 3 Liter. Übermäßiges Trinken könnte im Gegenteil die für den Milchspendereflex zuständige Oxytocinausschüttung behindern.

Wenn Sie nicht immer nur Wasser und Fruchtsaftschorle trinken möchten, eignet sich auch ein *Milchbildungstee* aus gleichen Teilen Anis, Fenchel, Kümmel und Brennessel. Davon können Sie 1 – 2 Becher am Tag trinken (1 TL der Mischung mit kochendem Wasser überbrühen, 5 Minuten ziehen lassen, nach Belieben mit Honig süßen). Sehr empfehlenswert ist auch ein Becher *Bockshornkleetee* am Tag (1TL Tee 10 Minuten zugedeckt ziehen lassen).

Achtung: Salbei- und Pfefferminztee reduzieren die Milchmenge.

Stillprobleme

Der *Milcheinschuss* zwischen dem 2. und 5. Lebenstag ist ganz normal, dennoch kann diese Brustdrüsenschwellung schmerzhaft sein. Behandeln Sie die Brust vor dem Anlegen ca. 5 Minuten mit einer warmen Dusche oder warmen Umschlägen. Danach können Sie sie sanft massieren und „ausschütteln", was die Brüste deutlich weicher macht.

Sie können auch mit der Hand den Bereich rund um den Warzenhof entleeren, damit Ihr Kind die Warze leichter fassen kann. Legen Sie es öfter kurz an, dafür dürfen Sie es auch wecken. Wenn dies nicht ausreicht, entleeren Sie Ihre Brust zusätzlich mit der Hand.

Nach dem Stillen oder Entleeren können Sie die Brüste 20 Minuten mit Quarkauflagen oder Weißkohlumschlägen kühlen. Je öfter und kontinuierlicher Sie Ihr Baby in den ersten drei Lebenstagen an die Brust legen, umso früher und schonender erfolgt der Milcheinschuss.

Milchmangel: Oft fließt die Milch nicht richtig, weil die Mutter unter Schlafmangel oder Überlastung leidet. Das gibt sich, wenn Sie Ihr Kind häufiger anlegen, vor allem auch in der Nacht. Lassen Sie es mindestens 15 Minuten an jeder Brust saugen, und sorgen Sie gut für sich.

Wunde Brustwarzen: Schmerzen sind immer ein Warnsignal: Bevor die Brustwarzen wund werden, tun sie weh. Eine Verbesserung der Anlegetechnik ist häufig die einzig notwendige Therapie, und die Brustwarzen heilen innerhalb von 2 – 3 Tagen. Stillhütchen bringen zwar vorübergehend Entlastung, lösen das Problem der falschen Anlagetechnik jedoch nicht.

Lassen Sie die fettreiche Hintermilch antrocknen, tragen Sie Stilleinlagen (→ Brustpflege). Ein „Brustschild" mit Löchern zum Belüften kann sinnvoll sein, da er die Reibung an der Warze verhindert.

Sie können nach dem Stillen dünn eine entsprechende Heilsalbe auftragen. Nur bei stark schmerzenden und blutenden Brustwarzen sollten Sie eine Stillpause von 1 – 2 Tagen einlegen. Die Milch können Sie mit der Hand entleeren und mit Becher, Löffel oder Fingern füttern: Dabei führen Sie einen Spritzenaufsatz zusammen mit einem Finger in den Mund des Babys; während es an Ihrem Finger saugt, wird die Milch langsam in den Mund gespritzt.

Ein *Milchstau* entsteht häufig in der 3. oder 4. Woche nach der Geburt, oft zeitgleich mit dem Wegfallen der Hilfe im Haushalt, weil der Partner wieder arbeiten geht. Mögliche Ursachen sind: ein beeinträchtigter Milchspendereflex durch körperliche oder seelische Belastung, zu seltenes Stillen und Druck durch einen zu engen BH.

Die wichtigste Therapie ist eine gute Entleerung des betroffenen Bereichs. Legen Sie Ihr Kind zuerst an der betroffenen Brust an und zwar so, dass sein Kinn zu der gestauten Stelle zeigt. Die Brust kann zuvor mit feuchter Wärme vorbereitet werden. Während des Stillens können Sie die gestauten Stellen sanft massieren. Nach dem Stillen kühlen Sie Ihre Brust. Bitte ruhen Sie sich ausreichend aus, damit das Stillen bald wieder problemlos funktioniert.

Tritt nach 24 Stunden keine Besserung ein, besteht die Gefahr einer *Brustdrüsenentzündung*:

Die gestaute Brust wird sehr heiß und schmerzhaft, Sie bekommen Temperatur. Auch jetzt sollten Sie das Kind ausgiebig und häufig stillen. Falls die naturheilkundlichen Therapien der Hebamme nicht ausreichen, wird in der Regel mit einem stillverträglichen Antibiotikum behandelt.

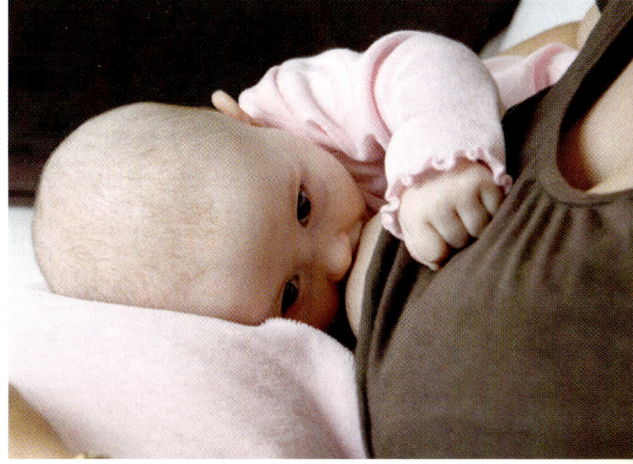

Nahrungsquelle und willkommener Tröster

Ein *Brusternährungsset* kann bei trinkschwachen Kindern, (Fühgeborene), wenn Sie dauerhaft zu wenig Milch haben oder auch bei Adoptivkindern eingesetzt werden. Die Flasche mit der abgepumpten Milch oder der Säuglingsnahrung hängen Sie sich um den Hals. Zwei dünne Schläuche führen von der Flasche zur Brustwarze, wo das Kind saugt – und gleichzeitig die Nahrung aus der Flasche bekommt.

Abstillen

Die Brust war in den vergangenen Monaten nicht nur schmackhafte Nahrungsquelle, sondern auch willkommener Tröster für Ihr Kind. Und das beim Stillen ausgeschüttete Prolaktin hatte auf Ihre Stimmung eine ausgleichende Wirkung. Deshalb vertragen Sie beide allmähliches Abstillen besser als ein abruptes, medikamentös unterstütztes Absenken des Prolaktins.

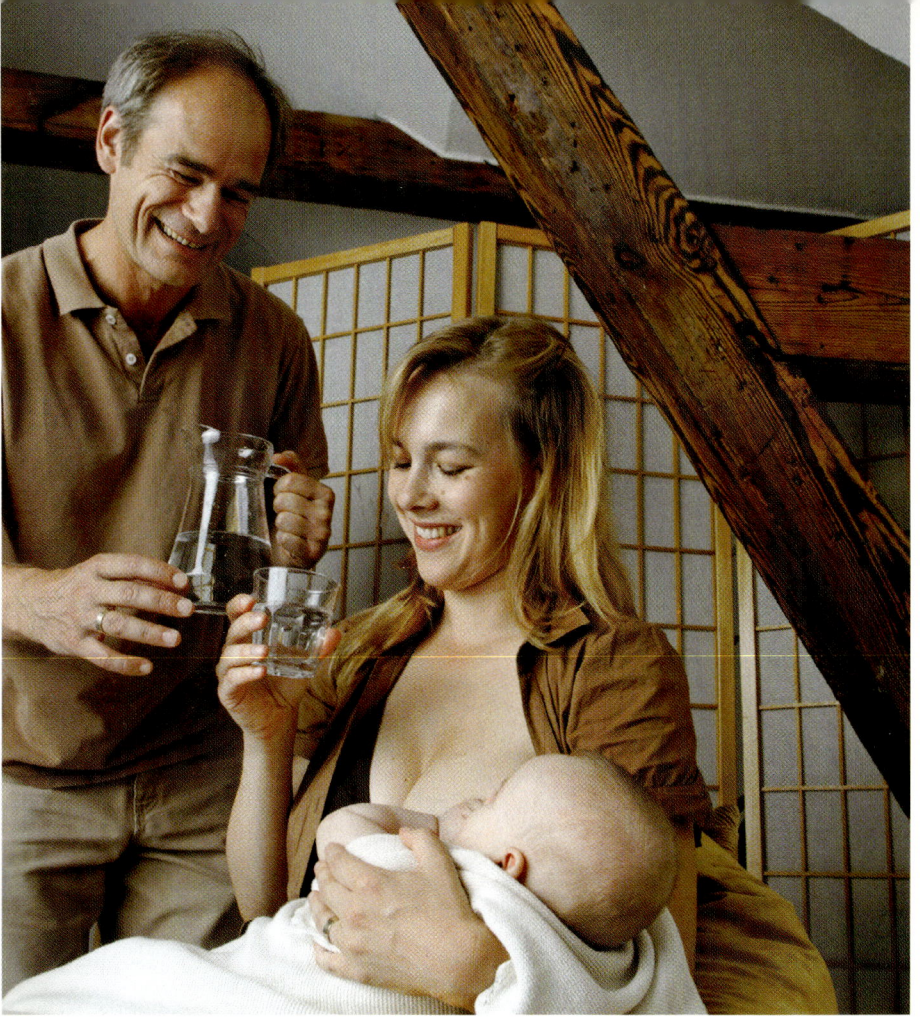

Auch Mama möchte mal trinken

Sobald Ihr Kind feste Nahrung zu sich nimmt, reduzieren sich die Stillmahlzeiten ganz von allein. 3 – 4 Stillmahlzeiten am Tage werden durch Breimahlzeiten ersetzt, so dass nur noch 3- – 4-mal Stillen in 24 Stunden übrig bleiben. Diese verteilen sich oft auf einen Rhythmus von 6 – 7 Stunden. Sobald Ihr Kind ein gutes Jahr alt ist, wird es am Familientisch mit essen und das Interesse am Gestilltwerden verlieren.

Kinder, die es gewohnt sind, an der Brust einzuschlafen, werden sich in der Regel schwerer trennen. Immer bedeutet das Abstillen aber einen Einschnitt für Mutter und Kind. Deshalb sollten Sie dafür eine Zeit wählen, in der das Baby möglichst keine anderen Herausforderungen meistern muss.

Falls Ihre Brust wegen der „Überproduktion" hart wird, pumpen Sie immer gerade so viel Milch ab, dass es nicht mehr schmerzt. Mit der geringer werdenden und dann ausbleibenden Nachfrage wird Ihr Körper nach und nach keine Milch mehr produzieren.

Füttern mit der Flasche

Versuchen Sie ähnlich wie beim Stillen, Ihrem Kind mit liebevoller Zuwendung entspannt und ohne Störungen die Flasche zu geben. Eine Flaschenmahlzeit dauert zwischen 10 und 30 Minuten. Ihr Baby wird Ihnen zeigen, wann es satt ist: Es schläft ein oder spuckt den Sauger aus.

Säuglingsersatznahrung

Volladaptierte Säuglingsanfangsnahrung (Pre-Nahrung) ist der Muttermilch so weit wie möglich angepasst. Sie wird hergestellt auf der Basis von Kuhmilcheiweißen und Milchzucker. Einige Pre-Nahrungen enthalten wie die Muttermilch auch langkettige mehrfach ungesättigte Fettsäuren, die für die Entwicklung der Sehschärfe und des Zentralnervensystems wichtig sind; achten Sie auf den Packungshinweis „mit LCP".

Die Pre-Nahrung ist sehr dünnflüssig und kann nach Bedarf gefüttert werden. Verteilen Sie die Tagesration auf mindestens 5 – 6 Flaschen, da sonst die Verdauungskapazität des Babys überschritten würde. Pre-Nahrung kann ab der Geburt bis zum Ende der Flaschenzeit gegeben werden. Ein Wechsel auf → Typ 1- oder → Typ 2-Nahrung ist nicht erforderlich! Während bei gestillten Kindern Stuhlgang und -häufigkeit individuell sehr unterschiedlich sein darf, sollten Flaschenkinder mindestens einmal täglich den Darm entleeren. Bei seltenerem und sehr festem Stuhlgang können Sie die Nahrung etwas verdünnen oder zusätzlich Wasser füttern. Manchmal liegt es auch am Produkt; versuchen Sie es mit einem anderen.

Verdauungsstörungen können auch auftreten, wenn zu früh mit Folgemilch begonnen wird oder mit dem Zufüttern von Gemüse und Getreide schon vor dem vollendeten 5. Lebensmonat.

HA-Nahrung: „HA" steht für Hypoallergene Säuglingsnahrung, sie wird ausschließlich für Säuglinge aus Allergikerfamilien mit hohem Allergierisiko (über 40 %) empfohlen. Das Milcheiweiß wurde in einem Hydrolysierungsprozess in kleine Bestandteile aufgespalten, so dass die Kuhmilcheiweiße nicht mehr vom Körper als fremd erkannt werden sollen.

Die HA-Nahrung wird in der Regel gut vertragen. Babys, die bereits anderes kennen gelernt haben, lehnen sie wegen ihres bitteren Geschmacks ab. Die HA 1-Nahrung ist bis zur Umstellung auf eine andere Kost ausreichend.

Achtung: HA-Nahrung ist auf keinen Fall für Babys mit bereits bestehender → Kuhmilcheiweißallergie geeignet.

Säuglingsnahrung auf Ziegenmilchbasis bietet eine sinnvolle Alternative, da sie weniger allergieauslösend und besser verdaulich ist: Das Kasein der Ziegenmilch ähnelt dem der Muttermilch.

Säuglingsnahrung auf Sojabasis besteht aus Sojaeiweiß, Pflanzenfett und Maisstärke. In ihrer stofflichen Zusammensetzung ist sie weitgehend der Milchnahrung angeglichen. 30 % der Kuhmilchallergiker reagieren jedoch auch auf Soja allergisch.

Füttern Sie *keine selbst hergestellte Säuglingsmilch* auf Kuhmilchbasis! Sie ist schwerer verträglich als Muttermilch oder industriell gefertigte Säuglingsnahrung. Selbst gefertigte Ersatznahrung, Halbmilch und süß gefertigte Ersatznahrungen bringen im ersten Lebensjahr große gesundheitliche Risiken mit sich. Sie alle weichen

Und bald kann es schon selbst die Flasche halten

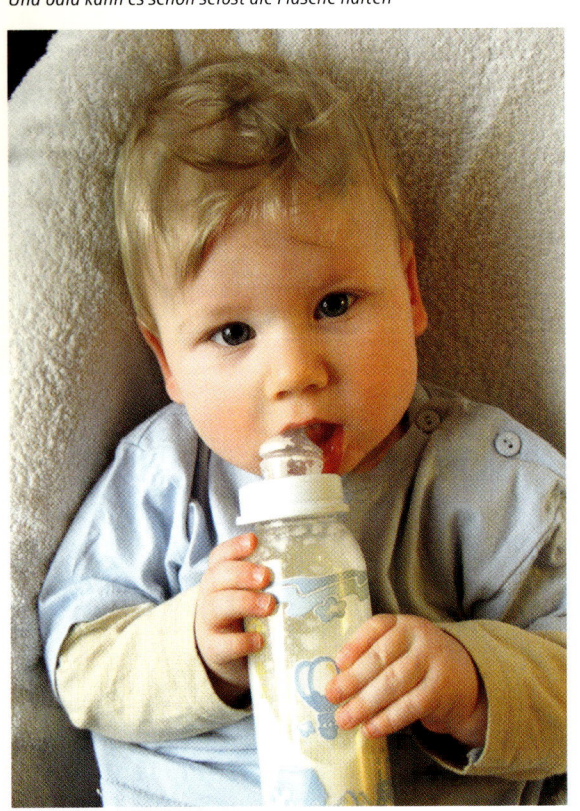

in ihrer Zusammensetzung stark von der Muttermilch ab und bergen ein hohes hygienisches Risiko, ein erhöhtes Allergierisiko und die Gefahr von Mangel- oder Fehlernährung. Auch Mandel- oder Getreidemilch ist für die Säuglingsernährung nicht geeignet!

Typ 1-Nahrung enthält neben Milchzucker bevorzugt Stärke und deren Teilabbauprodukte. Vereinzelt wird sogar Saccharose (Haushaltszucker) verwendet. Die Typ 1-Nahrung führt bei jungen Säuglingen nicht selten zur Verstopfung. Sie darf nicht nach Bedarf gefüttert werden, weil durch die Stärke eine Überfütterung möglich ist. Bei großem Durst oder großer Hitze muss dann die Flüssigkeitszufuhr mit Tee oder Wasser ergänzt werden. Falls Ihr Kind in der Klinik bereits Typ 1-Nahrung bekommen hat, können Sie es zu Hause ohne weiteres auf Pre-Nahrung umstellen.

Typ 2-Nahrung weicht ebenfalls stark von der Muttermilch ab. Füttern Sie sie auf keinen Fall vor dem fünften Lebensmonat. Aufgrund des hohen Eiweiß- und Mineralsalzgehaltes kann diese konzentrierte Nahrung vorher zu Kreislauf- und Stoffwechselstörungen sowie zu Nierenversagen führen. Wegen ihres höheren Kaloriengehaltes begünstigt sie außerdem die Entstehung von Übergewicht.

Am besten verzichten Sie auf Typ 1- ebenso wie auf Typ 2-Nahrung. Die WHO nennt die Pre-Nahrung die einzig empfehlenswerte Säuglingsnahrung.

Der Vater nach der Geburt

„Es war wie ein Rausch." „Dieses ungeheure Glücksgefühl, als Max zur Welt kam und so nackt und zart auf dem Bauch seiner Mutter lag, unbeschreiblich." „Das werde ich nie vergessen!" „Wir waren so intensiv miteinander verbunden wie sonst nur beim Liebesakt." „Ich empfinde tiefsten Respekt vor meiner Frau und vor allen Frauen dieser Welt." „Ich habe mich winzig gefühlt." „Ich fühlte mich wie ein Idiot: Sie muss so leiden, und ich kann nichts tun. Und dann hatte ich auch noch Hunger. Ich habe mich geschämt dafür."

Die Gefühle neugeborener Väter sind vielfältig und widersprüchlich. Stolz ist dabei, Angst und Anstrengung schwingen mit und manchmal ein fast unerträgliches Gefühl von hilfloser Ohnmacht oder Nutzlosigkeit. Bewegt, erschüttert, begeistert berichten Männer vom Geburtserlebnis. Oft klingt Bewunderung an für die große Leistung der Frau und Bescheidenheit angesichts des eigenen kleinen Beitrags.

Die neue Rolle finden

Schauen Sie noch einmal auf das Geburtserlebnis, möglichst gemeinsam mit Ihrer Frau. Was konnten Sie tun, was war Ihr Beitrag? Achten Sie Ihre Unterstützung

Liebe von Anfang an

Wenn Sie schon während der Schwangerschaft mit dem Baby kommuniziert (→ Körperspiele, S. 90) haben, wird es sofort auf Ihre Stimme reagieren. Das intensive Erlebnis bei der Geburt, die bedingungslose Nähe im Blickkontakt mit Ihrem Baby und die ersten zärtlichen Berührungen helfen Ihnen, eine liebevolle Beziehung zu Ihrem Kind aufzubauen. Und wenn nicht sofort die ganz großen Gefühle da sind: Haben Sie Geduld mit sich und dem Kleinen, vielleicht sind Sie der Typ, bei dem die Liebe erst allmählich wächst.

Aus Langzeitstudien der Regensburger Psychologin Karin Grossmann, die Kinder von der Geburt bis zu ihrem 22. Geburtstag beobachtet hat, ergibt sich: Je inniger der Kontakt zwischen dem Vater und dem Baby, desto selbstbewusster, kontaktfreudiger und liebesfähiger geht das Kind später durch die Welt.

Zum → Bonding, der frühen Bindung zwischen Eltern und Kindern tragen auch liebevolle Versorgung und kleine Kommunikationsspiele bei.

Heute geht man davon aus, dass es – natürlich mit Ausnahme des Stillens – keine biologisch bedingten Gründe gibt, warum der Mann das Baby nicht rundum gut versorgen könnte.

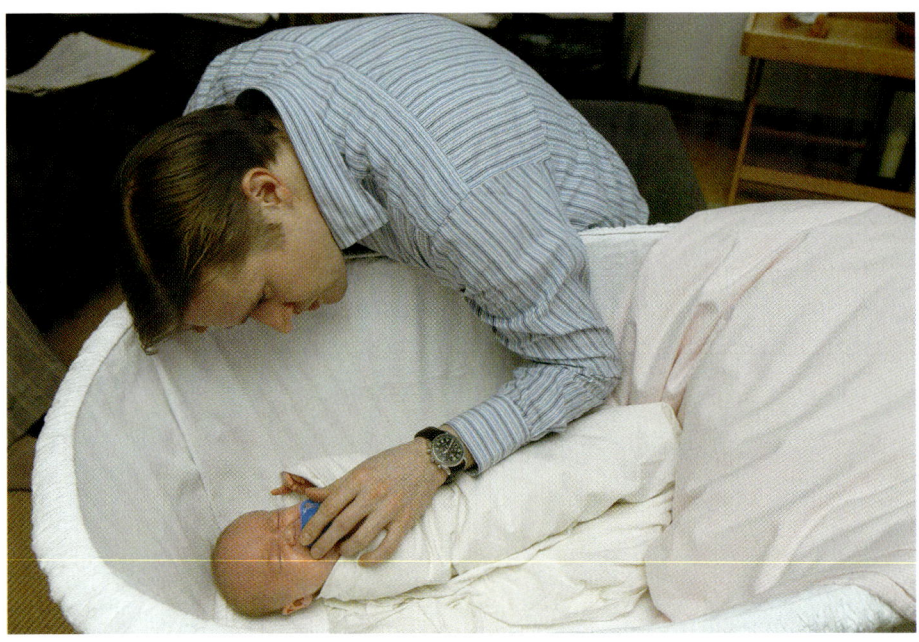

Ein liebevolles Einschlafritual für Vater und Kind

nicht zu gering. Ihre Partnerin wird Ihnen wahrscheinlich bestätigen, wie gut es sich für sie anfühlte, den vertrauten Partner an ihrer Seite zu wissen, der nicht nur mit geatmet und ihr eine wohltuende Massage gegeben hat. Sie waren präsent, als es darum ging, den vorher abgesprochenen Ablauf der Geburt auch wirklich nach Ihrer beider Wünschen umzusetzen, und Sie haben nach dem Abnabeln Ihrer Frau das Baby in die Arme gelegt.

Trotzdem: Frau und Kind sind auch jetzt, wo sie wieder zu Hause sind, die Hauptpersonen des Geschehens, und es ist nicht ganz leicht für einen Mann, seinen Platz im Wochenbett zu finden. Ihre große Leistung besteht nun darin, die zweite Geige zu spielen und sich trotzdem nicht zurückgesetzt zu fühlen.

Nicht nur Mütter bekommen den „Babyblues" (→ Anhaltende Traurigkeit nach der Geburt). Auch Väter können sich so überfordert fühlen, dass sie eine depressive Verstimmung oder sogar, ähnlich wie manche Mütter, Zeichen einer postpartalen Depression zeigen. Suchen Sie dann unbedingt fachliche Hilfe (→ Adressen).

Sie sind während dieser ersten Wochen in doppelter Hinsicht zum Versorger der Familie geworden: Tagsüber gehen Sie zur Arbeit und verdienen das Geld für den Unterhalt, abends und an den Wochenenden erledigen Sie Hausarbeiten und ver-

„Dieses ungeheure Glücksgefühl, als Max zur Welt kam und so nackt und zart auf dem Bauch seiner Mutter lag, unbeschreiblich!"

Ein Vater nach der Geburt

suchen, sich mit Ihrem Baby zu beschäftigen.

Kein Wunder, dass Sie ständig müde und manchmal frustriert sind, wenn Sie nachts durch Geschrei geweckt werden und anschließend das zufriedene Schmatzen Ihres Babys beim Trinken hören. Hellwach machen Sie sich Gedanken darüber, dass der Säugling die ungeteilte Aufmerksamkeit und Zärtlichkeit Ihrer Frau bekommt und für Sie nichts übrig bleibt.

Dazu kommt noch die Unsicherheit im Umgang mit dem Baby. Trockentraining im Wickelkurs war das eine, jetzt liegt der Ernstfall vor Ihnen und will möglichst rasch und sachgerecht sauber gemacht werden. Trösten Sie sich mit dem alten Spruch „Übung macht den Meister", und seien Sie versichert, dass Ihre Partnerin auch erst die richtigen Handgriffe lernen musste. Sie hatte nur mehr Gelegenheit zum Üben.

Trotz der geringen Zeit und des turbulenten Alltags möchten wir Ihnen ans Herz legen: Sprechen Sie miteinander, und zwar so oft wie möglich.

- Verabreden Sie einen festen Termin!
- Reden Sie über Ihre Vorstellungen und Probleme zu ganz konkreten Themen!
- Machen Sie sich ohne gegenseitige Vorwürfe auf unterschiedliche Verhaltensweisen aufmerksam!
- Versuchen Sie, partnerschaftliche Regelungen zu vereinbaren, die auch unterschiedlichen Umgang mit dem Baby akzeptieren!
- Klären Sie möglichst genau, was Sie am Abend und am frühen Morgen an Hausarbeiten und Kinderbetreuung übernehmen werden!

Viele Paare versuchen, die Betreuung ihres Babys gleichberechtigt zu regeln. Bei der großen Mehrzahl geht aber weiter der Mann arbeiten, und die Frau bleibt zu Hause, in der Regel beantragt die Mutter → Erziehungszeit. Dann müssen Sie zumindest anfangs respektieren, dass es eine klare Teilung in zwei Arbeitsbereiche gibt: Dort ist der Arbeitsplatz des Mannes in seiner beruflichen Tätigkeit, hier in der Wohnung ist der Arbeitsplatz der Frau, die hauptberuflich die Kinderbetreuung

Der kleine Unterschied

Aus vielen Untersuchungen wissen wir, dass Väter häufig anders mit dem Baby umgehen als Mütter und dabei dem Klischee entsprechend tatsächlich eher Aktivitäten anbieten, körperbetont spielen und weniger reden. Allerdings wurde auch schon vor über 20 Jahren nachgewiesen, dass Väter ebenso sensibel und achtsam auf ihr Baby eingehen können, wie das üblicherweise von Müttern erwartet wird. So konnten Mutter und Vater beim Schreien gleich gut erkennen, ob der Grund Hunger, Angst oder Müdigkeit war; ihre Anteilnahme ließ sich an ähnlich gestiegenem Blutdruck und schnellerem Herzschlag ablesen.

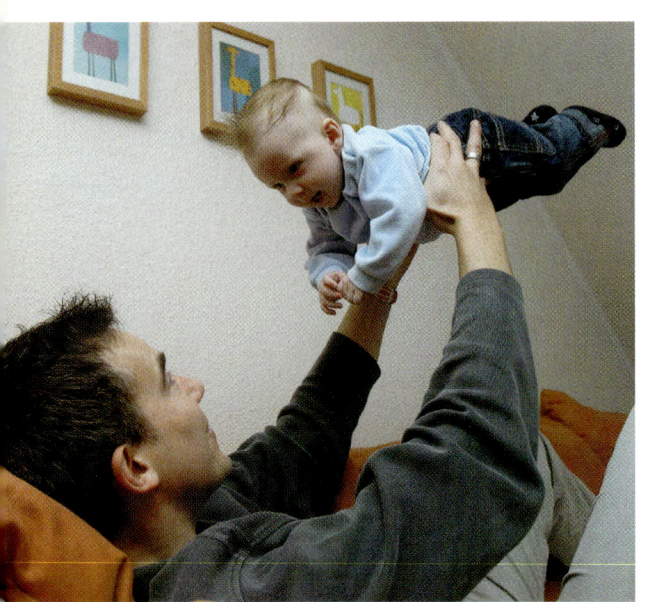

Bei Papa lernt Linus fliegen

Vielleicht haben Sie Lust, ein Tagebuch zu führen, in das Sie (anfangs wahrscheinlich nur sporadisch) eintragen, was Sie an Ihrem Baby neu entdeckt haben, dass Ihr Kind heute zum ersten Mal gelächelt hat, wie es sich gestern mit dem Fäustchen im Mund beruhigen konnte ... So lernen Sie Ihr Baby allmählich besser kennen.

Nutzen Sie – so oft es möglich ist – die Chance, Ihr Kind zu wickeln. Dabei ist es oft wach und gut gelaunt: die große Chance für einen entspannten → Wickeltango.

Sie und die Mutter sind die liebsten Spielzeuge für das junge Baby. Es freut sich, wenn Sie ihm von Gott und der Welt erzählen (oder vorlesen), die Nase an seiner reiben, die Zunge rausstrecken – und es anschließend ganz ruhig und beschützend in Ihre Arme hüllen ...

Richten Sie es so ein, dass Sie Ihr Kind mindestens einmal am Tag zum Schlafen bringen können. Entdecken Sie, wie sich dabei ein Ritual fürs Zubettgehen entwickelt, das auch für Sie zur lieben Gewohnheit werden kann.

Wenn Sie direkt nach der Geburt bzw. nach Ihrem Urlaub wieder arbeiten müssen: Nehmen Sie sich ein schönes Foto Ihres Babys für den Schreibtisch mit, rufen Sie zwischendurch Ihre Frau an; auch solche kleinen Gesten dienen der Beziehungspflege.

übernommen hat und sich mit dem Baby ausbreiten wird.

Umso wichtiger ist dann für jeden erwachsenen Partner ein selbstbestimmter Rückzugsort in der Wohnung.

Bei aller anfänglichen Unsicherheit: Versuchen Sie nicht, Ihre Frau zu kopieren, lassen Sie sich aber auch nicht ihren Stil aufdrängen. Nehmen Sie sich die Ruhe und die Zeit, Ihren ganz eigenen Umgang mit dem Baby zu lernen. Und achten Sie darauf, dass Sie das Kind beim ersten Schreien nicht gleich der Mutter übergeben. Sie werden die Ursache für die Unruhe selbst herausfinden und das Kleine auf Ihre Art beruhigen.

„Jedes Kind ist ein Schritt hin zu einem besseren Leben, eine Chance, aus den alten Strukturen auszubrechen und ganz neu zu beginnen."

Hubert H. Humphrey

Gutes für die Wöchnerin

Energiebällchen

150 g Weizenschrot
50 g Haselnüsse
50 g Rosinen
20 g Haferflocken
20 g Kokosflocken
25 g Sonnenblumenkerne
4 EL Sanddornsaft
ca. 120 g Wasser

Alle Zutaten gut miteinander vermengen. Zum Schluss so viel Wasser hinzufügen, bis der Teig nicht mehr an den Händen klebt und auch nicht auseinanderfällt.

Jetzt können Sie aus dem Teig entweder kleine Kugeln formen und diese bei 50°C über mehrere Stunden im Backofen trocknen oder auf einem Backblech, ausgelegt mit Backpapier verteilen, über mehrere Stunden bei 50°C im Backofen trocknen und nach dem Abkühlen in kleine Schnittchen oder Quadrate schneiden.

Feigenkekse

120 g getrocknete Feigen
100 g Haferflocken
50 g Pflanzenmargarine
4 EL Kokosraspeln
2 TL Nussmus

Die Feigen in der Küchenmaschine oder mit einem Pürierstab zerkleinern. Anschließend in einer Schüssel mit den anderen Zutaten gut vermengen. Mit dem Löffel kleine „Berge" abnehmen und auf ein gefettetes oder mit Backpapier ausgelegtes Blech setzen. Bei 200° C ca. 10 Minuten backen.

Hühnersuppe für das Wochenbett

(Wochenbett-Suppe aus der chinesischen Medizin)

4 l kochendes Wasser
plus 1 EL Thymian
1 Stück Sellerie, 4 kleine Möhren
(oder 2 Pastinaken)
4 Kartoffeln (oder 2 Süßkartoffeln)
1 TL Liebstöckel
1 – 2 Knoblauchzehen
1 Prise Pfeffer
1 Stück frischen, geschälten Ingwer, ca. 1 - 1,5 cm lang
½ Tasse schwarze Bohnen, die zuvor über Nacht eingeweicht und dann gründlich gewaschen wurden, bevor sie in die Suppe kommen
ca. 2 Hühnerschenkel (bei viel Fett dieses entfernen) oder auch ein kleines Suppenhuhn

Die Suppe wird nach sorgfältigem Hinzufügen jeder Zutat für etwa vier Stunden zugedeckt auf kleinster Flamme gekocht. Nach dem Kochen werden die Zutaten mit dem Schöpflöffel entfernt, Sie trinken nur die Essenz.
Kraftsuppen werden 3-mal täglich warm in einer kleinen Schale eingenommen, entweder pur oder in Kombination mit etwas Getreide wie Reis, Hirse oder Amarant. Sollten Sie die Suppe vorgekocht und eingefroren haben, köcheln Sie diese nach dem Auftauen für wenigstens noch einmal 10 Minuten, die Einnahme einer durchwärmten Suppe verstärkt die Heilwirkung.

Stilltee

Kräutertee zur Stillförderung können Sie auch selbst mischen: zu gleichen Teilen Anis, Fenchel, Kümmel und Brennnessel. 1 TL voll mit ¼ l kochendem Wasser aufgießen, 5 – 10 Minuten ziehen lassen. Sie können 2 x täglich ¼ l trinken.

Wochenbetterkrankungen

Fieber

Die häufigste Ursache ist eine Infektion der Gebärmutter, möglich ist zum Beispiel auch ein Stau beim Wochenfluss, eine Infektion der Kaiserschnittwunde oder der Dammnaht; auch → Milcheinschuss oder → Brustentzündung kommen als Ursache infrage.

Bei Fieber im Wochenbett wird stets eine Ärztin hinzugezogen.

Harninkontinenz, Harnrestbildung

Der Schließmuskel der Harnröhre kann nicht richtig kontrolliert werden, da er und die umgebende Beckenbodenmuskulatur durch die Geburt überdehnt und geschwächt wurden. Unwillkürlicher Harnabgang ist die Folge. Auch kann der Muskeltonus von Blase und Blasenhals durch die hormonellen Einflüsse im Wochenbett vermindert sein. Oder die Reizleitung der Nerven im Bereich des Beckenbodens funktioniert nicht, und somit haben Sie keine Kontrolle über den Harnabgang.

Bei Beckenbodenschwäche wird die Blase durch die nach unten drängende Gebärmutter leicht nach hinten gekippt. So sammelt sich im hinteren Teil der Blase Harn, der nicht ablaufen kann.

Sowohl bei Harninkontinenz als auch bei Harnrestbildung helfen leichte → Beckenboden- und Atemübungen. Bleiben die Symptome auch noch nach 2 Wochen bestehen, so liegt eine Beckenbodenschwäche vor, die spätestens ab Ende der Wochenbettzeit durch aufbauendes Beckenbodentraining behandelt werden muss.

Harnverhalten

Das verminderte Empfinden für den Füllungszustand der Blase entsteht häufig als Nachwirkung einer Periduralanästhesie (PDA) und auch dadurch, dass das Baby nicht mehr von oben drückt. Manchmal liegt es an der Angst vor Schmerzen beim Wasserlassen, oder an Druckschädigung und Schwellung der Harnröhre

durch die Geburt eines sehr großen Kindes.

Das Problem verschwindet meist nach einigen Tagen. Bis dahin sollten Sie alle zwei Stunden „auf Verdacht" zur Toilette gehen.

Bei einer Verletzung der Schamlippen oder des Damms kann es angenehmer sein, unter der Dusche zu urinieren, so dass der verdünnte Urin nicht an den Wundrändern brennt.

Thrombose

Bevorzugt betroffen sind Venen an den Beinen (Krampfadern). Sofern Sie Druckschmerz an den Waden, an der Fußsohle, im Kniegelenk, hinter den Fußknöcheln und an der Oberschenkelinnenseite haben, verständigen Sie sofort Ihre Hebamme.

Als Vorbeugung stehen Sie 2 – 4 Stunden nach der Geburt bzw. 6 Stunden nach einer Kaiserschnittentbindung auf, machen → Wochenbettgymnastik mit Fuß-und Venenübungen, trinken ausreichend und tragen nach einer operativen Entbindung Kompressionsstrümpfe. Bettlägerige Wöchnerinnen und Frauen mit starken Krampfadern werden mit einem gerinnungshemmenden Medikament behandelt.

Verstopfung (Obstipation)

kann viele Gründe haben: Die Beweglichkeit des Darms ist herabgesetzt, die erschlaffte Bauchdecke übt keinen Druck auf den Darm aus, Angst vor Schmerzen beim Stuhlgang spielt eine Rolle.

Empfehlungen nach drei Tagen ohne Stuhlgang: Ein Sitzring auf der Toilettenbrille und ein Buch bringen vielleicht die nötige Entspannung; häufige → Bauchmassage; viel und oft trinken, Vollkornbrot am Abend und Müsli zum Frühstück essen (→ Ernährung); Trockenpflaumen oder Feigen in 1 Glas Wasser einweichen und morgens vor dem Frühstück essen, dazu das Wasser trinken; über Nacht eingeweichte Leinsamen oder Weizenkeime in Joghurt einrühren, auch der Verzehr von 4 – 5 EL Milchzucker (Laktose) in Joghurt oder Getränken hilft.

Als Abführmittel werden nur zwei Wirkstoffe (Natriumpicasulfat oder Lactulose) empfohlen, die nicht in die Muttermilch übergehen. Soll sich der Darm sofort entleeren, hilft ein Klistier.

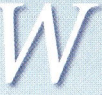

Wundheilung

Durch die Ablösung der Plazenta und der Eihäute entsteht an der Gebärmutterinnenwand eine große Wundfläche.

Falls Sie genäht worden sind, kann dieser Bereich etwas anschwellen.

Das hilft:

Kühlung mit Coolpacs oder Eiswürfeln

Abspülen der Wunden nach jedem Toilettengang mit warmem Wasser und eventuell Calendulaessenz; Sie können auch Globuli einnehmen: Calendula C30 oder Arnika C30.

Binden oft wechseln

Druckentlastung durch Bettruhe

Nach der ersten Woche 1- – 2-mal täglich für 5 – 10 Minuten ein Sitzbad mit Eichenrinde, Meersalz, Calendulaessenz, Kamille oder Lavendel nehmen

Bei einem Hämathom helfen Arnika-Wundtücher und die Einnahme von Globuli Arnika C30

Ab dem fünften Wochenbetttag kann bei einer Dammverletzung Johanniskrautöl schmerzlindernd und heilend wirken

Leichte → Beckenbodenübungen

Babykrankheiten

Angeschwollene Brustdrüsen

treten vor allem bei Jungen in den ersten zwei bis drei Wochen nach der Geburt auf, als Reaktion auf den Verlust der mütterlichen Hormone. Sollte die Brustwarze rot und glänzend aussehen, spricht dies für eine Entzündung – informieren Sie Ihre Hebamme.

Ansteckung

Auch ein Baby kann sich schon anstecken. Zwar hilft ihm der „Nestschutz" als Barriere gegen viele Erkrankungen. Aber vor einer Übertragung von → Schnupfen- oder Hustenviren durch ein anderes Familienmitglied werden Sie es kaum bewahren können. Trösten Sie sich damit, dass Ihr Kind mit dem Durchleben solcher Infekte auch zusätzliche Immunität entwickelt, die ihm später beim Kontakt mit anderen Menschen hilft.

Wer einen, für das Baby möglicherweise gefährlichen Infekt hat, muss sich von dem Kind fernhalten. Das ist z. B. bei Herpes oder Windpocken der Fall.

Gäste fragen Sie nach möglichen Erkrankungen (auch in ihrem Umfeld!), bevor diese zu Besuch kommen. Zwar sollten Sie keine übertriebenen → Hygienemaßnahmen einführen, aber Händewaschen und Straßenschuhe vor die Wohnungstür stellen (wenn das Baby beginnt zu krabbeln), sind einfache und wirksame Vorbeugungsmaßnahmen.

Augenentzündungen

Bei Bindehautentzündungen sind die Augen Ihres Babys besonders morgens verklebt. Sie werden zunächst mit Muttermilch oder homöopathischen Augentropfen (Hebamme) behandelt. Tritt nach drei Tagen keine deutliche Besserung auf, gehen Sie zur Kinderärztin.

Bei einer Tränengangverengung kann die Flüssigkeit nicht durch den Tränen-Nasengang im inneren Augenwinkel abfließen. Auch hier säubern Sie regelmäßig mit Muttermilch. Es kann mehrere Monate dauern, bis sich die Tränenwege geöffnet haben.

Blähungen

Blähungsbeschwerden beginnen meist zwischen der 2. und 6. Lebenswoche und enden mit dem 4. Lebensmonat. Daher werden sie auch als Drei-Monats-Koliken bezeichnet. Sie sind ein Zeichen für die Unreife des Darms, und es liegt selten an den Stillintervallen, an verschluckter Luft, an blähungsfördernden Nahrungsmitteln oder Allergien.

Verdauungsstörungen können auch auftreten bei zu frühem Füttern mit einer → Folgemilch.

Die früher übliche Annahme, ein → Schreibaby habe Blähungen, wird inzwischen nicht mehr vertreten.

Helfen können Sie Ihrem Kind mit Bauchlage, Wärmezufuhr, einem leicht erwärmten Kirschkernsäckchen, Bauchmassagen, Yoga-Übungen aus der indischen Babymassage und dem Tragen im Fliegersitz.

Durchfall, Verstopfung

Bei Verstopfung können tägliche Bauchmassagen oder warme Entspannungsbäder helfen. *Achtung:* Manipulationen am Anus, etwa mit einem Fieberthermometer, auf keinen Fall ausprobieren!

Muttermilch-Stuhlgang ist auch im Normalfall dünnflüssig, er ist gelborange und riecht aromatisch – Durchfall dagegen riecht faulig, hat eine graugrünliche Fabe und ist noch wässriger. Ursachen können Verdauungsstörungen oder Infektionen aufgrund von Viren oder Bakterien sein. Als Sofortmaßnahme legen Sie das Kind häufiger an, um den Flüssigkeitsverlust auszugleichen. Bei anhaltendem Durchfall stellen Sie Ihr Kind der Kinderärztin vor.

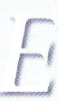

Erbrechen

Spucken und Erbrechen von Nahrung kommt bei Babys häufig vor. Eine Abgrenzung zu krankhaften Formen ist deshalb schwierig. Häufiges Spucken und Erbrechen kann viele Ursachen haben:

- Ihr Kind wird nach den Mahlzeiten zu viel bewegt
- Es trinkt zu hastig
- Der Magen ist überfüllt
- Der Milchfluss ist zu heftig
- Das Saugerloch des Fläschchens ist zu groß

- Die Zufütterung von Tee oder Glukoselösung hat den Magen übermäßig gefüllt

Häufiges, schwallartiges Erbrechen kann ein Zeichen für eine ernsthafte Erkrankung sein, wie Magenpförtnerverschluss oder -verengung (Ösophagusstenose). Nehmen Sie Kontakt zur Kinderärztin auf. Auch dann, wenn das Erbrochene eine gelbgrünliche Farbe hat (im Gegensatz zur weißen oder weiß-gelblichen ausgespuckten Milch) und/oder Ihr Baby schlapp ist und eventuell Fieber hat.

Fieber

Fieber (ab 38,0°C) ist kein verlässliches Infektionszeichen. Beobachten Sie bei Krankheitsverdacht alle körperlichen Anzeichen:

- Trinkschwäche und Apathie
- Gewichtsverlust
- Grau-blasses Aussehen
- Beschleunigte oder unregelmäßige Atmung
- Schwellung des Oberbauches (Leber und Milz)

Sprechen Sie bei jeder Krankheit über Sinn und Nutzen fiebersenkender Maßnahmen mit der Kinderärztin. Mit Fieber wehrt sich das Immunsystem auch gegen Krankheitserreger.

Andererseits entzieht eine fiebrige Erkrankung dem kleinen Körper rasch seine Energiereserven.

Ein fieberndes Kind muss viel trinken und sollte – wenn es fröstelt – gut zugedeckt (aber nicht zu dick angezogen) werden; Sie können außer Decken noch eine Wärmflasche auf die Füße legen. Beginnt es zu schwitzen, darf es die überflüssige Hitze wieder abgeben und wird von den Decken befreit. Keine Sorge: In diesem Zustand kann sich Ihr Kind nicht zusätzlich erkälten.

So messen Sie Fieber: Rektale Messung ist am zuverlässigsten. Halten Sie die Füße des Babys nach oben, und führen Sie das eingecremte Digitalthermometer vorsichtig in den After ein. Erzählen Sie Ihrem Kind mit ruhiger Stimme, was Sie da gerade machen – dann wird es die Prozedur ohne Zappeln überstehen.

Kleine Kinder können plötzlich hohes Fieber bekommen und trotzdem noch ziemlich munter sein. Solange das Baby also ganz lebhaft herumkrabbelt, brauchen Sie sich auch bei 40° C nicht zu beunruhigen.

Bekommt Ihr Kind einen *Fieberkrampf* (Zuckungen, gestreckte Gliedmaßen, Augenverdrehen), der länger als einige Minuten anhält, gehen Sie zur Ärztin, die ein Medikament verschreiben wird.

Fiebersenkende Hausmittel wie Wadenwickel sind in der Regel für Unter-Einjährige weniger geeignet, da die Babys noch zu sehr herumzappeln und sich von den Tüchern befreien. Gute Erfahrungen werden mit Lindenblütentee gemacht.

Im Notfall hilft auch ein Paracetamol-Zäpfchen.

Hautanomalien

Blutschwamm (Hämangiom): Gutartige Neubildungen von Gefäßen, die bei der Geburt bereits vorhanden sind und sich aus einem blutleeren weißen Fleck in den ersten Monaten entwickeln.

Feuermal: Angeborene Fehlbildung mit Vermehrung und Dauererweiterung der kleinen Blutgefäße in der Haut. Feuermale treten häufig auf der Stirn, auf den Augenlidern und im Nacken auf und werden auch als „Storchenbiss" bezeichnet. Sie bilden sich häufig noch in der Säuglingszeit zurück.

Milchschorf ist ein gelblich weißer, schuppiger Belag auf der Kopfhaut und entsteht durch eine Überproduktion der Talgdrüsen.

Milien: In den ersten Lebenstagen haben viele Neugeborene gelblich weiße, leicht erhabene Pünktchen auf der Nase oder auch dem ganzen Gesicht. Diese kleinen Hornhautzysten der Talg- oder Schweißdrüsen verschwinden nach wenigen Wochen von allein.

Ein *Mongolenfleck* ist eine schon bei der Geburt sichtbare pigmentierte Hautstelle, meist in der Kreuzbeingegend. Sie kann unterschiedlich groß sein und hat eine graue bis tiefblaue Farbe. Der Fleck kommt häufig bei Kindern vor, deren Eltern aus dem asiatischen, afrikanischen oder dem Mittelmeerraum stammen.

Petechien sind kleinste punktförmige Haut- oder Schleimhauteinblutungen.

Meist sind sie im Gesicht, auf dem Kopf, im Nacken, oder als geplatzte Blutäderchen im Auge sichtbar. Sie bilden sich innerhalb der ersten Lebenstage spontan zurück.

Neugeborenenakne tritt bevorzugt im Gesicht auf und wird hervorgerufen durch die hormonelle Umstellung des Kindes nach der Geburt. Nach ca. 6 Wochen bildet sie sich von allein zurück.

Bei einem *Neugeborenenerythem* bzw. *-exanthem* handelt es sich um hellrote Flecken unbekannten Ursprungs, die manchmal eine gelbe Pustel tragen. Sie treten innerhalb der ersten 2 – 3 Lebenstage auf, bleiben für ca. 2 Wochen und verschwinden ohne Behandlung.

Schuppige Haut: Innerhalb der ersten Wochen beginnt sich auch bei termingerecht geborenen Kindern die Haut am gesamten Körper abzuschuppen. Das Baby „häutet sich".

Husten → Schnupfen

Mund-Soor

ist eine Pilzinfektion der Mundschleimhaut. Weiße Stippchen verteilen sich zunächst vereinzelt, bald dicht an dicht im gesamten Mundraum und auf den Lippen. Hier ist eine medikamentöse Behandlung des Kindes und begleitend der Brustwarzen der Mutter erforderlich.

Ohrenschmerzen

Schon einfache Erkältungen können bei manchen kleinen Kindern zu Ohrenschmerzen führen. Sie schreien dann oft schrill und/oder werfen ihr Köpfchen hin und her; das betroffene Ohr kann gerötet sein. Sorgen Sie als erstes für eine freie Nase (→ Schnupfen).

Gegen die Schmerzen wenden Sie zunächst bewährte Hausmittel an:

Ein Tropfen warmes Speiseöl lindert, indem es das Trommelfell geschmeidig macht

Geschälte Knoblauchzehe wird auf das erkrankte Ohr gelegt und mit Heftpflaster gehalten – Knoblauch wirkt nachgewiesenermaßen entzündungshemmend

Etwas komplizierter ist ein Zwiebelsäckchen (Zwiebel klein hacken, in Baumwollsäckchen geben, anwärmen, auf das Ohr legen und mit Stirnband oder Mützchen fixieren)

Gehen die Schmerzen nicht zurück, müssen Sie zur Ärztin.

Schnupfen, Husten

Häufiges Niesen ist in den ersten Lebenstagen ganz normal. Bei echtem Husten gehen Sie zur Ärztin. Eine verstopfte Nase weist nicht unbedingt auf eine Erkältung hin, häufig handelt es sich um Anpassungsprozesse der Nasenschleimhaut. Ein bewährtes Hausmittel ist Majoran- oder Anisbutter bzw. Fichtennadel-Eukalyptusöl, das allerdings nicht auf die Haut des Kindes gelangen darf (nur 1–2 Tropfen vorn auf das Hemdchen des Babys geben). *Achtung:* Benutzen Sie keine Tropfen und Salben mit Pfefferminzöl, Menthol oder Kampfer, da sie bei Säuglingen reflektorische Atemnot, Kehlkopf-Spasmen oder Herz-Kreislauf-Probleme hervorrufen können.

Solange Sie stillen, hilft bei verstopfter Nase am besten Muttermilch, die Sie einfach in die Nase träufeln. Später tropfen Sie physiologische Kochsalzlösung mit einer Pipette in die Nase (½ TL Salz auf 250 ml Wasser) – einen vergleichbaren Effekt hat Emser Salz, das Sie in der Apotheke mit Sprühflasche kaufen können. Falls das Sekret sich grünlich verfärbt, benutzen Sie statt Salz antibakteriell wirkende Salbeiblätter (½ TL Salz auf 150 ml Wasser).

Achten Sie darauf, dass die kleine Nase möglichst frei bleibt, damit sich keine → Ohrenentzündung entwickelt. Setzen Sie abschwellende Nasentropfen nur im Notfall ein: Diese trocknen bei häufigerem Gebrauch die empfindlichen Schleimhäute der Nase ein.

Soor → Mund-Soor, Windel-Soor

Spucken → Erbrechen

Verstopfung → Durchfall

Windeldermatitis

ist zwischen dem neunten und zwölften Monat häufiger als in den ersten Wochen. Häufiges Windelwechseln und Luft an den Po sind die beste Vorbeugung. Reinigen Sie den Po gründlich, entweder nur mit Wasser oder einem hautfreundlichen Öl ohne Zusätze.

Für den geröteten Po verwenden Sie eine Wundcreme und Windeleinlagen aus Bourette-Seide oder Heilwolle. Wenden Sie Sitzbäder in handwarmen Wasser mit Zusätzen aus Eichenrinde, Caliumpermanganat, zweitem Aufguss von schwarzen Tee oder Wundheilungsbad nach Stadelmann an, bei extremem Wundsein Auflagen mit Heilerde.

Hat Ihr Kind häufiger einen roten oder wunden Po, überprüfen Sie Ihre Ernährung.

Breitet sich trotz dieser Schutzmaßnahmen eine Windeldermatitis großflächig aus, gehen Sie zur Ärztin oder Hebamme.

Windel-Soor

ist ein Pilzbefall im Windelbereich, der punktförmig mit eventuell nässenden Hautrötungen beginnt, die sich rasch über den Po ausbreiten und zusammenfließen. An ihren Rändern zeigen sich weißliche Schuppenkränze. Eine Pilzerkrankung tritt oft als Folge einer Antibiotikatherapie auf oder bei geschwächter Immunabwehr (Zahnen).

Im Frühstadium reinigen Sie den Babypo nur mit Öl und reiben ihn anschließend mit einem Pflegeöl (Lavendel, Calendula oder Kamille) ein. Windeln häufig wechseln und das Kind nicht in Wasser baden. Häufige Luftbäder fördern die Heilung.

Die Abheilung dauert 2–3 Wochen. In hartnäckigen Fällen oder bei starkem Wundsein wird ein Antimykotikum verordnet (äußerlich als Salbe und innerlich bei Darmbefall als Saft).

Zahnen

Die Zähne wachsen schubweise. Schon lange bevor der erste (etwa im 6. oder 7. Monat) sichtbar wird, schieben sie sich von unten in den Kiefer. Wegen der möglichen Schmerzen trinken manche Kinder dann einige Tage nicht gern.

Für etwa die Hälfte der Kinder ist das Zahnen eine äußerst schmerzhafte Angelegenheit. Sie bilden mehr Speichel als sonst, und der Kiefer ist gerötet und wund. Sie sind in dieser Phase sehr unruhig und neigen zu wunden Hautstellen, besonders an den Wangen und im Windelbereich. Helfen kann ein Beißring, der vorher im Eisfach gekühlt wurde, oder eine Fenchelwurzel zum Beißen. Verschiedene Salben und homöopathische Medikamente (Apotheke) erleichtern das Zahnen.

Bieten Sie Ihrem Kind etwas Hartes zum Kauen an: ein Stück Brotkanten, einen Holzlöffel ... Die angebotenen medikamentösen Einreibemittel sind für Babys auf keinen Fall geeignet, da sie betäubende Substanzen enthalten.

Sie brauchen sich jetzt noch keine Sorgen über Fehlbildungen zu machen: Es handelt sich ja um die ersten, die „Milchzähne", und die späteren zweiten Zähne können ganz normal gewachsen sein.

Prophylaxe

Mehr zum Thema Unannehmlichkeiten und Prophylaxe erfahren Sie in Kapitel 4 ab S. 259.

Nach der → Erstversorgung des Babys, u. a. mit Vitamin K-Gabe und Augenprophylaxe, gibt es weitere vorbeugende Maßnahmen für Ihr Kind:

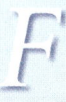 ### Fluor-Prophylaxe

ist aufgrund aktueller Erkenntnisse umstritten. Wir wissen nicht genau, wie viel Fluorid der Mensch braucht und in welcher Form. Untersuchungen zeigen, dass Fluorid in erster Linie durch den äußerlichen Kontakt am Zahn karieshemmend wirkt, Zahnpasta nützt also eher als Tabletten. Da sich Fluor auch in den Knochen ablagert, sollten Sie vor allem Wert auf gesunde Ernährung und sorgfältige Zahnpflege legen.

 ### Guthrie-Test

testet fünf verschiedene Stoffwechselerkrankungen aus. Dazu nimmt Ihre Hebamme am 3. Lebenstag Blut aus der Ferse.

 ### Hörtest

Fragen Sie bei der 2. → Vorsorgeuntersuchung die Kinderärztin nach den Möglichkeiten eines frühen Hörscreenings.

Hüftultraschall

gehört seit einiger Zeit zur Gesundheitsvorsorge. Die Untersuchung wird in der 4. – 6. Lebenswoche durchgeführt und ist schmerzlos. Beim Vorliegen eines Risikos (Hüftleiden in der Familie, Geburt aus Steißlage) kann die Untersuchung bereits in der Geburtsklinik erfolgen. Je eher eine Hüftgelenksanomalie erkannt wird, desto schneller hat die Behandlung mit Krankengymnastik oder Spreizhöschen Erfolg.

 ### Vitamin-D-Prophylaxe

Vitamin D ist wichtig für die Knochenbildung und wird mit Hilfe der UV-Strahlen aus dem Sonnenlicht gebildet. Daher bekommen die meisten Babys ab der 4. Lebenswoche zum Schutz gegen Knochenverformungen (Rachitis) Vitamin D, täglich 1 Jahr lang 1 Tablette Vitamin D 500 I.E. oder Vitamin-D-haltiges Öl. Bei voll gestillten Kindern werden auch Gaben von lediglich 300 – 400 I. E. empfohlen.

Hausapotheke

Nutzen Sie ein abschließbares Schränkchen, das für die Kinder nicht zu erreichen ist.

Überprüfen Sie den Inhalt jährlich nach dem Verfallbarkeitsdatum.

- Digitales Fieberthermometer
- Spitze Pinzette (zum Entfernen von Splittern und anderen Fremdkörpern)
- Zeckenzange
- Verbandsschere
- Tropfenflasche (z. B. für Kochsalz- lösung gegen verstopfte Nase)
- Nasensauger für Säuglinge
- Klistier aus Gummi
- Hautfreundliches Heft- und Wundpflaster
- Sterile Kompressen in verschiedenen Größen
- Steriles Gefäß zur Aufbewahrung von Stuhlproben
- Cool-Pack

Wichtige Telefonnummern

bringen Sie – ebenso wie die Rufnummern der Giftnotrufzentralen (S. 296) – gut sichtbar außen an der Hausapotheke an:

Kinderärztin:	Tel. ....
Kinderklinik:	Tel. ....
Notruf/Rettungsdienst:	Tel. 112
Taxi:	Tel. ....

Arzneimittel

- Arnika-Essenz oder Salbe
- Bepanthen (Heilsalbe)
- Calendula-Essenz
- Combudoron-Gel
- Euphorbium (für den Notfall: verträgliche Nasentropfen)
- Paracetamol-Zäpfchen (fiebersenkend)
- Salbeiblätter (Teesud, antibakteriell gegen Schleim)
- Sterile Kochsalzlösung oder Emser Salz
- Wundheilungsbad nach Stadelmann
- Wund- und Brandgel (Wala – Salbenverband bei kleinen Verletzungen) oder Heilsalbe (Weleda)

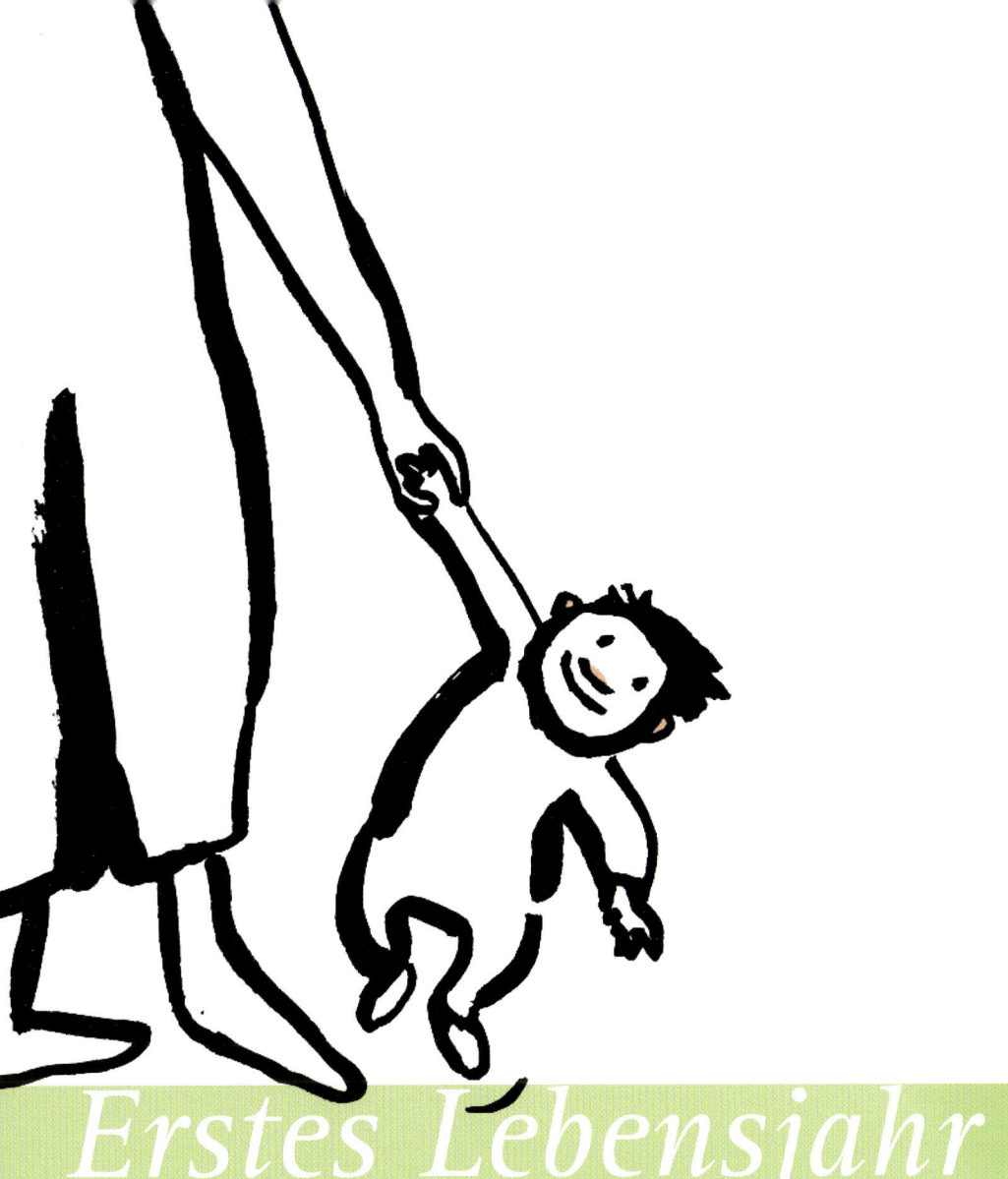

Erstes Lebensjahr

Wie deiner Augen Stern behüte mich,
birg mich im Schatten deiner Flügel ...

Psalm 17

Schlafen, Schreien, Spielen, Essen

Babys seelische, geistige und körperliche Entwicklung

Mauri Fries

Leo und Lisa sind da. Begleiten wir sie in ihrem ersten Lebensjahr. Wir werden ihr Verhalten genau beobachten, um zu verstehen, wie es ihnen geht und was sie brauchen, um sich gesund zu entwickeln.

Man könnte die Entwicklung entlang der einzelnen Bereiche wie Bewegung, Sprache, Gefühl, Selbständigkeit und Spiel chronologisch beschreiben, so wie es viele Entwicklungskalender machen. Wir wollen hier einen anderen Weg gehen und dem ersten Lebensjahr unterschiedliche Themen der Entwicklung zuordnen. Auch wenn es dabei eine gewisse Orientierung am Alter gibt, ist es uns doch wichtig, immer wieder auf die Unterschiede im Entwicklungstempo und im Temperament zwischen den Kindern sowie den Erfahrungen mit ebenfalls unterschiedlichen Eltern hinzuweisen: *Jedes Baby ist anders und das von Anfang an.*

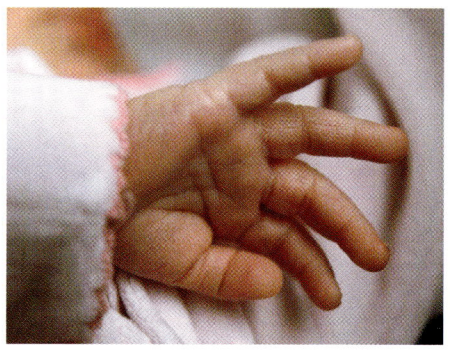

„Um in einem Sandkorn eine Welt zu entdecken und einen Himmel in einer Wiesenblume, nimm die Unendlichkeit in die Hand und fasse die Ewigkeit in eine Stunde."

William Blake

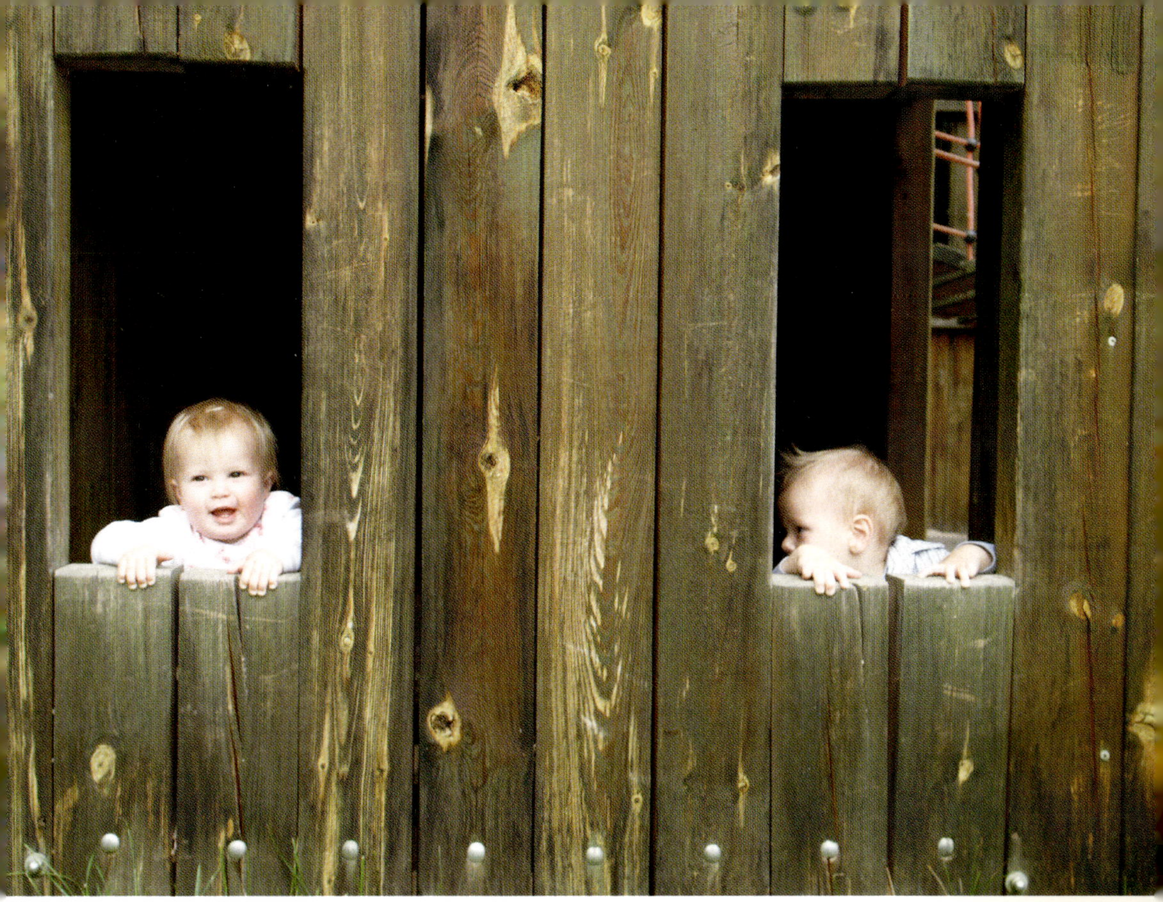

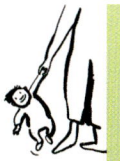

Im ersten Vierteljahr kommt das Baby in seiner Familie an, und es lernt, mit sich selbst und seiner Umgebung zurechtzukommen. Wenn diese für Eltern manchmal ziemlich anstrengende Phase abgeschlossen ist, macht es sich auf, die nähere und ferne Umgebung zu erkunden. Zunächst, etwa zwischen dem vierten und achten Monat, mit seinen Händen und Füßen sowie mit interessanten Gegenständen. Kann das Kind krabbeln und sich vom Platz wegbewegen, dann folgen die Erkundungen in die ferne Umgebung, etwa ab dem siebten oder achten Monat. Das führt zu eindrucksvollen Veränderungen in der Beziehung zwischen dem Kind und seinen vertrauten Familienmitgliedern.

Mit dem Übergang zum zweiten Lebensjahr erprobt es seine Selbständigkeit und gerät dabei nicht selten in Konflikte mit sich und seiner Umgebung, zu deren Lösung es die Hilfe der Erwachsenen benötigt. Oft scheint es uns mit seinem Verhalten zu sagen: *„Lass mich machen, aber lass mich nicht alleine."*

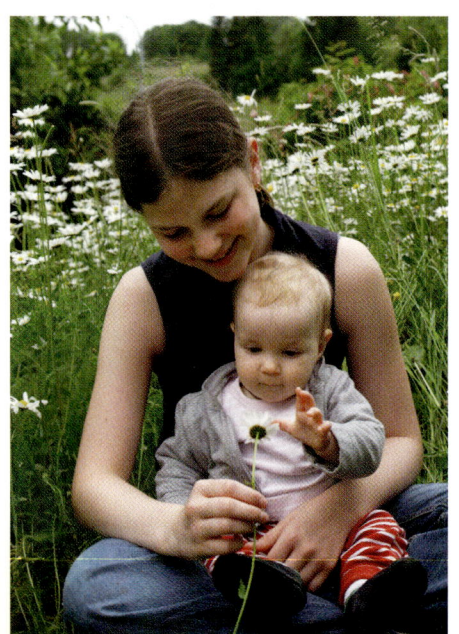

Vom sicheren Platz aus lässt sich die Welt erkunden

Die zeitlichen Angaben sind eine Orientierung und keine Festlegung. Es gibt deutliche Entwicklungsunterschiede bei den einzelnen Kindern. Machen sich die Eltern dennoch Sorgen über einzelne Entwicklungsschritte ihres Kindes, dann ist es gut, diese mit ihrer Hebamme oder ihrem Kinderarzt zu besprechen.

Ankommen und sich zurechtfinden

Wenn ein Baby geboren wird, dann muss es von nun an vieles selber machen, was zuvor noch von seiner Mutter übernommen wurde. Dazu zählen ganz grundlegende Dinge wie die selbständige Atmung und die Temperaturregulation. Auch die Bewältigung der Schwerkraft und eine zunehmend regelmäßiger werdende Nahrungsaufnahme gehören dazu. Eine wichtige Fähigkeit besteht außerdem darin, bei eigener Erschöpfung oder einem Übermaß an äußeren Eindrücken zur Ruhe zu kommen und in den Schlaf zu finden. Ist das Baby in der Lage, sich zurückzuziehen oder seiner Umgebung aufmerksam zuzuwenden, dann ist es weniger seiner Umwelt ausgeliefert. Es kann sozusagen mitbestimmen, wann es mit den Eltern in Kontakt treten möchte und wann es eine Pause braucht. Normalerweise laufen solche Vorgänge ganz selbstverständlich im Leben eines Babys ab. Aber wenn man alle Prozesse in ihren komplizierten Einzelheiten überdenkt, ist es doch erstaunlich, was ein Neugeborenes vom ersten Tage an macht und kann.

Auf diese Anforderungen sind Babys sehr gut vorbereitet. Sie bringen Fähigkeiten mit, die sie einsetzen, um ihre Eltern und ihre Umgebung genau kennen zu lernen. Sie bringen eine intensive Neugier und Vorliebe für andere Menschen mit. Dadurch fühlt sich der Erwachsene berührt und aufgefordert, sein Baby nicht nur zu versorgen, sondern sich mit ihm liebevoll zu beschäftigen.

„Zwei Dinge sollen Kinder von ihren Eltern bekommen: Wurzeln und Flügel."

MIT ALLEN SINNEN

Um mit anderen in Kontakt treten zu können, muss ich sie sehen und hören und alle meine Sinne einsetzen. Und genau das machen Babys von Anfang an. Die genaue Beobachtung von Babys in der Säuglingsforschung erbrachte in den letzten Jahren faszinierende Einblicke in ihre Wahrnehmungswelt. Danach musste man sich gründlich von der Vorstellung verabschieden, Babys würden zum Zeitpunkt ihrer Geburt ihre Umwelt nicht wahrnehmen können.

Alle Sinne sind zum Zeitpunkt der Geburt funktionsfähig, manche müssen sich noch verfeinern, aber für die ersten wichtigen Eindrücke funktionieren sie wunderbar. Sie sind im Wesentlichen darauf ausgerichtet, genau die Menschen, die das Baby versorgen und umhegen, wahrnehmen zu können. Babys haben eine Vorliebe für das Gesicht und die Stimme eines Menschen. Darauf reagieren sie bevorzugt, auch wieder eine Einladung an die Mutter und den Vater, sich ihm zuzuwenden.

Wir werden im Folgenden die einzelnen Sinnesleistungen beschreiben und dann erklären, an welche Reaktionen des Kindes Sie seine Vorlieben erkennen können und wie Sie feststellen, ob es neugierig ist oder zur Ruhe kommen möchte.

Ich spüre mich und möchte berührt und gehalten werden

Wahrnehmungen über das eigene körperliche Befinden gehören zur Grundausstattung des Babys. Gefühle des Wohlbefindens und stärker noch des Unbehagens sind gerade in der ersten Zeit sehr eng mit seinen körperlichen Zuständen verbunden. So ist das Baby von Geburt an in der Lage, in sich hineinzuspüren, um körperliche Bedürfnisse wie Hunger, Kälte oder Schmerzen zu bemerken und sie dann mehr oder weniger laut seiner Umgebung mitzuteilen. Auch hat das Kind von Anfang an grundlegende Fähigkeiten, um wahrzunehmen, was in seiner Umgebung passiert.

Alle Babys kommen mit einem fertigen Gleichgewichtssinn auf die Welt. Den haben sie schon im Mutterleib gebraucht, um ihre eigenen und die Bewegungen ihrer Mutter wahrzunehmen. Nach der Geburt begleitet er die Empfindungen bei den eigenen Bewegungen und den Bewegungen durch die Mutter.

Die Haut vermittelt dem Kind Temperatur- und Schmerzempfindungen. Stellt sich dabei Unbehagen ein, wird es dies deutlich mitteilen, weil es für das Wiedererreichen seines Wohlbefindens auf den Erwachsenen angewiesen ist. Auf Kältereize reagieren Babys viel deutlicher als auf zu viel Wärme. Wenn ihnen zu warm ist, sagen sie also nicht durch Schreien Bescheid, und so müssen Sie sorgsamer auf Anzeichen einer Überwärmung wie gerötete Haut und Schwitzen achten.

Die Haut vermittelt dem Kind aber auch Empfindungen durch Berührung. Sind

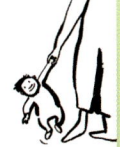

Mutter oder Vater in der Lage, behagliche Empfindungen auszulösen, oder übertragen sie eigene Unsicherheiten und Ängste durch die Art und Weise, wie sie das Kind berühren und tragen? Der Körperkontakt ist eine wichtige Quelle, mit den Eltern Verbindung aufzunehmen und von ihnen etwas über sich selbst und den anderen zu erfahren (→ Babymassage S. 245).

Ich schmecke etwas

Der Geschmack des Babys ist für die grundlegenden Richtungen gut vorbereitet. Da es schon Fruchtwasser geschluckt hat, bevorzugt es Süßes. Es kann aber auch salzig, bitter und sauer unterscheiden. Das schützt vor der Aufnahme unverträglicher Nahrungsmittel. Es hilft ebenso, sich in seiner Umwelt zu orientieren. Die Eltern werden seine Vorlieben und Abneigungen kennen lernen und akzeptieren.

Ich rieche dich

Riechen ist eine ebenfalls von Geburt an vorhandene Fähigkeit. Das Baby kann zwischen angenehmen und unangenehmen Gerüchen unterscheiden. Das Riechen hilft ihm, die Besonderheiten von Mutter, Vater oder anderen wichtigen Personen wahrzunehmen und wiederzuerkennen. Neugeborene identifizieren den Geruch ihrer Mütter schon im Alter von fünf oder sechs Tagen und zeigen deutlich, dass ihnen dieser Geruch lieber ist als andere Gerüche. Manche deutliche Geruchsveränderung bei vertrauten Erwachsenen kann später zu Irritationen und Unmuts-

äußerungen auf Seiten des Kindes führen. Das Beibehalten vertrauter Gerüche kann wiederum bei kleineren Trennungen wie beim Einschlafen helfen, indem ein benutztes Kleidungsstück der Mutter in die Wiege oder in das Bettchen gelegt wird.

Ich sehe dich

Das Baby kann von Geburt an sehen, auch wenn es noch kurz- und weitsichtig zugleich ist. Es kann genau in dem Bereich scharf sehen, der für die erste Zeit von besonderer Bedeutung ist. Dieser Bereich von etwa 25 cm entspricht dem Abstand zwischen den Augenpaaren des Kindes und seiner Mutter beim Stillen oder Flasche geben. Sofern die Umstände der Geburt nicht zu anstrengend waren und das Baby auf dem Bauch oder im Arm der Mutter Gelegenheit dazu bekommt, versucht es, aktiv Blickkontakt herzustellen. Fast könnte man meinen, Baby und Mutter sagen mit diesem ersten Blick: „Ah, da bist du ja, so siehst du also aus."
Als Mutter oder Vater brauchen Sie diese Zahl aber nicht zu behalten, denn die allermeisten Eltern halten ihr Kind unbewusst im richtigen Abstand. Selbst wenn Eltern glauben, ihr Kind könne sie noch gar nicht sehen oder sie sich dessen nicht so sicher sind, nehmen sie von selbst diese Position ein.
Babys bringen eine Vorliebe für das menschliche Gesicht mit. Wenn das Baby nicht zu müde oder von körperlichen Vorgängen abgelenkt ist, dann betrachtet es meist für Sekunden oder wenige Minuten das Gesicht seines Gegenübers sehr auf-

merksam. Am stärksten scheinen kleine Kinder von den Umrissen eines Gesichtes sowie den glänzenden Augen und dem Mund angezogen zu sein. Die kontrastreichen Übergänge wie Gesicht und Hintergrund, Haaransatz und Stirn sowie die beweglichen Elemente eines Gesichtes – Augen und Mund – fesseln besonders ihre Aufmerksamkeit. Kind und Eltern begegnen sich im Blick: wichtige Momente, um etwas voneinander zu erfahren.

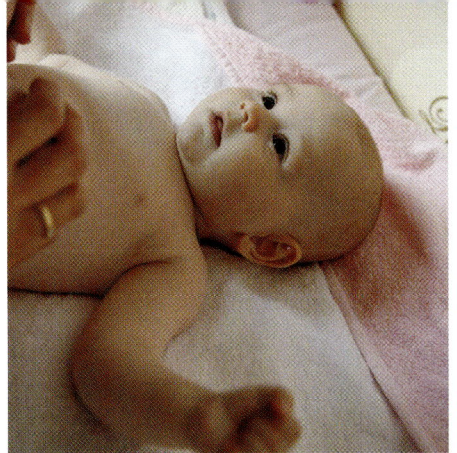

Kind und Eltern begegnen sich im Blick

Mit etwa drei Monaten ist das Kind in der Lage, zweieinhalb Meter weit zu sehen, und mit etwa sechs Monaten gleicht sein Sehvermögen dem eines Erwachsenen.

In den ersten Lebenswochen und -monaten bleibt jedoch das menschliche Gesicht das interessanteste Objekt seiner Aufmerksamkeit. Das Baby versucht, die Unterschiede in der Mimik herauszufinden, Zusammenhänge zwischen seinem eigenen Verhalten und den mimischen Reaktionen der Mutter oder des Vaters zu erkennen und sich darauf einzustellen. Insbesondere der Gesichtsausdruck des Erwachsenen wie Freude, Ärger oder Ratlosigkeit ist eine wichtige Quelle für die Entwicklung der eigenen Gefühle. Auch wenn noch nicht alle Details der Gefühlsentwicklung beim Kind aufgeklärt sind, so weiß man, dass der mimische Ausdruck zur Nachahmung anregt. Eigene innere Zustände wie Freude, Neugier, Überraschung, aber auch Ekel, Angst oder Kummer erfahren eine Spiegelung durch die mimischen Reaktionen des Erwachsenen.

Nicht alle Kinder gucken gleich viel und lange. Vielleicht ist es ihnen lieber zu hören als zu sehen, und in den ersten Wochen ist ihnen vielleicht beides noch zu viel. Wenn Babys nicht so viel schauen mögen, dann zeigen sie damit meistens, dass ihnen irgendetwas zu viel ist. Vielleicht kommen Mutter oder Vater doch einmal zu dicht heran, oder sie benutzen zu früh Spielzeug, mit dem das Kind noch nichts anfangen kann, und es ist eher erschreckt als interessiert – es wendet den Blick ab.

Ich höre dich

Auch beim Hören wissen wir heute: Babys können sehr viel mehr hören als früher angenommen. Mit dem Zeitpunkt der Geburt hört Ihr Kind. Es bevorzugt zunächst die höhere Stimmlage. Sein Gesicht erhellt sich, wenn es eine weibliche Stimme hört, und es wendet sich dieser eher zu als einer tieferen männlichen. Insgesamt bevorzugt es deutlich die menschliche Stimme, aber es wendet sich auch anderen Geräuschen zu, sofern diese nicht zu laut sind. Sein Interesse zeigt es dadurch, dass es die Augen öffnet und einen lebhafteren Gesichtsausdruck bekommt. Wenn es richtig wach und motorisch dazu in der Lage ist, dann

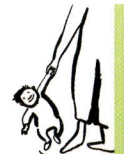

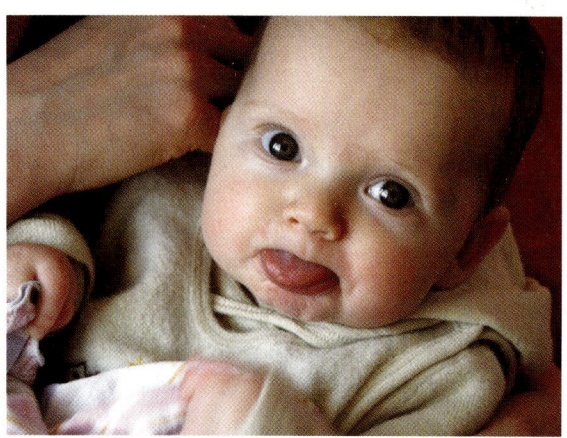

Mama hat die Zunge rausgestreckt ...

wendet es Kopf und Augen der Geräuschquelle zu. Augen und Ohren werden gleichermaßen genutzt, um die Geräuschquelle zu untersuchen. Vielleicht finden Babys ja gerade deswegen den Mund eines Anderen besonders interessant, weil er sich bewegt und dann auch noch Töne von sich gibt ...

Nicht zu laute Geräusche wecken manchmal die Neugier des Babys, so dass sie selbst wichtige Tätigkeiten wie das Trinken unterbrechen, um sich umzuhören und dann auch umzusehen. So entsteht ein Rhythmus zwischen Trinken und Pausieren. Das braucht Sie nicht zu beunruhigen – nutzen Sie diese kleine Pause für ein Zwiegespräch. Das Baby weiß selbst am besten, wann es genug gehört und gesehen hat und wieder zum Trinken zurückkehrt.

Da Babys von Anfang an sehr unterschiedlich sind, können Sie durch Beobachtung des Verhaltens herausfinden, ob ein Geräusch oder Ihre Stimme dem Kind interessant genug oder zu laut ist. Leises und sanftes Ansprechen kann ein waches und ruhiges Kind neugierig machen, Sie können damit aber auch ein schon erschöpftes, leicht quengelndes Kind beruhigen. Solch ein ruhiges Ansprechen ist die wichtigste Quelle für die Beruhigung eines aufgeregten Babys. Überhaupt mögen es Babys sehr, wenn wir viel mit ihnen sprechen – je nach ihrem eigenen Befinden mal in anregendem Singsang oder mit einer eher monotonen und tieferen Stimme, wenn sie etwas aufgeregt oder übermüdet sind. Dabei müssen Sie keine klugen Sachen sagen, Sie sollten auch nicht reden wie mit einem Erwachsenen oder selbst ganz aufgeregt oder verunsichert in der Stimme sein. Wenn Ihnen nichts einfällt, hilft manchmal Singen, oder Sie beschreiben einfach das, was Sie gerade tun.

Bei zu lauten Geräuschen erschrickt das Baby, es zuckt vielleicht zusammen und wendet den Kopf ab. Seine Bewegungen werden unruhiger, als wolle es dem Geräusch entkommen. Bleibt es weiterhin laut, dann versucht das Kind abzuschalten, sein Blick wird starr. Hat es damit keinen Erfolg, wird es mit Weinen und Schreien auf seine Überforderung aufmerksam machen.

Neugeborene bringen aus der vorgeburtlichen Zeit auch Erfahrungen mit der Melodie und dem Rhythmus ihrer Muttersprache mit, die sie dann nach der Geburt bevorzugen. Sie ist dem Kind vertraut, und deshalb ist es wichtig, dass Sie weiterhin in der Muttersprache, in der Sprache des Herzens, mit ihm reden. Das Kind passt selbst seine Bewegungen dem Rhythmus der Stimme und der Sprache an. Ohne darüber nachzudenken, passen auch Eltern Tonlage und Rhythmus entsprechend der Aufmerksamkeit ihres Kindes an.

Ich sehe, was ich höre – vom Zusammenspiel der Sinne

Beobachten Sie einmal Eltern oder auch andere Erwachsene im Umgang mit einem kleinen Baby. Dann werden Sie feststellen, dass sie ganz besondere Sachen machen. Sie schauen das Kind mit einer übertrieben wirkenden Mimik an. Sie machen große Augen, ziehen die Augenbrauen hoch, öffnen den Mund und sprechen in einer Sprache, die einem Unbeteiligten wahrscheinlich merkwürdig vorkäme. In dieser Sprache kommen kurze, manchmal bedeutungslose Silben vor, die häufig wiederholt und in einer hohen Stimmlage ausgesprochen werden. Diese „Baby"- oder „Ammensprache" und diese „eigenartige Mimik" gehören zu den „intuitiven Kompetenzen" – das heißt, Sie handeln aus dem Bauch heraus und ohne lange zu überlegen. Eltern und andere verfügen über dieses unbewusste Wissen. Es „sagt" ihnen, was ihrem Baby gefällt, und was es neugierig macht, um mit ihnen in Kontakt zu treten.

Gerade diese typischen Veränderungen in der Mimik und in der Stimme der Erwachsenen passen wunderbarerweise genau zu den Vorlieben des Babys für das Gesicht und die Stimme eines anderen. Zudem sind Babys ausgestattet mit einer großen Neugier und dem Bedürfnis zu erfahren, was in ihrer Umgebung passiert und wie sie da mitwirken können.

Der erste und zunächst wichtigste Gegenstand ihrer Neugier ist das Gesicht der Mutter oder des Vaters. Es ist deshalb so interessant, weil kein anderer „Gegenstand" so unmittelbar auf das Verhalten des Kindes reagiert. Lächelt das Kind, wird die Mutter große Augen machen, den Mund öffnen, auch lächeln und ihre Stimme erklingen lassen. Probiert das Kind seine Stimme aus, wird der Vater darauf reagieren und seinerseits den Ton nachahmen oder ganz leicht variieren und somit zu einem kleinen Dialog ohne Worte einladen. Diese kleinen Gespräche werden in den ersten Tagen und Wochen beim Windeln (→ „Wickeltango"), Füttern, Baden oder Beschäftigen viele Male geführt. Durch seine Neugier motiviert, lernt das Kind, regelhafte Zusammenhänge zu entdecken und Erwartungen über diese Zusammenhänge zu entwickeln. Das gibt ihm mehr Sicherheit und bildet die Grundlage dafür, später mit diesen Regeln zu experimentieren: „Lacht meine Mutter immer so, wenn ich sie anlächele, oder gibt es da noch andere Möglichkeiten, sie zum Lächeln zu bringen, vielleicht mit meiner Stimme?"

Diese wiederkehrenden Erfahrungen erlauben den Babys, einen ganzheitlichen Eindruck von der Welt zu bekommen. Lange Zeit hatte man angenommen, Babys lebten in einer Welt getrennter Sinnesempfindungen, die sie erst allmählich zu einem Gesamteindruck zusammenfügen müssen. Genaue Beobachtungen zeigen

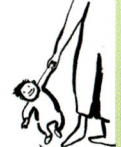

217

jedoch, dass Babys sehr schnell einen umfassenden Eindruck von etwas haben, insbesondere von den „Gegenständen", die für sie besonders wichtig und interessant sind, eben Gesicht und Stimme eines vertrauten Menschen. Sie sind immer dann irritiert, wenn dieser Gesamteindruck durch irgendetwas Unvorhergesehenes oder Unpassendes gestört wird.

Ausführlich untersucht sind die folgenden Beobachtungen.

Die Feinzeichen des Befindens

Diese eben beschriebene Neugier und Lernbereitschaft kostet viel Kraft und Energie, und daher ist es nicht verwunderlich, dass Babys im Allgemeinen in den ersten Tagen und Wochen viel schlafen. Für ein entspanntes Zwiegespräch reicht die Kraft in der Neugeborenenzeit nur wenige Minuten.

Woher wissen nun aber Eltern und andere, wie es ihrem Kind geht, und was es braucht? Woran können sie erkennen, ob

Lana wendet den Blick ab: Wird sie müde?

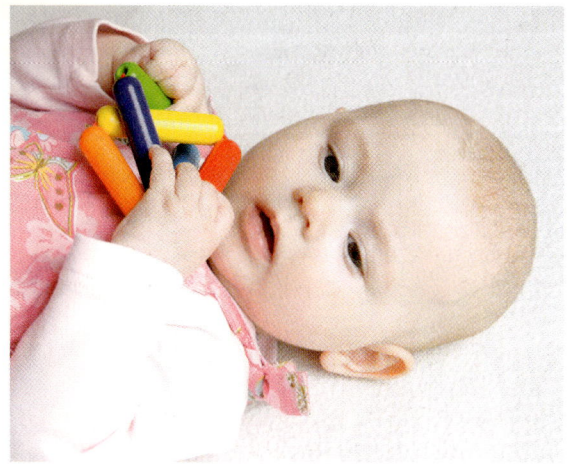

es zu anstrengend für das Kind wird und es eine Pause benötigt? Der Schlüssel liegt in der Beobachtung des Kindes. Im Alltag fließt diese Beobachtung in unsere Handlungen mit ein. Zu Beginn des Lebens mit einem Baby kommen uns die „intuitiven Kompetenzen" zugute. Wir machen intuitiv das Richtige und müssen nicht lange nachdenken. Unsere intuitiven Handlungen sind auf die Lernmöglichkeiten des Babys abgestimmt. Würden wir erst lange nachdenken, was jetzt zu tun sei, könnte das Baby nur schwer einen Zusammenhang zwischen seinem Verhalten und den Reaktionen des Gegenübers herstellen. Wir haben aber gesehen, dass das Erkennen von wiederkehrenden Zusammenhängen ein grundlegendes Bedürfnis des Kindes und bedeutsam für seine Entwicklung ist.

Mit zunehmender Erfahrung werden uns manche Verhaltensweisen des Kindes und unsere Reaktionen darauf bewusster, und wir können sie dann überlegt einsetzen, wenn wir das Kind anregen oder ihm helfen wollen, nach einem Zustand von Verwirrung und Anstrengung wieder in die Balance zu finden. Wenn wir mit dem Kind zusammen sind, dann nehmen wir intuitiv oder bewusst bestimmte Signale wahr, die uns Auskunft über sein Befinden geben.

Schon ganz kleine Kinder können uns mit ihrem Verhalten sehr fein abgestimmt mitteilen, ob sie gerade offen für einen Dialog sind oder sich kurz mit sich selbst beschäftigen wollen, ob sie sich überfordert fühlen oder eine kürzere oder länge-

Sicherheit und Überforderung

Mit etwa drei bis vier Monaten sind Babys irritiert, wenn sie ein sprechendes Gesicht sehen und die Stimme nicht aus der Richtung des Mundes, sondern von der Seite (etwa von einem Tonband) kommt, das sprechende Gesicht der Mutter mit einer fremden Stimme unterlegt wird oder die Mutter statt ihrer sonst vertrauten Mimik und Stimme das Kind starr anschaut und schweigt. Diese erstaunlichen Beobachtungen haben viel dazu beigetragen, unser Verständnis von Babys zu verändern und manche Schwierigkeit im Alltag besser zu verstehen. Es gibt kein „dummes Vierteljahr", und man spricht sogar vom kompetenten Baby. Dabei sollten wir jedoch bedenken, dass das Baby nur in bestimmten Bereichen kompetent sein kann, wie wir es am Beispiel des Sehens beschrieben haben. Das zeigt uns, wie wichtig für das Kind die menschliche Kommunikation ist und dass sich Babys zusammenhängende Sinneseindrücke merken können und deren zuverlässige Wiederkehr erwarten. Wird diese Erwartung deutlich gestört, wie oben beschrieben, sind Babys irritiert. Manches Quengeln und Schreien ist als Reaktion auf ein irgendwie verändertes, ein abwesendes oder ein stark unaufmerksames Verhaltens der Eltern zu verstehen. Selbstverständlich reagieren Eltern nicht immer völlig gleich, das müssen sie auch nicht. Kleine Unterschiede können die Kinder verkraften. Sie fordern ihre Neugier heraus, diese kleinen Unterschiede zu erkennen und etwa ab dem vierten Monat durch ihr eigenes Verhalten vielleicht mitzugestalten. Unterschiede im Alltagsverhalten sollten jedoch nicht dauerhaft die Lernmöglichkeiten des Babys überfordern. Was man schon kennt, das gibt einem Sicherheit; was davon etwas abweicht und nicht zu fremd ist, fordert einen heraus, Neues auszuprobieren. Was aber zu einer ständigen Überforderung führt, stresst. Das geht den Babys nicht anders als den Erwachsenen.

Damit es seine wunderbaren Fähigkeiten nutzen und entfalten kann, braucht das Baby also eine rücksichtsvolle Umgebung, die dafür sorgt, dass es nicht dauerhaft überfordert ist und die nötigen kleineren und größeren Pausen machen kann bzw. bekommt.

re Pause brauchen. Manchmal sind ihre Botschaften sehr eindringlich, wie Lächeln oder Schreien, manchmal eher unauffällig und so kurz, dass sie uns gar nicht bewusst sind, wie das Spreizen eines Fingers oder ein kurzes Wegdrehen des Kopfes. Diese kleinen oder größeren Signale des Kindes an seine Umgebung nennen wir nach Anregungen der Säuglingsforscher Heideliese Als und T. Berry Brazelton „Feinzeichen des Befindens". Wenn wir sie sehen und verstehen können, dann wird es einfacher

sein, mit Babys die wundervollen Zwiegespräche zu genießen und ihnen zu helfen, bei kleineren oder größeren Belastungen wieder in die Balance zu kommen. Worin besteht der Zusammenhang mit dem Verhalten der Babys? Verkürzt gesagt, sind die Signale des Babys in Momenten von Zufriedenheit oder Überlastung den unsrigen sehr ähnlich. Ihnen fehlt zwar noch die Sprache, um uns zu sagen, wie es ihnen geht. Um so mehr zeigen sie ihr Befinden in körperlichen Reaktionen.

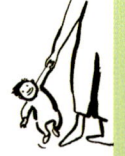

Wie bei uns lassen sich diese Reaktionen in vier unterschiedlichen Bereichen in einem Gesamtsystem beobachten:

1. Den Kern bildet das so genannte Autonome System. Es steuert die grundlegenden körperlichen Funktionen des Kindes. Veränderungen können sich in der Atmung oder in der Hautfarbe bemerkbar machen. Auch Reaktionen wie Spucken, Schluckauf, Zucken, Zittern weisen auf belastende körperliche Zustände hin. Gerade in den ersten Tagen und Wochen sind diese Reaktionen recht alltäglich und geben Auskunft über das momentane körperliche Befinden des Kindes.

2. Bewegungen des Babys werden durch das Motorische System gesteuert. Man kann Unterschiede in der Art und im Tempo der Bewegung und im Muskeltonus je nach Befinden des Kindes beobachten.

3. Ob ein Kind wach oder eingeschränkt in seiner Aufmerksamkeit ist, quengelt oder schreit bzw. schläft, sagt etwas über den Grad seiner Aufmerksamkeit aus. Die Fähigkeit des Babys, zur Ruhe zu kommen, die Fähigkeit, mit Quengeln oder Schreien auf unangenehme Zustände aufmerksam zu machen und die Fähigkeit, wach und aufmerksam mit anderen in Kontakt zu treten, erlauben dem Kind, selbst zu entscheiden, wie es sich verhält. Hierbei sprechen wir vom System seiner Schlaf-Wachzustände und von der Steuerung seiner Aufmerksamkeit.

Anzeichen für Entspannung oder Stress

Machen Sie zunächst eine kurze Selbstbeobachtung. Woran merken Sie, aber auch andere, dass Sie entspannt und ausgeglichen oder im Stress sind?

Bei Anspannung und Stress könnte es sein, dass wir mit keinem reden und in Ruhe gelassen werden wollen. Manche fangen vielleicht auch an zu schimpfen, und die berühmte Fliege an der Wand bringt das Fass zum Überlaufen. Unsere Aufmerksamkeit ist auf wenige Dinge eingeschränkt oder auf alles und nichts gerichtet. Geht es uns gut, dann haben wir Lust, mit anderen zu reden, die Dinge des Alltags gehen uns locker von der Hand, unsere Stimme ist klangvoll, und unsere Mimik ist entspannt. Vielleicht lachen wir sogar. Wir sind ganz wach und aufmerksam.

Momente von Anspannung verraten sich auch durch unsere Körpersprache. Möglicherweise haben wir die Schultern hochgezogen und fühlen uns sehr verspannt. Hektische Bewegungen können ebenfalls unsere Anspannung verraten. In Situationen von Entspannung haben wir keine Muskelverspannungen, unsere Bewegungen machen einen harmonischen, fließenden Eindruck. Dann ist unsere Atmung ruhig und gleichmäßig, was sich auch auf unsere Stimme auswirkt. In Situationen von hoher Anspannung verändert sich unsere Atmung, sie kann schneller werden, gepresst wirken oder stocken. Manche kennen auch rote Hautflecken oder Probleme mit der Verdauung.

Feinzeichen des Befindens (nach Als/Brazelton)

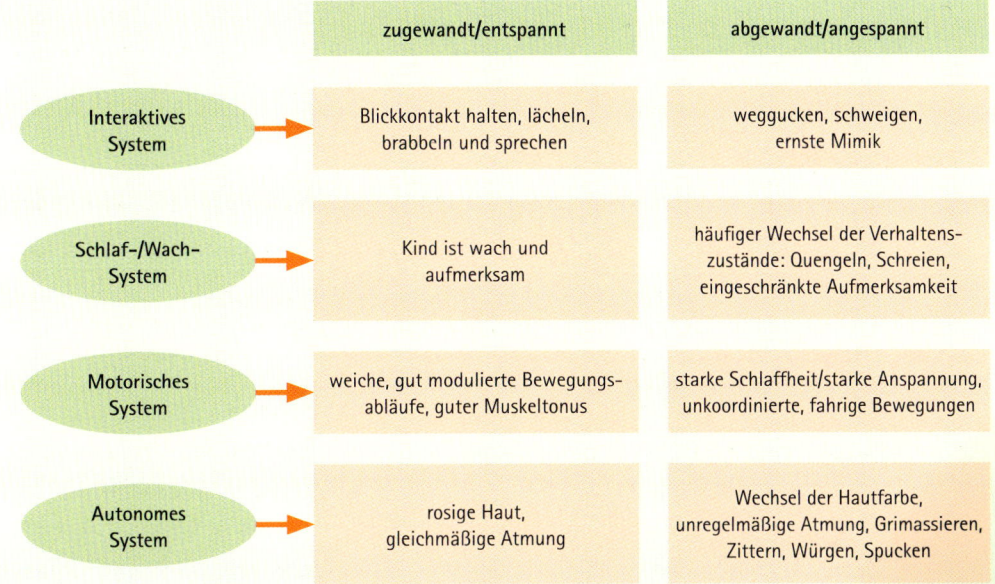

	zugewandt/entspannt	abgewandt/angespannt
Interaktives System	Blickkontakt halten, lächeln, brabbeln und sprechen	weggucken, schweigen, ernste Mimik
Schlaf-/Wach-System	Kind ist wach und aufmerksam	häufiger Wechsel der Verhaltenszustände: Quengeln, Schreien, eingeschränkte Aufmerksamkeit
Motorisches System	weiche, gut modulierte Bewegungsabläufe, guter Muskeltonus	starke Schlaffheit/starke Anspannung, unkoordinierte, fahrige Bewegungen
Autonomes System	rosige Haut, gleichmäßige Atmung	Wechsel der Hautfarbe, unregelmäßige Atmung, Grimassieren, Zittern, Würgen, Spucken

4. Blickkontakt, Lächeln, Töne von sich geben sind Zeichen an den anderen, dass das Baby bereit zu einem kleinen Dialog ist.

Wenn es eine kurze Pause braucht, dann wendet es seinen Blick ab und hört auf zu sprechen. Auch die Mimik verrät die bestehende Anstrengung oder Belastung. In der Darstellung von Heideliese Als werden diese Verhaltensweisen als Interaktives System zusammengefasst, weil sie uns Hinweise darüber geben, ob und wie das Kind für einen direkten Austausch („Interaktion") mit seiner Umwelt bereit und in Lage ist.

Das Schaubild gibt einen Überblick über typische Verhaltensweisen, die eher auf Entspannung und Aufmerksamkeit oder eher auf Anspannung und Abwendung hinweisen.

Anspannungen, die das Baby erlebt, können in ihm selbst entstehen, zum Beispiel durch Hunger oder Schmerzen. Sie können auch durch äußere Umstände entstehen,

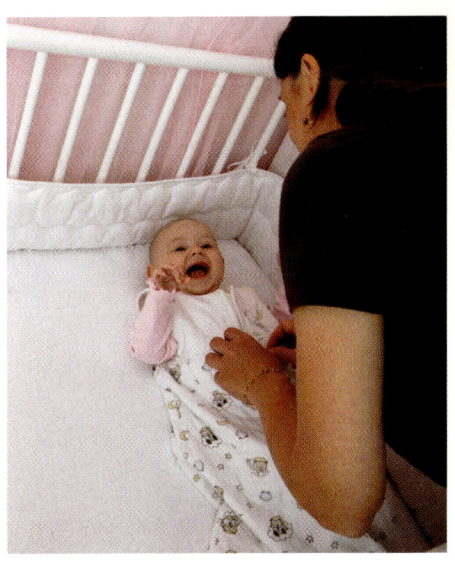

Lana ist bereit zu einem kleinen Dialog

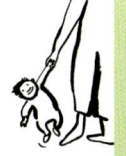

221

etwa eine niedrige Temperatur oder unbehagliche Handlungen der Mutter oder des Vaters. Es ist nicht immer sofort ersichtlich, ob die Anzeichen für Anspannung und Belastung vom Baby selbst kommen oder durch seine Umgebung verursacht werden.

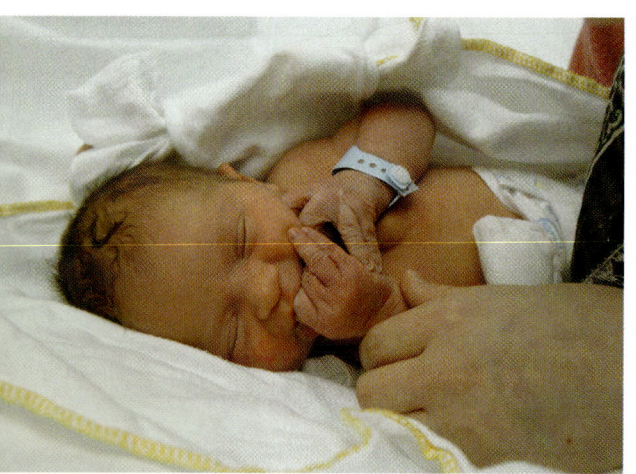

Schon der zweitägige Berat-Ethem beruhigt sich durch Saugen

Diese feinen Zeichen für das unterschiedliche Befinden eines Babys wollen wir zunächst kennen lernen. Es geht nicht um eine Bewertung des Verhaltens, ob das eine besser als das andere ist oder die Ursachen für die Belastetheit unter allen Umständen vermieden werden sollten. Alle aufgeführten Verhaltensweisen gehören zu einem Baby dazu. Vielmehr ist es faszinierend zu sehen, wie fein abgestimmt Babys etwas über ihr Befinden mitteilen können. Auch Anstrengungen und Belastungen gehören zum Alltag eines Babys. Was am Anfang noch viel Kraft kostet und sehr anstrengend ist (wie zum Beispiel das Windeln), wird allmählich immer

leichter und selbstverständlicher. Das Baby braucht noch viel Hilfe durch ruhiges Ansprechen, vorsichtiges Berühren und die eine oder andere Pause. Die Feinzeichen, die auf die Anstrengung hinweisen, werden im Laufe der Zeit seltener, und das Baby zeigt beim Windeln mehr Interesse an seiner Umgebung, redet vielleicht mit oder ist kaum noch zu halten, weil es sich wegdrehen oder krabbeln möchte.

Genaue Beobachtungen haben gezeigt, dass Babys in Momenten von Anspannung und Belastetheit eigene Aktivitäten nutzen können, um zumindest bei kleineren Anstrengungen selbst wieder zur Entspannung zurückzufinden. Diese Möglichkeiten zur so genannten Selbstregulation oder Selbsthilfe kann das Baby besonders gut nutzen, wenn es zusätzlich Hilfe von außen bekommt. Diese Unterstützung von außen besteht genau in dem, was Eltern tun, nämlich mit dem Kind sprechen, es berühren und halten. Im Interaktiven System sind Anzeichen für die Selbsthilfe ein kurzes Weg- und Wiederhinschauen. Wegschauen ist das Zeichen an den anderen: „Moment mal, ich brauch eine kurze Pause!" Wird diese dem Kind gewährt, so nimmt es meistens von selbst wieder den Blickkontakt auf, als wollte es sagen: „So, da bin ich wieder, ich habe mich einen kurzen Moment ausgeruht, und jetzt kann es weiter gehen." Ab- und Zuwendung zum Erwachsenen, auch das kurzzeitige Betrachten eines Gegenstandes oder ein kurzer starrer Blick tragen zur Selbstregulation in einem Moment von Belastetheit bei.

Anstrengungen, die seine Aufmerksamkeit beeinträchtigen können, kann das Baby selbst ausgleichen, indem es mal kurz quengelt und sich abwendet. Mehr und von uns besser beobachtbare Möglichkeiten, in der Balance zu bleiben oder diese wieder zu erlangen, hat das Baby durch bestimmte eigene Bewegungen. Man kann sehen, wie es die Finger oder die ganze Hand an oder in den Mund führt und daran saugt.

Saugen dient also nicht nur der Nahrungsaufnahme, sondern auch der Beruhigung. Manche Eltern machen sich dann Sorgen über die Entwicklung der Zähne. In diesem frühen Alter stecken die Kinder meistens die ganze Hand in den Mund und saugen daran, es handelt sich hier also nicht um das befürchtete Daumenlutschen. Anscheinend unterstützt die Erkundung der eigenen Hände mit dem Mund auch die Sprachentwicklung. Die eigene Hand hat das Kind immer dabei. Ein Nuckel ist oft nicht zu finden, wenn er gerade dringend gebraucht wird (→ Schnuller).

Zur Selbstberuhigung und zum Haltfinden führen die Kinder ihre Hände und Füße in der Körpermitte aneinander. Der Kontakt mit den Füßen beim Gegenüber oder das Ergreifen eines Gegenstandes sind Bewegungen, die das Baby ebenfalls für sich selbst nutzen kann. Bei genauer Beobachtung werden Sie feststellen, dass Ihr Kind diese Bewegungen immer dann zeigt, wenn eine kleine Belastung aufgetreten ist. Häufig ist es danach wieder etwas kontaktbereiter als in den Sekunden davor. Dabei können die Übergänge zwischen den vier Bereichen fließend sein. Ein Baby zeigt beispielsweise Anzeichen von Belastetheit in seinen Bewegungen und kann dennoch seine Mutter anschauen und etwas sagen. Vielleicht hat es gerade noch ein bisschen Kraft, der Mutter zu antworten.

Deutliche Belastungszeichen im Autonomen System, also dem Bereich, der die grundlegenden körperlichen Funktionen des Kindes steuert, sind meist ein Hinweis darauf, dass die erlebte Anstrengung relativ hoch ist und sich die Fähigkeit des Babys zur Selbstregulation weitgehend erschöpft hat. Damit wächst auch sein Bedürfnis nach mehr Unterstützung durch Ruhe, Halt und Wärme oder ganz grundlegend nach Ernährung, Pflege oder Erholung; weitere Interaktionen sind vorerst nicht mehr möglich.

Wir beobachten den kleinen Leo

Stellen wir uns beispielhaft eine kurze alltägliche Spielsituation mit dem drei Monate alten Leo vor. Alles, was sich an Feinzeichen für Entspannung und Anstrengung beobachten lässt, vollzieht sich innerhalb von wenigen Sekunden und erzählt eine kurze eindrucksvolle Geschichte über die kleinen und kleinsten Verhaltensunterschiede eines Babys in der Interaktion mit seiner Mutter. Zeichen für kleinere oder größere Belastungen zeigen, wie anstrengend es für ein Baby ist, mit seinem Gegenüber zu kommunizieren. Zugleich wird auch deutlich, wie sehr Kinder von sich aus versuchen, in der Balance zu bleiben oder diese wieder herzustellen. Sie möchten, solange die Kraft reicht,

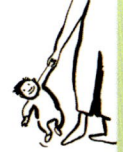

im Kontakt bleiben, um von den Angeboten der Mutter oder des Vaters zu lernen bzw. Hilfe für die eigene Stabilität zu bekommen. Es wäre jedoch ein Irrtum anzunehmen, dass diese beobachtbaren Zeichen für Belastetheit auf eine misslingende Interaktion hinweisen und daher vermieden werden müssten. Etwas zu lernen, erfordert immer eine gewisse Anstrengung, und die ist im Verhalten des Babys erkennbar. Erst wenn die Angebote der Erwachsenen sein Bedürfnis nach Pause immer wieder übersehen oder die Fähigkeiten des Babys durch zu viele Reize ständig überfordern, droht das Miteinander zu misslingen. Auch sind die Kinder von Beginn an sehr unterschiedlich in ihren Möglichkeiten, ihre Aufmerksamkeit zu steuern, ihre Fähigkeiten zur Selbsthilfe zu nutzen und neugierig oder schneller erschöpft zu sein.

Beobachten wir also eine kurze Spielsituation mit Leo genauer. Er ist wach und aufmerksam, außerdem satt, die Windel ist trocken, und er fühlt sich wohl. Seine Mutter hat ihn auf eine Decke auf den Boden gelegt und sich zu ihm gesetzt. Sie nimmt sich etwas Zeit für ihn. Was macht

Noch ist das Baby aufmerksam und zugewandt

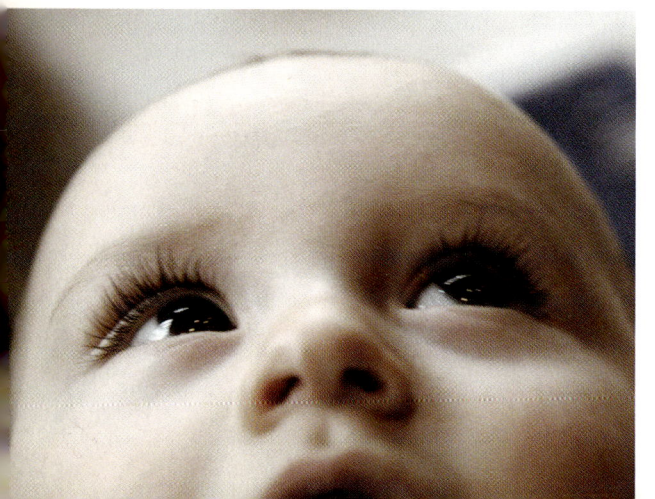

Leo? Er ist aufmerksam, jedoch auch ein wenig irritiert. Seine Aufmerksamkeit ist erkennbar daran, dass er aktiv Kontakt zu seiner Mutter aufnimmt. Er schaut sie mit großen glänzenden Augen an, öffnet den Mund und lächelt. Er streckt die Arme aus und spricht sie an. Dabei liegt er ruhig da. Seine leichten Irritationen zeigt er dadurch, dass er abrupte, für sein Alter typische Armbewegungen macht. Auch eine kleine Grimasse, also ein ganz kurzes Verziehen des Mundes, und ein leichter Schluckauf sind Hinweise auf seine Anstrengung. Dennoch ist er in der Lage, mit der Mutter zu kommunizieren, und er kann den Kontakt zu ihr halten.

Dabei hilft ihm die Mutter ein wenig, indem sie ihn anspricht. Sie sagt zu ihm: „Ist dir zu warm?" Leo antwortet „eiha", und Mutter antwortet ebenfalls „eiha". Danach wird er für ein paar Sekunden wieder etwas ruhiger. Man sieht, wie er sich nicht mehr abrupt bewegt und die Arme auf seinen Bauch legt, er lächelt und spricht weiter. Trotz seiner leichten Irritationen ist er aktiv aufmerksam und freundlich zugewandt. Es sind etwa 50 Sekunden vergangen.

Jetzt bietet ihm die Mutter einen Ring an. Leo ist konzentriert. Aufmerksam betrachtet er den Ring. Sein intensives Interesse ist erkennbar an seiner Mimik, er schaut ohne Unterbrechung auf den Ring und verfolgt ihn mit dem Blick, wenn die Mutter ihn vor seinem Gesicht bewegt. Außer leichten Arm- und Fingerbewegungen sind keine weiteren Bewegungen zu beobachten. Er spricht auch nicht. Diese körperliche Ruhe ist nicht als Zeichen von Erschöpfung, sondern als Zeichen von Aufmerksamkeit zu verstehen. Da das aktive Greifen für ihn noch schwierig ist, untersucht Leo den Ring mit den Augen, erkennbar an seinen Augenbewegungen.

Nun schüttelt die Mutter den Ring und sagt: „Guck mal her!" Leo streckt die Zunge raus, zieht die Augenbrauen zusammen, blinzelt und zuckt mit der rechten Hand. Man könnte annehmen, dass er in diesem Moment mit dem genauen Betrachten des Ringes vollauf beschäftigt und zufrieden war, so dass die scheinbar plötzliche kleine Bewegung der Mutter ihn kurz irritiert hat. Seine veränderten Verhaltensweisen zeigen uns das. Seine Wachheit reicht jedoch noch aus, um mit dieser kurzen „Störung" selbst zurechtzukommen. Dann wendet er sich wieder konzentriert und aufmerksam dem Ring zu. Seine linke Hand ist leicht geöffnet, er hebt den Arm. Er öffnet und schließt den Mund. Ähnlich wie das Saugen an der Hand oder am Schnuller ist dies ein Zeichen von Aufmerksamkeit und Selbsthilfe.

Mit seinen Fingern kann Leo den Ring noch nicht ergreifen. Seine Mutter berührt mit dem Ring seine rechte Hand, er hebt den Arm, kann jedoch noch nicht zufassen. Dass er den Ring haben möchte, ist hier wieder an seinen Mundbewegungen erkennbar. Er öffnet den Mund so, als ob er den Ring in den Mund nehmen möchte, um ihn zu erkunden. Der Ring bleibt auf den Fingern seiner rechten Hand liegen. Leo verliert dann den Ring, schaut ihm nach, öffnet und schließt wiederum den

Mund, um sich zu stabilisieren und aufmerksam und zugewandt sein zu können.

Im weiteren Verlauf wird deutlich, dass seine Aufmerksamkeit nachlässt und seine Müdigkeit zunimmt, so dass die Kraft für seine Neugier und seine Selbsthilfe nicht mehr ausreicht. Für einen kurzen Zeitraum sind ruckartige Bewegungen, Überstreckung des Körpers und ein Zur-Seite-Drehen beobachtbar. Er bekommt Schluckauf, runzelt die Stirn, und seine Haut wird marmoriert. Leo beginnt auch etwas zu quengeln. Dann versucht er, sich noch einmal seiner Mutter zuzuwenden. Er schaut sie an, lächelt und lallt, ist aber nun zu erschöpft, um von sich aus das kleine Zwiegespräch länger aufrechterhalten zu können. Wieder treten ruckartige Bewegungen und Schluckauf auf. Er dreht sich zur Seite, überstreckt sich nochmals und ballt seine linke Hand zur Faust. Sein Kopf ist weit zur rechten Seite gedreht, und er presst die Lippen aufeinander.

Leos Anspannung ist auch in seiner Mimik zu beobachten. Er zieht die Augenbrauen zusammen, und der Mund ist fest geschlossen, die Mundwinkel hängen leicht herunter.

Als seine Mutter etwas sagt, wird Leo kurz ruhiger in seinen Bewegungen, er schaut sie für kurze Zeit an und lächelt. Dann dreht er sich nach links, sein Kopf ist weit nach oben gestreckt. Die gepresste Atmung und die marmorierte Haut sind weitere Zeichen seiner momentanen Belastung. Leo versucht, wieder zu kommunizieren,

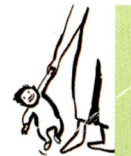

doch er bleibt angespannt, erkennbar an den ruckartigen Bewegungen und den zusammengezogenen Augenbrauen. Dann wechselt sein Muskeltonus. Für kurze Zeit wird er schlaff, ein Moment der Selbstregulation. Gleichzeitig unterstützt ihn seine Mutter, indem sie den Ring nicht mehr bewegt und ihn jetzt nur anspricht und ansieht. Leo gelingt es durch seine Selbsthilfe und durch die Unterstützung der Mutter, wieder ruhig zu werden. Sofort verändert sich seine Mimik, er lächelt, strahlt, und ein fröhliches Glucksen ist zu hören.

Diese Zuwendung von Leo veranlasst seine Mutter, wieder ein Angebot zu machen. Sie reagiert auf seine Einladung, indem sie Leo auf die Nasenspitze tippt. Er reagiert sofort mit den uns schon vertrauten Anzeichen von Anspannung. Er beginnt zu quengeln, dreht sich weg, presst die Lippen aufeinander, überstreckt sich, seine Atmung ist gepresst, Schluckauf kommt hinzu. Offensichtlich war das freundliche Nasetippen für Leo doch zu viel, und das kann man deutlich an seinen Feinzeichen sehen.

Seine Mutter kann Leo jetzt nicht mehr anschauen, er spricht nicht mehr und wendet sich völlig ab. Er nimmt dann eine Hand in Mund, um sich selbst zu stabilisieren. Dann legt er sie auf den Bauch. Die Mutter redet mit tiefer Stimme beruhigend auf ihn ein, er wendet sich ihr wieder zu, schaut sie an, brabbelt und wird für einige Sekunden ruhiger. Dann dreht er den Kopf wieder zur Seite. Jetzt ist er erschöpft und müde, er wendet sich ab

und ist nicht mehr in der Lage zu kommunizieren. Das wird sichtbar an seinem langen, starren Blick. Die Mutter hilft durch sanfte beruhigende Ansprache. Leo entspannt sich und wird langsam schläfrig.

Etwa vier Minuten haben diese sehr unterschiedlichen und sehr vielfältigen Reaktionen gedauert. Eindrucksvoll ist dabei das Zusammenspiel zwischen den eigenen Bemühungen des Kindes, seine Balance wiederzufinden, und den Hilfen der Mutter. Beides ermöglicht Leo, wichtige Erfahrungen mit seiner Mutter zu machen und ein wenig über seine aktuellen Grenzen zu gehen.

Im Alltag mit einem Baby ist es normalerweise weder möglich noch nötig, so genau zu beobachten. Die allermeisten Mütter und Väter gehen intuitiv auf die kleineren und größeren Feinzeichen im Befinden ihres Babys ein.

Eine so genaue Betrachtung einer kurzen Szene macht jedoch deutlich, wie fein abgestimmt die Zeichen des Babys sind und welche Möglichkeit der Selbstregulation das Baby hat. Außerdem wird sichtbar, wie es durch den Blickkontakt und die Stimme des Erwachsenen angeregt, aber auch beruhigt werden kann.

Das Baby lernt also in den aufmerksamen, wachen Momenten, wie man in Kontakt mit einem anderen tritt. Es lernt ebenso, wie man in anstrengenden Momenten selbst in die Balance kommen kann und Hilfe und Unterstützung von außen durch Ansprechen, Pause machen und Halt geben finden kann.

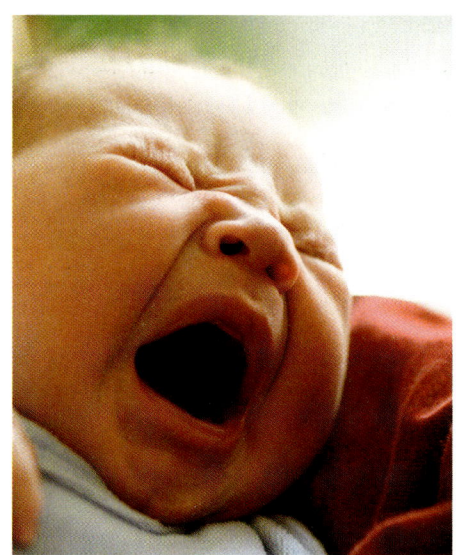

Aus welchem Grund weint es nur?

benswochen den Eindruck, dass sie sehr lange brauchen, manchmal noch über das erste Vierteljahr hinaus, um anzukommen. Sie finden viel schwerer ihren Rhythmus, sind schneller erschöpft und quenglig, schreien viel und kommen nur schwer zur Ruhe. Das Schreien eines Babys ist für Eltern so anstrengend und belastend, dass wir ihm einen eigenen Abschnitt widmen möchten.

Schreien – unüberhörbare Nachrichten

Schreien ist zunächst ein ganz normales Verhalten des Babys und gehört wie Schlafen und Wachsein zu seinem Leben dazu. Durch das Schreien kann das Kind intensiv auf seine Bedürfnisse aufmerksam machen. Es ist kaum zu überhören und löst bei Personen in seiner Umgebung körperliche Reaktionen und Fürsorgeverhalten aus. Sie werden unruhig, es steigt der Puls. Sie versuchen zumeist herauszufinden, was die Ursache des Schreiens sein könnte, um dann etwas dagegen zu unternehmen.

Ankommen und sich zurechtfinden hatten wir als die wichtigste Aufgabe des ersten Vierteljahres benannt. Wir haben beschrieben, dass das Baby dafür erstaunliche Fähigkeiten und Voraussetzungen mitbringt. Dazu gehört auch sein Aussehen, welches bei den Eltern und anderen den Wunsch nach Zuwendung und Betreuung auslöst. Dazu gehören seine Neugier und Lernbereitschaft, mit anderen in Kontakt zu treten und mit all seinen Sinnen wahrzunehmen.

Bei Leo haben wir gesehen, wie fein abgestimmt die Kinder uns Auskunft über ihr Befinden geben. Es sind nicht immer die lauten Signale, sondern viel mehr kleine und kleinste Veränderungen in ihrem Verhalten, mit denen sie auf Veränderungen in ihrem Inneren und in ihrer Umgebung reagieren und uns informieren. Nicht allen Kindern gelingt das immer so leicht. Einige vermitteln uns in ihren ersten Le-

Ursachen für das Schreien sind Hunger, Durst, Müdigkeit, Unwohlsein, Schmerzen, aber auch Langeweile, ein Zuviel an Anregungen oder das Bedürfnis nach Nähe. Sie brauchen eine bestimmte Zeit, um die jeweiligen Ursachen herauszufinden. Eltern orientieren sich an der Intensität des Schreiens und den bereits gemachten Erfahrungen der letzten Tage. Stärkeres Schreien wird als Ausdruck von Schmerzen wahrgenommen und schwächeres als

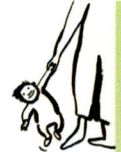

Nörgeln und Quengeln aufgrund von Unzufriedenheit.

Unruhe- und Schreiphasen treten bei gesunden Säuglingen im Zusammenhang mit den normalen Reifungs- und Anpassungsprozessen auf. Sie variieren in ihrer Intensität tageszeitlich und über die ersten Lebenswochen. Unabhängig davon, ob Babys viel oder wenig schreien, bevorzugen sie die späten Nachmittags- und frühen Abendstunden. Während Neugeborene vergleichsweise weniger schreien, nimmt die Dauer über die ersten Wochen zu und erreicht einen Höhepunkt im Alter von sechs Wochen mit einem Durchschnitt von etwas mehr als zwei Stunden. Danach stellt sich eine größere Verteilung über den Tag und eine Verringerung des nächtlichen Schreiens ein. Nach dem dritten Monat schreien Babys durchschnittlich noch eine Stunde. Diese Durchschnittswerte geben lediglich eine Orientierung. Die Dauer und Intensität des Schreiens kann nämlich bei den Kindern sehr unterschiedlich sein.

Eltern sind manchmal verunsichert, ob sie ihr Baby schreien lassen sollten oder nicht. Fragen wir am besten Lisa mit fünf Wochen.

Das Schreien selbst verändert sich im Verlauf des ersten Lebenshalbjahres. Am Anfang kann das Kind sein Schreien nicht

Lisa: *Also, was ich gar nicht möchte, alleine in meinem Bettchen liegen und schreien und keiner kommt. Ich schreie doch so laut, damit einer kommt und nach mir sieht. Ich kann auch noch nicht lange warten, bis mir jemand hilft, wieder ruhiger zu werden. Ich schreie auch noch nicht grundlos oder weil ich jemanden ärgern will. Ich weiß noch gar nicht, was das ist, jemanden ärgern. Irgendeinen Grund gibt es immer, auch wenn der nicht gleich zu erkennen ist und ich ihn selbst nicht so genau kenne. Ich muss auch manchmal einfach schreien und will dann aber nicht alleine sein. Wenn jemand gleich kommen kann, zumindest in den ersten drei bis vier Monaten, dann werde ich Vertrauen zu meinen Eltern bekommen. Ich weiß dann auch, dass ich stark genug bin, auf mich aufmerksam zu machen und dass es ihnen nicht egal ist, wie es mir geht.*

Das ist natürlich ganz schön viel verlangt, dass immer gleich jemand kommen soll. Es wäre also gut, wenn noch jemand da wäre. Mein Papa kann das ja genauso gut. Ich bin auch zufrieden, wenn andere sich freundlich um mich kümmern, wenn meine Eltern mal keine Zeit oder Kraft haben und ich noch nicht warten kann.

Eine Ausnahme gibt es jedoch von dieser Regel: Wenn meine Mama oder mein Papa von meinem vielen Brüllen so wütend geworden sind, dass sie denken, sie könnten mir was antun, dann ist es besser, sie lassen mich schreien und gehen lieber aus dem Zimmer, bis die Wut verraucht ist. Denn das verzweifelte Schütteln oder gar Schlagen kann für mich sehr schnell gefährlich werden.

steuern. Deshalb setzt es das Schreien zunächst als direkte Mitteilung über sein eigenes Befinden ein, ohne die Reaktion seiner Umgebung zu kennen oder zu erwarten. Es weiß also noch nicht, was es damit erreichen kann. Es gibt lediglich Bescheid, dass es sich nicht wohl fühlt, und es schreit nicht aus böser Absicht oder um jemanden ärgern zu wollen. Auch wenn Sie manchmal den Eindruck haben könnten, mein Baby macht es mit Absicht und will mich ärgern, so weiß man aus der wissenschaftlichen Beobachtung, dass Kinder bis ins Kindergartenalter noch nicht jemanden bewusst ärgern können. Dazu benötigen sie erst die geistige Fähigkeit, bewusst den Blickwinkel eines anderen einnehmen zu können. Bis dahin handeln Kinder aufgrund ihrer bisherigen Erfahrungen. Mit dem Schreien weisen sie zumeist auf eine schwierige Situation hin, aus der sie alleine nicht herausfinden können.

Aufgrund seiner Gedächtnisentwicklung kann ein Kind etwa ab dem dritten bis vierten Lebensmonat einen Zusammenhang zwischen seinem Verhalten und den Reaktionen seiner Umwelt erkennen, aber diese Reaktion eben noch nicht absichtsvoll provozieren. Das gilt auch für das Schreien. Wenn es diesen Zusammenhang beim Schreien erkannt hat, dann stellt sich das Baby auf diese Reaktion ein, das heißt, es erwartet, dass sie in immer ähnlicher Weise eintritt: Wenn ich schreie, kommt meine Mama fast immer gleich. Es kann also allmählich die Erfahrungen mit den Reaktionen seiner Umgebung auf sein Schreien in das eigene Verhalten integrieren. Es hat gelernt, welche Wirkung sein Schreien bei den Personen in seiner Umgebung hat und kann sie zielgerichtet, aber nicht mit böswilliger Absicht nutzen. Während das Schreien in den ersten Wochen anhaltend ist, setzt das Kind das Schreien später nur kurz ein und wartet auf eine Reaktion der Mutter oder des Vaters. Erfolgt diese fast gleich, so macht es die Erfahrung, dass seine Bedürfnisse auch gehört werden. Es kann also das anstrengende Schreien verringern. Es stellt fest, dass auf sein Schreien hin jemand kam und es sich auch darauf verlassen konnte.

Mit drei Monaten ist das Verhalten des Babys spürbar flexibler und ausgeglichener geworden: Es ist angekommen und kennt sich schon ganz gut aus. Dieser deutlich sichtbare Entwicklungsschub führt bei vielen Babys zu einer Verringerung des Schreiens. Manchmal haben Eltern den Eindruck, diese Veränderungen treten von einem Tag auf den anderen ein und ihr Kind scheint ihnen wie verwandelt.

„Schreibabys" – die besondere Schwierigkeit, sich zurechtzufinden

Wenn ein Baby im ersten Vierteljahr sehr viel schreit, so wurde und wird den Eltern oft gesagt, dass es sich um die so genannten Drei-Monats-Koliken handelt, dass es dafür Medikamente gibt und man vielleicht die Ernährung umstellen sollte. Die Ursachen für das viele Schreien und die

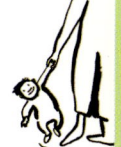

vermehrte Unruhe wurden dabei zunächst vorrangig in Verdauungsproblemen gesehen, weil man bei den Babys häufig einen harten Bauch, eine rote Hautfarbe und angespannte und gebeugte Arme und Beine beobachten konnte. Trotz einer großen Anzahl von Untersuchungen konnten für die vermuteten Ursachen jedoch keine eindeutigen Belege gefunden werden. Nur etwa 11 % der viel schreienden Kinder haben wirklich Bauchschmerzen und Verdauungsprobleme. Da auch die empfohlenen Maßnahmen oft nicht helfen und bei einigen Kindern das vermehrte Schreien über den dritten Lebensmonat hinaus anhält, müssen also noch andere Faktoren eine Rolle spielen.

Die moderne Säuglingsforschung geht davon aus, dass vermehrtes Schreien besonders bei den Babys auftritt, die größere Mühe als andere haben, sich nach der Geburt zurechtzufinden. Man spricht auch davon, dass es ihnen schwer fällt, ihr Verhalten selbst gut zu steuern.

Diese Babys haben auch mehr Probleme damit, einen ausgeglichenen Rhythmus zwischen aktivem Wachsein und Schlafen zu entwickeln. Sie quengeln viel, sie sind unruhig, sie schreien häufig ohne erkennbaren Grund, und sie lassen sich eher schwer beruhigen. Sie sind schneller erregt, und sie können ihre eigene Erregung schwerer steuern. Die Eltern sagen dann zum Beispiel: „Wenn er die Augen aufschlägt, geht es sofort los!", und meinen damit, dass sie keine Ankündigung des Schreiens erkennen können. Auch andere Feinzeichen ihres Befindens oder ihrer Bedürfnisse, etwa Hunger oder Müdigkeit, sind schwerer erkennbar als bei Babys, die leichter zurechtkommen.

Welche besonderen Schwierigkeiten haben diese Babys noch? Es fehlen ihnen häufig auch die Erfahrungen, sich selbst zu beruhigen. Babys ohne größere Anpassungsschwierigkeiten finden eher heraus, dass sie sich teilweise selbst helfen können, indem sie zum Beispiel den Daumen, den Finger oder die ganze Hand in den Mund stecken, um daran zu saugen. Die meisten Babys, die viel schreien, schlafen weniger als die anderen, brauchen aber ihren Schlaf genauso. Sie wirken oft total übermüdet und können doch nicht in den Schlaf finden. Eltern haben häufig das Gefühl, dass sich ihr Kind gegen das Einschlafen wehrt. Sie meinen, ihr Kind wolle auf keinen Fall etwas verpassen.

Wie geht es den Eltern?

Fragen wir zunächst eine Mutter: „Noch im Krankenhaus schrie unsere Tochter ständig. Anfangs dachte ich, dass sie Hunger hat. Die Milch war ja noch nicht richtig da. So entschloss ich mich schweren Herzens zuzufüttern. Zu Hause haben wir das Füttern komplett auf Fertignahrung umgestellt. Unser Kind schrie trotzdem den ganzen Tag. Die Kinderärztin sagte, es wären die Drei-Monats-Koliken, und wir sollten die Milch wechseln. Auch das haben wir gemacht, aber die Schreierei ging weiter. Meine Hauptbeschäftigung bestand darin, die Wärmflasche heiß zu machen, den Bauch zu massieren und mein Kind herumzutragen. Meine Nerven lagen blank. Alles drehte sich nur um das Kind. Ich kam kaum zum Duschen oder Essen. Manchmal wurde ich auch furchtbar wütend, denn ich habe so viel gemacht, und sie schrie trotzdem weiter. Dann wieder war ich sehr erschrocken, dass man so viel Wut auf ein so kleines Kind haben kann."

Und der Vater: „Neben dem vielen Schreien unserer Tochter hat mich besonders belastet, dass meine Frau so müde und traurig war, wenn ich abends nach Hause kam. Erst dachte ich ja, das kann doch nicht sein, dass man nach einem Tag zu Hause mit einem Baby so fertig sein kann. Dass ich so dachte, hat sie dann auch noch als Vorwurf aufgefasst, sie sei keine gute Mutter. Aber je mehr Wochen vergingen, desto erschöpfter und vor allen Dingen hilfloser fühlte ich mich auch. Für mich kam ja noch der Stress bei der Arbeit hinzu. In diesen Wochen haben wir uns dann auch oft gestritten."

Beobachtet man Mütter oder Väter, die ihr schreiendes Baby beruhigen wollen, dann stellt man fest, dass sie sehr erfinderisch bei der Suche nach einer geeigneten Methode sind und auch sehr viel versuchen. Sie nehmen ihr Kind hoch, wiegen und schaukeln es. Sie wechseln die Haltung, mit der sie es tragen; mal über der Schulter, mal im Fliegergriff. Mal schaukeln sie es im Autokindersitz, und mal hüpfen sie mit ihm sitzend auf dem Pezziball. Manchmal hilft das Autofahren um den Block, aber wenn man wieder anhält, beginnt das Theater von vorne. Was passiert?

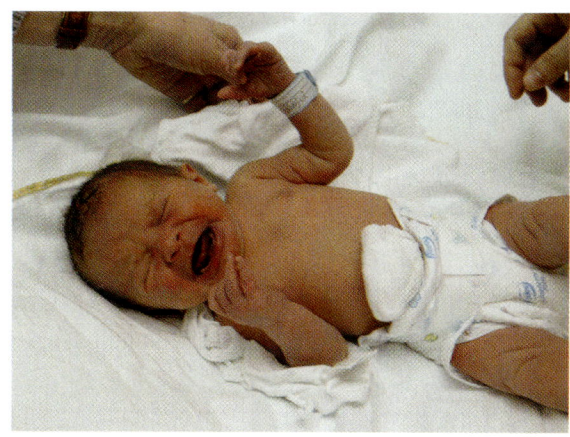

Ein schreiendes Baby muss nicht gleich ein Schreibaby sein

Immer wenn die Eltern etwas in der Haltung oder der Bewegung verändern, hält ihr schreiendes Baby kurz inne, um dann doch mit unverminderter Heftigkeit nach wenigen Sekunden weiterzuschreien. Das verleitet die Eltern dazu, wieder eine neue Möglichkeit auszuprobieren, in der Hoffnung, eine ihrer vielen Ideen müsse doch zum Erfolg führen. Sie geraten damit selbst in eine angespannte Situation, in der sie sich hilflos, erschöpft und unter Umständen auch extrem wütend fühlen. Diese Anspannung überträgt sich zusätzlich auf das Kind.

Wenn das Kind mal wach und ruhig ist, kann es passieren, dass die erschöpften Eltern diese Situation gar nicht bemerken. Oder sie sind froh über die lang ersehnte Ruhe und räumen verständlicherweise die Wohnung auf. So sind die Eltern nur in einer sehr angespannten Art und Weise im Kontakt mit ihrem Baby. Das Baby macht die Erfahrung: Nur wenn ich brülle, ist jemand für mich da; dann sind Mama oder Papa nicht gerade fröhlich

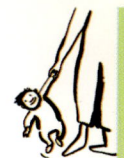

und so sehr angespannt, dass ich mich vor ihnen fast fürchte. Die Eltern machen die Erfahrung: Mein Kind brüllt nur, und ich bin eine schlechte Mutter oder ein schlechter Vater, weil ich es nicht beruhigen kann und mich dabei manchmal auch noch so sehr wütend fühle.

Der gemeinsame Kontakt ist fast vollständig darauf ausgerichtet, das Schreien zu vermeiden oder das Kind mit maximalem Aufwand und wenig Erfolg zu beruhigen. Ist das Kind ruhig, begegnen ihm seine Eltern mit der bangen Erwartung des nächsten Schreiens. Man hat den Eindruck, sie warteten angespannt auf die nächste schwierige Situation. Brüllt das Kind, versuchen sie mit vielen „Tricks", ihr Kind (oft erfolglos) zu beruhigen. Eine entspannte Situation, in der das Kind mit der Mutter oder dem Vater in einen zufriedenen, vielleicht sogar fröhlichen Austausch tritt, kommt immer seltener oder gar nicht mehr zustande. Dies führt häufig zu einer extrem belastenden Situation für die Eltern. Insbesondere die Mütter, aber auch

Jedes Baby hat auch ruhige Momente

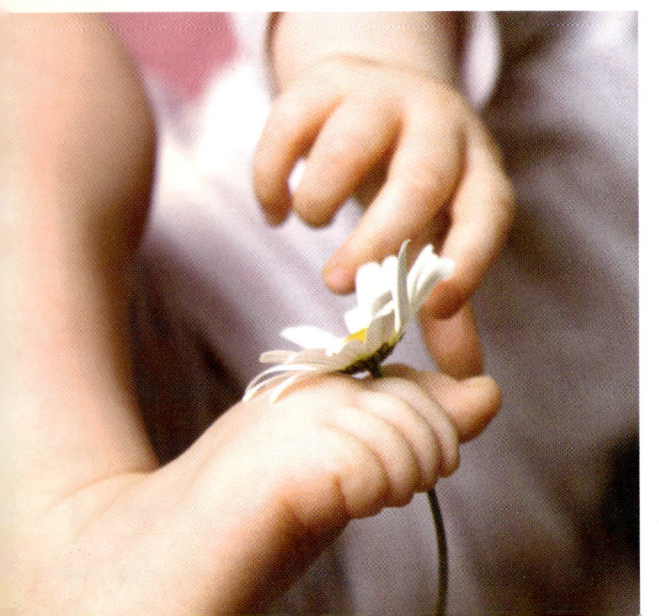

die Väter sind sehr erschöpft, hilflos und unglücklich. Sie trauen sich nicht raus, weil andere denken könnten, sie seien keine guten Eltern. Und manchmal glauben sie das fast schon selbst.

Sparsames Beruhigen

Wenn das Kind wieder anfängt zu schreien, ist es wichtig, nicht in schnellem Wechsel eine Beruhigungsmethode nach der anderen auszuprobieren, sondern bei einer Methode zu bleiben, auch wenn sich das Baby nicht gleich entspannt. Bewährt hat sich ein gestuftes, ruhiges und langsames Trösten und Beruhigen. Damit unterstützen Sie das Baby, selbstberuhigendes Verhalten zu erlernen. Außerdem lassen Sie ihm Zeit, sich auf die angebotene Beruhigung einzustellen.

Beginnt das Baby zu quengeln, versuchen Sie zuerst, es anzuschauen und Blickkontakt herzustellen und warten auf eine Reaktion. Quengelt es weiter oder beginnt zu schreien, dann schauen Sie es an und reden mit beruhigender und monotoner Stimme auf das Baby ein. Auch wenn es scheinbar nicht gleich zum Erfolg führt, bleiben Sie ein bis zwei Minuten dabei. Wenn dann doch keine Reaktion erfolgt, legen Sie zusätzlich Ihre Hand auf die Brust des Kindes und warten darauf, ob eine Reaktion eintritt, auch hier wieder ein bis zwei Minuten. Anschließend nehmen Sie seine Händchen und führen sie in die Mitte zusammen, so dass sich die Hände berühren. Sprechen Sie dabei beruhigend weiter, und bleiben Sie so nah beim Kind, dass es Ihr Gesicht sehen kann,

Die zufriedenen Wachzeiten des Kindes nutzen

Auch wenn es Eltern mit einem Schreibaby aufgrund ihrer Erschöpfung und Hilflosigkeit so vorkommen mag, so schreit ein Baby doch nicht rund um die Uhr. Es gibt immer Ausnahmen! Wenn das Baby wach und zufrieden ist, möchte es Kontakt mit seiner Umgebung haben. Wie schon beschrieben, sind ihm Gesicht und Stimme seiner Mutter oder seines Vaters oder auch anderer Personen am liebsten. Spielzeug braucht es erst mal nicht. Wenn es Eltern trotz des vielen Schreiens gelingt, in diesen ruhigen Minuten ihr Baby zu beobachten, es nachzuahmen, es anzusprechen und zu berühren, dann können sie die anderen Seiten ihres Kindes kennen lernen. Sie erleben sich als jemanden, der dem Baby etwas zu sagen hat und sogar von ihm Antworten bekommt. Und vielleicht macht diese Erfahrung sogar so viel Freude, dass sie über die nächsten schwierigen Situationen hinweghilft. „Wenn er so lacht, dann ist alles vergessen!" Sich die Zeit zu nehmen für ein genaues Beobachten des Babys, kann auch helfen, die ersten Anzeichen für ein beginnendes Unbehagen leichter zu erkennen. Wenn dem Baby im gemeinsamen Kontakt etwas zu viel ist, dann unterbricht es den Blickkontakt. Dies ist ein Signal an sein Gegenüber, etwas langsamer und leiser zu werden oder eine Pause zu machen. Wendet das Baby dann seinen Blick von sich aus wieder zu, zeigt es, dass es sich kurzzeitig erholt hat und das gemeinsame Spiel noch ein bisschen weiter gehen kann. Vielleicht ist es aber auch schon so erschöpft, dass es nicht mehr weitermachen möchte. Man kann beobachten, dass es dann zum Beispiel seine Finger oder seine ganze Hand in den Mund führt um daran zu saugen und/oder mit den Füßchen Kontakt am Bauch oder den Oberschenkeln von Mama oder Papa sucht.

wenn es sich vielleicht schon ein wenig beruhigt und schaut. Das Anschauen, Sprechen und Händchenhalten sollte wieder ein bis zwei Minuten dauern. Vielleicht erfolgt jetzt eine Reaktion vom Kind. Es könnte sein, dass es ein wenig ruhiger wird, auf die Stimme lauscht und auch kurz mal guckt. Dafür braucht es eben ein wenig Zeit. Ist das Kind noch nicht in der Lage, ruhiger zu werden, nehmen Sie seine Beinchen und schränken sie in ihrer Bewegungsfreiheit ein. Anschauen und Sprechen behalten Sie in beruhigender Weise bei. Als nächstes nehmen Sie das Kind auf, sprechen und warten ein wenig, dann schaukeln Sie es sanft und warten wieder. Bleibt die Reaktion des Kindes immer noch aus, geben Sie ihm seinen Schnuller.

Wichtig ist ein langsames, dosiertes Vorgehen und das Abwarten. Das Baby braucht etwas Zeit, um sich auf das neue Angebot einzustellen. Der Unterschied zu den üblichen Versuchen der Eltern besteht darin, dass es keine kurzen und hektischen Wechsel gibt. Immer dann, wenn das Baby ein wenig ruhiger werden kann, reduziert man die eigene Hilfe, lässt zum Beispiel Beine und Arme wieder los. Wird das Kind wieder unruhiger, bietet man ihm die zuletzt versuchte Unterstützung ein weiteres Mal an.

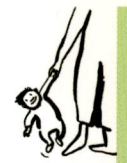

Das gestufte Trösten und Beruhigen kann dem Kind helfen, wieder in die Balance zu kommen und ausgeglichen zu sein oder in den Schlaf zu finden. Suchen Sie dafür einen ruhigen Platz. Wenn es als Hilfe zum Einschlafen genutzt werden soll, dann empfiehlt sich Babys Schlafplatz. Sie selbst sollten es dabei auch bequem haben. Wenn sich das Baby erstmal gar nicht beruhigen will und Mutter oder Vater sich schon sehr erschöpft und unsicher fühlen, dann ist es gut, eine Pause zu machen und das Baby an einem sicheren Platz kurz alleine zu lassen. Es passiert dem Baby nichts, wenn Sie für wenige Minuten das Zimmer verlassen, um neue Kraft zu schöpfen und Unterstützung, falls möglich, zu holen. Manchmal schläft das Kind genau in diesem Moment ein.

Natürlich kann das Schreien durch Schmerzen verursacht sein, und Sie brauchen die Hilfe einer Kinderärztin. Wenn es keinen sichtbaren Grund für das Schreien gibt und das Baby das Trösten nicht annehmen kann, dann ist es sinnvoll, eine Schreiberatung aufzusuchen (→ Adressen).

Für sich selber sorgen

Um sich mit dem Kind zu beschäftigen oder es gelassen zu beruhigen, muss man natürlich selbst einigermaßen ruhig sein. Das gelingt mit einem Schreibaby nicht immer ohne weiteres und ist leichter gesagt als getan. Dann stellt sich die Frage, wer diese Beschäftigung und das Beruhigen wenigstens zeitweise übernehmen kann. Was kann man selber tun, um wieder entspannt und gelassen zu werden, auch wenn das Kind noch einige Zeit so weiter schreien wird? Können zum Beispiel Oma oder Freundinnen regelmäßig kommen, so dass sich die Mutter bzw. die Eltern darauf einstellen können? Was könnte die Mutter in dieser Zeit für sich selber tun, um sich zu erholen und Kraft zu schöpfen? Oft sind es Kleinigkeiten im Alltag, die die erschöpften Eltern vermissen und die sie zum Auftanken so sehr benötigen.

Wenn Eltern nicht mehr weiter können

Es gibt Situationen mit einem Schreibaby, in denen es Eltern nicht aus eigener Kraft gelingt, selber ruhiger zu werden und allmählich ihr Kind doch beruhigen zu können. Dann ist es Zeit, sich nach professioneller Hilfe umzusehen.

Insbesondere dann, wenn nach dem dritten Monat keine Veränderung eintritt, wenn es zu einer großen psychischen Belastung für die Eltern infolge der Erschöpfung und Hilflosigkeit wird, wenn Schwierigkeiten auch beim Füttern und Schlafen auftreten bzw. zunehmen und wenn es noch andere Belastungen wie zum Beispiel Erkrankung eines Familienangehörigen, Arbeitslosigkeit, enge Wohnverhältnisse und Ähnliches in der Familie gibt, sollte man sich unbedingt nach Hilfe außerhalb der Familie und des Freundeskreises umsehen.

Babyberatung

Mittlerweile gibt es in Kinderkliniken, Erziehungsberatungsstellen, bei niedergelassenen Psychotherapeuten und ähnlichen Einrichtungen in allen größeren und manch kleineren Städten Beratungsstellen für Eltern mit Babys und Kleinkindern (→ Adressen). Zu einer Beratung für Eltern mit einem extrem viel schreienden Baby sollte immer eine kinderärztliche Untersuchung gehören, die entweder die Haus- oder die eigene Kinderärztin schon gemacht hat oder die in der entsprechenden Einrichtung vorgenommen wird!

Die eigentliche Beratung der Eltern ist auf zwei Wegen möglich. Der eine besteht darin, dass sie Unterstützung erhalten, die Signale des Babys leichter erkennen und besser verstehen zu können, um ihm bei der Überwindung der Anpassungsschwierigkeiten und dem Erlernen der Selbsthilfe, wie oben beschrieben, zu helfen. Hierbei werden oft kurze Videoaufnahmen vom Kind und seiner Mutter oder seinem Vater beim Windeln, beim Füttern oder beim gemeinsamen Spiel gemacht. Das mag für die Eltern ungewöhnlich sein, braucht vielleicht auch etwas Mut. Es hilft aber sehr gut, um danach in Ruhe sein Baby und sich selbst aus einer neuen Perspektive zu beobachten und das Lesen der Feinzeichen zu üben. Die Beraterin übernimmt dabei die Rolle einer Dolmetscherin für die Signale des Kindes. Sie hilft den Eltern außerdem, ihre Beruhigungsversuche gelassener und gezielter zu gestalten und überlegt mit ihnen, was man mit dem Baby in seinen ruhigen Wachzeiten tun könnte. Zwischen den Beratungsterminen werden die Eltern gebeten, zu Hause weiter ihr Kind zu beobachten, sich mit ihm in seinen Wachzeiten zu beschäftigen und beim Beruhigen langsam und sparsam vorzugehen.

Der zweite Weg richtet sich zunächst mehr an die Eltern. Ihnen wird Gelegenheit gegeben, die bisherige schwierige Zeit mit ihrem Baby zu beschreiben und sich den Kummer von der Seele zu reden. In den Gesprächen mit einer Beraterin wird es auch um die Alltagsgestaltung mit einem Baby gehen und darum, was Eltern für sich tun können, um die nötigen Kräfte für diese Situation beizubehalten oder wiederzufinden. Manchmal müssen in diesen Gesprächen Lösungsmöglichkeiten für Belastungen, die die Familie außerdem noch zu bewältigen hat, gesucht werden.

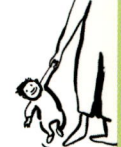

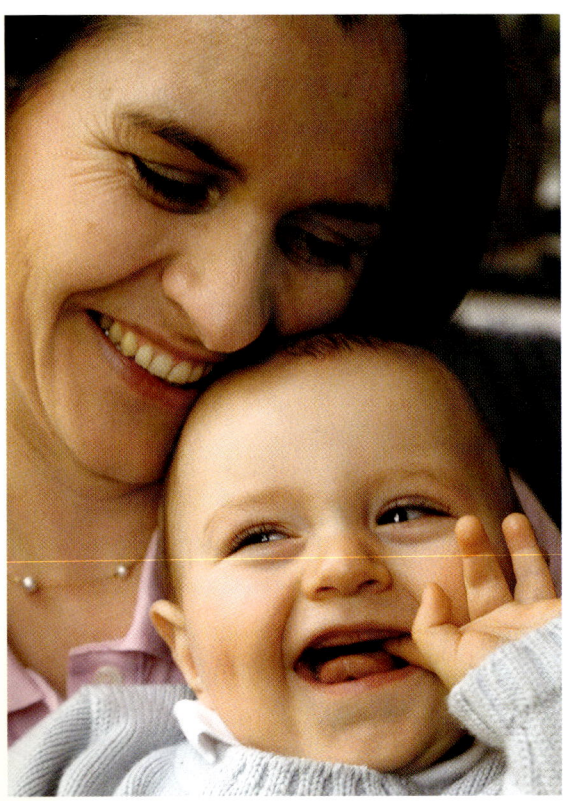

Wenn es so lacht, ist alles vergessen

In manchen Situationen schaffen solche Gespräche erst die Voraussetzungen für die Eltern, um ruhiger und gelassener auf ihr Baby eingehen zu können, so wie es beim ersten Weg beschrieben wurde.

Da das Baby noch nicht so lange warten kann, bis die Eltern diesen Schritt geschafft haben, bieten die meisten Beratungsstellen eine Kombination beider Wege an. Die genaue Beobachtung des Babys und die Unterstützung seiner Verhaltensregulation stehen in enger Verbindungen mit Gesprächen mit den Eltern, in denen sie Gelassenheit und neue Kräfte für das Leben mit ihrem Baby gewinnen können.

Schlafen, Wachen, Lernen

Manche Alltagsprobleme sind so groß, dass sie ein entspanntes Eingehen auf die Bedürfnisse eines viel schreienden Babys nicht zulassen. Das kann zum Beispiel die arbeitsbedingte Abwesenheit und damit fehlende Unterstützung des Vaters sein. Aber auch Belastungen aus der Vergangenheit wie unverarbeitetc Trennungserfahrungen in der eigenen Kindheit können eine Rolle spielen. Gerade Sorgen aus der Vergangenheit tragen häufig dazu bei, dass gefühlsmäßige Irritationen im Kontakt zum eigenen Kind auftreten. Solche Gefühle, wie beispielsweise „Mein Kind lehnt mich ab", belasten die Beziehung zu ihm zusätzlich.

Nachdem wir die Fähigkeiten und mögliche erste Schwierigkeiten des jungen Babys dargestellt und auch überlegt haben, wie Eltern sich und ihrem Kind bei diesen Schwierigkeiten helfen können, beschreiben wir das erste Vierteljahr noch einmal mit Blick auf die Meilensteine seiner Entwicklung. Lernen, Schlafen und Trinken, das sind die Hauptbeschäftigungen des Babys. Die Wachzeiten sind noch kurz und kosten viel Kraft. In diesen kurzen Momenten von wacher Aufmerksamkeit betrachtet das Baby neugierig seine Umgebung und eben besonders seine Mutter oder seinen Vater. Nicht immer wird es ihm gelingen, ruhig vom Schlafen zum Wachen, vom Trinken zum Schlafen oder vom Wachsein zum Schlafen zu gelangen.

Und so gehören auch Momente von Quengeln und Schreien zum Alltag mit einem Baby. Wie schon häufig betont, sind die Kinder dabei sehr unterschiedlich.

Etwa mit Ende des zweiten Monats, manchmal auch ein wenig eher, beginnt das Kind, direkt Mutter oder Vater anzulächeln, wenn diese sich ihm zeigen. Ein wunderbarer Moment, weil die Eltern jetzt deutlicher das Gefühl haben, ihr Baby reagiert auf sie. Das kann wie eine Wiedergutmachung schwieriger Momente und wie eine Aufforderung empfunden werden, das Zwiegespräch mit dem Baby zu intensiveren. Dies wiederum hilft dem Baby, länger wach zu bleiben und seine Ausdauer für diese behaglichen Momente zu verlängern.

Am Ende des ersten Vierteljahres finden sich die allermeisten Babys gut zurecht. Sie haben aufgrund des häufigen Kontaktes mit ihren Eltern beim Füttern, Windeln, Beschäftigen, Schaukeln und Getragenwerden ihre ganz individuellen Eltern und deren Vorlieben kennen gelernt. Ein körperlicher Reifungsschub unterstützt das Baby in dieser Zeit außerdem in der Ausbildung eines gleichmäßigeren Schlaf-Wach-Rhythmus. Die Eltern können daher auch etwas zuverlässiger vorhersagen, wann es schlafen wird, wann es Hunger hat oder zu einem kleinen Gespräch bereit ist. Natürlich klappt das nicht immer, und natürlich sind die Kinder recht individuell. Eltern können bei der Entwicklung eines gleichmäßigeren Rhythmus aber auch mitwirken, indem sie behutsam ihr Kind an einen regelmäßigen Tagesablauf heranführen, also vielleicht die nächste Mahlzeit um ein paar Minuten verschieben.

Schlafen – nicht immer einfach

Leo und Lisa haben sich für eine längere Pause entschieden. Sie schlafen. Beobachten wir leise ihren Schlaf und beschreiben dann, was man über das Schlafen und seine Entwicklung bei Babys weiß.

Lisa hat in den ersten Monaten größere Mühe gehabt, zur Ruhe zu kommen und erholsam zu schlafen. Jetzt, nach dem dritten Lebensmonat, ist ihr Schlaf-Wachrhythmus deutlich regelmäßiger geworden. Wenn ihre Mutter oder ihr Vater sie hinlegen, dann schläft sie relativ schnell ein. Ihre Eltern waren sehr überrascht, dass sie viel weniger schläft, als sie selber für möglich gehalten haben. Da Lisa meistens ausgeglichen und zufrieden ist, scheint ihr der Schlaf zu reichen.

Leo dagegen scheint ein Vielschläfer zu sein. Rechnet man seine Tages- und Nachschlafzeit zusammen, bringt er es im Durchschnitt auf fast fünf Stunden mehr als Lisa. Anfänglich dachten die Eltern, sie sollten ihn zwischendurch wecken, damit er genug zu essen bekommt. Leo entwickelte sich jedoch so gut, dass sie schnell merkten, wie unbegründet diese Sorge war. Leo holt sich genau das, was er an Ernährung und Schlaf für seine Entwicklung braucht.

Wie bei anderen Babys auch, kann man bei Leo und Lisa beobachten, dass nicht jeder Schlaf dem anderen gleicht. Manchmal bewegen sie im Schlaf ihre Arme und Beine ein wenig. Auch ihre Augen sind

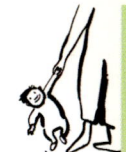

237

in Bewegung und nicht ganz festgeschlossen, so wie man es typischerweise von den Traumschlafphasen kennt. Was werden sie wohl träumen? Lassen wir ihnen dieses Geheimnis und fassen wir die wichtigsten Beobachtungen über den Schlaf der Babys zusammen.

Das Leben mit einem Baby ist gerade in den ersten sechs Monaten besonders anstrengend, weil es in dieser Zeit noch nicht durchschlafen kann. Durchschlafen muss gelernt werden, und es braucht etwas Zeit dafür. Ob ein Mensch, auch ein kleiner, schläft oder wach ist, kann nur er selbst bestimmen. Die meisten Eltern wissen, dass ihr Baby in den ersten Wochen noch nicht durchschlafen kann und helfen ihm intuitiv, in den Schlaf zu finden. Sie begleiten das normale nächtliche Aufwachen mit Hilfen wie Stillen, Füttern, Schaukeln oder gemeinsamem Schlafen. Je nach Entwicklungsstand des Kindes und der gesamten familiären Situation werden sie ihre Einschlafhilfen reduzieren und ihrem Baby zutrauen, eigene Hilfen zu nutzen, zum Beispiel den Daumen oder den Nuckel.

Die Begleitung der Schlafentwicklung fordert von den Eltern eine gewisse Sicherheit und Gelassenheit. Das ist nicht immer einfach. Durch Entwicklungskrisen und Krankheiten des Kindes sowie durch besondere Belastungen der Familie oder unbewusste Erinnerung und Ängste der Eltern kann diese notwendige Sicherheit und Gelassenheit empfindlich gestört werden. Zusätzlich können Vorstellungen von außen die Fähigkeiten des Kindes überfordern oder Eltern unter Druck setzen. Verbreitet ist beispielsweise die Ansicht, frühzeitiges Alleineschlafen fördere die Entwicklung einer autonomen und unabhängigen Persönlichkeit. Gemeinsames Schlafen unter gesicherten Bedingungen erleichtert durch die Anwesenheit der Mutter in den ersten Lebenswochen und -monaten aber gerade die Regulation lebenswichtiger Funktionen, führt zu einer längeren Stilldauer und unterstützt die Bindungsentwicklung des Kindes.

Die Fähigkeit, tief und erholsam schlafen zu können, erwirbt das Kind durch Reifungs- und Lernprozesse. Es orientiert sich dabei auch am Verhalten der Eltern und den typischen Unterschieden zwischen Tag und Nacht. In der Nacht ist es dunkel, oder das Licht ist gedämpft, und es ist still geworden. Das Baby erkennt allmählich auch seinen gewohnten Schlafplatz wieder. Vielleicht kann es auch die Unterschiede an einer anderen Kleidung feststellen. In dem Maße, wie es in der Nacht weniger gestillt oder gefüttert werden muss, kann es allmählich längere Zeit zusammenhängend schlafen. Wenn es kurz wach wird, dann findet es selbst schneller wieder in den Schlaf zurück oder kommt mit weniger aufwendigen Hilfen der Eltern zurecht. Eltern warten dann zumeist bei ersten Anzeichen von Wachwerden ab, in der Hoffnung, dass das Baby selbst wieder einschlafen kann. Manchmal bemerken sie gar nicht mehr, dass ihr Baby immer mal kurz wach war und ohne Hilfe schnell wieder einschlafen konnte. Sie freuen sich, dass ihr Baby schon „durchschläft".

Das nächtliche Erwachen eines Babys und Kleinkindes kann für Eltern sehr anstrengend sein. Alle Familienmitglieder haben ein Recht auf erholsamen Schlaf – nur wer einigermaßen ausgeschlafen ist, kann am Tage liebevoll mit dem Kind umgehen und den Alltag bewältigen. In den ersten Lebensmonaten und -jahren wachen Kinder häufig in der Nacht auf. Sie weinen, schreien, möchten etwas zu trinken haben oder fordern die Anwesenheit ihrer Eltern ein. 30 bis 50 % der Kinder wachen immer mal wieder auf, 15 % jede Nacht.

Warum fällt es kleinen Kindern so schwer, wenn sie nachts wach werden, wieder einzuschlafen oder überhaupt durchzuschlafen? Einige Antworten lassen sich aus der Perspektive des Kindes finden, andere in den Erwartungen der Eltern sowie in ihrem Verhalten.

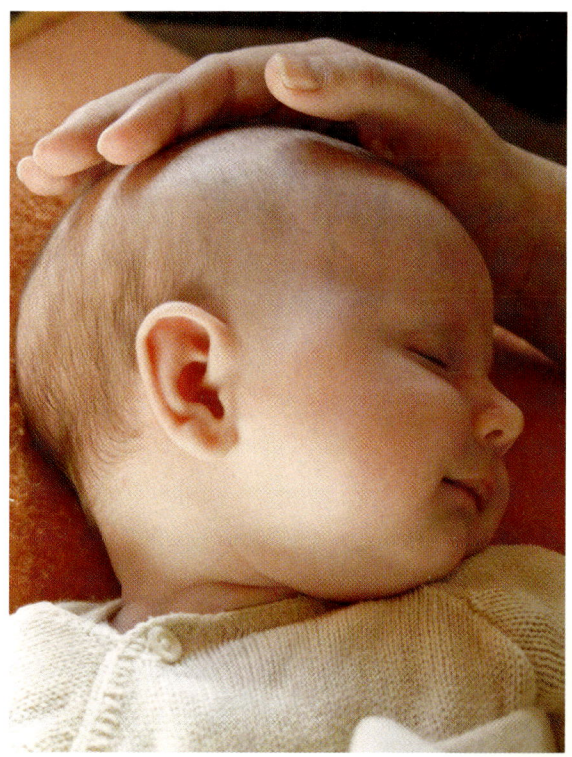

Schlaf gut

Um den siebten und achten Lebensmonat klagen Eltern häufiger über das Schlafverhalten ihrer Kinder. In dieser Zeit kann sich das Kind aufgrund seiner motorischen Entwicklung von der Mutter, dem Vater oder anderen wichtigen Bezugspersonen entfernen. Das Kind vermisst plötzlich den Schutz und die Nähe seiner vertrauten Bezugsperson und fühlt sich allein gelassen. Auch das Schlafen kann in dieser Zeit erstmals deutlich als eine Trennung erlebt werden, die Angst und Unsicherheit mit sich bringt. Eltern benötigen auch hier wieder innere Ruhe und Gelassenheit, damit sie dem Baby signalisieren können: Schlaf ist etwas Schönes, und wir trauen dir zu, dass du das schon recht gut kannst. Wenn es mal wirklich schwierig werden

sollte mit dem Schlafen, dann helfen wir dir selbstverständlich, aber versuch es doch erstmal selbst.

Wenn Eltern selbst sehr unsicher sind, wie und wo ihr Baby schlafen sollte, ob es gut ist, ihm viel oder wenig zu helfen oder sie sich sonst viele Sorgen machen, kann das beim Kind den Eindruck erwecken, Schlafen sei etwas sehr Schwieriges. Babys haben leider für solche Unsicherheiten sehr feine Antennen, und dann vermissen sie die nötige Gelassenheit ihrer Eltern, die sie für den erholsamen Schlaf auch benötigen.

Wie das Schlafen gelingt, hängt natürlich auch immer vom Baby selbst ab, und auch hier gibt es zwischen den Kindern große

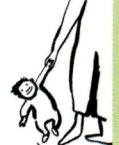

Unterschiede. Besonders deutlich wird das bei der Schlafdauer eines Kindes, wie wir bei Leo und Lisa gesehen haben. Babys können nicht mehr schlafen, als sie wirklich für ihre Erholung brauchen. Und so bleiben die Unterschiede bestehen. Bis zum Ende des ersten Lebensjahres schlafen manche Kinder nur noch elf Stunden, andere bis zu sechzehn Stunden. Das macht sich im Alltag einer Familie dann deutlich bemerkbar.

Erkundungen in die nähere und fernere Umgebung

Zwischen dem zweiten und vierten Monat erlangt das Baby zunehmend mehr Kraft, insbesondere im Schultergürtel und in den Armen. Es kann nun seinen Kopf in verschiedenen Positionen aufrecht halten und an der Körpermitte ausrichten. Mit etwa vier Monaten entwickelt sich die Fähigkeit,

Linus spielt schon kurze Zeit mit dem Hampelmann

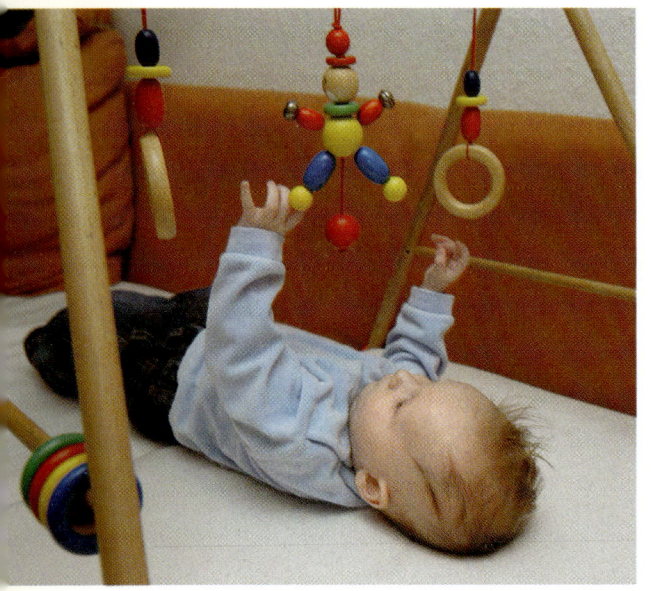

die Bewegungen der Hand mit den Augen zu kontrollieren und Augen- Hand- und Mundbewegungen besser aufeinander abzustimmen. Hinzu kommt die allmähliche Verbesserung des scharfen Sehens. Damit verstärkt sich die Neugier des Kindes an Gegenständen in der näheren Umgebung erheblich. Jetzt ist es an der Zeit, ihm Gegenstände anzubieten, die es mit seiner kleinen Hand gut halten kann. Gibt man Babys zu einem früheren Zeitpunkt Spielgegenstände, sind sie in der Regel damit überfordert, da sie diese nicht festhalten, loslassen und untersuchen können. Erst eine verbesserte Auge-Hand-Koordination erlaubt den Kindern eine selbständige Erkundung von Füßen, Händen und eben auch dem Spielzeug. Jetzt sind sie auch eher bereit, für einige Zeit alleine zu spielen. Sie beschäftigen sich neugierig und ausdauernd mit ihren Händen, Füßen und greifbaren Gegenständen.

Im Gegensatz zum Spielzeug bleiben aber Mutter oder Vater die bevorzugten „Mitspieler", weil diese zumeist Rücksicht auf die sich entwickelnden Fähigkeiten nehmen. Sie können durch ihre Beobachtung feststellen, ob das Baby noch neugierig ist, sich langweilt oder erschöpft ist. Außerdem ist der sprachliche Austausch für Babys überaus interessant. Und die Kinder machen in diesem Alter noch eine interessante Entdeckung. Ein Spielzeug oder ein Gegenstand, der ihre Neugier erweckt, wird von ihnen ausgiebig betrachtet. Dann wechseln sie die Blickrichtung. Sie schauen ihre Mutter oder ihren Vater an und dann wieder auf den Gegenstand. Dabei können sie häufig feststellen, dass der Erwachsene dann auch auf diesen interessanten Gegenstand blickt und ihn vielleicht dem Kind reicht, weil es das noch nicht kann. Was stellt das Kind fest? Es kann mit seinem eigenen Blickverhalten das Blickverhalten seines Gegenübers so beeinflussen, dass beide ihre Aufmerksamkeit gemeinsam auf das Gleiche lenken und der Andere dies als eine Aufforderung versteht, beim Ergreifen zu helfen. Eine wichtige Erfahrung, selbst etwas bei Mutter oder Vater erreichen zu können!

Mit weiterer Kraftzunahme im Rumpfbereich entwickelt das Kind die Fähigkeit, frei zu sitzen, den Kopf zu drehen, ohne aus der Balance zu geraten, und den Oberkörper seitlich zu drehen, etwa mit Beginn des sechsten bis achten Monats. Es greift zielsicher und wechselt einen Gegenstand von einer Hand in die andere. Mit dem Herumrollen, dem selbständigen Sitzen und Krabbeln kann es nun seine Erkundungen über den noch recht kurzen Greifraum seiner Hände in die weitere Umgebung ausdehnen.

Zwischen dem achten und zehnten Monat beginnen die meisten Kinder zu krabbeln, zu kriechen oder sich in einer anderen Weise fortzubewegen. Auch dabei unterscheiden sie sich zum Teil erheblich voneinander. Manche Kinder entwickeln ganz eigenartige Fortbewegungsarten, sie rutschen zum Beispiel auf dem Hosenboden oder rollen sich vorwärts. Einige probieren es sogar aus der Rückenlage, indem sie eine Brücke bilden und sich mit den Beinen abstoßen. Auch die Fähigkeiten zur Fortbewegung entwickeln die Kinder zu ganz unterschiedlichen Zeiten. Einige kriechen bereits mit sechs oder sieben Monaten, andere lassen sich bis zu zwölf Monate Zeit. Noch größer sind die Unterschiede beim freien Gehen. Die ganz schnellen gehen bereits mit acht bis neun Monaten, andere warten manchmal bis zum zwanzigsten Monat. Die meisten probieren ihre ersten noch wackligen Schritte zwischen dem dreizehnten und vierzehnten Monat aus.

Diese Entwicklungsprozesse kann man nicht durch Üben beschleunigen, weil sie überwiegend durch innere Reifungsprozesse gesteuert werden. Also hilft es nicht, das kleine Baby zum Sitzen hochzuziehen oder vorzeitig, bevor es nicht selbst dazu bereit ist, hinzusetzen. Ohne Hilfe würde es vor dem selbst bestimmten Zeitpunkt des freien Sitzens wieder umfallen. Folgt man den Impulsen des Kindes, so wird es später beim Laufen, Springen und Herumtollen in seinen Bewegungen sicherer sein und die nicht ausbleibenden Unsicherheiten und wackligen Momente besser ausbalancieren können.

Was bedeuten die Entdeckungen, sich selbst fortbewegen zu können, für das Kind? Einfach gesagt, seine Neugier, seine Lust an der Bewegung und die Entdeckung der Selbständigkeit bekommen einen erstaunlichen Aufschwung. Endlich kann es den ersehnten Gegenstand selbst herbeiholen, und neben dem Austausch mit den Eltern, der Entdeckung der eigenen Finger, Hände und kleinen Spielsachen kommt jetzt deutlich die Lust an der Be-

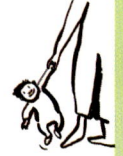

wegung hinzu. Auch wenn der Weg zum eigenen freien Gehen mühsam sein kann, ist es doch immer wieder erstaunlich, mit wie viel Ausdauer Kinder sich diese Fähigkeit zu Eigen machen.

Dieser Zugewinn an Selbständigkeit hat jedoch eine Kehrseite. Macht sich das Baby auf den Weg, unbekannte Ecken in der Umgebung zu entdecken oder einem davonrollenden Spielzeug nachzukrabbeln, gerät es vielleicht in fremde oder unheimliche Situationen. Der Papierkorb, an dem es sich hochziehen wollte, fällt einfach um. Oder es hat sich in seinem Überschwang weit weg von einem vertrauten Ort begeben und ist plötzlich allein.

Wunderbarerweise tauchen jetzt aber beim Baby Fähigkeiten auf, die es davor schützen, unbekannten Situationen hilflos ausgeliefert zu sein. Etwa parallel zum Loskrabbeln kann sich das Kind besser als vorher merken, wie die Mutter, der Vater oder andere vertraute Personen aussehen, auch wenn sie gerade nicht in Sichtweite sind. Das hilft, wenn man sie herbeirufen muss, weil gerade irgendetwas unheimlich oder schwierig geworden ist und keiner da ist. Man kann nur nach etwas gezielt rufen oder suchen, wenn man davon eine Vorstellung oder eben ein Bild im Kopf hat. Nun wird auch klar, warum die Kinder in dieser Phase bei Kummer, Überforderung oder Unsicherheit sich nur von vertrauten Personen trösten und beruhigen lassen. Fremde haben, so lange sie fremd sind, wenig Chancen. Selbst in weniger unsicheren Momenten werden sie vorsichtig gemustert, und viele Kinder reagieren

mit Fremdenangst, wenn kein Vertrauter hilft, die neue Person kennen zu lernen. Kleine Kinder in diesem Alter suchen Rat und Hilfe, indem sie sehr darauf achten, wie der vertraute Erwachsene schaut und spricht: Geschieht das in ermutigendem Ton, dann trauen sie sich unterschiedlich vorsichtig an eine fremde Person oder einen unbekannten Gegenstand heran; durch eine warnende oder angstvolle Reaktion von Mutter oder Vater werden sie eher gebremst. Meistens dient das ihrem Schutz. Manchmal überträgt sich aber Angst und Unsicherheit der Erwachsenen ungünstig auf das Kind, denn es holt sich immer beim Erwachsenen eine Art Rückversicherung über das, was jetzt zu tun ist.

Dieses zielgerichtete Rufen, Schreien, Weinen tritt also genau dann eindrucksvoll als Trennungs- und Fremdenangst auf, wenn sich das Kind aufgrund seiner Neugier und eigenen Fortbewegung selbst in schwierige Situationen bringen kann. Es aktiviert damit sozusagen die unsichtbare Sicherheitsleine, die es mit Mutter oder Vater verbindet.

Manche Kinder versuchen, in Momenten der Verunsicherung erstmal tapfer zu sein und geben keine deutlichen Signale an die Erwachsenen. Sie verstecken ihre Unsicherheit und Überforderung und tun so, als ob ihnen die Unvertrautheit einer Situation nichts ausmacht. Vielleicht haben sie von den Erwachsenen unterschwellige Botschaften bekommen, zum Beispiel: „Stell dich nicht so an!", oder „Ich bin stolz auf dich, wenn du nicht weinst!"

Ich brauche Hilfe

Es ist ein gutes Zeichen, wenn das Kind in Momenten der Unsicherheit seiner Umgebung mitteilt, dass es Hilfe braucht. Es zeigt damit auch: Ich weiß, dass ich um Hilfe bitten kann und jemand bereit ist, mir zu helfen. Dann ist das Kind getröstet und spürt meistens wieder neuen Mut aufzubrechen. Manchmal sind Eltern besorgt über diese Verhaltensweisen, weil sie glauben, ihr Kind sei nicht „artig" oder dramatisiere die Situation. Kinder diesen Alters brauchen aber immer vertrauensvolle, verlässliche und verfügbare Erwachsene, die ihnen in Situationen beistehen, die sie noch überfordern. Wenn Kinder diese Unterstützung in den allermeisten Fällen erleben, dann werden sie mutiger, nicht zuletzt deshalb, weil der Erwachsene ihnen ja damit auch zeigt, wie man aus einer schwierigen Situation herausfinden kann. Auch hier gibt es wieder Unterschiede zwischen den Kindern, abhängig von den Erfahrungen mit Vater, Mutter oder anderen vertrauten Personen. Oder auch vom unterschiedlichen Temperament der Kinder – das ja mit darüber entscheidet, wie vorsichtig oder neugierig, wie schnell oder langsam sie auf neue Situationen zugehen.

Kinder, auch schon sehr kleine, haben dafür feine Antennen, und sie versuchen sich den Erwartungen der Erwachsenen anzupassen.

Wieder andere Kinder bevorzugen es, schon bei den kleinsten Anzeichen von Schwierigkeiten dem Erwachsenen mit Weinen und Schreien deutlich Bescheid zu sagen, damit er auch unbedingt zur Stelle ist, wenn er gebraucht wird. Möglicherweise haben sie die Erfahrung gemacht, dass sie sich der Aufmerksamkeit von Mutter oder Vater nicht so sicher sein konnten, weil diese manchmal sehr beschäftigt und nicht erreichbar waren, wenn sie gebraucht wurden und dann wieder trösten und helfen wollten, auch wenn gerade alles in Ordnung war. Also geben sie schon ein bisschen eher oder auch intensiver Bescheid, um auf ihre Situation aufmerksam zu machen.

Für die Entwicklung von Babys ist es gut, wenn Mutter und Vater und andere vertraute Personen einerseits von der Idee Abschied nehmen können, dass ihr Kind in schwierigen Situationen alleine klar kommen und tapfer sein sollte, andererseits mit Gelassenheit den Drang nach Selbständigkeit begleiten und nur dann helfen, trösten und ermutigen, wenn sie wirklich gebraucht werden. Da ist es nicht immer leicht, die richtige Balance zwischen der nötigen Geborgenheit und der Ermutigung zur Selbständigkeit für das Baby zu finden.

Auch die Babys, die nun schon fast Kleinkinder sind, müssen im zweiten Lebensjahr immer wieder die richtige Balance finden zwischen „Lass mich selber und hilf mir mal!" Das eine oder andere Missverständnis gehört dann einfach dazu bei den Erkundungen in die fernere Umgebung.

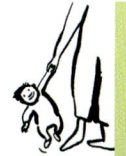

Berührung: Ein Gespräch von Hand zu Haut

Berührung ist lebensnotwendig für jeden Menschen. Die Haut hat neben ihren vielen anderen Funktionen auch eine wesentliche Bedeutung als Kontaktorgan. Sie ist unser größtes Sinnesorgan. Hautkontakt nährt die Lebensfreude, baut Stress ab, verbessert das Körpergefühl, fördert das Selbst-Bewusstsein und stärkt das Immunsystem. Ein Baby braucht Berührung ebenso wie Nahrung, Wärme und Sauberkeit. Führen Sie doch Massage als tägliches Ritual in Ihrer Familie ein. Sie können

Mit allen Sinnen genießen

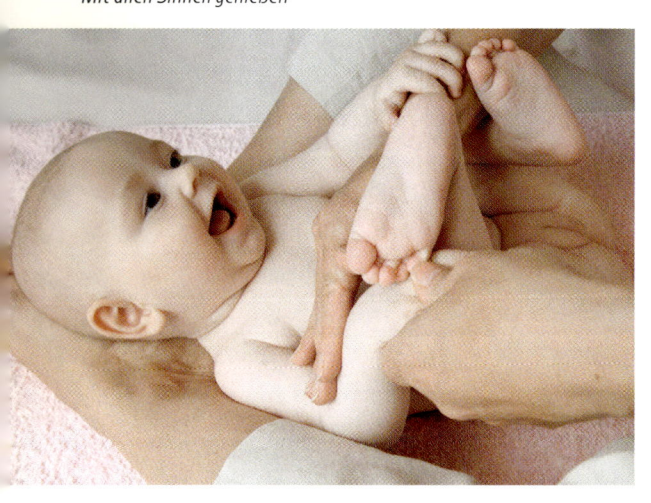

dem Baby mit Ihren Händen von Anfang an eine Geschichte auf der Haut erzählen – so wie Sie ihm später allabendlich eine Geschichte vorlesen. Diese Geschichte handelt von dem, was das Baby am liebsten mag: vom eigenen Körper, von Wärme, von Liebe und Kontakt. Erzählt wird sie mit den Händen der Erwachsenen. Massagetechniken lernen Sie von Ihrer Hebamme, später können Sie auch einen Kurs besuchen. Techniken sind das Grundmodell dieser „Geschichte". Die individuelle Ausgestaltung und das mit der Massage verbundene Ritual entstehen im Dialog zwischen Eltern und Kind und verändern sich im Lauf der Wochen, Monate und Jahre. Der achtsame Kontakt spielt dabei eine viel größere Rolle als die Technik.

Es gibt viele Arten, wie Eltern und Kind miteinander ins Gespräch kommen. Je mehr Sinnesorgane aufmerksam einbezogen werden, umso größer ist die Wahrscheinlichkeit, dass sie einander gut verstehen.

Leo : *Oh ja, jetzt kommt wieder die Massage. Es ist so schön, ganz warm und weich, wenn Ihr mich massiert. Auch ein wenig aufregend ist es, ganz nackt zu sein und überall Eure Hände zu spüren. Jetzt kenne ich das schon ganz gut, ich weiß, wann was drankommt. Heute massiert Papa. Das fühlt sich ganz anders an als bei Mama. Beides ist toll.*

Babymassage:
Wie in Schmetterlings-
flügel gehüllt

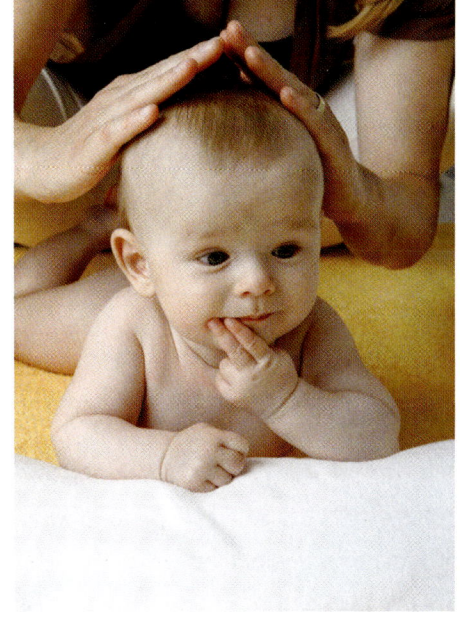

Gregor mag die Massage offensichtlich

Die Schmetterlingsmassage ist eine zarte einhüllende Berührung. Sie macht dem Baby Ihre Liebe spürbar. Das ist schön als ein tägliches Ritual, und es ist ganz besonders hilfreich, wenn Sie gerade schwierige Zeiten erleben.

Krisen gehören zu jeder Entwicklung. Die Schmetterlingsmassage ist für die Eltern und das Kind eine Hilfe zur Überwindung all der unausweichlichen Wachstumskrisen: Zahnen, Abstillen, Laufen lernen, die Geburt eines Geschwisterkindes, später die Einschulung, die Pubertät. Heilende Berührung kann für Eltern und Kind in diesen natürlichen Krisen und auch bei schwerwiegenden Ereignissen ein stärkendes Element im gemeinsamen Leben sein.

- Was Sie mit offenem Herzen und liebevollen Händen tun, ist richtig.
- Ihre Art zu massieren ist eine Form von Sprache mit dem Kind.

Mag mein Baby die Massage?

Zu Anfang kann es für Ihr Baby ungewohnt sein, und da eine Massage für Sie beide etwas Neues ist, müssen Sie es vielleicht einige Male probieren, ehe sich die erwünschte Ruhe und Freude einstellt.

Ein Baby reagiert ganz anders als eine erwachsene Person: Es legt sich nicht entspannt hin, schließt die Augen und seufzt gelegentlich wohlig, wie Sie es vielleicht erwarten, sondern es kann dabei zappeln oder auch quengeln. Vielleicht lösen sich gerade kleine Anspannungen, und das fühlt sich nicht immer sofort gut an. Solange Ihr Baby nicht laut und anhaltend weint, machen Sie ruhig weiter. Wenn Sie dann beide mit dem Massieren vertraut sind, wird es Ihnen leicht fallen zu erkennen, dass es ihm gut tut. Manche Babys mögen zunächst nicht gern ganz nackt sein, dann lassen Sie einfach das Hemdchen an. Andere Babys brauchen eher etwas deutlicheren Druck und langsame, klare Berührungen. Versuchen Sie, die Vorlieben Ihres Kindes zu begreifen.

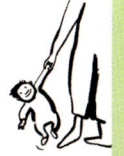

- Sie können die „Vokabeln" und die „Grammatik" dieser Sprache lernen, und Ihre Stimme ist unverwechselbar.
- Achten Sie auf die Signale des Kindes, damit Sie seine Antworten verstehen lernen.
- Massage ist ein Dialog zwischen Hand und Haut, wie ein Tanz oder ein gemeinsam gesungenes Lied.

Das ist der „gute Ton" bei der Massage:
- Für eine ruhige, warme Atmosphäre ist gesorgt (Telefon, Handy abgestellt).
- Die Hände sind sauber, weich und warm.
- Das Kind wird zu Beginn gefragt, ob es bereit ist. Die volle Aufmerksamkeit gilt in diesen Minuten dem Kind!
- Die Massage klingt ruhig aus.
- Singen oder Summen ist eine schöne Ergänzung der Berührung.

Beim „Tüpfeln" setzen Sie die Fingerspitzen leicht auf

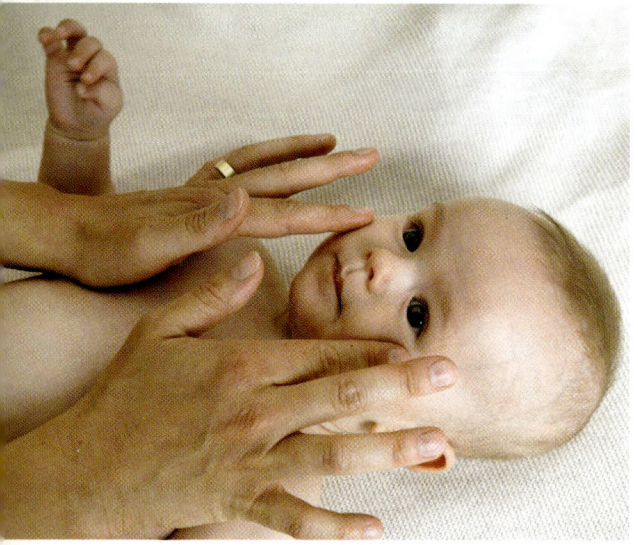

Techniken

Es gibt drei Arten von „Techniken" bei dieser Massage, die Sie gut vorher an sich selbst (Gesicht und Arme) ausprobieren können.

Das *lange, verbindende Streichen* von oben nach unten und von der Mitte zur Seite: Die Finger sind leicht gespreizt, und das Kind wird gleichsam mit Schmetterlingsflügeln eingehüllt. Jeder Strich wird dreimal ausgeführt. Das schafft einen verlässlichen Rhythmus und sorgt dafür, dass die Massage insgesamt nicht zu lange dauert.

Das *Lockern der Muskulatur*: Die weiche Hand oder die Finger liegen großflächig auf dem Muskel, zum Beispiel dem Po. Den ganzen Muskel sacht schütteln. Stellen Sie sich vor, Sie versetzten einen Wackelpudding in leichte Schwingungen.

Das *Tüpfeln:* Mit den Fingerspitzen werden kleine rüttelnde Bewegungen gemacht. Die Fingerspitze leicht aufsetzen, beispielsweise auf der Stirn, dann zwei bis drei kleine Kreise beschreiben, dabei die Haut und die darunter liegende Muskulatur des Kindes zart mitbewegen; den Finger wieder anheben und im Abstand von ein bis zwei Zentimetern daneben erneut aufsetzen.

Die Massage

Das Kind liegt auf dem Rücken mit dem Gesicht zu Ihnen.

Reiben Sie Ihre Hände kräftig gegeneinander, und schütteln Sie sie aus. Fragen Sie das Kind, ob es bereit ist, und lassen Sie sich überraschen, wie es antwortet,

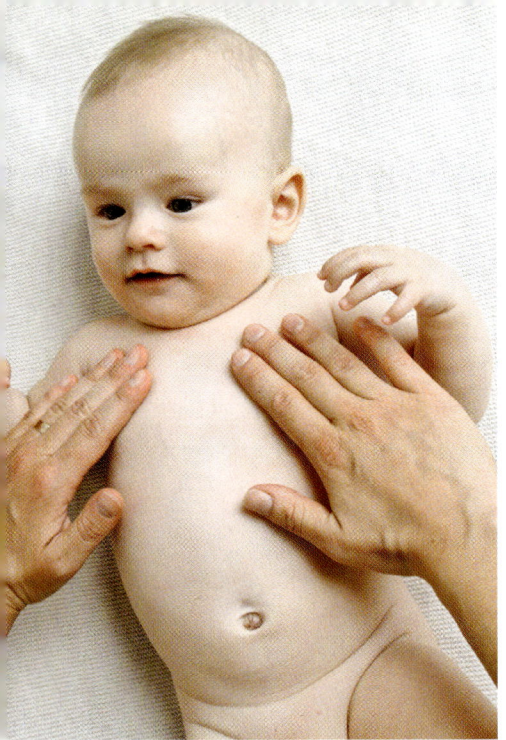

Über die Brust ...

Ohren, ziehen Sie Kreise um den Mund herum.

Tüpfeln Sie auf den *Wangen* über den Kiefergelenken.

Schieben Sie beide Hände in den *Nacken* des Kindes, ohne seinen Kopf zu heben, und streichen Sie vom Hinterhaupt abwärts über den Nacken und die Rückseite der Schultern.

Streichen Sie über *Schultern, Arme* und *Hände*. Dann wenden Sie sich dem rechten Arm zu. Halten Sie die Hand des Kindes in Ihrer Hand und lockern Sie die Muskulatur des Oberarms, dann die des Unterarms. Streichen Sie um das Handgelenk herum, dann ausführlicher über den Handrücken und die Innenfläche der Hand. Folgen Sie den einzelnen Fingern

vielleicht mit einer Bewegung des Beins oder des ganzes Körpers.

Streichen Sie einige Male sehr zart, vom Scheitelpunkt des Kopfes ausgehend, mit leicht gespreizten Fingern über den ganzen Körper des Kindes, bis zu den Zehen und darüber hinaus. Lassen Sie Ihre Hände dabei ganz weich und anschmiegsam jeder Rundung des Körpers folgen. Die Qualität der Berührung ist fließend und leicht.

Das *Gesicht* wird recht zügig behandelt, wenn es dem Kind deutlich unangenehm ist, sogar ausgelassen. Streichen Sie jeweils dreimal mit den Fingerspitzen auf der Stirn von der Mitte zur Seite bis in die Schläfen hinein, um die Augen herum, von der Nasenwurzel hinunter zu den Nasenflügeln, unter den Wangenknochen im Bogen bis hin zu den Ohren, umrunden Sie die

... über den Rücken ...

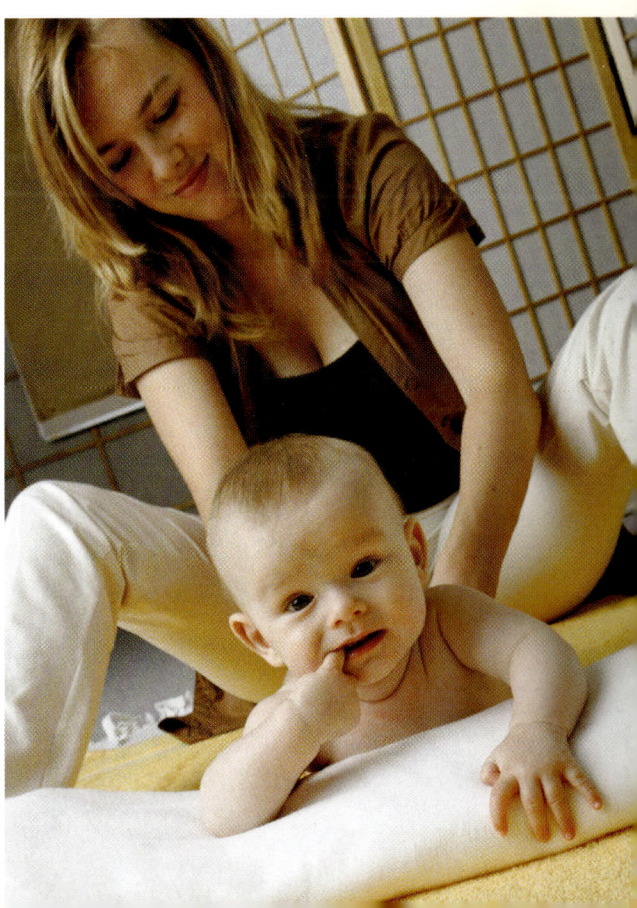

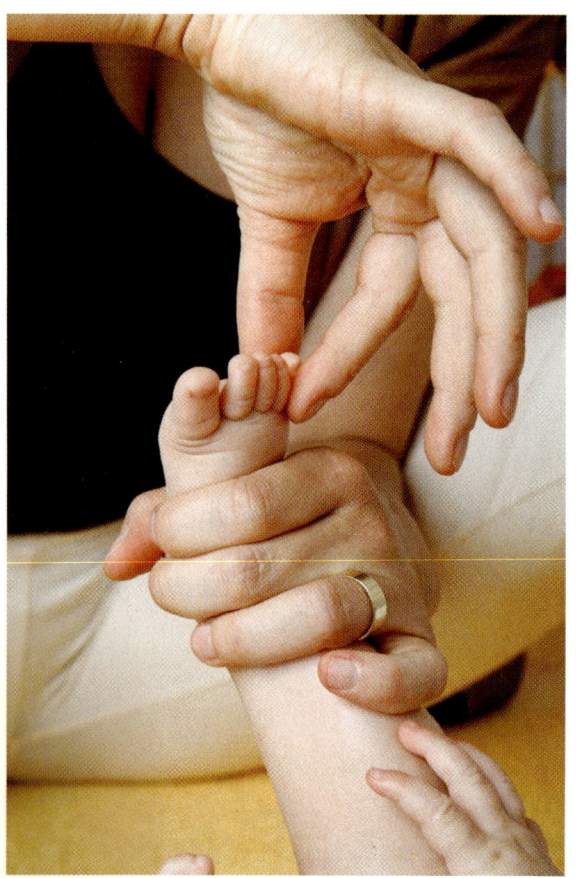

... bis zu den kleinen Zehen ...

beginnen Sie mit *Brust* und *Bauch*. Streichen Sie im Verlauf der Rippen vom Brustbein zu den Seiten des Brustkorbs. Sie beginnen damit am Hals und gehen jedes Mal eine Rippe tiefer, bis Sie schließlich die letzten Striche von der Spitze des Brustbeins der unteren Rippenkante folgen lassen. Hier etwa verläuft auch das Zwerchfell, und auf dieser Linie tüpfeln Sie von der Mitte zur Seite.

Auf dem Bauch ziehen Sie einen großen Kreis im Uhrzeigersinn um den Bauchnabel herum und tüpfeln dann auch auf dieser Linie. Die „Bikinifalte" finden Sie am Unterbauch des Kindes, etwa da, wo die Oberkante eines gedachten Bikinihöschens verlaufen würde. Streichen Sie der Falte folgend zunächst dreimal von der Mitte zur Seite, dann tüpfeln Sie.

Streichen Sie schmetterlingszart von der Taille abwärts über die *Hüften*, die *Beine* bis zu den *Füßen* und darüber hinaus.

Beginnen Sie mit dem rechten Bein, und lockern Sie die Muskulatur vom Oberschenkel hinunter zum Unterschenkel („Wackelpudding"). Streichen Sie um das Fußgelenk und die Ferse herum, über die Oberseite des Fußes und die Fußsohle, zupfen Sie leicht an den einzelnen Zehen („Blütenblätter"), und wiederholen Sie den Vorgang am anderen Bein.

bis zur Spitze, so als ob Sie Blütenblätter zupfen: Er liebt mich, er liebt mich nicht, er liebt mich ...

Machen Sie dann dasselbe mit dem linken Arm.

Schließen Sie mit einhüllendem Streichen die Massage von Kopf und Armen ab, und

„*Jedes Geschöpf ist mit einem anderen verbunden, und jedes Wesen wird durch ein anderes gehalten.*"

Hildegard von Bingen

248

Beenden Sie die Massage der Vorderseite mit einhüllendem Streichen vom Scheitel des Kindes bis zu seinen Füßen und darüber hinaus („Schmetterlingsflügel").

Drehen Sie das Kind auf den Bauch.

Der *Rücken* wird wieder mit langem Streichen vom Kopf bis zu den Füßen begrüßt. Dann streichen Sie über die *Schulterblätter* von oben nach unten und von der Mitte nach außen.

Lockern Sie die Muskulatur um die Schulterblätter herum.

Streichen Sie den *Rippen* folgend von der Mitte zur Seite. Beginnen Sie am Nacken, und wandern Sie Rippe für Rippe tiefer.

Ertasten Sie die Muskelstränge rechts und links der Wirbelsäule, und lockern Sie sie mit zwei Fingern vom Nacken beginnend bis zum Po.

Streichen Sie über den *Po* sternförmig von der Mitte ausgehend nach außen, dann legen Sie beide Hände weich auf die Pobacken und lockern sie (Wackelpudding).

Streichen Sie noch einmal die Rückseite der Beine, und lockern Sie auch dort die Muskeln. Beenden Sie die Massage, indem Sie dreimal vom Scheitel aus über den ganzen Rücken, den Po, die Beine, die Füße und darüber hinaus mit Schmetterlingshänden einhüllend streichen.

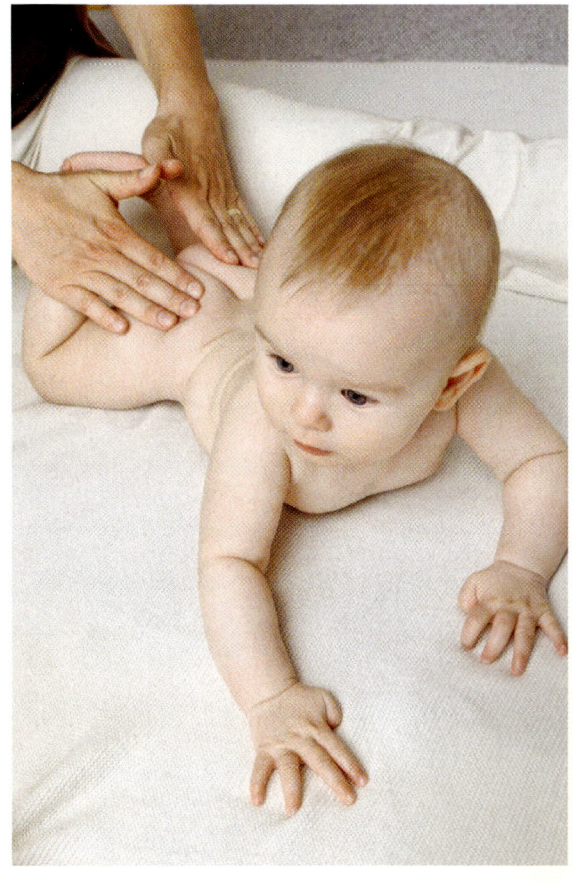

... und mit „Wackelpudding" auf den Po

Ausklingen

Lassen Sie die Massage in Ruhe ausklingen. Hüllen Sie das Kind in eine Decke. Wenn es noch klein ist, nehmen Sie es in die Arme, schaukeln Sie sanft hin und her, wenn Sie mögen, summen oder singen Sie dabei.

> „*Unsere Lebensenergie leuchtet und bewegt sich unter dem Energiefeld, das von der berührenden Hand eines anderen ausströmt. Eine Berührung kann uns von Kopf bis Fuß wieder zusammenfügen, kann die zerbrochenen Teile unserer Lebensenergie über Barrieren hinweg fließen lassen.*"

Eva Reich

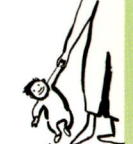

Essen und Trinken im ersten Jahr

Essen bedeutet für Ihr Kind nicht nur, satt zu werden, es ist immer auch ein verbindendes und sinnliches Erlebnis – ob beim liebevollen Stillen oder beim Flasche geben. Saugen und Kauen, Schmecken und Schlucken macht eben auch glücklich und zufrieden. So sollte es beim Zufüttern bleiben.

Wann ist es Zeit, dem Baby etwas anderes als Milch anzubieten?

Mit etwa vier Monaten erlischt der Saugreflex Ihres Kindes und mit etwa sieben Monaten kann es die Nahrung mit den Lippen vom Löffel aufnehmen. Bis zum Beginn des 7. Lebensmonats kann die Muttermilch den Grundbedarf Ihres Kindes bestens decken. Langes Stillen ist besonders dann zu empfehlen, wenn Ihr Kind eine → Allergie bekommen kann.

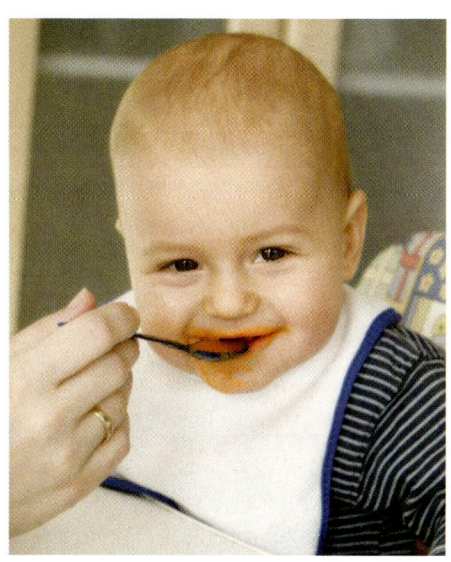

Ihm schmeckt es schon vom Löffel

Geben Sie stattdessen eine Pre-Nahrung, so zeigt die Erfahrung, dass Sie etwas früher zufüttern werden, da aufgrund der schlechteren Verwertung von Ersatznahrungen Ihr Kind nicht mehr satt werden wird. Stellen Sie dann bitte nicht auf eine Folgemilch um. Ab dem 5. Lebensmonat können Sie milchfreie Getreide- und Gemüsebreie hinzufüttern. Für den Anfang ist es auch möglich, 1 – 3 TL Säuglingsgetreideflocken, zum Beispiel aus Reis oder Hirse, sowie pürierte Karotte zur Flaschennahrung hinzuzugeben. Diese Zusatzgaben enthalten Calcium, Eisen und Vitamine und nicht nur einfache Stärke und künstliche Vitamine wie die Folgenahrungen.

Achtung: Vergrößern Sie dann das Loch eines normalen Saugers mit einer heißen Nadel etwas, richtige Breisauger haben in der Regel zu große Löcher.

Häufig wird früher zugefüttert, weil die Kinder dann angeblich besser bzw. länger schlafen. Das ist nicht zu belegen – zwei große Untersuchungen haben bereits 1988 und 1989 keine Unterschiede im Schlafverhalten von Babys festgestellt, die vor dem Schlafengehen feste Kost erhielten, im Vergleich zu denen, die keine feste Kost bekamen.

Die erste Darmreife erreicht Ihr Kind, sobald es sich vom Rücken auf die Seite drehen kann. Dies ist auch das Ende der so genannten Adaptionszeit (vollendete 8. – 12., in Ausnahmefällen 14. Lebenswoche). Nach Erreichen der ersten Darm-

Das Kind zeigt, wann es feste Nahrung braucht

- Es kann aufrecht sitzen.
- Der Zungenreflex, mit dem es feste Nahrung aus dem Mund schiebt, hat sich abgeschwächt.
- Es kann selbständig Nahrung mit den Fingern aufnehmen und sich in den Mund stecken.
- Es zeigt ein gesteigertes Still- oder Trinkbedürfnis, das nicht mit einer Erkrankung, mit Zahnen, Veränderungen in der Umgebung oder im Tagesablauf in Verbindung zu bringen ist.
- Anhand der Bewegungsfortschritte können Sie die Reife seines Magen-Darm-Trakts ablesen.

Jedes Kind hat seine eigene Zeit, von daher ist es eher empfehlenswert, sich auch an der ganz individuellen Bewegungsentwicklung statt ausschließlich am Lebensalter zu orientieren.

reife können alle Bestandteile der Muttermilch vollständig verdaut werden, und Ihr Baby hat keine Verdauungsprobleme mehr.

Die zweite Darmreife hat Ihr Kind erreicht, sobald es sich im Vierfüßlerstand auf Händen und Knien befindet und mit dem Krabbeln beginnt. Ab jetzt können Sie ihm pflanzliche Beikost anbieten, denn es kann nun auch pflanzliches Eiweiß aufspalten und vollständig verdauen.

Die dritte Darmreife erreicht Ihr Kind, sobald es frei stehen kann und läuft.

Nun kann es alle geeigneten pflanzlichen und tierischen Lebensmittel verdauen. Ab jetzt werden auch die tierischen Fremdeiweiße im kindlichen Darm aufgespalten und gehen nicht mehr in ganzer Form in das Blut über.

Bei einem allergiegefährdeten Kind können Sie noch mit dem Zufüttern warten, bis es krabbelt (8. – 9. Monat) und versuchen, es weiter voll zu stillen.

Rohkost ist für Kinder im ersten Lebensjahr nicht verträglich. Sie reizt die Darmschleimhaut, die Durchlässigkeit für allergene Stoffe wird erhöht.

Tierisches Eiweiß verträgt Ihr Kind, sobald es stehen kann (ca. 12. Monat). Bis dahin braucht es noch drei volle Stillmahlzeiten (500 ml Muttermilch) oder 500 ml Pre-Nahrung in 24 Stunden.

Kuhmilch können sie ab dem 2. Lebensjahr in die Ernährung mit aufnehmen. Um die Verträglichkeit auszutesten, verdünnen Sie die Milch anfangs mit 50 % Wasser. Milch bitte nicht als Getränk einsetzen, sondern immer als sättigendes Lebensmittel.

Ausprobieren, Schmecken, Schlucken

Wenn neue Nahrungsmittel dazukommen, geht es nicht nur ums Saugen, sondern auch um Ausprobieren, Schlucken lernen, Ertasten, Experimentieren, Manschen. Ihr Baby muss das Essen vom Löffel erst lernen, wahrscheinlich wird es zunächst versuchen, den Brei vom Löffel zu saugen oder ihn mit der Zunge wegzuschieben. Wenn Sie die erste feste Beikost zufüttern wollen, sollten sie eine Tageszeit wählen, in der Ihr Kind wach und spielbereit ist

251

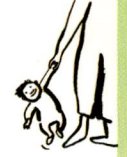

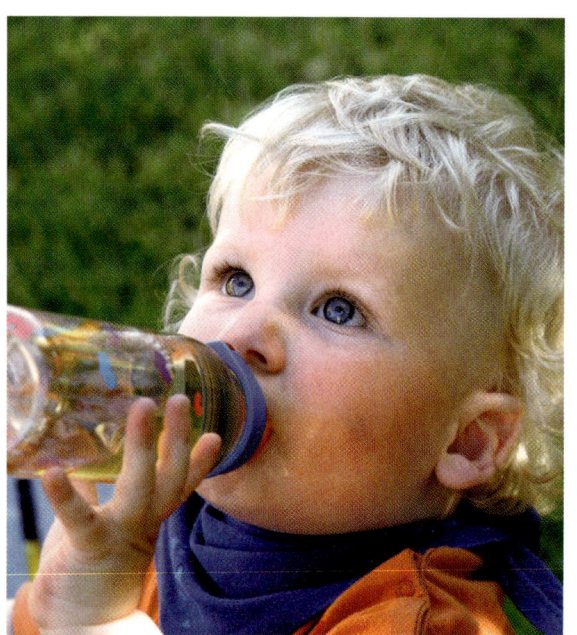

Unterwegs wird der Durst aus der Flasche gestillt

Experimente, Sie können also für einige Zeit bei Möhrenbrei bleiben. Nach 1 – 2 Wochen bieten Sie etwas neues an, vielleicht ein Stückchen Kartoffel, das zerdrückt und mit den Möhren gemischt wird. Oder es versucht Kartoffelbrei.

Bereiten Sie immer kleine Mengen vor, schließlich muss Ihr Kind erst auf den Geschmack kommen, und Sie können testen, wie es die neue Speise verträgt. Das erkennen Sie an der Verdauung (sowohl Durchfall als auch Verstopfung können ein Hinweis auf zu frühes Zufüttern oder auf Unverträglichkeit sein), an der Haut (Ekzeme, rote, raue, juckende, pickelige Stellen) und an der Atmung (Anschwellen der Nasenschleimhäute, Fließschnupfen, Hüsteln, Bronchitis).

Wenn mit einer Breimahlzeit eine Stillmahlzeit komplett ersetzt worden ist, können Sie mit einer zweiten festen Mahlzeit beginnen. Sobald es ca. 200 g isst, reicht die Kalorienmenge, und Sie brauchen nicht mehr nachzustillen.

Zu den festen Mahlzeiten braucht Ihr Kind auch etwas zu trinken, bei weiterhin drei vollen Stillmahlzeiten insgesamt rund einen Liter Flüssigkeit. Da sich auch in den Breien Flüssigkeit befindet – Getreidebreie werden mit Wasser zubereitet, Gemüse im Kochwasser püriert – reicht es, wenn Ihr Baby 200 – 300 ml zusätzlich aus einem Kinderbecher trinkt (→ Getränke, S. 257).

Die Mahlzeiten bleiben ein angenehmes Erlebnis, wenn Sie Ihrem Kind erlauben, das auszuwählen, was es gern essen mag und, sobald es satt ist, aufzuhören. Men-

und Sie beobachten können, ob es das Essen auch vertragen hat. Dafür eignet sich am besten der spätere Vormittag und die Mittagszeit. Ihr Baby sollte auch nicht zu hungrig sein. Setzen Sie die ersten „Löffelexperimente" ca. 1 – 2 Stunden nach der letzten Stillmahlzeit an.

Versuchen Sie, zunächst eine Stillmahlzeit durch eine Breimahlzeit zu ersetzen. Mit zunehmender Menge Brei werden die Abstände zwischen der Breimahlzeit und dem Nachstillen immer größer, bis eine Stillmahlzeit vollständig wegfällt.

Anfangs ist es einfacher, das Kind auf Ihrem Schoß zu füttern, weil es an diesen Körperkontakt vom Stillen her gewohnt ist. Bieten Sie zunächst nur ein Gemüse an, am besten weich gekochte, zerdrückte Möhren, die ihm bestimmt schmecken werden. Babys lieben beim Essen keine

ge und Häufigkeit werden weiterhin Schwankungen unterliegen, ebenso wie in der vorangegangenen Phase des ausschließlichen Stillens oder Flaschetrinkens.

Ein sattes Baby signalisiert seinen Eltern deutlich, wann es genug hat: Es dreht seinen Kopf zur Seite, hält den Mund geschlossen, spuckt das Essen wieder aus ... Wenn Ihr Baby zunächst keine feste Kost essen möchte, können Sie auch 8 – 9 Monate voll stillen. Solange Sie sich vollwertig und ausreichend ernähren, ist dies für ein gesundes und normalgewichtiges Kind kein Problem. Danach fangen oft gerade diese Kinder an, völlig selbständig zu essen. Sie überspringen die Breiphase und beginnen ihre feste Beikost mit weich gekochtem Gemüse in Stückchenform, das sie sich elegant im Pinzettengriff in den Mund stecken. Meist akzeptieren sie dann, sozusagen im zweiten Anlauf, Getreidebreie und Babymüsli, haben Freude an weichem Obst und Brotmahlzeiten.

Was auf den Tisch kommt

Die folgenden *Gemüse* sind für den Anfang geeignet: Möhren, Kürbis, Pastinaken, Blumenkohl, Zucchini, Broccoli und Kartoffeln. Später kommen Kohlrabi, Steckrübe, Fenchel, frische grüne Erbsen, Rote Bete und Blattgemüse wie Spinat und Mangold hinzu. Gemüse muss stets mit Fett zusammen gegessen werden, damit die fettlöslichen Vitamine verwertet werden können. Geeignet sind gut verträgliche Öle wie Maiskeimöl, Sonnenblumenöl und – ab dem Krabbelalter – auch Butter.

Fertig kaufen oder selber kochen? Bei dieser Frage gilt ein sowohl als auch: Gläschen können sehr praktisch sein für unterwegs und wenn es schnell gehen soll. Bei der Gläschenkost achten Sie auf eine ausreichende Fettzugabe. In fast allen Gläschen ist nicht genug Fett! Auf 200 g Gemüse-Mahlzeit gehören 1 EL bzw. 2 TL Öl = 10 g Öl. Auf alle Getreide-Obst-Breie 200g gehören 1 TL Öl = 5 g Öl oder 2 TL süßes Mandelmus. Bei Fertignahrung müssen Sie die Etiketten genau lesen, um überflüssige Inhaltsstoffe zu vermeiden. Dazu zählen Salz, Gewürze, Honig, Molkeeiweiß, Bindemittel, Zuckerzusätze, Maltose, Glucose, Dextrose, Fructose, Maltodextrin, Geschmacksstoffe, Molkepulver, Milchpulver, Schokolade und Kakao. Gläschen halten sich, solange sie noch nicht erwärmt wurden, geöffnet bis zu zwei Tagen im Kühlschrank. Wenn es bereits erwärmt wurde, muss der Rest weggeworfen werden. Gemüse, das Sie selbst verarbeiten, sollte aus biologischem Anbau kommen. Treibhausware enthält immer mehr Nitrat als Freilandware. Garen Sie das Gemüse nur so lange, bis es passierbar ist. Möchten Sie auf Vorrat kochen, kühlen Sie die Portion für den nächsten Tag im Wasserbad und heben sie abgedeckt im Kühlschrank auf. Sie können auch Gemüse einfrieren. Die Fettbeigabe fügen Sie dann erst nach dem Erwärmen hinzu.

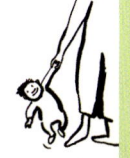

Obst

sollten Sie nicht vor dem zweiten Halbjahr füttern. Beginnen Sie mit gedünsteten Äpfeln und Birnen, die von fast allen Kindern gut vertragen werden; exotische Früchte, Erdbeeren und Himbeeren könnten dagegen Allergien auslösen und kommen erst später auf den Speisezettel. Von Zitrusfrüchten werden viele Babys wund.

Obst eignet sich als Zwischenmahlzeit oder in milchfreien Getreidebreien. Wenn Ihr Kind gekochtes Obst gut verträgt, können Sie auch rohes Obst anbieten; es wird auf einer Glasreibe gerieben oder (reife Bananen) mit der Gabel zerdrückt.

Das im Obst enthaltene Vitamin C erhöht die Aufnahme von Eisen, das in Gemüse und Getreide enthalten ist. Von daher ist es auch sinnvoll, nach einer Gemüsemahlzeit ein paar Teelöffelchen Obst zu füttern.

Auch für Obstgläschen gilt: immer nur eine Obstsorte und die für 1 – 2 Wochen, bevor Sie abwechseln. Meiden Sie Obst-Getreidebreie als Trockenkonserve. Sie enthalten in der Regel Zucker, Milchbestandteile, die die Eisenaufnahme hemmen,

Möglichst früh Fleisch?

Wegen des gut verwertbaren Eisens im Muskelfleisch (Rind und Lamm) wird häufig eine frühe Fleischbeikost empfohlen. Es gibt aber auch gute Gründe dagegen:

1. Die schlechte Qualität des in Massenhaltung erzeugten Fleisches
2. Nur sehr wenige Geschäfte führen garantiert ökologisch erzeugte Fleischwaren
3. BSE bei Rindern
4. Gesundheitsgefährdende Zusätze, beispielsweise in Würsten (Molkepulver und Nitritpökelsalze als Baustein für die krebserregenden Nitrosamine)

Tierische Eiweiße sind im Wachstumsalter wichtig für die Ausreifung des Gehirns. Solange das Kind jedoch Muttermilch bzw. → Pre-Nahrung erhält, wird es ausreichend versorgt. Bei fleischloser Ernährung sollte auf besonders eisenreiche Getreide- und Obstsorten geachtet werden (zunächst Hirse, später Hafer und viel Obst und Gemüse). Erst wenn das Baby weniger als drei volle Stillmahlzeiten erhält oder weniger als 400 – 500 ml Pre-Nahrung, können Sie zwei- bis dreimal pro Woche 20 – 30 g Fleisch anbieten, zum Beispiel als Gemüse-Fleisch-Brei aus dem Gläschen oder als Beigabe zum Gemüse-Fett-Brei. Meiden Sie die so genannte Fleischzubereitung aus dem Gläschen, da sie nur eine geringe Menge Fleisch enthält.

und unnötige Zusatzstoffe. Besser sind reine Getreide-Obstbreie aus dem Gläschen.

Getreide

liefert wertvolle Nährstoffe, vor allem Kohlenhydrate in Form von Stärke sowie Eiweiß, Mineralstoffe, Vitamine und eine geringe Menge Fett. Glutenfreie Getreidesorten wie Reis, Hirse, Buchweizen können Sie frühestens ab dem fünften Lebensmonat anbieten. In den ersten vier Monaten kann Ihr Baby die Getreidestärke noch nicht vollständig verdauen. Getreide sollten Sie nur gekocht oder gedarrt verwenden (Darren = Anfeuchten des Getreides und anschließendes vorsichtiges Trocknen oder Rösten). Rohes Getreide darf frühestens mit Beginn des Laufens gefüttert werden.

Beginnen Sie mit Reis und Hirse. Günstig sind speziell für die Säuglingsernährung hergestellte, aufgeschlossene Vollkorngetreideflocken.

Wenn die ersten Zähnchen kommen, kauen die Kinder gern auf etwas Gebäck herum, dazu eignen sich ungesalzene Reiswaffeln und später salz- und zuckerfreier Zwieback.

Teigwaren

haben in der Ernährung von Kindern im ersten Lebensjahr oder vor dem Laufalter nichts zu suchen, da sowohl Eier als auch Weizen hochallergene Lebensmittel sind. Auch die glutenfreien Teigwaren (Reformhaus) auf Maisbasis enthalten häufig Eier.

Brot und Backwaren

Sobald Ihr Kind Zähne bekommt, kann es auch Brot essen. Kaufen Sie möglichst Biobrot, um so höher ist der Anteil an Ballaststoffen, Mineralstoffen und Vitaminen. Kleine Kinder vertragen Dinkel- und Haferbrot gut, möglichst mit Backferment und nicht mit Sauerteig hergestellt. Kuchen und Kekse sind im ersten Lebensjahr überflüssig, Reiswaffeln, Knäckebrot oder Zwieback enthalten in der Regel keine oder wenig Allergene. Wenn Sie doch Kekse anbieten möchten: Es gibt in Bioläden Zwieback ohne Salz und Zucker, Kekse ohne Ei, Molke und Nüsse sowie Dinkelstangen und Vollwertgrisini für etwas ältere Kinder zum Knabbern.

Tierisches Eiweiß

Fisch sollte Ihr Kind erst essen, wenn es sicher laufen kann.

Von *Eiern* können Sie ab dem Krabbelalter einmal pro Woche ein hartgekochtes Eigelb ins Gemüse mischen. Hühnereiweiß ist hochallergen und kann vom Kind im ersten Lebensjahr nicht gegessen werden.

Als Fleisch eignen sich Rind, Kalb oder Lamm aus biologischer Haltung. Verzichten Sie auf Schweinefleisch wegen der dort enthaltenen Histamine. Schwein und Huhn gelten zudem als Risiko für Allergien.

Der hohe Eiweißgehalt im *Käse* stellt häufig eine Stoffwechselbelastung dar. Deshalb bieten Sie frühestens ab dem zehnten Monat junge milde Käsesorten und auch Frischkäse in kleinen Mengen an. Nicht

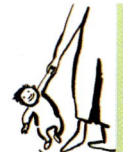

geeignet ist Rohmilchkäse (auch nicht für Schwangere und Stillende) wegen der möglicherweise enthaltenen Listerien-Erreger, die eine für Babys und Kleinkinder schwerwiegende Infektion auslösen können. Von Schmelzkäse möchte ich abraten wegen der großen Menge an Zusatzstoffen.

Übrigens: Je höher der Fettgehalt im Käse ist, desto geringer ist in der Regel der Eiweißgehalt.

Fette und Öle

Fette sind für Babys sehr viel wichtiger als für Erwachsene. In der Säuglingszeit decken Kinder ihren Energiebedarf zu 50 % aus Fett. Erst im dritten Lebensjahr beziehen Kinder nur noch 30 % der Energie aus Fetten. Während der Stillzeit liefert Ihre Muttermilch die idealen Fette.

Verwenden Sie zunächst raffinierte *Speiseöle*. Kalt gepresste Öle können die Babys erst gegen Ende des ersten Lebensjahres verarbeiten.

Wichtig ist die Zufuhr von ausreichend mehrfach ungesättigten, essentiellen und einfach ungesättigten Fettsäuren. Von daher ist es sinnvoll, mehrere Fettsorten abwechselnd zu verwenden. Auch Cholesterin ist für Babys wichtig für den Zellaufbau. Die Fette verbessern grundsätzlich die Verwertung der lebenswichtigen fett-löslichen Vitamine, und sie verbessern den Geschmack der Nahrung. Gebräuchliche Fette für die Babykost sind Maiskeimöl und (für Kinder mit geringer Allergieneigung) Sonnenblumenöl.

Sauerrahmbutter können Sie statt Speiseöl oder im Wechsel mit Speiseöl in Breien oder als Brotaufstrich verwenden. Sie ist hochwertig und leicht verdaulich. Wegen des geringen Eiweißgehaltes vertragen auch viele Kuhmilchallergiker die Butter meist gut.

Margarine hat für die Kinderernährung keine Bedeutung, es sei denn bei Milcheiweiß-Allergikern. Dann muss allerdings darauf geachtet werden, dass sie weder Milcheiweiß noch Molkepulver und keine gehärteten Fette enthält.

Mandelmus ist eine sehr wohlschmeckende Fettbeigabe für den Getreide-Obst-Brei. Verwenden Sie aber nur weißes Mandelmus, hergestellt aus geschälten Mandeln, um eventuelle Allergien zu vermeiden. Mandeln sind keine Nüsse!

Gewürze und Zucker

haben in der Ernährung von Kindern im ersten Lebensjahr nichts zu suchen. Muttermilch und Muttermilchersatznahrung sind süß. Getreide bringt eine natürliche Süße mit, ebenso das angebotene Obst oder Gemüsesorten wie Möhre, Kürbis,

Leo : *Mhm, Essen macht Spaß. Es fühlt sich gut an im Mund, und es schmeckt manchmal eigenartig. Dann ist Mama immer schon ganz gespannt, ob ich es mag. Am schönsten ist es, wenn Mama und Papa sich mit mir freuen und auch etwas essen. Gemeinsam schmeckt es einfach besser!*

Pastinake. Zusätzliche Süße greift nicht nur die Zähne an, sondern wirkt sich auch ungünstig auf die gesunde Darmflora aus.

Allerdings müssen Sie auch nicht in Panik verfallen, wenn Ihr Kind einmal etwas Zucker erwischt oder bei Krankheit Kräutertees nur leicht gesüßt trinken möchte. Versuchen Sie, auf Kakao, Kekse, reine Obstgläschen und süße Säfte zu verzichten. Was das Baby noch nicht kennt, vermisst es auch nicht!

Achtung: Honig oder Vollrohrzucker sind genauso schädlich wie Haushaltszucker oder Traubenzucker!

Auch Obstkonzentrate (Dicksaft, Rübenkraut, Zuckerrübensirup, Mus) sind als Süßungs- oder Stärkungsmittel in der Babykost nicht notwendig. Apfel- und Birnendicksäfte können Sie ab dem 2. Lebensjahr in der Vollwertküche verwenden oder als Mus und Brotaufstrich anbieten.

Getränke

Sobald Ihr Kind feste Beikost zu sich nimmt, bieten Sie ihm zu den Mahlzeiten auch ein Getränk an. Dieses Getränk soll den Durst stillen; Milch gilt deshalb als Mahlzeit und nicht als Getränk.

Leitungswasser (bis ins Krabbelalter abgekocht) ist das bevorzugte Getränk für Kinder, außer im Haus liegen noch Bleileitungen, oder die Kupferleitungen sind noch nicht älter als 2 Jahre. Dann geben Sie lieber Stilles Mineralwasser mit der Aufschrift „Für die Zubereitung von Säuglingsnahrung geeignet".

Früchtetees (Hagebutte, Hibiskusblüte, Apfelschale) enthalten Säure. Empfindliche Babys können davon wund werden. Geben Sie Ihrem Kind keine aromatisierten Teesorten.

Auch wenn Anis, Fenchel, Kümmel und Kamille bei Kindern beliebt sind: Diese Tees enthalten medizinisch wirksame Substanzen und sollten nicht ohne Anlass getrunken werden. Instanttees enthalten in der Regel Eiweißbausteine, die Unverträglichkeitsreaktionen bei Ihrem Baby auslösen können. Allergiegefährdete Babys dürfen auf keinen Fall Kräutertees erhalten.

Kaufen Sie in den ersten 4 – 6 Lebensmonaten des Kindes spezielle Teebeutel für Säuglinge, die besonders auf Schadstoffe kontrolliert werden.

Säfte geben Sie, wenn überhaupt, entgegen den üblichen Herstellerangaben frühestens ab dem 5. Lebensmonat, besser erst ab dem Krabbelalter. Bei einer ausreichenden Ernährung der Kinder mit Gemüse und Obst sind Säfte überflüssig. Sie enthalten immer Säure und fruchteigenen Zucker, die bei häufigem Verzehr Karies verursachen können.

Zahnpflege

Mit ungefähr 6 Monaten zeigen sich die ersten Zähnchen, und in der Mitte des dritten Lebensjahres ist das Milchgebiss komplett.

Zur Gesunderhaltung der Zähne kann aufgrund aktueller, wissenschaftlicher

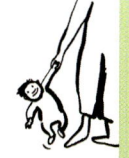

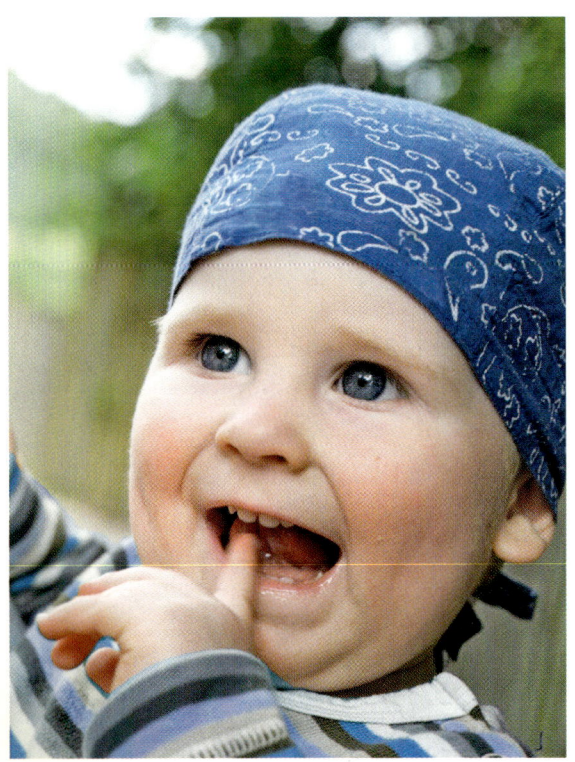

Auch Babyzähnchen brauchen Pflege

kann, wechseln Sie zu einer fluorhaltigen Kinderzahncreme (max. 500 ppm. Fluorid). Vermeiden Sie Zahnpasten mit Frucht- oder Bonbongeschmack, um keinen Anreiz zum Herunterschlucken zu geben.

Auch wenn es lästig ist und immer wieder Anlass zu Auseinandersetzungen gibt: Eltern müssen das Zähneputzen bis ca. zum 6. oder 7. Lebensjahr überwachen und eventuell die Zähne nachputzen. Neben dieser täglichen Zahnpflege ist die wichtigste Unterstützung zur Gesunderhaltung der Zähne eine ausgewogene → Ernährung, in der möglichst wenig Zucker und Weißmehlprodukte auftauchen.

Inzwischen ist bekannt, dass Zitronensäure eine besondere Gefahr für Kinderzähne darstellt. Vermehrt werden „Erosionsschäden" am Zahnschmelz bei Kindern festgestellt. Als eine Ursache für die zunehmenden Zahnprobleme wird dabei der Lebensmittelzusatzstoff Zitronensäure E330 gesehen. Diese Säure wird mit der Nahrung oder mit Fertiggetränken aufgenommen. Lebensmittel mit besonders viel Zitronensäure sind zum Beispiel: Eistee, Fruchttee, Fanta und andere Erfrischungsgetränke, Säuglingsfertigbrei, Margarine, Marmeladen, Fertigsoßen, Gummibärchen, Kindermilchschnitte und vieles andere mehr.

Erkenntnisse die Fluor-Prophylaxe nicht mehr vertreten werden. Als Vorbeugung gegen Karies empfiehlt sich ab dem Durchbruch der ersten Milchzähne die tägliche Pflege mit einer Fingerzahnbürste, die Sie in der Apotheke kaufen können. Sobald Ihr Kind Beikost erhält, können Sie zum Reinigen eine Fingerzahnbürste oder eine weiche Kinderzahnbürste mit einer fluorfreien Kinderzahncreme verwenden. Erst wenn Ihr Kind verlässlich ausspucken

„Wir können unseren Kindern,
keine Garantie für die Zukunft geben,
aber wir können
ihnen die Gegenwart schenken."

Kathleen Norris

Unannehmlichkeiten und Vorbeugung

Bei aller Achtsamkeit und Vorsorge werden Sie es nicht vermeiden können, dass Ihr Baby krank wird – manche Erkrankungen sind sogar zu begrüßen, weil sie die notwendigen Abwehrstoffe produzieren, die das Kind vor späteren ernsthaften Krankheiten schützen. Andere Erkrankungen stellen eine notwendige Anpassung des kleinen Körpers und seines Immunsystems an die Umwelt dar. Weiter oben haben wir Ihnen eine Übersicht über → Babykrankheiten gegeben. Auch über → Impfungen müssen Sie entscheiden, und wir geben Ihnen Entscheidungshilfen dafür.

Bei der Kinderärztin, Vorsorgeuntersuchungen

Bei Unsicherheiten wenden Sie sich immer an die Kinderärztin Ihres Vertrauens. Unbedingt sollten Sie zur Ärztin, wenn Ihr Baby

- jünger als drei Monate ist und Fieber, Durchfall hat oder andere Krankheitssymptome zeigt;
- hohes Fieber (über 39,5° C) über drei Tage hat;
- länger als 1 Tag nichts isst bzw. kaum etwas trinkt;
- abwesend oder verwirrt erscheint bzw. kurzzeitig oder länger bewusstlos ist;
- schwer gestürzt ist.

Auf S. 292 finden Sie eine Checkliste zum Kopieren, wie Sie sich in Notfällen verhalten sollten.

Die Kinderärztin kennt Ihr Kind und kann seine Reaktionen und die Schwere seiner Erkrankung am besten einschätzen. Manchmal (Wochenende, Aufenthalt an einem anderen Ort) müssen Sie aber eine andere Kinderärztin oder eine Notärztin rufen. Dann ist es gut, wenn Sie mit unserer Checkliste vorbereitet sind.

Manchmal wollen Sie Ihr Kind möglichst schnell der Ärztin vorstellen – ein Hausbesuch ist aber erst nach Ende der Sprechstunde möglich. Dann packen Sie Ihr Kind gut ein; geben Sie vorher telefonisch in der Praxis Bescheid, dann werden Sie auch nicht lange warten müssen.

Idealerweise haben Sie schon vor der Schwangerschaft eine Kinderärztin ausfindig gemacht, die möglichst gut erreichbar ist und auch Hausbesuche macht. In einem ausführlichen Gespräch mit ihr haben Sie herausgefunden, ob Sie miteinander „können" – vielleicht läuft das so ab, wie es die in Hamburg praktizierende *Kinderärztin Dr. med Dagmar Brandi* im Folgenden schildert.

Maike und Sebastian M. gehen an vielen Karren und Kinderwagen vorbei durch den Hausflur und betreten den Fahrstuhl, der sie zur Kinderarztpraxis bringt. Am Empfang überschlagen sich freundliche Helferinnen geradezu, um auf all die kleinen und großen Wünsche einzugehen und dabei die Ruhe zu bewahren. Montags sei es eben immer viel hektischer, weil über das Wochenende so viele Kinder krank

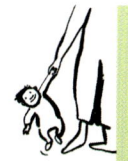

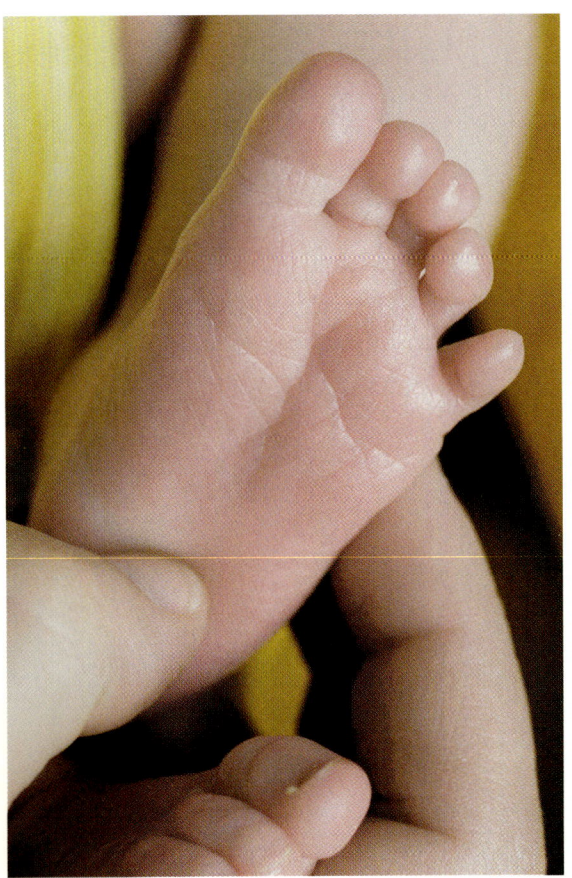

Sind die Reflexe in Ordnung?

Mütter tauschen sich über Krabbelgruppen aus und geben sich die Adressen. In Regalen liegen neben Informationsbroschüren von Firmen und Verbänden Hinweisblätter der Praxis.

Ganz grundsätzliche Informationen finden sich da über die Erreichbarkeit der Ärzte, die Not- und Wochenenddienste und andere wichtige Telefonnummern von Kliniken, Beratungsstellen, Behörden.

In einem Extraordner sind alle Institutionen gesammelt, die Eltern in speziellen Fragestellungen weiterhelfen können, zum Beispiel Ernährungsberatungen, Stillgruppen, Kuren, Familienhilfe, Beratungsstellen für besondere Begabungen, Behinderungen ... Maike und Sebastian sind erstaunt über die vielen Adressen. Wer hilft ihnen, sich damit zurechtzufinden? Woher sollen sie wissen, was gut ist? Schon im Internet haben sie sich teilweise ratlos gefühlt angesichts der Informationsflut ...

Da greifen sie doch lieber zu den Praxisblättern. Das erste enthält die wichtigsten Informationen zu den Vorsorgeuntersuchungen und → Impfungen und beantwortet schon einige der Fragen, die sie mitgebracht haben (s. Kasten auf der gegenüberliegenden Seite).

Jetzt nimmt sich die Kinderärztin Zeit, um Maike und Sebastian zu begrüßen und noch ein paar Fragen zu beantworten.

Die Vorsorgeuntersuchungen für Kinder sind ein engmaschiges Gesundheitschecksystem, das die Meilensteine der kindlichen Entwicklung in besonderer Weise von der Geburt bis zur Pubertät begleitet, um früh-

werden. Wegen der Notfälle verzögere sich alles. Wenn sie wollten, könnten Maike und Sebastian noch eine halbe Stunde etwas erledigen oder im Babywartezimmer warten.

Da Maike und Sebastian ihren ersten Kinderarztbesuch machen, und zwar vor der Geburt ihres Kindes, sind sie froh, dass sie sich vorher einen Eindruck verschaffen können, ob sie ihr Kind hier gern behandeln lassen möchten. Das Wartezimmer ist freundlich ausgestattet mit Wickeltisch, Stillecke und einem Tisch mit Spielsachen, an dem die Kleinkinder einträchtig spielen.

Vorsorgeuntersuchungen

„Liebe Eltern,

wenn Sie mit Ihrem kleinen Baby zum ersten Mal zu uns in die Praxis kommen, haben wir hier einen kleinen ‚Fahrplan' für die ersten 6 Lebensjahre für Sie vorbereitet. Dieser dient Ihnen zur Orientierung über die regelmäßigen Vorsorgetermine und die Zeitpunkte der empfohlenen Impfungen. Bei allen Vorsorgeuntersuchungen stellen wir Ihnen Fragen zur Entwicklung Ihres Kindes und zu dessen Gesundheit, und Sie können uns natürlich auch mit Ihren Fragen löchern.

Vorsorge U1: gleich nach der Geburt

Vorsorge U2: 3. – 10. Lebenstag: Falls Sie in der Klinik entbunden haben, wird diese Vorsorge dort durchgeführt. Wenn Sie ambulant entbunden haben, können wir dies auch bei Ihnen zu Hause machen. Für einen Stoffwechseltest wird Ihrem Baby noch eine kleine Menge Blut entnommen. Wenn Sie es wünschen, kann dies aber auch Ihre Hebamme übernehmen.

Vorsorge U3: 4. – 6. Lebenswoche: allgemeine Untersuchung; Zeitpunkt der Ultraschalluntersuchung beim Orthopäden.

Vorsorge U4: 3. – 4. Lebensmonat: 1. Impfung gegen Tetanus, Polio, Keuchhusten, Hirnhautentzündung, Diphterie, Hepatitis B, Pneumokokken.

5. Monat: 2. Impfung

Vorsorge U5: 6. – 7. Lebensmonat, 3. Impfung

Vorsorge U6: 10. – 12. Lebensmonat, 4. Impfung

Nach dem 1. Geburtstag: Impfungen gegen Masern, Mumps, Röteln, Windpocken, Meningokokken

Vorsorge U7: 21. – 24. Lebensmonat

Vorsorge U8: 43. – 48. Lebensmonat

Vorsorge U9: 60. – 64. Lebensmonat: wichtig für die Einschulung!

Manche Kassen zahlen mittlerweile auch eine Vorsorgeuntersuchung mit 3 Jahren, die besonders wichtig für die Sprachuntersuchung ist. Wir bieten Ihnen eine zusätzliche Untersuchung auf alle Fälle als so genannte IGEL-Leistung an.

Wir hoffen, Ihnen bei allen großen und kleinen Problemen mit Ihrem Kind behilflich sein zu können.

Ihre Kinderärzte"

zeitig Fehlentwicklungen vorzubeugen oder diese schnell durch angemessene Behandlung abzuschwächen. Nur so bekommen alle Kinder aus den unterschiedlichsten Lebenssituationen gleiche Entwicklungschancen. Eltern wünschen ihren Kindern das Beste und benötigen dabei gute Begleitung, um keine Fehler zu machen. Denn der gute Wille allein genügt häufig nicht, wenn man es nicht gelernt hat, mit sich selbst gesund und achtsam umzugehen.

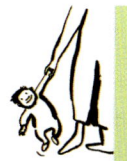

Dass → Genussmittel den zarten Organismus schädigen, ist allen bekannt. Doch die Einflüsse von Stress, Fehlernährung, Fernsehen, Computerspielen, Bewegungsmangel werden immer noch verharmlost.

Meist völlig unterschätzt wird die Energie, die benötigt wird von einer Frau zur Mutter, von einem Mann zum Vater, von einem Paar zu Eltern und für alle zur Familie zu werden – und dabei Frau, Mann, Paar zu bleiben (→ Teil 5, besonders S. 305 ff.)! Die Strukturen, die bis dahin zählten, vorgegeben durch Arbeit, Verabredungen, Hobbys, eigene Bedürfnisse, sind durch

Viel Energie braucht es, um allmählich zu einer Familie zu werden

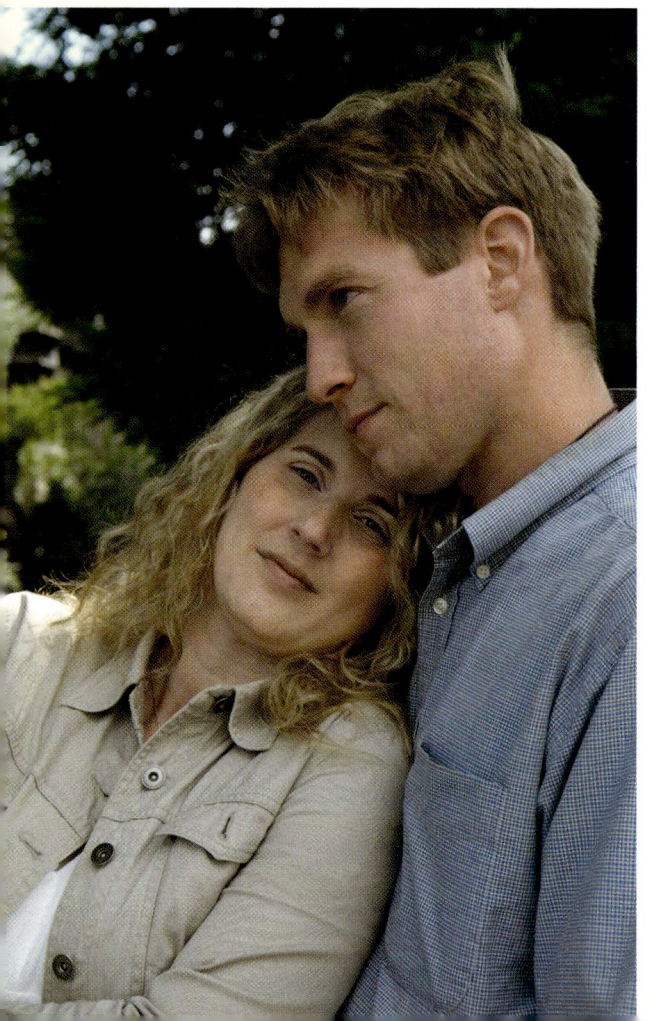

die Geburt des Kindes und der Familie völlig aufgehoben. Das Kind kennt nur den Rhythmus der permanenten Energiezufuhr durch die Nabelschnur, Schwerelosigkeit, Wärme, Schutz, Schaukeln und beruhigendes rhythmisches Rauschen. Wie auch die Eltern sich anstrengen, es zufriedenzustellen, diesen Zustand können sie ihm nicht mehr bieten! Und für sie ist es eine unvorstellbar neue Erfahrungen, für ein unbekanntes hilflos erscheinendes Wesen voll verantwortlich zu sein! Erst wenn sich beide Seiten näher kennen gelernt haben, meist mit drei Monaten, wird alles einfacher auch bei den nicht ganz so pflegeleichten Babys.

Maike und Sebastian können heute nicht all ihre Fragen loswerden, aber der erste Eindruck, den sie von ihrer zukünftigen Ärztin bekommen, festigt ihr Vertrauen, dass sie ihnen helfen kann nicht nur in kranken Zeiten ihres Kindes, sondern vielleicht das eine oder andere Mal auch als Familienberaterin.

Der Praxisinformation konnten sie auch entnehmen, dass es noch die IGEL-Leistungen gibt für besondere Behandlungen, die nicht über Versichertenkarte bezahlt werden. Ganz allgemein und wohl nicht nur in dieser Praxis ist es so, dass Kinder als Privatpatienten nicht den Kassenpatienten vorgezogen werden, wenn auch die Bezahlung für die Kassenpatienten so gering ist, dass die Ärztinnen gezwungen sind, sehr viele Patienten am Tag zu behandeln. Als Nachteil erscheint dabei die sehr überfüllte Praxis, besonders in den Wintermonaten, wenn es viele grippale

Infekte gibt. Der Vorteil besteht jedoch darin, dass Kinderärzte durch die vielen Kinder, die sie im Laufe ihres Berufslebens untersuchen, einen guten, schnellen Blick dafür haben, was alles noch „normal" ist, eine Abweichung vom Normalen oder schon eine Krankheit. Eine erfahrene Kinderärztin als gute Diagnostikerin erspart dem Kind viele Leiden durch zu späte oder irreführende Diagnosenstellung. Das ist noch viel wichtiger als in der Erwachsenenmedizin, da das Kind sich ja permanent entwickelt und auch Fehlentwicklungen ohne Eingreifen zu einer Verschlimmerung führen. Als Eltern können Sie helfen, indem Sie mit kleinen Spickzetteln in die Praxis kommen, auf denen Sie Ihre Fragen mitbringen, die Sie mit Ihrer Ärztin „abarbeiten".

Zu viele Tips und Hinweise verunsichern die Eltern häufig, besonders wenn sie aus veralteten Lehrmeinungen stammen. So gibt es seit Jahrzehnten immer wieder unterschiedliche Aussagen zur → Fluorprophylaxe der Karies, den → Impfungen oder dem → Zufüttern.

Auch da kann das Vertrauen zu einer Kinderärztin helfen, Ängste abzubauen und ihren Ratschlag zu befolgen, schließlich kennt sie ihr Kind noch mit am besten. Kinder, die spüren, dass ihre Eltern der Ärztin vertrauen, lassen sich viel angstfreier und besser untersuchen.

Maike und Sebastian sind beruhigt. Hier kommen sie demnächst gern zu dritt hin und werden sich auch trauen, „dumme Fragen" zu stellen, denn wie ihre Kinderärztin sagt, gibt es gar keine „dummen

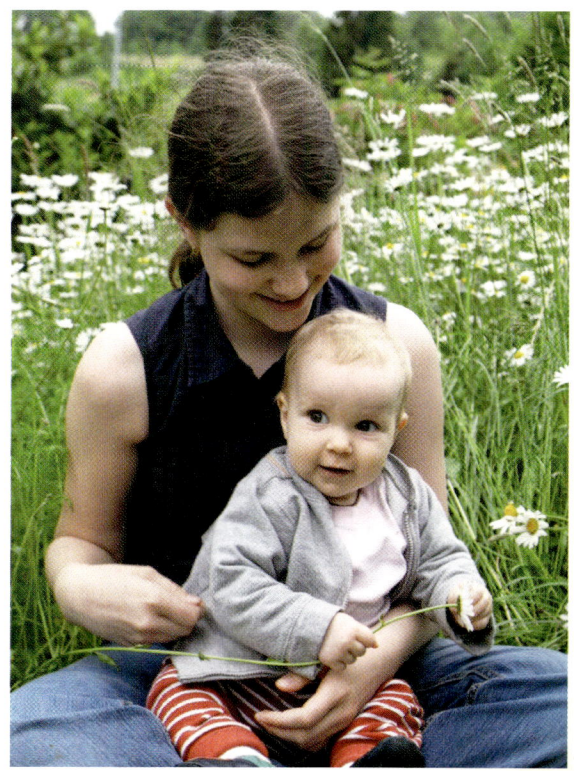

Mitten in einer blühenden Wiese:
Das bringt manche Babys zum Niesen

Fragen", höchstens mal „dumme Antworten", und schließlich sind ja noch keine Eltern als Meister vom Himmel gefallen!

Allergieprophylaxe beim Baby

Zwar liegt das Allergierisiko wahrscheinlich in der Familie – angeboren ist bzw. vererbt wird aber die Veranlagung und nicht die allergische Krankheit selbst. Eltern können also einiges dafür tun, dass ihr Kind Kontakt mit möglichen Allergenen vermeidet und so eher geschützt ist. Die beste Vorbeugung haben wir schon weiter oben behandelt: das → Stillen.

263

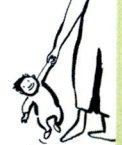

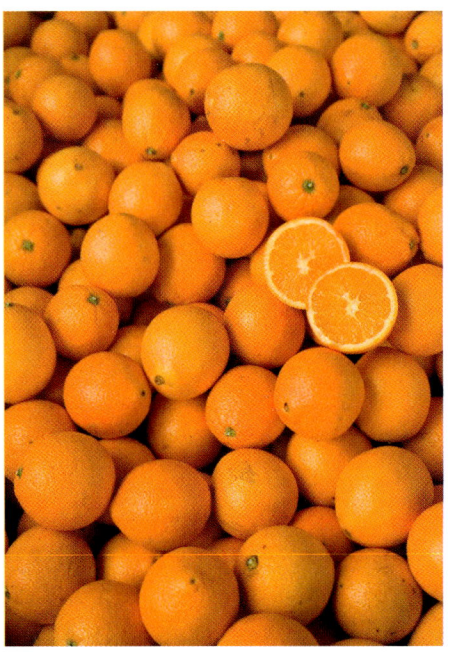

Exotische Früchte führen oft zu allergischen Reaktionen

Die häufigsten Formen allergischer Erkrankungen sind: atopische Dermatitis (Neurodermitis), allergisches Asthma bronchiale, allergische Rhinites (Heuschnupfen) und Nahrungsmittelallergien.

Eine Allergie ist eine Überreaktion des menschlichen Abwehrsystems auf körperfremde Eiweiße. Eine allergische Wirkung entfalten sie nur bei überempfindlich gewordenen Personen. Diese sind bereits vor der krankmachenden Wirkung mit dem körperfremden Eiweiß (Antigen) in Kontakt gekommen und haben als Reaktion darauf spezielle Abwehrzellen (Antikörper) produziert. Beim erneuten Kontakt mit dem Antigen kann es zu einer Überreaktion des Abwehrsystems kommen, bei der dann die Symptome einer Allergie auftreten. Sie können Atemwege (Heuschnupfen,

Asthma), Haut (Dermatitis, Nesselsucht) und Verdauungssystem (Übelkeit, Erbrechen, Durchfall) betreffen.

Die massive Zunahme von Allergien besonders im Kindesalter wird unter anderem darauf zurückgeführt, dass Kinder heute nur noch wenige Krankheiten durchleben, oder durch häufige Antibiotikagaben in den ersten zwei Lebensjahren das Immunsystem wenig aktiviert wird.

Vorbeugende Maßnahmen

Beim Stillen dürfen Sie alles essen, was Ihnen schmeckt. Eine allergenarme Ernährung während dieser Zeit hat keinen zusätzlich positiven Effekt. Wenn Sie Ihr Kind nicht stillen, das Allergierisiko Ihres Kindes aber über 40 % liegt, füttern Sie eine → HA-Nahrung.

Rauchen Sie auf keinen Fall in der direkten Umgebung des Kindes, verzichten Sie auf Haustiere, im Kinderzimmer auf Teppiche, Gardinen und Topfpflanzen sowie Rosshaarmatratzen, Federbetten, Schaffelle oder Naturhaardecken. Kleiden Sie Ihr Kind möglichst in Baumwolle, und waschen Sie Stofftiere entweder häufiger oder legen Sie sie ab und zu über mehrere Tage in den Gefrierschrank. Im Sommer hilft auch direkte Sonneneinstrahlung gegen Staubmilben.

Baden Sie Ihr Baby nicht häufiger als einmal pro Woche, und vermeiden Sie Pflegemittel, in denen Molke oder Milcheiweißstoffe sowie Duftstoffe und ätherische Öle enthalten sind.

Bei der Einführung der Beikost verzichten Sie auf Zitrusfrüchte, Nüsse und Samen mit Ausnahme der Mandel, auf Weizen, Roggen, Schweinefleisch, Konservierungs- und Farbstoffe, Kuhmilch und Kuhmilchprodukte (mit Ausnahme von Joghurt, Kefir, Schwedenmilch, Butter und Sahne) sowie Produkte, die viel Milch- oder Molkeeinweiß enthalten (Kekse, Waffeln, Knäckebrot, Kuchen, helle süße Brotsorten, Kinderbreie mit Milch, Fertigprodukte wie Kakao, Schokolade, Milchreis, Eiscreme und Nougatcreme).

Fisch, Sojamilch, Sojanahrung und Honig bergen ebenfalls ein hohes Allergierisiko.

Impfungen

Spätestens nach dem zweiten Lebensmonat Ihres Kindes ergeben sich drei grundsätzliche Fragen:

- Will ich mein Kind überhaupt impfen lassen?
- Wenn ja, gegen welche Krankheiten?
- Wann ist der richtige Impfzeitpunkt?

Dies sind schwierige Entscheidungen, denen Sie sich gleich am Anfang des Lebens Ihres Kindes stellen müssen. Und sie werden nach wie vor sehr kontrovers diskutiert: Bei der Impfaufklärung und den Empfehlungen stehen sich die Lager der Impfbefürworter und der Impfgegner oft unversöhnlich gegenüber.

Es gibt keine definitive Antwort auf die Frage „Impfen, ja oder nein", da sowohl Nutzen als auch Risiken bekannt sind. So können Sie als Eltern in der Regel nicht nur von einem rationalen, wissenschaftlichen Standpunkt aus entscheiden, die

Impfauswahl bleibt letztlich eine eher intuitive Entscheidung.

Was Ihre Impfentscheidung beeinflusst, hängt wohl von der gesamten Lebenseinstellung einer Familie und deren individuellem Umgang mit Krankheit und Gesundheit ab. Soziale Faktoren spielen eine Rolle, der Impfzeitpunkt und natürlich auch spezielle Risiken wie die Allergie- oder Krankheitsbelastung Ihrer Familie:

- *Der individuelle Aspekt:* Es wird geimpft, um Krankheiten von den Kindern fernzuhalten und die Folgen und Risiken von Krankheiten zu verringern. So kann es sinnvoll sein, Ihr Kind gegen weniger gut behandelbare und gefährliche Infektionserkrankungen mit einer Impfung zu schützen, zum Beispiel gegen Tetanus. Aber muss Ihr Baby auch gegen Kinderkrankheiten geimpft werden oder Infektionen, mit denen es nur unter sehr besonderen Lebensbedingungen in Berührungen kommen kann, beispielsweise gegen Rotaviren oder Hepatitis-B?
- *Der medizinische Aspekt:* Durch eine hohe Impfrate treten bestimmte Erkrankungen nicht mehr auf. Davon profitieren Einzelne, aber auch die Gesellschaft.
- *Der soziale Aspekt:* Es wird gegen Krankheiten geimpft, die für die meisten Menschen recht ungefährlich sind, für einige aber ein besonderes Risiko darstellen. Etwa die Rötelerkrankung – für Kinder harmlos, für Schwangere gefährlich, da eine Rötelinfektion beim

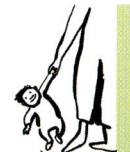

Fötus zu bleibenden Schäden führen kann.

- *Der wirtschaftliche Aspekt:* Eine Erkrankung zu behandeln, kostet Geld. Diese Überlegung spielt eine Rolle bei der Impfung gegen Windpocken – die Erkrankung birgt fast kein Risiko, kann aber kostspielig werden, wenn ein Elternteil über mehrere Wochen zu Hause bleiben muss, um das Kind zu versorgen.

Eine Impfung, die in das Programm der Ständigen Impfkommission (STIKO) aufgenommen wird, garantiert dem Impfstoffhersteller Jahr für Jahr einen steten Absatz mit hohen Gewinnen. Das ist dann problematisch, wenn die Beweise für die Notwendigkeit einer Impfung fast ausschließlich durch Studien belegt werden, die eben diese Firmen finanziert haben.

- Der *Faktor Angst* spielt in der Diskussion eine große Rolle. Alle Eltern möchten möglichst viel Sicherheit für ihr Kind. Die kann dann genauso gut für die eine wie für die andere Argumentation sprechen: möglichst viele Impfungen, um dem Kind Krankheiten und vor allem deren mögliche Komplikationen zu ersparen, oder möglichst wenig Impfungen, um Komplikationen und chronische Impffolgen zu vermeiden.

Meistens werden Mehrfachimpfungen verabreicht, und zwar aus verschiedenen Gründen: Das Kind wird weniger häufig gepiekst – bei einzelner Verabreichung aller von der STIKO empfohlenen Impfstoffe würde Ihr Kind in den ersten zwei Lebensjahren 37-mal gestochen. Mit jeder Spritze steigt die Gefahr für lokale Komplikationen, zudem enthalten die Impfstoffe Begleitstoffe, unter anderem zum Haltbarmachen. Je häufiger geimpft wird, desto mehr Zusatzstoffe werden dem Kind verabreicht. Mehrfachimpfungen verringern die Belastung durch Begleitstoffe.

Auch um zu erreichen, dass viele Kinder möglichst alle Impfungen bekommen, werden Mehrfachimpfstoffe angeboten. Schließlich stehen für einige Erkrankungen wie Keuchhusten und Haemophilus Influenzae B (HIB) gar keine Einzelimpfstoffe mehr zur Verfügung.

Kritiker weisen darauf hin, dass Mehrfachimpfstoffe ständig weiterentwickelt werden, Einzelimpfstoffe und kleinere Kombinationen nicht. Dabei bleibt ungeklärt, inwieweit die Bestandteile der Impfungen sich gegenseitig beeinflussen. Es gibt sogar Hinweise, dass bei Mehrfachimpfungen der Impfschutz der einzelnen Bestandteile sinkt.

Als erstes erhält der Säugling im Alter von 2 – 4 Monaten eine Sechsfachimpfung (Diphterie, Wundstarrkrampf, Kinderlähmung, Keuchhuste, Haemophilus Influenzae, Hepatitis B), kombiniert mit einer Impfung gegen Pneumokokken (Streptokokken Pneumoniae, Infekte der höheren Luftwege) und vereinzelt auch mit Impfstoffen gegen Rotaviren (Durchfallerkrankung) und Meningokokken (Bakterielle Gehirnhautentzündung); eine Auffrischung erfolgt mit 10 – 11 Monaten.

Einzelimpfungen beispielsweise gegen HIB und Pertussis (Keuchhusten), also gegen

Gründe dafür – Gründe dagegen

Pro Impfen: Das Kind wird vor gefährlichen Krankheiten geschützt, die zum Teil schwerwiegende Komplikationen oder dauerhafte Schädigungen mit sich bringen können. Besondere Bevölkerungsgruppen wie Schwangere werden vor Infektionskrankheiten geschützt. Eine möglichst hohe Impfungsrate könnte auf Dauer dazu führen, dass bestimmte Krankheiten nicht mehr auftreten. Das Immunsystem wird durch das Impfen zusätzlich gestärkt, die Nebenwirkungen des Impfens sind heute nur selten und zudem meist harmlos.

Kontra Impfen: Impfungen können das Immunsystem auch schwächen. Bei der Säuglingsimpfung kann es den Organismus überfordern, sich schon so früh mit mehreren Krankheitserregern gleichzeitig auseinandersetzen zu müssen. Allergien und Autoimmunkrankheiten werden als Folgen befürchtet.

Verschiedene Impfstoffe stehen in Verdacht, die Entstehung chronischer Krankheiten zu fördern. Es gibt außerdem nicht nur harmlose (Hautreaktionen, leichtes Fieber, Unruhe), sondern auch schwerwiegende Nebenwirkungen. Für die Entwicklung kann es von großem Nutzen sein, Kinderkrankheiten und harmlose Infektionen durchzumachen.

Eines der Hauptargumente lautet: Eine Impfung kann keinen dauerhaften Schutz gegen eine Krankheit aufbauen.

die Krankheiten, die im frühen Säuglingsalter als gefährlich einzustufen sind und eine frühe Impfung rechtfertigen könnten, sind zur Zeit in Deutschland nicht zugelassen.

Die individuelle Impfentscheidung

Damit Sie Ihre individuelle Entscheidung treffen können, sollten Sie die folgenden Fragen beantworten:

- Wann kommt Ihr Kind regelmäßig mit anderen Kindern in Kontakt (etwa in einer Tageskrippe oder bei einer Tagesmutter)?
- Haben Sie bereits mehrere Kinder, die Infekte aus dem Kindergarten oder der Schule mit nach Hause bringen könnten?
- Lässt Ihre berufliche Situation es zu, dass Sie Ihr erkranktes Kind über mehrere Tage oder Wochen zu Hause pflegen können? Sind Sie eingebettet in ein soziales Hilfssystem? Gibt es Großeltern, Freunde, Geschwister, die die Betreuung mit übernehmen würden oder Sie im Haushalt entlasten oder die größeren Kinder betreuen, damit Sie sich dem Kranken widmen können?
- Haben Sie eine Kinderärztin, die Ihre Impfentscheidung unterstützt und trägt?
- Wie lange möchten Sie Ihr Kind stillen?

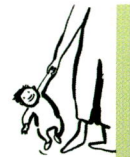

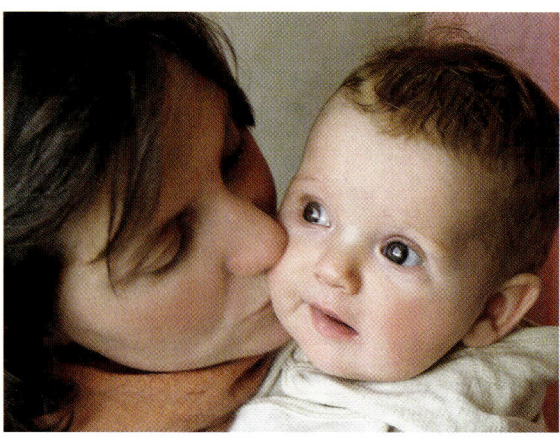

Soll ich mein Baby impfen lassen?

- Haben Sie selbst Kinderkrankheiten durchlebt und einen Immunschutz aufgebaut, den Sie an Ihr Kind weitergeben konnten, oder wurden Sie bereits als kleines Kind geimpft? Wie gehen Sie mit Ihren Krankheiten um? Nehmen Sie sofort Medikamente, um die Krankheit schnell wieder loszuwerden, oder nehmen Sie sich die Zeit, eine Krankheit mit sanften Heilmitteln, Ruhe und Schlaf auszukurieren?

Vor der Impfung hat Ihre Ärztin die Pflicht, Sie über die zu verhütende Krankheit und die Impfung aufzuklären. Diese darf nicht ohne Ihre Einwilligung gemacht werden. Die Impfdaten werden in den gelben Impfpass eingetragen, den Sie zu jeder Vorsorgeuntersuchung mitnehmen sollten. Ihre Ärztin wird folgendes mit Ihnen besprechen:

- Gegen welche Krankheiten soll geimpft werden?
- Wie könnte man diese Erkrankung behandeln?

- Welchen Nutzen hat Ihr Kind, welchen die Allgemeinheit von der Impfung?
- Welcher Impfstoff wird verwendet?
- Wie wird die Impfung durchgeführt?
- Wie lange hält der Impfschutz an?
- Was müssen Sie nach der Impfung beachten, und wie müssen Sie sich verhalten?
- Gibt es Kontraindikationen, also Gründe, weshalb man die Impfung nicht durchführen sollte?
- Müssen Sie mit Nebenwirkungen und Komplikationen rechnen?
- Wann muss die Impfung aufgefrischt werden?

Ihr Kind kann nicht geimpft werden, wenn es einen Infekt hat – nach einer Erkältung etwa sollte mindestens zwei Wochen abgewartet werden; bei Allergien gegen Inhaltsstoffe (Antibiotika, Hühnereiweiß, Formaldehyd, Thiomersal) sind diese zu vermeiden; reagiert das Kind auffällig, darf die Impfung bis zur Klärung des Zwischenfalls nicht wiederholt werden.

Die öffentlichen Impfempfehlungen für Eltern und Kinderärzte werden von der STIKO gegeben, dem zentralen Forschungsinstitut des Bundesministeriums für Gesundheit auf dem Gebiet der Infektionskrankheiten. Die öffentliche Empfehlung durch die STIKO begründet in der Regel die Kostenübernahme durch die gesetzlichen Krankenkassen und für den Fall eines Impfschadens durch den Versorgungsanspruch von Seiten des Staates (Staatshaftung). Die Angaben der STIKO sind eine Empfehlung und keine Verpflichtung.

Wie es überhaupt in Deutschland keine Impfpflicht gibt: Auch die Aufnahme in Krippe, Kindergarten und Schule ist nicht an den Nachweis bestimmter Impfungen gebunden.

Beachten Sie auch folgende Hinweise:
- Jede Impfung kann hinausgeschoben werden, ohne dass eine vorherige Impfung ungültig wird! Ist durch eine Schutzimpfung eine Grundimmunisierung erreicht, kann sogar noch nach Jahren eine einfache Auffrischungsimpfung ausreichen, um einen Impftiter wiederherzustellen.
- Auffrischungsimpfungen sollten möglichst mit dem gleichen Kombinationsimpfstoff durchgeführt werden wie die erste Impfung. Nehmen Sie deshalb bei einem Arztwechsel oder bei einem Umzug den Impfpass mit zur neuen Kinderärztin.
- Bei Frühgeborenen sollte der Impfkalender unbedingt nach dem errechneten Geburtstermin ausgerichtet werden und nicht nach dem tatsächlichen Alter des Kindes.

Impfungen im Überblick

Sofern Eltern von den allgemeinen Impfempfehlungen der STIKO abweichen möchten, ist es sinnvoll, sich stets den Übertragungsweg, die Behandlungsmöglichkeit und das Risikoalter einer Krankheit vor Augen zu halten.

Impfschutz vor einigen schweren Erkrankungen wird im Prinzip von beiden Lagern befürwortet:

- *Diphtherie*, eine Erkrankung mit möglicherweise lebensbedrohlichen Komplikationen, ist in Deutschland selten geworden. In Zeiten internationaler Verbindungen und Kontakte scheint sie aber wieder zuzunehmen. Eine Impfung ist sinnvoll in Kombination mit der Tetanus- und Polioimpfung. Bei Reisen nach Afrika, Asien, Lateinamerika ist ein Impfschutz unbedingt empfehlenswert.
- Die grippeähnliche Infektion *HIB* mit möglichen schweren Folgen tritt ab fünf Jahren nur noch äußerst selten auf. Somit kann die Impfung im Laufalter mit verabreicht werden. Ausschließliches Stillen in den ersten sechs Lebensmonaten gilt beispielsweise in Schweden als ausreichender Schutz gegen eine HIB-Infektion.
- Die Viruserkrankung *Hepatitis B* kann zu schweren Leberentzündungen führen und wird durch Körperflüssigkeiten, unsauberes Operations- oder Spritzbesteck und die Geburt übertragen, bei der Viren von der Mutter auf das Neugeborene übertreten können. In letzterem Fall sollte der Säugling direkt nach der Geburt geimpft werden. 1995 wurde die Hepatitis-B-Impfung in den deutschen Impfkalender für Säuglinge und Jugendliche bis zum 15. Lebensjahr mit aufgenommen.
- *Polio* oder *Kinderlähmung*, noch in den 1950er Jahren eine häufige Kinderkrankheit, tritt heute in Deutschland nicht mehr auf. Wenn geimpft wird, dann zusammen mit Tetanus und Diph-

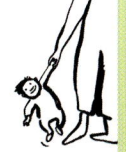

therie im Laufalter des Kindes, ansonsten als Risikogruppenimpfung für Personen, die in Länder der Dritten Welt mit schlechten hygienischen Verhältnissen reisen.

- Eine Schutzimpfung gegen *Tetanus* (Wundstarrkrampf) sollte erfolgen, wenn sich die Kinder leichter verletzen können, also im Krabbel- oder Laufalter. Um das Immunsystem des Kindes ausreifen zu lassen, warten Sie am besten, bis Ihr Kind sicher läuft. Die Tetanusimpfung können Sie kombinieren mit Diphterie und Polio.

Bei den „klassischen" Kinderkrankheiten, gibt es unterschiedliche Auffassungen über den Sinn einer Impfung:

- *Keuchhusten* kann großen Stress für die Familie bedeuten, kann aber nur im Säuglingsalter zu ernsthaften Komplikationen führen. Deshalb sollte nur bei Ansteckungsgefahr und dann so früh wie möglich geimpft werden, zum Beispiel zur U3 bzw. im vierten Lebensmonat. Nach dem sechsten Lebensmonat nimmt die Gefahr von Komplikationen durch eine Keuchhusteninfektion deutlich ab.
- Eine Erkrankung an *Masern* bringt den Kindern anschließende lebenslange Immunität. Ab dem Schulalter, spätestens jedoch in der Pubertät ist die Impfung zu empfehlen, da Masernkomplikationen wie Enzephalitis in diesem Alter zunehmen und die Impfung wahrscheinlich sicherer ist, als die Erkrankung durchzustehen.

Für einen annehmbaren Impfschutz empfiehlt die STIKO zwei Impfungen im Abstand von mindestens vier Wochen. Sicherer wäre es, zunächst eine Antiköperuntersuchung zum Nachweis des Impferfolges und nur bei fehlenden Antikörpern eine Impfung oder Wiederholungsimpfung durchzuführen.

- *Mumps* ist ebenfalls eine Virusinfektion, die hauptsächlich die Speicheldrüsen vor allem die Ohrspeicheldrüse befällt. Frühester Impfzeitpunkt ist das Ende des ersten Lebensjahres. Wegen des nur mäßigen Erfolgs nach der ersten wird seit einigen Jahren eine zweite Impfung (wie bei Masern und Röteln) empfohlen. Danach steigt die Immunität an, jedoch mit noch nicht bekannter Dauer.

Wir empfehlen, dass Kinder Mumps in jungen Jahren durchmachen sollten und damit eine lebenslange Immunität erwerben. Falls sie nicht erkrankt waren, sollte bei Jungen im Alter von neun Jahren eine Titerbestimmung erfolgen, mit eventueller anschließender Mumpsimpfung. Die vorherige Antikörpertestung ist ratsam, weil Mumps oft unbemerkt verläuft. Ältere Jungen und Männer könnten durch die Krankheit unfruchtbar werden.

- *Röteln* sind eine harmlose Virusinfektion mit grippalen Symptomen, Lymphknotenschwellung und einem typischen Hautausschlag. Vor Beginn der Gebärfähigkeit sollte jedes Mädchen eine Rötelantikörperbestimmung durchführen lassen und sich ggf. impfen lassen.

Dafür wäre es günstiger, die Rötelimpfung von der kinderärztlichen in die gynäkologische Praxis zu verlegen; sobald die jungen Mädchen erstmalig zum Frauenarzt gehen, könnte eine Antikörperbestimmung durchgeführt werden.

- *Windpocken* sind eine harmlose Virusinfektion mit bläschenförmigem Hautausschlag und leichtem Fieber. Die Windpocken heilen bei Kindern nahezu immer folgenlos ab. Eine Windpockeninfektion bietet einen gewissen Schutz vor dem Ausbruch einer Zuckerkrankheit. Empfehlenswert ist die Impfung bei Jugendlichen und Erwachsenen, die keine Windpocken durchgemacht haben.

Schließlich gibt es (teils eingeschränkte) Impfempfehlungen als Schutz vor den folgenden Erregern:

- *Pneumokokken* kommen bei den meisten Menschen als harmlose Bewohner des Nasen-Rachen-Raums vor, können aber auch Mittelohreiterungen, Lungenentzündungen und in seltenen Fällen Meningitis (Gehirnhautentzündung) oder Blutvergiftung (Sepsis) hervorrufen. Empfohlen wird die Impfung für Menschen ab dem 60. Lebensjahr und für alle Kinder ab dem 3. Lebensmonat. Die im Impfstoff enthaltenen sieben Erregerstämme (von insgesamt über 90) entsprechen allerdings der Häufigkeitsverteilung in den USA, in Europa sind

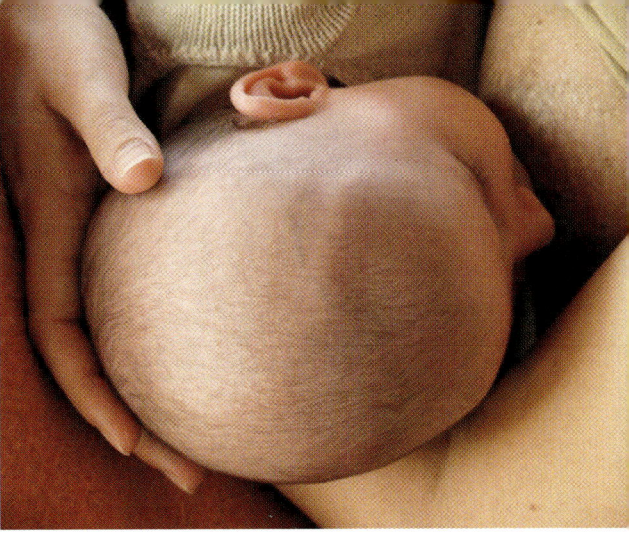

Stillen ist ein wirksamer Schutz gegen viele Krankheitskeime

aber andere Stämme von größerer Bedeutung, was den Impfstoff hier wenig wirksam macht.

- *Meningokokken* können ebenfalls zu lebensbedrohlichen bakteriellen Infektionen führen. Seit 2006 wird eine Impfung gegen Meningokokken C für alle einjährigen Kinder empfohlen. Der Impfschutz ist allerding recht kurz, so dass Jugendliche von dieser frühen Impfung nicht profitieren.

- *Rotaviren* sind die weltweit häufigste Ursache für Magen-Darm-Erkrankungen. Schwere Krankheitsverläufe nach Rotavireninfektionen kommen vorwiegend bei Säuglingen, Kleinkindern und älteren Menschen in Ländern mit schlechter medizinischer und hygienischer Versorgung vor. Die zugelassenen Impfstoffe enthalten gentechnisch veränderte Viren. Die STIKO empfiehlt die Impfung nur sehr eingeschränkt.

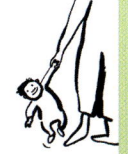

Sicherheit im Haus und Erste Hilfe

Sobald sich Ihr Baby aufsetzen kann, wenn es beginnt zu stehen und zu krabbeln, wird es vieles außerhalb Ihres Gesichtskreises und Ihrer Reichweite unternehmen. Sie werden gar nicht vermeiden können, dass Ihre Kinder täglich kleine oder größere „Wehwehchen" bekommen.

Es gibt aber auch eine Menge vermeidbarer Gefahrenquellen, und um die geht es hier.

Kann das Baby sitzen, braucht es einen stabilen, kippsicheren *Hochstuhl*, der es auf gleiche Höhe mit den Erwachsenen am Tisch bringt und auch für eine ganze

Wer sich sicher bewegt, fällt selten hin

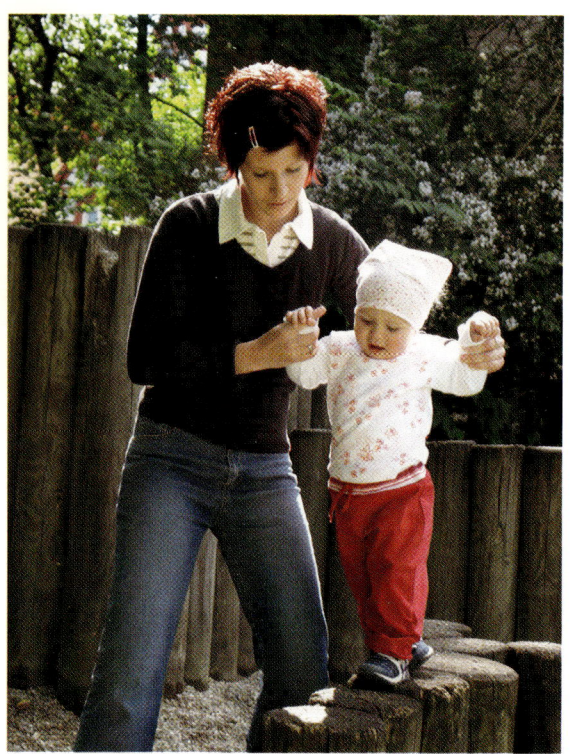

Weile den Wackelattacken und Kletterversuchen ihres Kindes standhält. Später lässt sich so ein Hochstuhl eine Zeit lang als niedriger Stuhl mit dazu gehörigem Tischchen nutzen, auf dem das Kind zum Beispiel malen kann.

Fürs → Reisen mit Kindern werden die verschiedensten Reisebetten angeboten. Fall Sie nicht darauf verzichten wollen: Suchen Sie nach einem stabilen Modell (kippsicher!), das trotzdem leicht zusammenzuklappen ist. Meistens brauchen Sie zusätzlich eine gute Matratze, da die mitgelieferten zu dünn sind. Wir haben einfach die Matratze aus dem Kinderbett mitgenommen und auf den Boden gelegt.

Ein Krabbelkind erreicht von einem Tag zum anderen ungeahnt viele Gegenstände: Alles will untersucht und in den Mund genommen werden. Da dürfen keine Reißzwecken, Nadeln oder Legosteine vom älteren Bruder herumliegen, genauso wenig giftige Pflanzen, Blumenerde oder die Katzenstreu in erreichbarer Nähe stehen. Ihr Kind kann sich bald überall hochziehen oder will sich bei seinen Steh- und Gehversuchen abstützen. Das heißt für die Eltern: Die ganze Wohnung muss nach wackeligen Gegenständen durchforstet werden – CD-Ständer, Beistelltisch, Tischdecke (womöglich noch mit einer Blumenvase oder dem Kaffeegeschirr darauf ...), Stehlampen, Bodenvase.

Kinder können schon im ersten Lebensjahr ganz gewaltige Kräfte entwickeln: Bei Bekannten hielt sich die kleine Tochter an einer ausklappbaren Schreibtischplatte fest

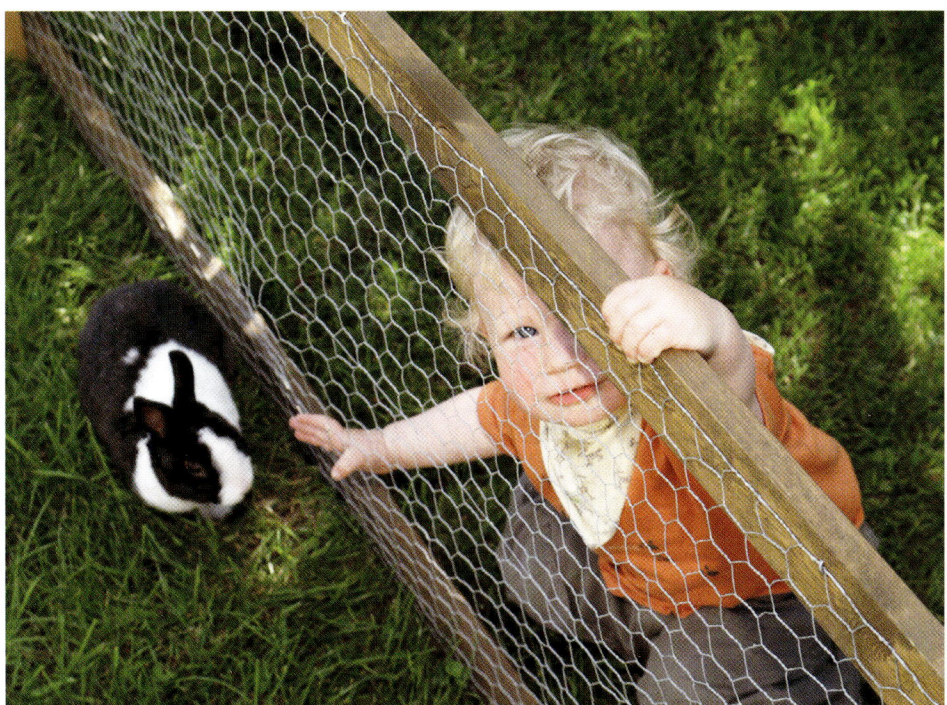

Die Welt entdecken, Grenzen überwinden …

und zog so heftig, dass das ganze Bücherregal umstürzte. Möbel können Sie sicher stabilisieren, Geschirr oder Bügeleisen mit Bügelbrett dürfen Sie nicht unbeaufsichtigt stehen lassen, und Ihre hohe Blumenkrippe lagern Sie am besten für einige Monate aus. Für Schranktüren und Schubladen können Sie Sicherungen im Baumarkt kaufen, die das Kind vor „beklemmenden" Erfahrungen bewahren.

Treppen in der Wohnung sollten mit einer kleinen Gittertür abgesichert werden und zwar oben und unten; später – wenn das Kind sicher genug ist – können sie leicht wieder entfernt werden. Überhaupt ist Treppensteigen (und noch mehr Hinuntergehen!) Übungssache. Die Kleinen werden zunächst auf dem (durch die Windel gut abgepolsterten) Hosenboden hinunterrutschen oder rückwärts die Treppe herabsteigen. Wenn Sie selbst keine Treppen in der Wohnung haben, sollten Sie mit Ihrem Kind so oft es geht üben; dabei hilft auch eine Treppenleiter mit drei bis vier Stufen und einer Plattform; sie ist außerdem ein interessantes Spielzeug.

> „*Wer Leben in die Welt setzt, muss es schützen.*
> *Er muss es dadurch schützen, dass er die Welt verändert.*"
>
> Elie Wiesel

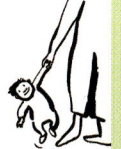

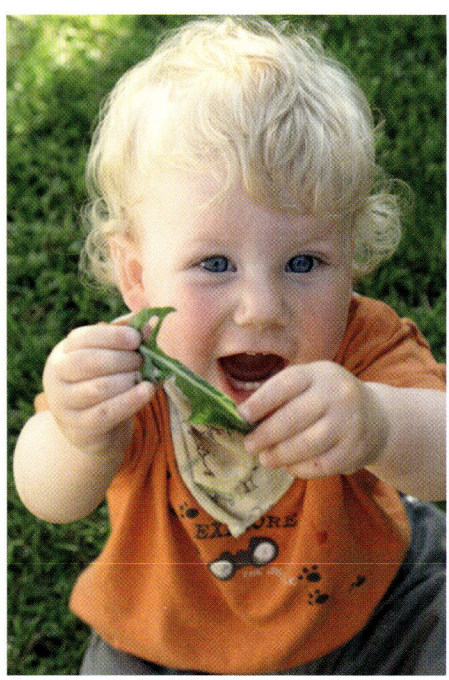

Garantiert ungiftig – vielleicht schmeckt es sogar?

Denken Sie auch daran, dass sich Ihr Kind an heißen Töpfen oder Geschirr, die auf dem Tisch stehen, verbrennen kann.

Erste Hilfe

Wie gesagt: Es wird sich trotz aller Vorsichtsmaßnahmen nicht vermeiden lassen, dass Ihr Kind ab und zu in eine gefährliche Situation gerät oder sich auch verletzt. Dann werden Sie in der Regel keine Zeit und keine Ruhe haben, um das richtige Verhalten nachzuschlagen. Lesen Sie sich deshalb unsere stichwortartigen Hinweise zur Ersten Hilfe am Ende des Kapitels im Abschnitt „Kompakt" vorher durch, damit Sie auf Eventualitäten besser vorbereitet sind. Und die ebenfalls abgedruckten Notrufnummern bei Vergiftungen hängen Sie an gut sichtbarer Stelle auf.

Erste Hilfe bedeutet eine erste Hilfestellung. Häufig muss anschließend eine Ärztin zu Rate gezogen werden. Trotzdem können Sie mit dem richtigen Verhalten oft Schlimmes verhindern.

Wenn Ihr Kind sich weh getan hat, bewahren Sie Ruhe, auch wenn es schwerfällt! Stellen Sie zunächst fest, warum das Kind überhaupt schreit – wie Sie wissen, muss das nicht aus Schmerz, sondern kann auch aus Schreck oder Wut geschehen. Kleinere Verletzungen, Kratzer, Beulen gehören zum Alltag und müssen auch nicht übermäßig bemitleidet werden. Reden Sie mit Ihrem Kind, während Sie die Wunde reinigen und ein Pflaster auf die blutende Stelle kleben. Ihre eigene Sicherheit wirkt sich beruhigend auf Ihr Kind aus.

Sicher haben Sie längst alle Steckdosen mit Kindersicherungen versehen. Denken Sie auch daran, bei allen elektrischen Geräten den Stecker zu ziehen.

Der Herd sollte mit einem Schutzgitter versehen sein, so dass Ihr Kind keine Töpfe herunterreißen bzw. sich nicht an den heißen Herdplatten oder der offenen Gasflamme verbrennen kann. Auf keinen Fall dürfen Sie es allein in der Küche lassen, während etwas auf dem Herd kocht oder brät – Fett kann hochspritzen und genauso wie Wasserdampf Verbrennungen auf der empfindlichen Kinderhaut verursachen (→ Kompakt/Erste Hilfe).

Elektrisch betriebene Geräte heizen nach: Herdplatten sind manchmal noch eine Viertelstunde lang heiß, nachdem Sie sie abgeschaltet haben, ebenso das Bügeleisen.

Beseitigen Sie rutschige Teppiche und andere Stolperfallen, damit Sie nicht hinfallen, wenn Sie Ihr Kind tragen.

Trinken Sie nie etwas Heißes, während Sie ein Kind im Arm halten.

Vorsicht mit heißen Getränken und Stövchen auf dem Tisch.

Während Sie kochen, sollte Ihr Kind nicht auf dem Küchenfußboden krabbeln.

Sichern Sie die Fenstergriffe.

Lassen Sie Ihr Kind niemals unbeaufsichtigt auf dem Wickeltisch liegen. Auch in der Badewanne darf es nicht alleine bleiben.

Kleben Sie in die Steckdosen eine Kindersicherung.

Gifte und Medikamente gehören in einen abschließbaren Schrank.

Kleine Gegenstände wie Murmeln, Erdnüsse, Legosteine lassen sich leicht verschlucken; sie dürfen nicht in der Nähe eines Kleinkindes liegen.

Katzen und Hunde sollten sich nicht unbeaufsichtigt in der Nähe Ihres Kindes aufhalten.

Stellen Sie Blumentöpfe möglichst unerreichbar auf, und entfernen Sie giftige Pflanzen (Alpenveilchen, Oleander, Begonien ...) aus den Räumen.

Lassen Sie Ihr Kind nie unbeaufsichtigt an einem Gewässer, auch nicht an einem noch so flachen Gartenteich oder einer kleinen Pfütze, spielen.

Auch bei ernsthaften Verletzungen müssen Sie Ruhe bewahren. Verständigen Sie – wenn nötig – die Ärztin, und überlegen Sie sich vorher genau, was Sie in dem Anruf mitteilen müssen. Bleiben Sie bei Ihrem Kind, auch während der Behandlung. Ihre Anwesenheit gibt dem Kind Sicherheit und Ihnen die Gewissheit, dass alles nach Ihren Vorstellungen verläuft.

Schutz vor plötzlichem Kindstod

Kennen Sie auch dieses Gefühl? Ich muss unbedingt nachschauen, ob mein Baby noch atmet. Sie schleichen sich an den Schlafplatz, hören die regelmäßigen Atemzüge des Kleinen und sind erleichtert.

Lassen Sie sich nicht beirren von spöttischen Bemerkungen, wie überängstlich Sie seien. Viele Eltern (auch Väter!) machen es genauso. Es ist noch gar nicht so lange her, da gehörte die Sterblichkeit kleiner Kinder zum alltäglichen Erleben, und wir tragen sicher noch etwas von dieser Angst unserer Vorfahren in uns. Vielleicht haben Sie schon davon gehört, dass es eine unerklärliche Todesursache bei Säuglingen gibt, den plötzlichen Kindstod, und nichts wird von jungen Eltern so gefürchtet wie dieses unerklärliche Ereignis. Zwar passiert es zum Glück selten, ist aber die häufigste Todesursache im Säuglingsalter, vor allem zwischen dem zweiten und vierten Monat. Die meisten anderen tödlichen Bedrohungen für junge

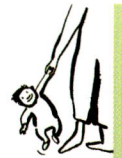

Risiko mindern

Lassen Sie Ihr Kind möglichst in Rückenlage schlafen, im Wachzustand kann es weiter auf dem Bauch liegen.

Übrigens wurde beobachtet, dass Kinder, die die Bauchlage im wachen Zustand gut meistern, mit dieser Position auch im Schlaf besser klarkommen.

Insofern müssen Sie sich keine Sorgen machen, wenn sich Ihr Kind bereits im Schlaf drehen kann, vor allem dann nicht, wenn Sie die anderen Risikofaktoren beachten.

Für die Schlafumgebung:

Packen Sie das Baby nicht zu dick ein, heizen Sie den Schlafraum nicht übermäßig (die Umgebungstemperatur sollte bei 16 – 18° C liegen).

Empfehlenswert ist ein Babyschlafsack, in dem das Kind nicht unter die Decke geraten kann. Das Gesicht des Babys darf nicht von losen Kissen oder Decken verdeckt werden.

Auch das Schlafen mit → Schnuller soll schützen.

Stillen Sie Ihr Kind nach Möglichkeit mindestens sechs Monate lang.

Sorgen Sie für eine rauchfreie Umgebung. Für sich selbst haben Sie das Rauchen schon während der Schwangerschaft eingestellt. Hilfen dazu auf S. 62.

Babys kann die Medizin inzwischen wirksam bekämpfen – nur dieses „Sudden Infant Death Syndrom" (SIDS) nicht. Der Tod tritt meist im Schlaf ein, Jungen sind etwas häufiger betroffen als Mädchen, die Kinder zeigten oft überhaupt keine Anzeichen von Erkrankung.

Trotz weltweiter Forschung blieb die eigentliche Ursache des plötzlichen Kindstods bis jetzt unbekannt. Vermutet werden verschiedene Ursachen, die als Zusammenspiel dazu führen, dass die Regelkreise und Selbstrettungsmechanismen eines Babys versagen und zum plötzlichen Atemstillstand führen können. Einige Risikofaktoren sind: die Bauchlage und eingeschränkt die Seitenlage als Schlafposition; Rauchen während der Schwangerschaft und Rauchen in der Umgebung des Säuglings; nicht zu stillen oder früh abzustillen; Überwärmung des Kindes (vor allem im Winter). Auch Frühgeburt mit niedrigem Geburtsgewicht und schlechte Werte beim → Apgar-Test nach der Geburt gelten als Gefährdungen.

Wenn Sie die oben aufgeführten, risikomindernden Punkte beachten, können Sie relativ beruhigt sein. Tröstlich ist auch die Tatsache, dass viel weniger Säuglinge am plötzlichen Kindstod gestorben sind, seitdem gezielte Informationen an junge Eltern gegeben werden: In zwölf Jahren konnte die Sterberate um ein Drittel gesenkt werden.

MIT DEM BABY UNTERWEGS

Lisa : *Gestern hat mich meine Mama auf ein Tuch gelegt. Es war aber keine Windel und auch keine Kleidung. Sie hat mir gesagt, dass sie mich jetzt mitnimmt, weil sie für mich und Papa einkaufen will. Dann bin ich ein bisschen hin und her gerollt worden und plötzlich – schwupps! – habe ich schön eingekuschelt vor dem Bauch von Mama gelegen, fast so wie in der Wiege, die Mama und Papa für mich neben ihr Bett gestellt haben.*

Leo : *Das kenn ich! Mein Papa rollt mich ganz oft in so ein Tuch ein. Und gestern ist er mit mir rausgegangen, und ich hab ganz viele neue Sachen gesehen. Papa hat immer erzählt, wer das ist und wie das heißt. Und dann ist er ganz schnell gegangen, es hat so schön geschaukelt, und ich habe mich mit den Händen festgehalten. Nachher bin ich müde gewesen, da habe ich meinen Kopf an seine Brust gelegt, und dann bin ich wohl ganz schnell eingeschlafen.*

Gregor fühlt sich wohl in seiner „Wiege"

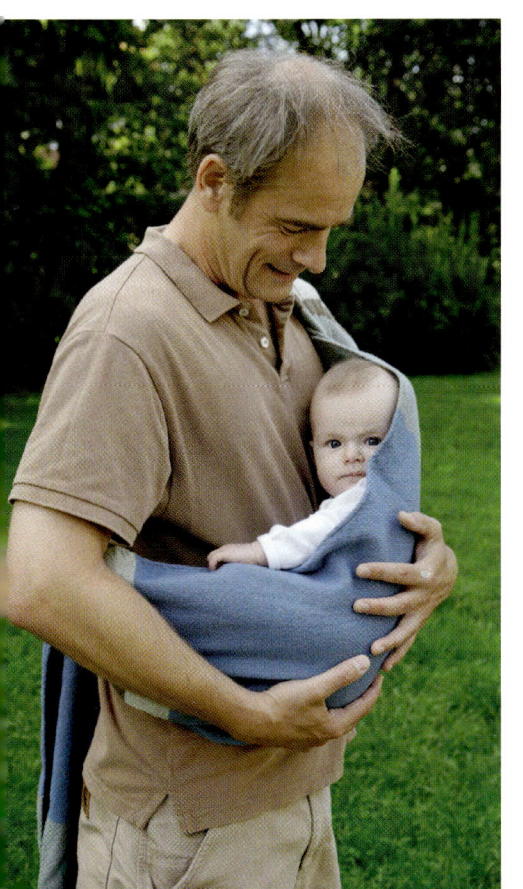

Tragehilfen

Das elementare Bedürfnis des Kindes nach Körperkontakt wird im *Tragetuch* zusätzlich befriedigt. Viele Babys brauchen am ganzen Körper ein ständiges Berührt-Werden, damit sie sich selber wahrnehmen können. Unterwegs können Sie diesem Bedürfnis mit dem Tragen im Tuch nachkommen, bei anderen Gelegenheiten es eng in eine Wolldecke wickeln oder in ein Molton-Tuch → pucken, damit es sich permanent spüren und Arme und Beine bei sich behalten kann. Dies gibt den Babys viel Halt und Geborgenheit. Unruhige Babys entspannen sich in dieser wohltuenden Enge und Wärme häufig sehr schnell.

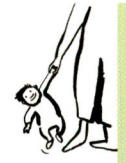

Entgegen herkömmlicher Aussagen ist es für viele Neugeborenen und junge Babys noch kein Vergnügen, frei zu strampeln. Sie bekommen Angst, weil sie die Leere und Größe um sich herum noch nicht einschätzen können.

Das Tragetuch ist dem *Tragesack* zumindest in den ersten Lebenswochen vorzuziehen, denn nur im Tuch kann das Baby liegend getragen werden. Aufrechtes Tragen ist erst dann sinnvoll, wenn Ihr Baby seinen Kopf aus eigener Kraft halten kann. Zudem stützt ein genähter Tragesack nicht jeden Babykörper optimal.

Empfehlenswert sind Tücher mit einer Länge ab 4,20 m, damit die → Kreuztrage auch mit größeren Kindern noch möglich ist und die meist etwas größeren und kräftigeren Väter das Tuch verwenden können.

Bei der aufrechten Trageweise im Tragetuch sind die Beine stark angehockt im rechten Winkel oder in einem noch spitzeren Winkel und leicht zur Seite gespreizt, dadurch bekommt das Kind eine physiologisch günstige Beinhaltung zur Prophylaxe der Hüftdysplasie. Diese Haltung entspricht der motorischen Reflexhaltung, die ein Baby von alleine einnimmt, sobald es aufrecht hochgehoben wird. Des Weiteren bietet das Tragetuch, wenn es entsprechend fest gebunden wird, viel Unterstützung für die Wirbelsäule in einer aufrechten bis leicht gerundeten Haltung. Dadurch, dass das Tuch keine Trägergurte hat, sondern weit über den gesamten Schultergürtel von Mutter oder Vater ausgebreitet wird, kommt es zu einer guten Gewichtsverteilung, und die aufrechte Haltung der oder des Tragenden wird gefördert.

Einige Tipps zum Tragen:

- Das Tragetuch sollte immer fest gebunden sein.
- Achten Sie auf doppelte Webtechnik des Tuches, damit es sich nur wenig und dann in alle Richtungen gleichmäßig dehnen kann.
- Die Tragezeit sollte zusammenhängend nicht länger als vier Stunden und nicht mehr als die Hälfte des Tages dauern.
- Besonders für kleine Kinder eignet sich nur ein „bewegtes Tragen", das heißt, der Tragende sollte sich bewegen, so dass das Kind nicht nur statisch gehalten wird.

Schlafend im Tragetuch

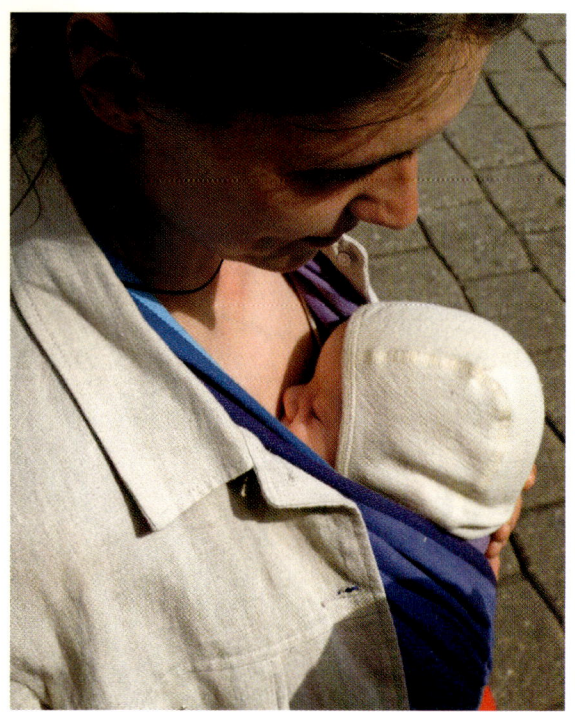

Vorteile des Tragens

Sicher braucht es erst ein wenig Übung, bis Sie die Technik beherrschen, das Tuch mit wenigen Griffen für Ihr Baby vorzubereiten. Am besten üben Sie zunächst mit einer Freundin oder dem Partner/der Partnerin gemeinsam. Wir möchten Sie sehr ermutigen, das Tragetuch auszuprobieren, da es Ihnen (und dem Kind) eine Menge Vorteile bringt.

- Körperkontakt für das seelische Gleichgewicht
- Massage gegen Koliken und Blähungen, wenn der Tragende in Bewegung ist
- Vorbeugung und Therapie bei Hüftdysplasie
- Vermehrte Entwicklungsreize
- Training des Gleichgewichtssinns
- Das Kind kann problemlos einschlafen
- Vater oder Mutter stehen in direktem Kontakt zu ihrem Kind und merken viel früher, ob es hungrig ist oder eine neue Windel braucht
- Die Erwachsenen haben Bewegungsfreiheit und können ohne Probleme Hausarbeiten, Einkäufe etc. erledigen
- Auch in unwegsamem Gelände lässt sich das Kind längere Zeit transportieren

- Wird das Baby unter der Jacke von Mutter oder Vater getragen, braucht es keine warme Ausgehkleidung, sondern nur zusätzlich Söckchen und eine Kopfbedeckung.

Sobald Ihr Kind seinen Kopf aus eigener Kraft halten kann, gibt es auch wenige gute Tragegestelle, in denen Sie es rücken- und hüftgerecht tragen können.

Tragen Sie Ihr Baby nicht mit dem Gesicht in Laufrichtung. In dieser nach außen gerichteten Haltung bekommt es zu viele visuelle und akustische Reize und Eindrücke, die ein so kleines Kind sehr schnell überfordern. Tragen Sie Ihr Kind zu Ihrem Körper gewandt, hat es stets die Möglichkeit zum Rückzug und kann seine Sinneseindrücke selbständig dosieren.

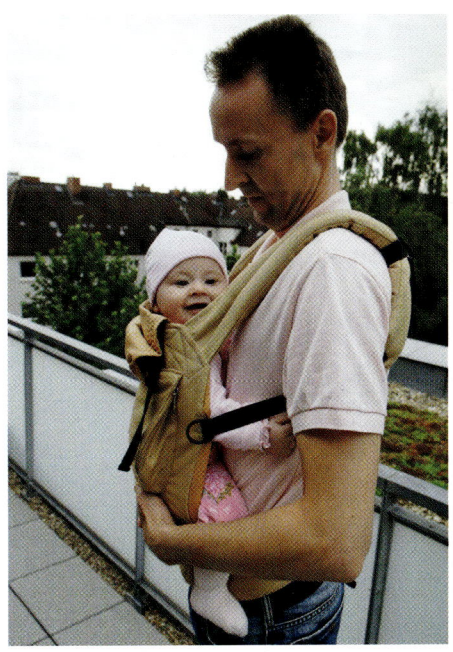

Für etwas Ältere eignen sich auch Tragegestelle wie dieses

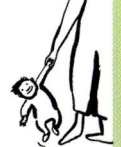

„Wiege" und „Kreuztrage"

Wiege: Die Körperhaltung, die Ihr Kind dabei einnehmen wird, ist der im Uterus vergleichbar und somit von Geburt an möglich. Die Wiege eignet sich vom ersten Lebenstag bis ca. 5 kg Körpergewicht des Kindes.

So geht's: Legen Sie das Tuch (mindestens 70 x 270 cm) schräg wie eine Schärpe über die Schulter, ziehen Sie es über der Schulter glatt vom Hals bis zum Oberarm.

Die unteren Teile werden mit einem Doppelknoten verbunden, den Sie nach hinten unter das Schulterblatt schieben.

Vor Ihrer Brust ziehen Sie das Tuch auseinander, so dass eine Höhle für das Baby entsteht.

Nehmen Sie das Baby hoch und legen es auf die Schulter, über die Sie das Tragetuch gezogen haben. Halten Sie mit einer Hand das Baby fest, mit der anderen öffnen Sie das Tuch und lassen Ihr Kind mit Beinen und Po zuerst hineingleiten.

Hat das Baby in der Wiege zu viel Bewegungsspielraum, halten Sie es fest und bitten eine andere Person, den Knoten noch einmal zu öffnen und straffer zu binden.

Beim Abnehmen lassen Sie das Tuch geknotet, dann wird es nächstes Mal einfacher.

Die Känguru-*Kreuztrage* oder Bauchtrage hat viele Vorteile: Enger Körperkontakt, gute Schlafposition, orthopädisch beste Sitzposition, Kontakt zum Träger. Sie eignet sich aufgrund des besonderen Schutzes für den Kopf des Neugeborenen ebenfalls ab der ersten Lebenswoche bis ins Kleinkindalter. Das Tuch sollte eine Länge ab 4,60 m haben.

Die Rückentrage

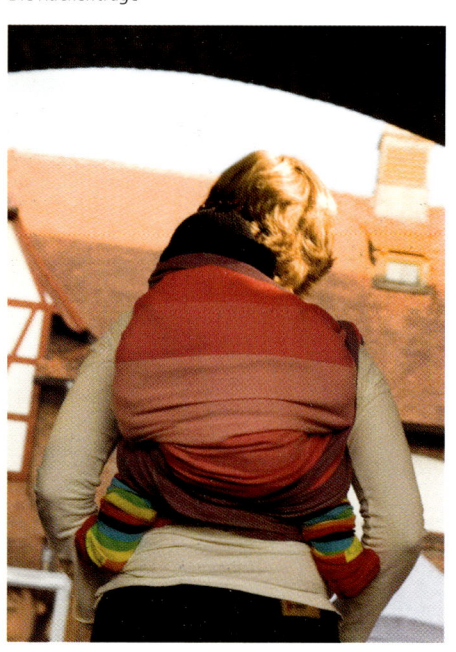

> **„***J**edes kleine Leben
> würde erfrieren und sinken,
> würde es nicht vom
> ringsum wallenden Leben
> gewärmt und getragen.***"**
>
> Jean Paul

So geht's:

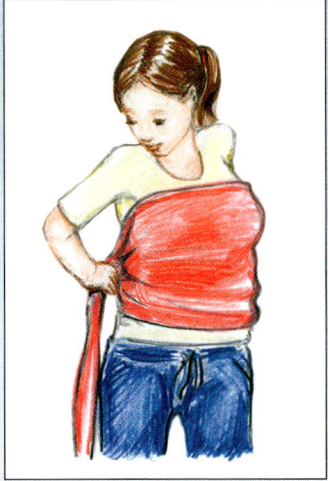

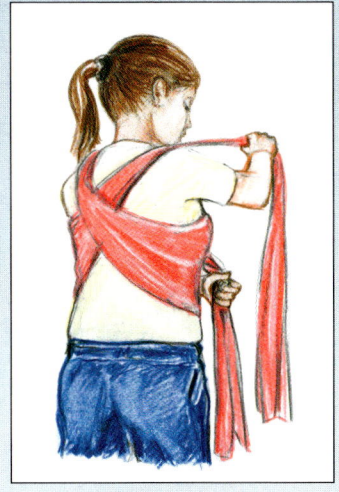

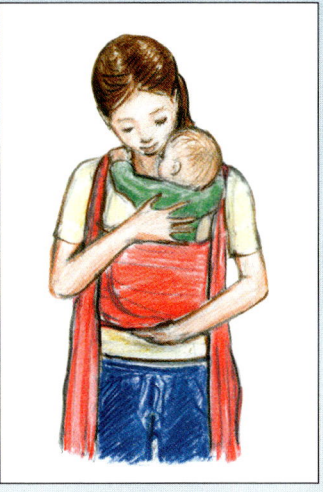

Legen Sie die Mitte des Tuches wie abgebildet über Brust und Bauch, und führen Sie die Tuchbahnen hinter Ihren Rücken.

Hinten kreuzen Sie die Tuchbahnen und ziehen sie wie auf der Abbildung über Ihre Schultern stramm nach vorn. Ziehen Sie die Tuchenden noch einmal nach, damit sie eng am Körper liegen.

Nehmen Sie Ihr Kind, legen es auf die Schulter und lassen es vorsichtig mit Beinen und Po zuerst in das Tuch vor Ihrer Brust gleiten.

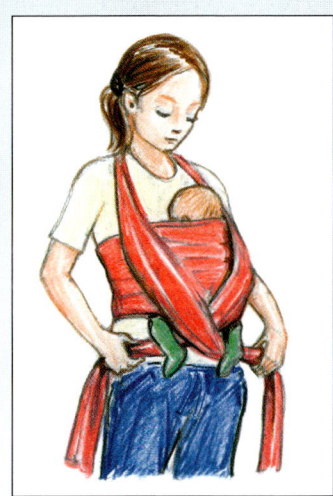

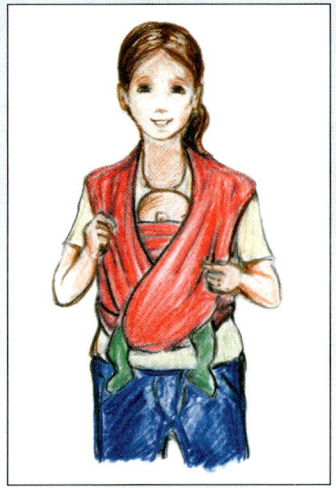

Das Tragetuch soll – wie abgebildet – Ihr Baby vom Po bis zum Nacken umhüllen.
Nehmen Sie die angezogenen Beinchen Ihres Kindes und spreizen sie leicht über Ihrem Bauch.
Halten Sie zunächst das Baby noch mit einer Hand fest, mit der jeweils anderen ziehen Sie die Tuchbahnen fest.
Nun verknoten Sie die Tuchbahnen über Kreuz auf dem Rücken

Ziehen Sie die quer liegende Tuchbahn bis zum Hinterkopf des Kindes hoch, damites gut gestützt wird. Dann ziehen Sie die untere und die darüber liegende Tuchbahn über dem Po des Babys bis zu den Kniekehlen auseinander, so dass sich das Tuch über seinem Rücken kreuzt: Rücken und Kopf haben einem optimalen Halt.

Kinderwagen

Kinderwagen unterliegen der Mode. Und dieses Gefährt überhaupt ist eine Entwicklung der Neuzeit: Erst im 19. Jahrhundert trat der Kinderwagen von Großbritannien aus seinen Siegeszug an. Abgesehen davon, was gerade angesagt ist, gibt es einige übergreifende Gesichtspunkte für die Auswahl. Junge Eltern entscheiden sich heute häufig für ein Kombimodell, damit die teure Anschaffung auch noch zu benutzen ist, wenn das Kind größer geworden ist und sonst einen Sportwagen bräuchte.

Äußerst ungesund für die kindliche Körperhaltung, die Entwicklung seiner Mus-

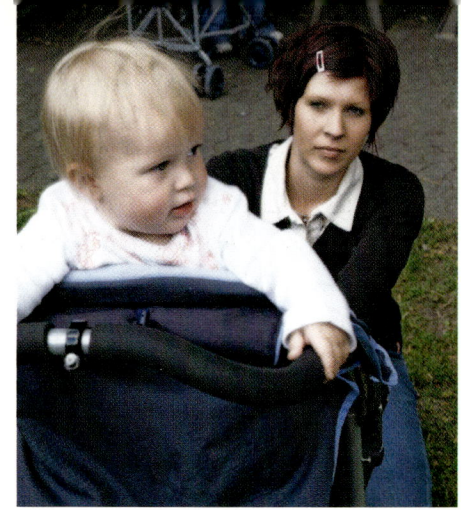

Wenn sich die Kinder aufrichten können, heißt es aufpassen

kulatur und seiner Bewegungsabläufe ist das so genannte Maxi Taxi. Hierbei wird ein Autosicherheitssitz auf einem wenig gefederten Fahrgestell befestigt, und das

Worauf Sie beim Kauf achten sollten

- Ihr Baby soll gut gepolstert liegen, deshalb muss der Wagen gut gefedert sein.
- Für den Stadtbetrieb oder die überwiegende Nutzung auf geteerten Wegen können die Räder kleiner (und möglichst wendig) sein. Über Stock und Stein empfehlen sich größere, stabile Räder.
- Nur ein ausreichend großer Schlafkorb gibt die Gewähr, dass Ihr Kind bequem im Kinderwagen liegt, bis es sich aus eigener Kraft setzen und in eine Sportkarre „umziehen" kann.
- Die Matratze darf nicht zu dünn sein, vor allem bei Winterkindern. Dann empfiehlt sich zusätzlich ein Schaffellsack.
- Das Kind sollte so im Wagen liegen, dass es Sie anschauen kann.
- Die Seitenwände müssen hoch genug sein, dass das Kind im Sitzen nicht aus dem Wagen fällt.
- Prüfen Sie die Bremse, sie muss leicht zu bedienen sein und auch bei Belastung wirken.
- Das Modell sollte immer das GS-Zeichen für geprüfte Sicherheit haben!
- Falls Sie viel mit dem Auto unterwegs sind, testen Sie, ob sich der Kinderwagen leicht zusammenklappen lässt und auch in in Ihren Kofferraum passt.
- Es gibt spezielle Doppel-Kinderwagen für den Transport des Babys plus kleinem Geschwisterkind.
- Probieren Sie auch als Alternative Rollbretter, die an der Achse des Kinderwagens angebracht werden; das ältere Kind kann darauf stehen.

Baby wird in einer vollkommen exponierten Haltung umhergefahren. Dies ist nicht nur bedenklich hinsichtlich des kindlichen Rückens, der noch nicht vollständig entwickelten Bandscheiben, einer Überlastung der geraden Bauchmuskeln und der Halswirbelsäule, sondern in dieser Haltung hat Ihr Kind wenig Möglichkeiten für einen inneren Rückzug, für Ruhe und Entspannung.

Autokindersitz

Ein Autokindersitz ist *nur* ein Autokindersitz, also kein Aufbewahrungsbehältnis für Babys! Dieser Schalensitz ist eine notwendige Anschaffung für die Sicherheit Ihres Babys bei Autofahrten. Sind Sie allein unterwegs, wird er auf dem Beifahrersitz gegen die Fahrtrichtung angebracht und vom Dreipunktgurt gehalten. Airbags für den Beifahrersitz sollten Sie deaktivieren. Ein zweiter Erwachsener kann sich mit Baby und Schale auf die Rückbank setzen – so hat es auch dort eine Ansprache.

Die Babyschale ist für Kinder bis 13 kg Gewicht geeignet.

Auch wenn es immer wieder als praktisch empfohlen wird: Für den Einkaufswagen oder die Wohnung ist die Schale für Babys ungeeignet. Im Haus sollte Ihr jüngeres Kind entweder im Bettchen liegen, auf der Krabbeldecke am Boden oder getragen werden. In den Schalensitzen haben die Neugeborenen keine Möglichkeit, ihre Rückenmuskeln zum Aufrichten zu trainieren. Die Kinder werden in ihrer Wahrnehmungsfähigkeit eingeschränkt, und die ungefederte Sitzhaltung kann zu Wirbelsäulenstauchungen führen. Durch die Wölbung des Sitzes kommt es zu einer festgelegten Haltung der Unterschenkel und der Füße.

Des weiteren haben die Kinder in dieser halb aufrechten Position das Gesichtsfeld eines 6 – 9 Monate alten Kindes, das sich von allein hingesetzt hat. Erst durch eigene motorische Weiterentwicklung erlangen die Kinder auch eine Gehirnkapazität, um die von außen kommenden Eindrücke in dieser Sitzposition zu verarbeiten! Eine exponierte Haltung in einer Autobabyschale, beispielsweise im Einkaufswagen im Supermarkt, führt nicht selten zur körperlichen und psychischen Überlastung des Säuglings.

Auch für Mütter und Väter ist das Tragen der Schale mit dem Kind belastend – es kann aufgrund der Einseitigkeit zu schmerzhaften Verkrampfungen und Haltungsschäden führen.

Noch ein paar Hinweise zum Autofahren mit dem Baby:

- Achten Sie darauf, dass Ihr Kind keine Zugluft bekommt und nicht von der Sonne geblendet wird.
- Selbst wenn das Baby durch eine Sichtblende geschützt ist, müssen Sie im Sommer bei längeren Fahrten immer wieder einmal nachprüfen, ob es im hinteren Teil des Wagens nicht zu warm wird.
- Klimaanlagen können den empfindlichen Organismus des Babys angreifen;

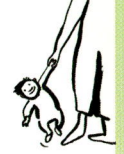

sie sollten nicht zu stark kühlen; und sie produzieren trockene Luft, was die Erältungsanfälligkeit erhöhen kann.

- Auch für die Erwachsenen besonders aber für kleinere Kinder empfiehlt sich ein Schadstoff-/Pollenfilter.

Reisen mit Kindern

Möchten Sie mit Ihrem Kind in den Urlaub fahren, planen Sie die Reise über zwei oder drei Wochen, damit Sie und Ihr Kind mehr Zeit haben, die Umstellung zu verkraften. Eine kurze Anreise ist für Sie und Ihr Kind weniger belastend. Als Reisezeit wählen Sie die verträglicheren Monate im Frühjahr und Herbst Viele Hotels bieten mittlerweile Familienferien an. Dort sind die Zimmer entsprechend eingerichtet, und das Personal geht freundlich und geduldig auf Ihre Bedürfnisse ein.

Stellen Sie sich darauf ein, dass Ihr Baby sich erst an die neue Umgebung gewöhnen muss. Ein Betttuch von zu Hause, das vertraut riecht, bringt da Erleichterung.

Auch nach der Rückkehr kann es zu einigen unruhigen Tagen und Nächten kommen. Versuchen Sie geduldig, den bis dahin gewohnten Rhythmus wieder aufzunehmen.

Wenn Sie *mit dem Auto* unterwegs sind (→ S. 283), planen Sie regelmäßige Pausen zum Stillen, Füttern und Spielen ein.

Inzwischen haben in Deutschland alle Raststätten einen Wickelraum, und es ist nicht mehr ungewöhnlich, wenn der auch von einem Vater mit Baby genutzt wird. Als junge Eltern achten Sie wahrscheinlich auf verträgliches Reisen. Versuchen Sie es doch einmal mit der Bahn! Ihr Kleinkind fährt umsonst, und es wird Ihnen dankbar sein, weil es sich im Zug viel besser bewegen kann als in anderen Verkehrsmitteln. Vielleicht nutzen Sie den Gepäckservice der Bundesbahn, unbedingt reservieren Sie Plätze, und zwar möglichst im Familienabteil. Für Ihr Flaschenkind nehmen Sie die Nahrung mit, abgekochtes Wasser erhalten Sie im Speisewagen.

Das gehört in Ihre Reiseapotheke:

- Fieberthermometer und fiebersenkende Zäpfchen
- Elektrolytlösung bei Brechdurchfall
- Verbandszeug, Pflaster, Wunddesinfektionsmittel, Schere
- Pinzette und Zeckenzange
- Medikamente, die Ihr Kind vielleicht regelmäßig einnehmen muss oder die es bei immer wieder auftretenden Erkrankungen bekommt.

„*Das Kind wird nicht erst Mensch, es ist schon einer.*"

Janusz Korczak

ANGEBOTE FÜR ELTERN UND KINDER

Kurse zur frühkindlichen Entwicklungsbegleitung

Das erste Vierteljahr nach der Geburt eines Kindes ist eine Zeit des Ankommens, des sich Zurechtfindens, des Kennenlernens. Etwa ab dem vierten Lebensmonat sind die meisten Eltern und Babys bereit für neue Abenteuer. Nun ist es Zeit, gemeinsam zu entdecken, was es alles gibt.

Mancherorts gibt es eine fast unüberschaubare Fülle von Möglichkeiten, um im ersten Lebensjahr etwas mit dem Baby zu unternehmen: Frühstückstreffs, offene Krabbelgruppen, Babymassage, PEKiP, DELFI, Spielraum und wie sie alle heißen: Viele Fachleute stehen mit ihrem Angebot bereit, um Sie und Ihr Baby durch das erste Lebensjahr zu begleiten. Der Besuch eines solchen Kurses gibt Ihnen die Gele-

Ob bei der Babymassage (→ S. 244) oder im PEKiP-Kurs: Baby und Eltern fühlen sich wohl

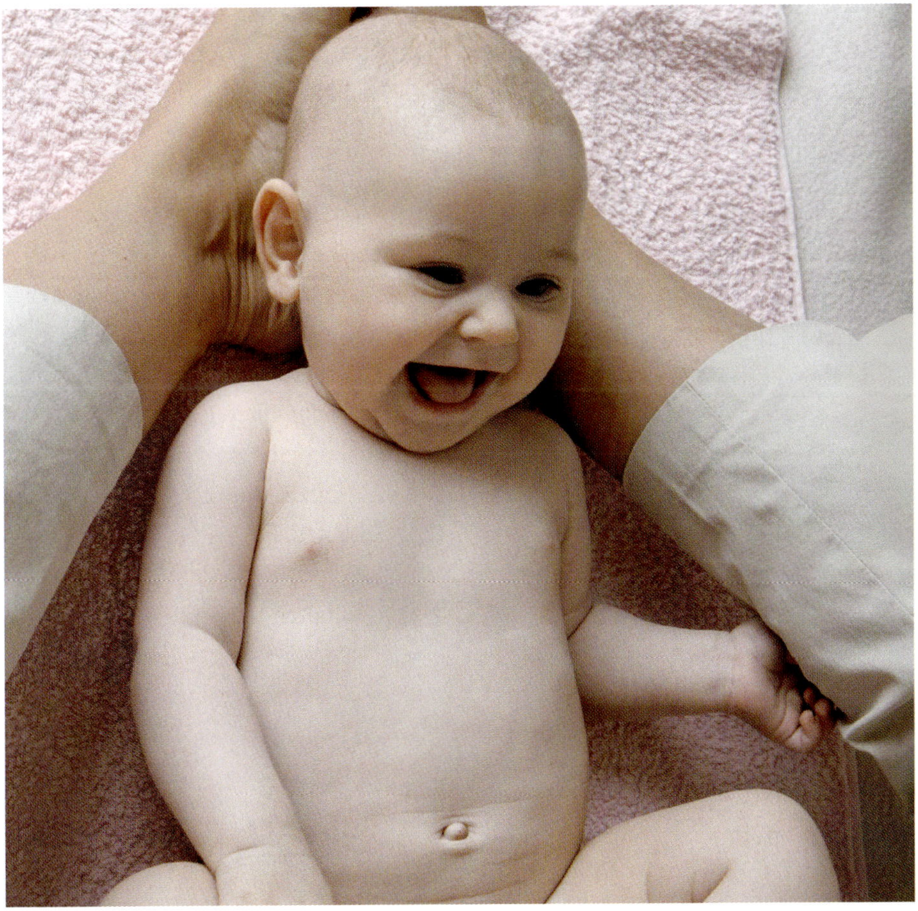

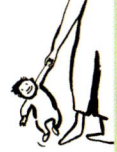

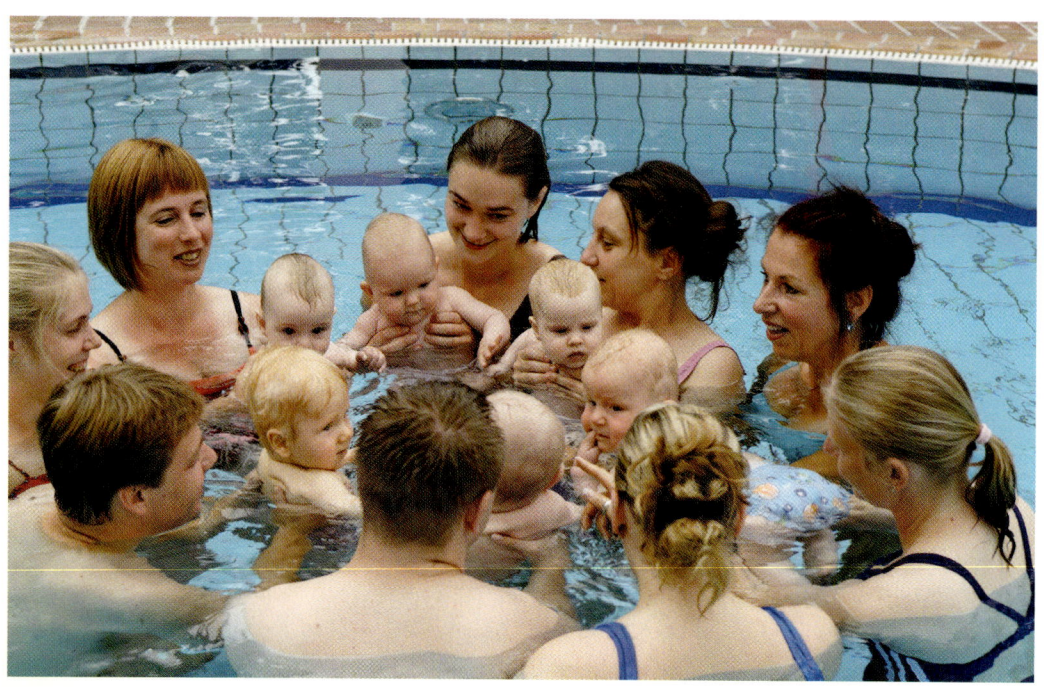

Diese Eltern-Kind-Gruppe trifft sich im Bremer Westbad

genheit, in Kontakt mit anderen Eltern zu kommen, die Woche durch einen regelmäßigen Termin zu strukturieren, und Sie haben die Möglichkeit, gemeinsam mit anderen Eltern die Entwicklung der Kinder zu beobachten und all die Fragen zu stellen, die im Alltag auftauchen: zu Pflege, Ernährung, Schlaf, Entwicklung und so weiter. Die Kinder (und ihre Eltern) bekommen Anregungen zu altersgemäßem Spiel, oft auch zu Musik und Singen und zur Bewegung. Die Kursleiterinnen sind in der Regel Fachleute aus pädagogischen oder medizinischen Berufen, die speziell für die Entwicklungsbegleitung von Eltern und Babys im ersten Jahr ausgebildet worden sind. Mit einer solchen Fachfrau haben Sie eine kompetente Ansprechpartnerin.

Wann ist der richtige Zeitpunkt für den Besuch eines Kurses?

Ein fester Gruppentermin ist für Mutter (Vater) und Baby zunächst eine aufregende Sache – zur richtigen Zeit am richtigen Ort zu sein, die vielen neuen Reize, die zunächst fremden Menschen, die vielen anderen Babys mit all ihren verschiedenen Lebensäußerungen.

Bitte beachten Sie bei der Planung, dass im ersten Vierteljahr des gemeinsamen Lebens Eltern und Kind viel Zeit brauchen, um sich aneinander zu gewöhnen. So können sie die Signale ihres Babys besser beobachten und passend beantworten und ihren ganz eigenen Rhythmus finden. Die einen Babys brauchen während der ersten Wochen keine weitere „Unterhaltung", sondern die Nähe und ungeteilte Aufmerksamkeit ihrer Eltern. Andere scheinen schon mit acht Wochen vom Schoß der Mutter oder des Vaters aus erste Entdeckungen machen und andere Babys beobachten zu wollen. Der eine Vater lässt sich leicht unter Druck setzen, wenn er gleichaltrige Kinder und ihre Entwicklungsfortschritte mit denen seines Babys vergleicht, die andere Mutter freut sich auf die Treffen und nutzt den Erfahrungsaustausch, um selbst sicherer zu werden.

Ganz sicher ist Ihr Kleines ab dem vierten Lebensmonat vollständig in der Welt angekommen: Die Augen werden klar, die Phasen der wachen Aufmerksamkeit dauern länger, das Kind kann deutlicher zeigen, wann es bereit ist zum Spielen und wann es genug hat. Auch Sie selbst sind nach drei Monaten wahrscheinlich körperlich und seelisch stabiler und nun schon recht sicher im Umgang mit Ihrem Baby.

Wie finde ich einen Kurs?

In den größeren Städten gibt es Hefte, die über das Angebot Informieren (Kids go, Kinderbranchenbuch und viele andere mehr), Anregungen können Sie auch schon im Geburtsvorbereitungskurs oder bei der Rückbildungsgymnastik bekommen. Veranstalter können zum Beispiel evangelische oder katholische Familienbildungsstätten, Elternschulen, Einrichtungen der Arbeiterwohlfahrt oder des DRK, größere Hebammenpraxen oder Geburtshäuser sein.

Informieren Sie sich auf den Internetseiten der Institutionen, rufen Sie an oder schauen Sie mal vorbei, und lassen Sie sich das Angebot genau erklären. Es kann notwendig sein, sich bei besonders gefragten Angeboten frühzeitig anzumelden.

Wenn Sie die Wahl haben, dann entscheiden Sie sich für eine Veranstaltung in Ihrer Nähe. Ein Fußweg tut Ihnen und Ihrem Kind gut, und Sie treffen dort vielleicht Familien aus der Nachbarschaft, mit denen sich auch außerhalb des Kurses einiges unternehmen lässt.

Was ist das Anliegen der Eltern-Kind-Kurse?

Auch wenn sich die Konzepte in einigen Aspekten unterscheiden und die Persönlichkeit der Kursleitung eine große Rolle spielt, gibt es viele Gemeinsamkeiten:

- Altersentsprechende Spiel- und Bewegungsangebote in einer speziell dafür hergerichteten Umgebung
- Förderung der individuellen Entwicklung des Babys
- Informationen und Gesprächsangebote für Eltern
- Anleitung der Eltern, damit sie das Kind und seine Gefühle und Bedürfnisse genauer wahrnehmen, einordnen und beantworten können
- Sinnliche Anregungen durch Massage und Interaktion durch gemeinsame Bewegung
- Oft kommen auch Lieder und erste Sprachspiele hinzu
- Der Kontakt der Eltern untereinander soll angeregt und gefördert werden

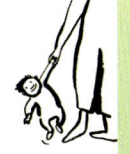

Worauf ist zu achten?

Diese Kurse sind nicht zu verstehen als Training für die „Babyolympiade: schneller, schöner, schlauer", sondern sie sollen Ihnen und Ihrem Baby dabei helfen, gelassen, sicher und mit Vergnügen den Weg durch das erste Jahr zu finden.

Legen Sie vor allem Wert darauf, dass Sie sich in dem Kurs wohlfühlen, dass ein freundliches, unterstützendes Miteinander der Teilnehmer gefördert wird, dass jede Mutter, jeder Vater und jedes Baby in ihrer, in seiner Besonderheit gesehen und respektiert wird.

Ihr Baby profitiert am meisten davon, wenn es nicht überfordert ist. Ein Kurstermin in der Woche reicht völlig aus. Wenn das Baby und Sie einen zu vollen Terminkalender haben, machen sich schon unnötig früh Zeitdruck und Hetze im Kinderleben breit.

Verspüren Sie selbst nun gar keine Lust auf solch ein Angebot und möchten lieber mit Ihrem Baby allein oder mit Ihren Freundinnen und deren Kindern spielen, oder wenn Sie den Eindruck haben, dass Ihr Baby eher empfindlich auf eine Fülle neuer Reize reagiert, ist das völlig in Ordnung. Sie selbst wissen am besten, was gut für Sie und Ihr Kind ist. Vielleicht entspricht Ihnen ein lockerer, offener Treff eher als ein fester Termin.

Babyschwimmen

Wasser ist ein faszinierendes Element: Schon die Schwangere fühlte sich beim Schwimmen besonders wohl, ihr Baby hat

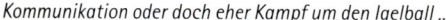
Kommunikation oder doch eher Kampf um den Igelball …

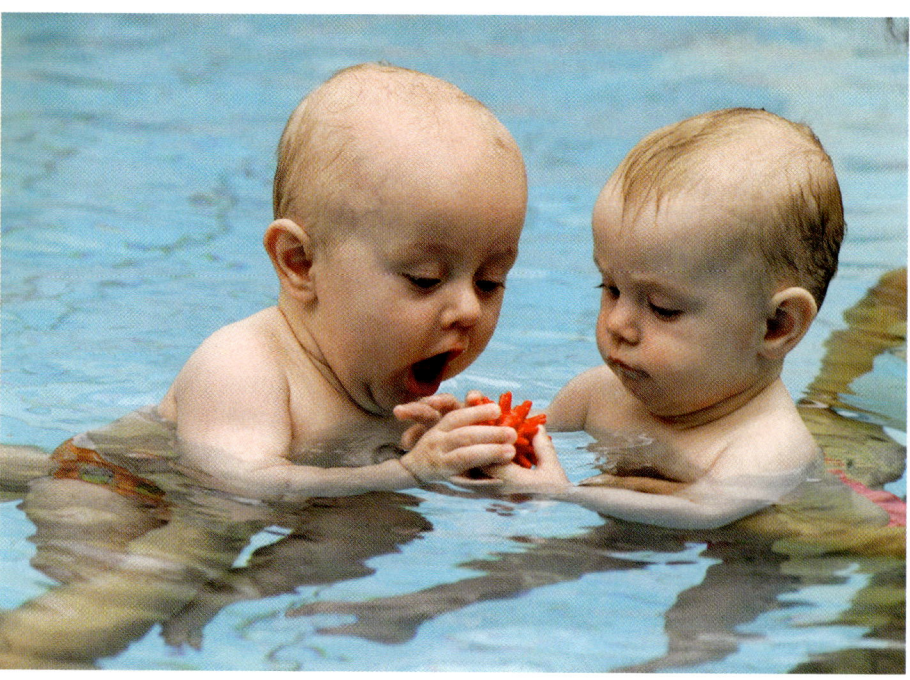

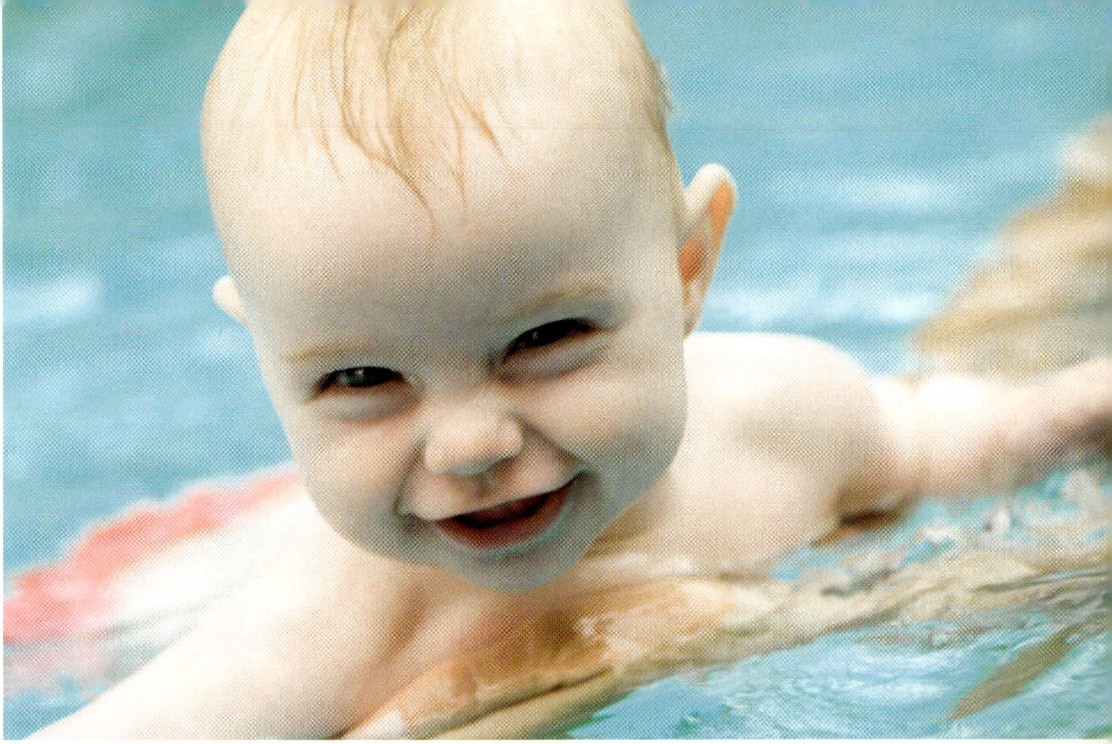

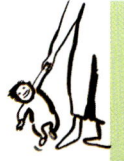

So macht Babys Wasser Spaß

eine paradiesische Zeit im Fruchtwasser erlebt und kann sich nun in diesem Element ohne große Anstrengung für einige Minuten über Wasser halten.

Trotzdem fallen auch beim Thema Babyschwimmen – ähnlich wie bei Eltern-Kind-Kursen – einigen Zeitgenossen zuerst kritische Bemerkungen ein: „Modeerscheinung" – „völlig übertrieben" – „Leistungsterror" ... Tatsächlich gibt es aber in vielen Kulturen (vor allem natürlich in wärmeren Gegenden mit Gewässern in der Nähe) eine lange Tradition, teilweise schon den Säugling mit dem nassen Element vertraut zu machen. Und Ende des 19. Jahrhunderts wurden bereits die ersten wissenschaftlichen Studien zum Babyschwimmen veröffentlicht.

Mit einer allgemeinen Diskussion über die richtige Förderung für den Nachwuchs rückte auch das Schwimmen stärker in den Fokus der Öffentlichkeit. Die erste Welle mit Berichten über Fabel-Tauchrekorde von Babys in den 1970er Jahren wurde abgelöst durch die Schlagzeile: Babys, die schwimmen, sind klüger. Inzwischen spielt der Leistungsgedanke nicht mehr die zentrale Rolle, zum Glück tritt das Ziel „Spiel und Spaß" in den Vordergrund, die spielerische Gewöhnung ans Wasser wird in den meisten Angeboten fürs Babyschwimmen gepflegt.

Trotzdem sollten Sie zunächst das Angebot testen, bevor Sie einen Kurs buchen. Das ist zum einen sinnvoll, weil Ihr Baby vielleicht Angst vor dem Wasser hat und Sie dann warten müssen, bis Sie viel später einen neuen Versuch starten können. Zum anderen gibt es immer noch Kursleiter, die weiterhin den Leistungsgedan-

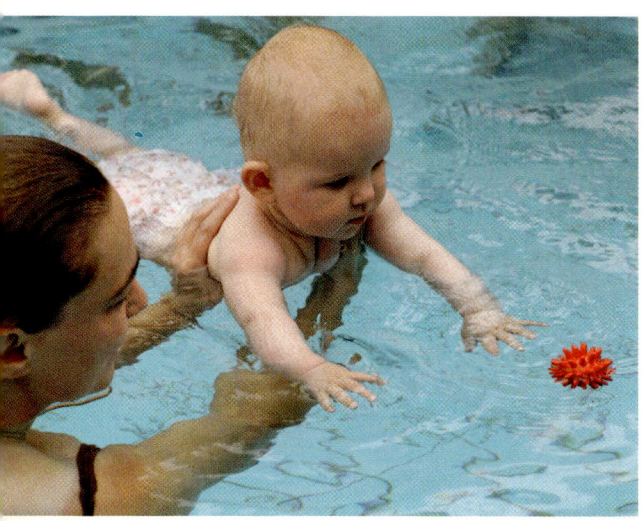

Kann ich den Igel fangen? ...

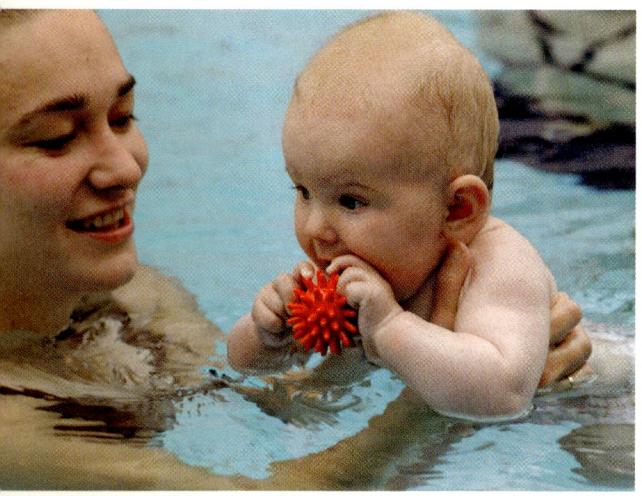

Geschafft!

ken in den Vordergrund stellen oder auch der (inzwischen widerlegten) Meinung anhängen, Babys hätten einen natürlichen Tauch- und Schwimmreflex und könnten einfach untergetaucht werden. Wenn sie vorher noch offen für die neue Erfahrung waren, so werden diese Babys mit ziemlicher Sicherheit dabei einen Schock erleiden.

Beginnen Sie mit dem Babyschwimmen erst dann, wenn das Kind sich selbständig vom Rücken auf den Bauch drehen kann. Bei einem im Herbst geborenen Kind müssen Sie besonders darauf achten, dass das Baby sich nicht erkältet. Aber auch sonst werden Sie Ihr Baby nach dem Wasserspaß und einer gründlichen Dusche sorgfältig abtrocknen, es warm einpacken und ihm eine Mütze anziehen.

Für kranke Kinder ist das Schwimmbad natürlich Tabu – das trifft auch zu, wenn das Baby eine ansteckende Hautkrankheit hat oder erkennbar auf eine Impfung reagiert. Und ein zahnendes oder schlecht gelauntes Kind sollte auch lieber zu Hause bleiben.

Umgekehrt ist eine öffentliche Badeanstalt ein Ort, in dem man sich leicht anstecken kann. Als Schutzmaßnahme wird das Wasser in der Regel hoch chloriert, und Ihr Baby kommt womöglich mit geröteten Augen aus dem Wasser. Dann besorgen Sie ihm eine Taucherbrille!

Die üblichen Regeln für ältere Schwimmbadbesucher gelten besonders fürs Baby: nicht erhitzt ins Wasser steigen; die letzte Mahlzeit länger als 1 Stunde vorher beenden; eine Schwimmzeit wählen, in der das Baby voraussichtlich aktiv ist; rechtzeitig (und nicht erst, wenn die Lippen schon blau geworden sind) aus dem Wasser gehen – anfangs werden nicht mehr als 15 Minuten empfohlen; später können Sie die Badezeit auf 20 bis 30 Minuten steigern. Und nach dem Baden brauchen die Babys eine längere Ruhepause, viele werden gleich einschlafen.

Schließlich ist Wasser ein empfehlenswertes Therapeutikum bei Entwicklungsverzögerungen, Problemen in der Psychomotorik oder auch Behinderungen. Sprechen Sie mit Ihrer Kinderärztin, sie wird Ihnen entweder selbst die notwendigen Hinweise geben und/oder Fachleute vermitteln, die Sie und Ihr Kind anleiten.

> *„Die Aufgabe der Umgebung ist es nicht, das Kind zu formen, sondern ihm zu erlauben, sich zu offenbaren."*
>
> Maria Montessori

Tipps fürs Babyschwimmen

Das richtige Schwimmbad sollte

- ein Becken mit höchstens 1,35 m Tiefe und Wassertemperatur von 32 Grad haben;
- für ausreichend hohe Raumtemperaturen sorgen;
- hell gekachelt und gut beleuchtet sein;
- für Eltern und Kind eine breite Treppe (keine Leiter) ins Becken besitzen;
- Familienumkleidekabinen möglichst mit Wickelplatz anbieten;
- seine Wasserqualität ständig überprüfen lassen und die Ergebnisse öffentlich dokumentieren

Bei der Kursauswahl achten Sie darauf, dass

- die Leitung gut ausgebildet ist;
- immer dieselbe Person den Kurs leitet;
- die Gruppen nicht zu groß und möglichst nach Alter unterteilt werden;
- klare Ziele formuliert werden;
- das Schwimmbad den oben genannten Bedingungen entspricht.

In die Sporttasche fürs Schwimmbad packen Sie

- 2 Badetücher und 1 Bademäntelchen;
- falls vorgeschrieben Babybadehose (möglichst eng anliegend), besser wasserfeste so genannte Badewindeln;
- wasserfeste Spielsachen;
- Schwimmhilfen (falls sie nicht ausgeliehen werden können), ggf. Taucherbrille;
- Waschlappen, Hautpflegemittel, Föhn;
- Windeln und Ersatzkleidung;
- für nicht gestillte Babys Säuglingsnahrung;
- für ältere Babys etwas zu essen (sie werden nach dem Baden hungrig sein!).

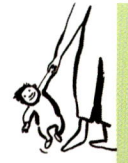

Kompakt

Checkliste für die Ärztin

S Sprechstunde

- Überlegen Sie vorher genau, was Sie der Ärztin über die Krankheitssymptome schildern können.
Bewährt hat sich ein kleines Heft, in das Sie Ihre Beobachtungen stichwortartig notieren: Körpertemperatur, wann, wie hoch; Allgemeinzustand; auffällige Hautveränderungen; was hat das Kind gegessen/getrunken, was hat es vertragen …

- Bringen Sie die Versicherungskarte, das Vorsorgeheft und den Impfpass mit.

- Bei hohem Fieber, bei ernsthaften Erkrankungen geben Sie vorher Bescheid, wann Sie kommen werden und bitten darum, möglichst schnell vorgelassen zu werden.

- Bei Durchfall bringen Sie eine Stuhlprobe (Windel!) mit. Soll Urin untersucht werden, sammeln Sie ihn schon zu Hause mit Hilfe eines Urinsammelbeutels.

- Bei → Vergiftungen bringen Sie Tabletten, Pflanzenreste, Putzmittel mit – die Substanzen, von denen Sie vermuten, dass sie Ihr Kind geschluckt hat. Eventuell Proben vom Erbrochenen.

T Telefonisch

Falls Sie nicht abwarten wollen, bis Sie zur Sprechstunde gehen können oder es sich um einen Notfall handelt, werden Sie mit einer fremden Ärztin zu tun haben. Die folgenden Stichpunkte sollten Sie beim Telefonieren berücksichtigen:

- Bitte um Hausbesuch: Beschreiben Sie genau, wie Ihre Wohnung zu erreichen ist, welcher Name an der Klingel steht etc.
Bitten Sie um eine möglichst präzise Angabe, wann die Ärztin kommen wird.

- Nennen Sie die Krankheitssssymptome (Höhe, Dauer des Fiebers, Aussehen der Haut, Stelle, wo die Schmerzen auftreten).

- Zählen Sie die Maßnahmen auf, die Sie selbst schon als Erste Hilfe angewandt haben.

- Ggf. nennen Sie die bisher verabreichten Medikamente und wie Ihr Kind darauf reagiert hat.

Erste Hilfe

Augen

Kommt ein Fremdkörper in das Auge Ihres Kindes (z. B. Staub oder eine Mücke), wird er in der Regel durch Tränenflüssigkeit von selbst wieder herausgeschwemmt. Falls das nicht gelingt, versuchen Sie, diesen herauszuwischen. Wenn Sie mit der Zungenspitze über den Augapfel fahren, kann weniger passieren, als wenn Sie einen Taschentuchzipfel benutzen. Fühlt sich das Kind immer noch unbehaglich, müssen Sie mit ihm zur Ärztin.

Seife oder Haarwaschmittel im Auge brennen zwar, schaden aber nicht. Ätzende Flüssigkeiten wie Putzmittel sind für das Augenlicht gefährlich. Gehen Sie mit dem Kind sofort zum Wasserhahn, und spülen Sie den Augapfel sorgfältig ab, indem Sie die Augenlider weit auseinander halten. Informieren Sie umgehend die Ärztin, und geben Sie möglichst die Substanz an, die dem Kind ins Auge geraten ist.

Bisswunden

Ist die Verletzung nur oberflächlich, lässt sie sich wie andere Wunden auch behandeln: auswaschen mit kaltem, fließendem Wasser, trocknen lassen und Pflaster draufkleben. Auch harmlose Bisswunden sollten Sie einen Tag später auf Rötungen untersuchen (Hinweis auf eine mögliche Infektion).

Bei einem tiefen Biss muss das Kind zur Ärztin (nachdem Sie es wie beschrieben erstversorgt haben). Wahrscheinlich ist dann eine → Tetanusimpfung oder -auffrischung nötig.

Erfrierung

Besonders im Gesicht kann es auf Babys Haut schon bei Temperaturen um den Gefrierpunkt leicht zu Erfrierungen kommen – die Haut verfärbt sich bläulichrot und schwillt an. Vorbeugend reiben Sie die Haut mit einer Fettcreme ein. Erfrierungen werden mit Heilsalbe (z. B. Bepanthen) behandelt.

Finger eingeklemmt

Das passiert kleinen Kindern häufig, wenn sie von der falschen Seite in die Tür fassen. Ihr Kind soll sich nicht rühren, bis Sie die Tür wieder geöffnet oder geschlossen und den Finger befreit haben. Ist die Haut unverletzt, halten Sie den Finger unter fließend kaltes Wasser (das lindert auch den Schmerz). In allen anderen Fällen (Nagel verschoben, Finger gequetscht) sofort zur Ärztin.

Gift → Vergiftung

Hitzeschäden

Eigentlich sollte sich niemand allzu lange direkter Sonnenbestrahlung aussetzen. Das gilt noch mehr für kleine Kinder, die eine sehr empfindliche Haut haben. Gewöhnen Sie Ihr Kind (und sich selbst auch!) allmählich an die Sonne, besonders solche Partien, die sonst bedeckt sind. Kleine Kinder sollten sich möglichst im Schatten aufhalten. Sie müssen ein Hütchen mit Krempe tragen (kaufen Sie eins mit Bändern zum Zubinden). Bei Aufenthalten am Meer oder in den Bergen sollten Sie Ihr Kind öfter beobachten. Durch den häufigen leichten Wind spürt man selbst eine mögliche Verbrennung erst später.

Hat das Kind trotz aller Vorsichtsmaßnahmen einen Sonnenbrand bekommen, wird dieser behandelt wie andere Verbrennungen auch: die geröteten Hautpartien unter kaltes Wasser (nicht zu stark aufdrehen) oder mit feuchten Tüchern betupfen. Sonnenschutzmittel oder Après-Lotions nützen dann nicht mehr.

Als Erstversorgung hilft die „Rescue-Salbe" nach Dr. Bach (Apotheke); ein bewährtes Hausmittel ist ein Umschlag mit Magerquark: Er zieht die Hitze aus der Haut und mindert die Rötung.

Falls Kopfschmerzen, Übelkeit und Fieber auftreten, muss eine Ärztin hinzugezogen werden. Das gilt auch, wenn Ihr Kind einen Hitzschlag („Sonnenstich") erleidet. Der Kopf ist dann heiß und rot, es kommt zu Kopfschmerzen, Schwindel, möglicherweise zu Erbrechen. Lagern Sie Ihr Kind im Schatten (Kopf etwas erhöht), und legen Sie um seinen Kopf mit kaltem Wasser getränkte Tücher (öfter erneuern), bis die Ärztin kommt.

Hundebiss → Bisswunden

I Insektenstiche

sind normalerweise harmlos, und Sie werden sich eher darum bemühen, Ihr Kind zu beruhigen, als dass Sie sich Sorgen machen müssten. Zur Vorbeugung sagen Sie dem Kind vor allem, dass es nicht wild um sich schlagen soll, wenn Wespen oder Bienen in seiner Nähe sind; das macht sie erst angriffslustig.

Gefährlich werden Insektenstiche: bei einer Allergie; wenn das Kind viele Bienen-, Wespen- oder Hornissenstiche abbekommt (entgegen dem Volksglauben sind Stiche von Hornissen nicht viel gefährlicher als die von Bienen oder Wespen); wenn in Nasen-, Rachen- oder Mundraum (einschließlich Lippen) gestochen wurde. Vor allem im Mund- und Rachenraum kann es dann zu Atemnot kommen. Geben Sie Ihrem Kind Eis oder Eiswürfel, zur Not auch eiskalte Getränke, damit die Schwellung eventuell aufgehalten werden kann. Unbedingt muss die Ärztin schnell verständigt werden.

In allen anderen Fällen legen Sie kalte Umschläge an, nachdem Sie eventuell den Stachel entfernt und die Stichwunde ausgesaugt haben. Gute Erfahrungen wurden gemacht mit Zwiebel-, Kartoffel- oder Apfelscheiben auf den Schwellungen; auch Calendula-Essenz, im Verhältnis 1:9 mit Wasser verdünnt, lindert die Schmerzen und wirkt abschwellend. Auch Globuli helfen: Apis C 12 oder C 30 bei Bienen-, Vespera C 12 oder C 30 bei Wespenstichen, jeweils drei Kügelchen.

K Kopfverletzungen

sind gefährlich, wenn die folgenden Symptome auftreten: Benommenheit mit möglichem späteren Erbrechen; undeutliches Sprechen; Unfähigkeit, einzelne Glieder zu bewegen; unnormale Reaktionen; Blutungen aus Ohren, Mund oder Nase. Dann muss sofort eine Ärztin bzw. die Ambulanz gerufen werden. Nur im Notfall und nur wenn es jemand halten kann, sollten Sie das Kind selbst fahren.

N Nasenbluten

ist harmlos, wenn das Kind in der Nase gebohrt hat oder ein kleines Blutgefäß geplatzt ist, weil es sich z. B. die Nase heftig geschnaubt hat. Blutet die Nase nach einem Schlag oder Aufprall, sollte die Ärztin hinzugezogen werden.

Bei den harmloseren Fällen setzen Sie das Kind vor ein Waschbecken. Auf keinen Fall sollte es sein Blut schlucken, da ihm sonst übel werden kann. Hört das Blut nicht auf zu fließen, werden die Nasenflügel einige Minuten zusammengedrückt. Sorgen Sie dafür, dass Ihr Kind mindestens 1 Stunde lang nicht in der Nase bohrt oder sich die Nase putzt.

Kinder, deren Nase häufig blutet, sollten ebenfalls zur Ärztin.

S Schnitt- und Schürfwunden

gehören zum Alltag in einer Familie. Ob sich Ihr Kind an einer Papierkante geschnitten hat oder verkratzt aus den Brombeerbüschen kommt – meistens müssen Sie es nur beruhigen und sich darum kümmern, dass keine Infektion in die Wunde kommt. In der Regel schützt die Blutung vor solchen Folgen. Tupfen Sie die Wunde allenfalls vorsichtig ab, achten Sie aber darauf, dass kein Dreck hineingewischt wird. Ein Pflaster mit Mullauflage reicht als Schutz vor weiterer Verunreinigung. Bei größeren Wunden müssen Sie eventuell einen Verband anlegen.

Sie sollten keine Salben (die die Schorfbildung verhindern) oder Jod (das schmerzt und zudem Allergien hervorrufen kann) anwenden. Von naturheilkundlich orientierten Ärzten wird zunächst eine Reinigung mit Calendula-Essenz (1:5 mit Wasser verdünnt) empfohlen; bei kleineren Verletzungen ein Salbenverband mit Wund- und Brandgel (der Fa. Wala) oder Heilsalbe (der Fa. Weleda).

Klaffende Wunden ebenso wie Glassplitter oder Stachel in der Wunde sollten bei der Ärztin versorgt werden. Manchmal müssen Wunden auch genäht werden, weil sonst große Narben zurückblieben.

Splitter/Dornen

können mit einer Pinzette herausgezogen werden, eventuell braucht man auch eine dünne, in einer Flamme sterilisierte Nadel. Tiefer eingedrungene Holzsplitter eitern heraus. Glas- oder Metallsplitter müssen von der Ärztin entfernt werden.

Sonnenbrand → Hitzeschäden

Vergiftung

Kinder vergiften sich vor allem durch Tabletten, Tabak, giftige Pflanzen oder Alkohol. Die beste Vorbeugung besteht also darin, möglichst wenig giftige Substanzen in der Wohnung (oder im Garten) zu haben und die wenigen notwendigen (z. B. Arzneimittel) gut wegzuschließen.

Im Ernstfall bewahren Sie Ruhe, machen Sie Ihrem Kind keine Vorwürfe, versuchen Sie, mögliche Reste der giftigen Substanz aus dem Mund zu entfernen. Geben Sie Ihrem Kind Wasser, Tee oder Saft zu trinken, um das Gift zu verdünnen. Bitte keine Milch!

Bringen Sie Ihr Kind zum Erbrechen, wenn Sie wissen, dass es Tabletten, giftige Pflanzenteile, Nikotin oder Alkohol verschluckt hat. Auch hier geben Sie erst reichlich zu trinken und stecken dann vorsichtig einen Finger in den Hals des Kindes.

Giftspuren an Haut oder Kleidung werden schnell mit Wasser abgespült.

Falls eine weitere Person in der Nähe ist, sollte sie parallel dazu die nächstgelegene Gift-Notrufzentrale anrufen (Telefonnummern auf der folgenden Seite). Sind Sie allein, beenden Sie Ihre Erste-Hilfe-Bemühungen nach spätestens drei Minuten und rufen selbst an. Schildern Sie die Symptome und die auslösende Substanz möglichst genau. Geben Sie zur Untersuchung die giftigen Substanzen (ggf. auch das Erbrochene) mit.

Verletzungen → Schnitt- und Schürfwunden

Verschlucken

Verschluckt sich das Kind beim Essen (ein Bissen gerät in die Luftröhre), hustet es entweder den Brocken selbst wieder heraus, oder Sie unterstützen den Vorgang, indem Sie Ihr Kind in Bauchlage über Ihre Knie legen. Dabei darf das Kind seinen Kopf nicht in den Nacken überstrecken. In dieser Lage klopfen Sie ihm rhythmisch auf den Rücken. Dabei können die Augen tränen, und die Speisestücke gelangen manchmal bis in die Nase; das ist unangenehm aber ungefährlich.

Dadurch wird oft ein Brechreiz hervorgerufen, der die Befreiung noch unterstützt.

Spitze Gegenstände werden nur selten wirklich verschluckt. Eher bleiben sie im Mund oder spätestens in der Kehle stecken und verursachen heftige Schmerzen. Natürlich müssen Sie sofort ins Krankenhaus. Ist z. B. ein Nagel tatsächlich den Schlund hinuntergelangt, wird Ihr Kind geröntgt. Die Ärzte entscheiden, ob der Fremdkörper ohne Gefahr wieder nach draußen gelangen wird oder ob operiert werden muss.

Wunden → Schnitt- und Schürfwunden

Wespenstich → Insektenstich

Notruf bei Vergiftungen

Kopieren und gut sichtbar aufhängen (z. B. an den Schrank mit Medikamenten) und/oder: Nummern im Handy speichern!

Die folgenden Nummern von Behandlungszentren für Vergiftungen sind auf dem Stand von 2009. Wenn „Zentrale" angegeben ist, müssen Sie sich weitervermitteln lassen. Ist eine Nummer ständig besetzt, wählen Sie die nächste Nummer, so dass Sie zumindest telefonischen Rat erhalten können.

Berlin:	030 / 1 92 40
Bonn:	0228 / 1 02 40
Erfurt:	0361 / 73 07 30
Freiburg:	0761 / 1 92 40
Göttingen:	0551 / 38 31 80 oder / 1 92 40
Homburg:	06841 / 1 92 40
Mainz:	06131 / 1 92 40 oder / 23 24 66
München:	089 / 1 92 40
Wien:	01 / 4 06 43 43
Zürich:	01 / 51 51 51

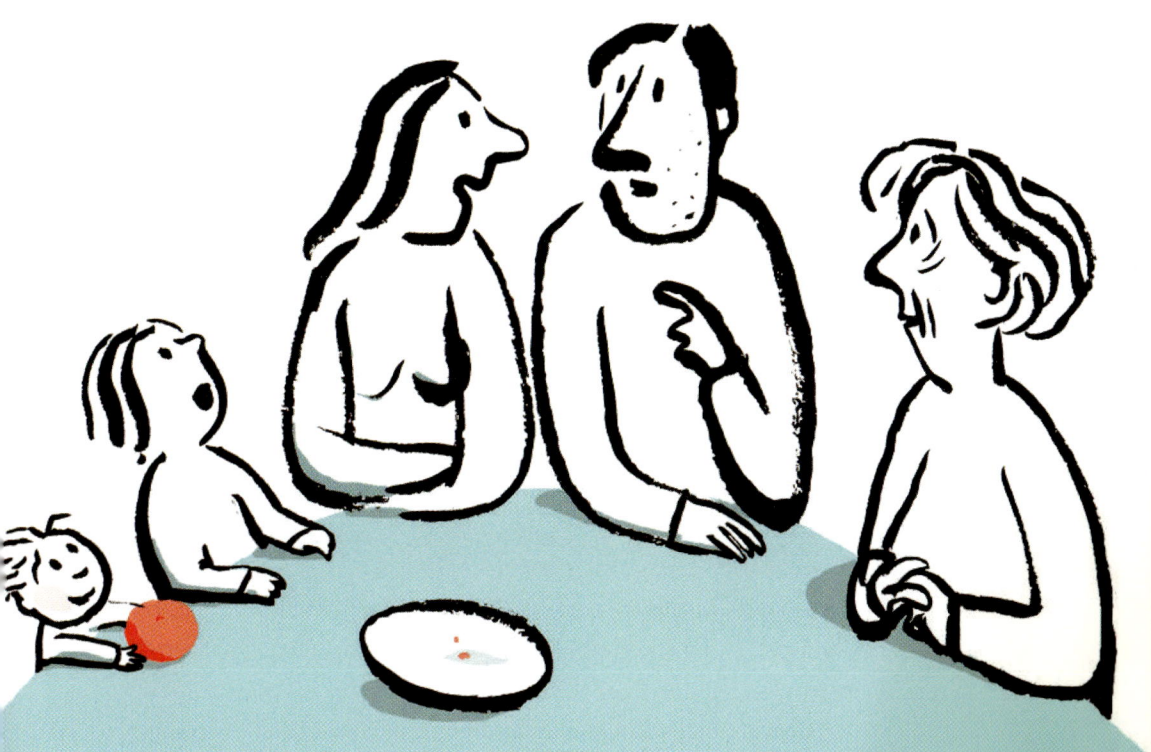

Familie leben

Dir will ich meines Liebsten Augen geben
und seiner Seele flammenreiches Glühn.
Ein Träumer wirst du sein und dennoch kühn,
verschloßne Tore aus den Angeln heben.

Mascha Kaléko

Familie

Lebensform in der Gegenwart, Wurzeln in der Vergangenheit, Hoffnung auf die Zukunft

Jede Lebensgemeinschaft mit Kindern ist eine Familie. Die heutige Gesellschaft bietet ein buntes Bild mit vielen Variationen dieses Grundmodells: Verheiratete oder unverheiratete Paare mit ein, zwei, drei oder mehreren Kindern, gleichgeschlechtliche Lebenspartnerschaften, in denen die Kinder mit zwei Müttern oder – noch seltener – mit zwei Vätern aufwachsen, und dann die vielen Variationen der Patchwork-Familien, in denen ihre Kinder, seine Kinder und die gemeinsamen sich in wechselnder Besetzung in einer Wohnung aufhalten. Die meisten Kernfamilien haben darüber hinaus regelmäßigen Kontakt mit den → Großeltern der Kinder.

Jeder Mensch stammt aus einer Familie, und die meisten sind in einer Familie groß geworden. Diese Erfahrungen machen jeden Menschen zum Experten in diesem Thema, und die manchmal hitzige öffentliche Diskussion spiegelt das wider.

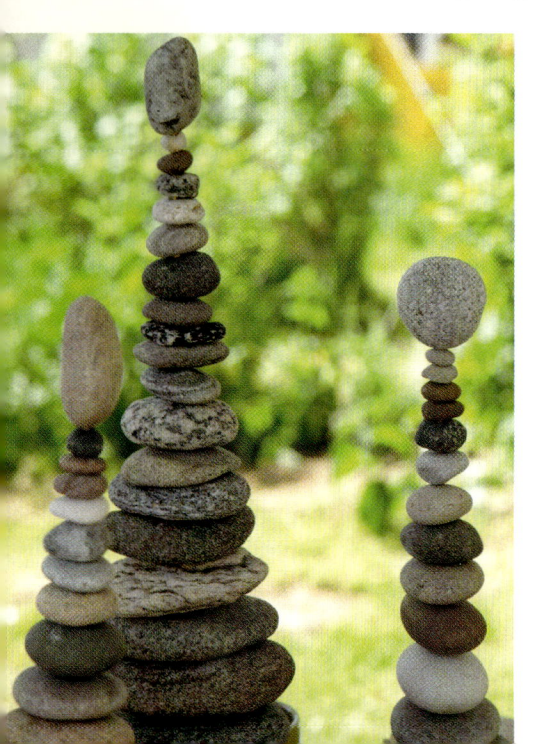

Zum Thema Familien haben viele Menschen eine Meinung, die sie gern und überzeugt vertreten. Nicht immer ist diese Diskussion von Verständnis für und Respekt vor den Wünschen, Bedürfnissen und der Leistung der jeweiligen Familien geprägt.

Auch wenn die absoluten Bevölkerungszahlen darauf hinzuweisen scheinen, dass es heute weniger Familien gibt als früher, täuscht das Bild etwas. Es leben heute 85 % der Kinder bei ihren leiblichen Eltern. Da aber die Lebenserwartung

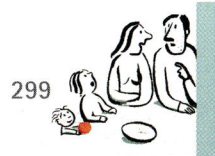

deutlich über die Familienzeit hinausgeht, entfallen mit ca. 20 Jahren gemeinsamer Zeit nur noch ein Viertel des gesamten, rund 80 Jahre dauernden Lebens auf die Phase, in der Eltern mit ihren Kindern leben. Danach zerfällt der gemeinsame Haushalt vielleicht in einen Paar- und zwei Singlehaushalte der Kinder, oder die verwitwete Mutter lebt allein, ihr Sohn im Nachbarort mit seiner jungen Familie, die Tochter allein im Ausland, oder ... So kommt es dazu, dass nur noch etwa in jedem zehnten Haushalt Kinder leben. Die allerdings verteilen sich nicht gleichmäßig über eine Stadt oder eine Gemeinde. In manchen Vierteln wimmelt es nur so vor Kindern, in anderen hat ein Baby Seltenheitswert.

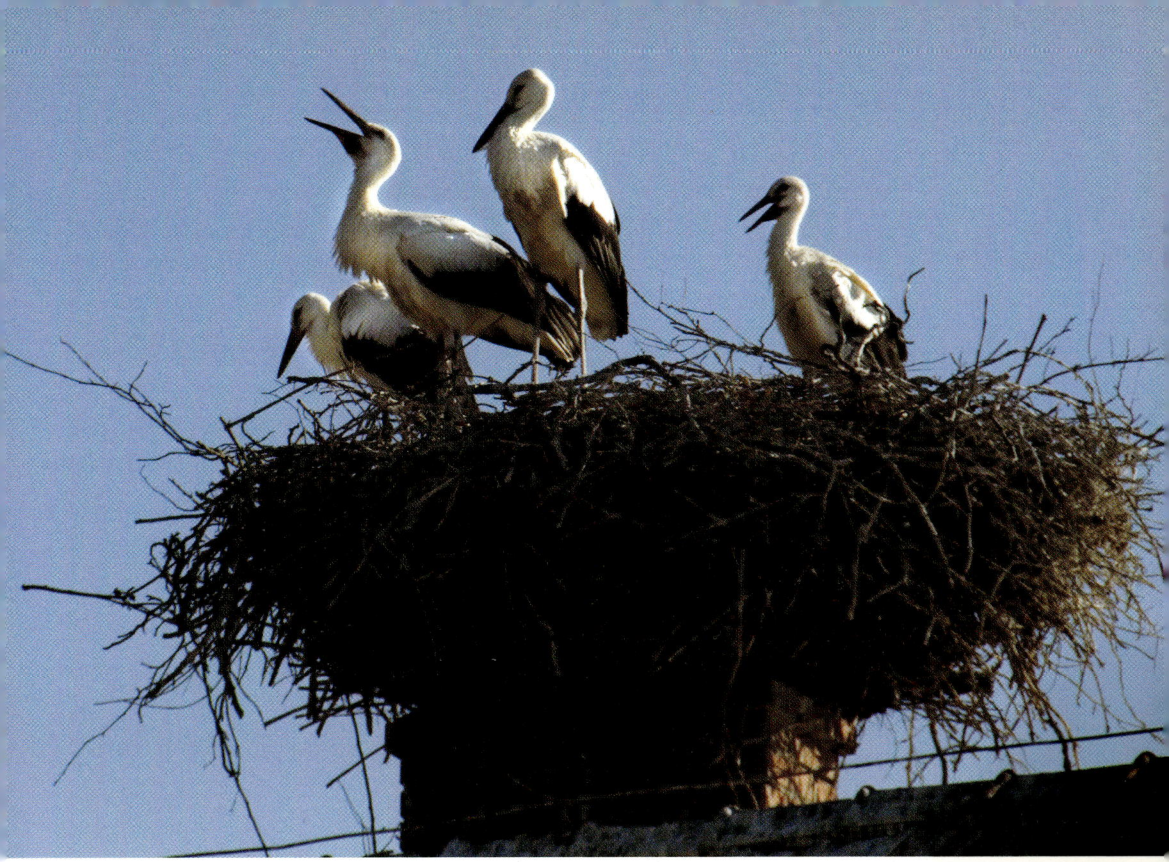

Wenn es Ihnen irgendwie möglich ist, könnte es für Ihren Alltag eine gute Wahl sein, sich in einer Gegend mit vielen Kindern niederzulassen. Umso besser, wenn dort auch Menschen anderer Altersgruppen zu finden sind. Dann können alle voneinander profitieren.

Jede Familie ist eingebettet in einen bestimmten sozialen Zusammenhang und in einen politischen Rahmen. Es ist durchaus von Bedeutung, ob ein meinungsbildender Politiker wie Konrad Adenauer in den

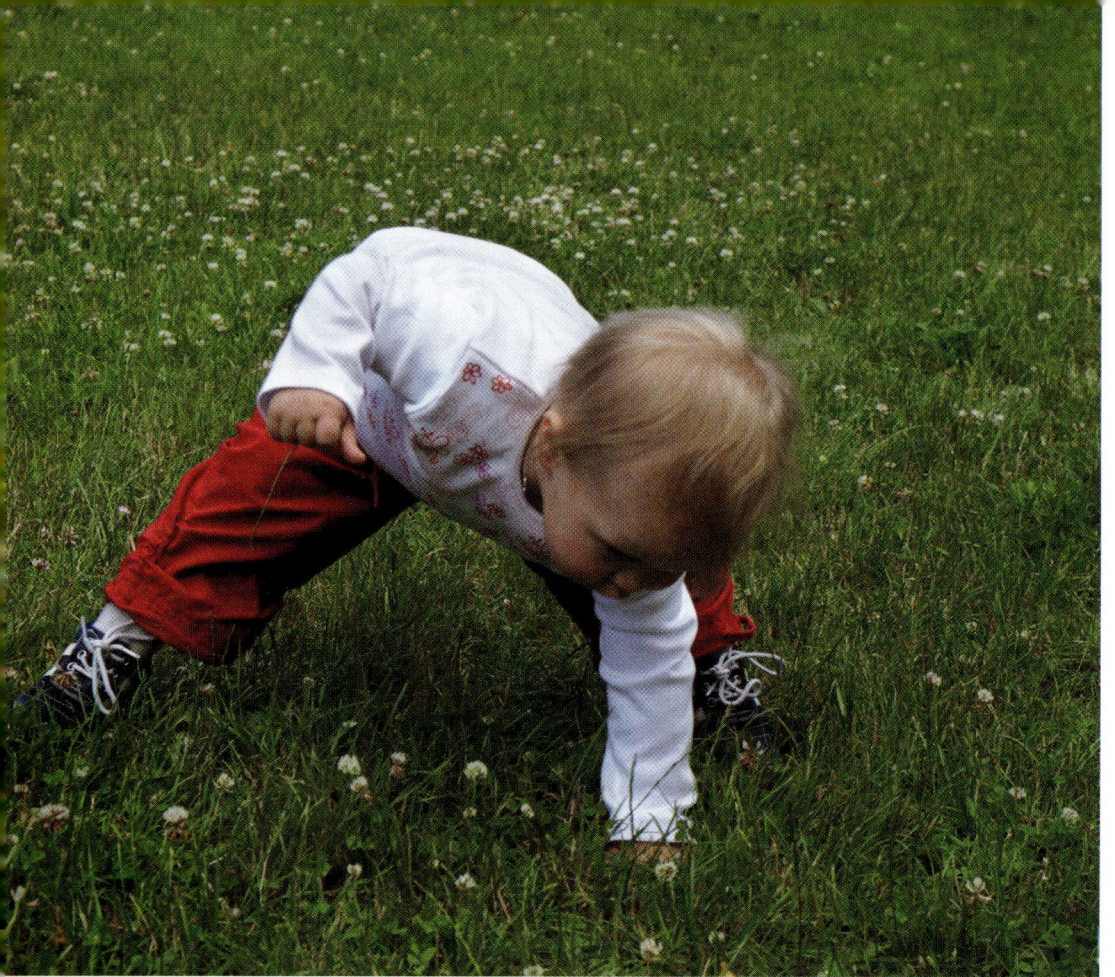

In manchen Gegenden wimmelt es von Kindern

sechziger Jahren sagt: „Kinder bekommen die Leute von allein!" und damit meint, die Politik brauche sich mit dem Thema nicht zu beschäftigen. Oder ob heute das Thema Nachwuchs und Unterstützung für Politiker wichtig geworden ist. Sie werden heute keinen öffentlichen Funktionsträger mehr finden, der nicht mehr Unterstützung für Familien fordert, weil – so die übliche Argumentation – von ihrem Funktionieren unsere Zukunft abhängt. Verschiedene Verbände setzen sich engagiert dafür ein, dass die Interessen der Kinder in einem eigenständigen Kinderrecht verankert werden. Sie fordern ein Wahlrecht für Kinder, das von den Eltern ausgeübt wird. Ihr Argument: Heute wählen die 18- bis 100-Jährigen die Regierung, die ihre Interessen zu vertreten verspricht, eine Mutter und ein Vater mit drei Kindern haben ebenso viele Stimmen wie eine kinderlose ältere Dame oder ein lediger Jungunternehmer, nämlich zwei. Mit einem Kinderwahlrecht hätten sie stattdessen fünf

Stimmen, und die Interessen von Eltern und Kindern bekämen ein größeres Gewicht.

Eine Familie ist ein dynamisches System, das sich entwickelt im Rahmen des jeweiligen Zeitgeistes und in einer konkreten sozialen Umgebung. Innerhalb einer jeden Familie wirken und wachsen die einzelnen Mitglieder miteinander. Es entsteht ein lebendiges und sich immer wieder veränderndes Zusammenspiel der einzelnen Temperamente, der Stärken und Schwächen aller Beteiligten. Manchmal ist eine Familie ein sicherer Hafen im Sturm des Lebens, manchmal erreichen die hohen Wellen auch diesen schützenden Hafen.

Familienleben ist in der Regel nicht nur erholsam, sondern für alle eine Herausforderung. Hier leben wir Tag für Tag zusammen mit den Menschen, die uns und die wir am besten kennen, denen wir uns zugehörig fühlen, ohne dass wir das tagtäglich unter Beweis stellen müssten. Die ständige Notwendigkeit, sich mit diesen Menschen auseinanderzusetzen und zusammenzuraufen, beeinflusst und formt uns ebenso wie wir Vater, Mutter, Geschwister, Kinder beeinflussen. Mit diesen Menschen leben wir in der Gegenwart, wir teilen mit ihnen die gemeinsame Herkunft, die Wurzeln in der Vergangenheit, und wir werden auch im weiteren Verlauf unseres Lebens miteinander verbunden sein. Wird aus einem Paar eine junge Familie, so gibt es eine neue Dimension für das Erleben der Eltern: Mit der Geburt ihres Kindes ist immer auch die Vision von Zukunft verbunden. Dieser kleine Mensch wird Dinge sehen und erleben, von denen Eltern und Großeltern nicht einmal träumen können.

„*Wir sollten uns weniger bemühen,*
den Weg für unsere Kinder vorzubereiten,
als unsere Kinder für den Weg.“

Amerikanisches Sprichwort

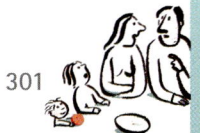

Eine Familie ist wie ein Baum

Nehmen Sie sich einen Moment Zeit, gönnen Sie sich Ruhe.

Stellen Sie das Telefon für eine kurze Spanne ab.

Jeder, der Ihnen jetzt etwas mitteilen möchte,

kann das auch noch eine halbe Stunde später tun.

Jetzt ist Zeit für Sie und für Ihre Träume.

Legen Sie sich Blatt, Papier und Stifte zurecht.

Vielleicht versetzt es Sie in eine ruhige Stimmung, wenn Sie eine Kerze anzünden.

Machen Sie es sich bequem, aufrecht sitzend oder angelehnt mit hochgelegten Beinen

oder liegend.

Lesen Sie den Text langsam, und lassen Sie Ihre Bilder aus dem Inneren aufsteigen.

Dann legen Sie das Buch zur Seite, schließen Sie die Augen,

und geben Sie Ihren Gedanken und Bildern Raum und Zeit.

Nehmen Sie anschließend Papier und Stifte, und malen oder schreiben Sie,

was Ihnen in den Sinn kommt.

Spüren Sie das ganze Gewicht ihres Körpers,

wie es auf dem Sessel oder dem Bett ruht.

Vertrauen Sie Ihr Gewicht Ihrer Unterlage an, und stellen Sie sich vor,

wie darunter der Boden des Raumes Sie trägt.

Mit jedem Ausatmen werden Sie ein wenig schwerer.

Spüren Sie weiter hinunter durch den Boden des Raumes, durch die Stockwerke,

die vielleicht noch darunter liegen, und werden Sie sich bewusst,

wie die Erde Sie trägt.

Dieser blaue Planet, der Sie trägt, Ihr ganzes Leben lang, wo immer Sie sind,

was immer Sie tun: Die Erde trägt Sie.

Genau so, wie sie schon vor Ihnen Ihre Ahnen und Urahninnen getragen hat und so,

wie sie nach Ihnen Ihre Kinder und Kindeskinder tragen wird: ganz sicher.

Und so sicher getragen von der Erde können Sie sich bewusst machen,

dass das Licht des Himmels Sie umhüllt

in seinem besonderen Rhythmus von Tag und Nacht,

von Winterlicht und Sommersonne.

Das Licht des Himmels ist immer für Sie da, gibt Ihnen Farben und Wärme.

So wie es das schon für alle Generationen vor Ihnen getan hat und so,

wie es für alle folgenden Generationen da sein wird.

Und so, sicher getragen von der Erde und eingehüllt in das Licht des Himmels,

können Sie sich vielleicht schon jetzt oder gleich vorstellen: Sie sind auf einer Wiese.

Lassen Sie sich überraschen, welche Wiese vor Ihrem inneren Auge entsteht.

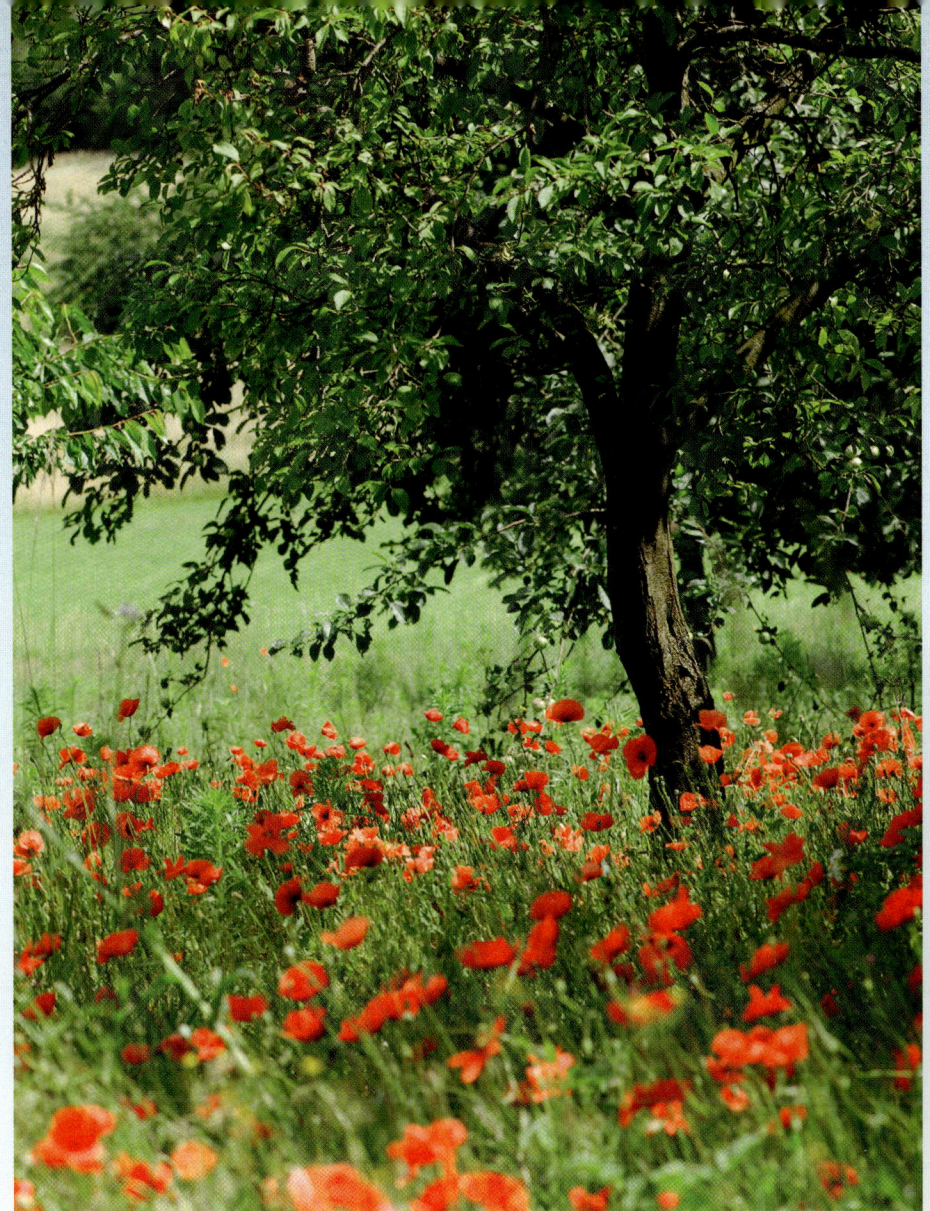

Solche Bilder können sehr klar sein oder auch eher vage, so wie Einbildungen.

Auf dieser Wiese steht ein Baum.

Schauen Sie ihn an, wie er da steht, seine Größe, seine Kraft, seine Lebendigkeit.

Dieser Baum ist Ihr Familienbaum.

Da gibt es Wurzeln, die tief in die Vergangenheit reichen,

einen Stamm, der sich hier und jetzt kräftig emporstreckt,

Äste, Zweige und Blätter, die in den Himmel reichen,

Knospen, Blüten und Früchte, die in die Zukunft weisen,

alles ist zur selben Zeit da.

Gehen Sie zunächst mit der Aufmerksamkeit zu den Wurzeln:

Da gibt es welche, die in die Tiefe gehen, und welche, die sich flach ausbreiten.

Da gibt es ganz dicke und auch das ganze feine Wurzelwerk.

Manche Bäume haben viele starke Wurzeln, einige haben eher wenige.

Wie auch immer die Wurzeln Ihres Familienbaumes beschaffen sind:

Die Wurzeln haben Sie so gut genährt, dass Sie jetzt ein Kind haben oder bald haben werden – vielleicht sogar schon mehrere.

Was immer Sie auch vermisst haben mögen: Sie haben Liebe, Kraft und Vertrauen genug gesammelt, um all das nun an Ihre Kinder weiter zu geben.

Der Strom der Kraft aus der Vergangenheit stärkt Sie auch heute noch und wird es in Zukunft auch für Ihre Kinder tun.

Ihr Familienbaum besteht aus zwei Wurzeln: denen Ihrer eigenen Ursprungsfamilie und der des anderen Elternteils Ihres Kindes.

Jedes Kind wurzelt in zwei Welten, die sich nun in der neuen Familie begegnen.

Und das gilt auch, wenn das Kind bei nur einem Elternteil aufwächst oder der Kontakt nur zu einer Familie aktiv gelebt wird.

Aus dem Wurzelwerk erhebt sich der Stamm des Baumes.

Manchen Bäumen sieht man die zwei Wurzelbereiche noch an,

andere wiederum erscheinen ganz miteinander verschmolzen zu sein.

Nehmen Sie wahr, wie kraftvoll der Stamm ist.

Und wie er seine Äste in den Himmel streckt, und man erst ahnen kann,

wie weit er noch wachsen wird.

Seine Zweige und Blätter freuen sich an der Sonne und am Regen,

und sie bewegen sich im Wind.

Und dann sind da die Knospen, die Blüten und die Früchte:

Dieser Baum ist fruchtbar, er wird über sich hinaus in die Zukunft wachsen.

Lassen Sie sich überraschen, welche Bilder gerade jetzt oder gleich auftauchen.

Legen Sie das Buch zur Seite, schließen Sie die Augen, und träumen Sie eine Weile:

von dem Baum, wie seine Wurzeln ihn halten, wie die Erde, die Sonne und der Regen ihn nähren und wie er sich hoch in den Himmel reckt und Blüten und Früchte trägt.

Und wie in der Zukunft aus den Früchten oder aus Ablegern ein neuer Baum wächst.

...

Malen Sie dann das Bild Ihres Baumes, so gut, wie Sie es eben können.

Vielleicht kommen Ihnen dabei noch einige Erkenntnisse darüber,

wo in der Vergangenheit Ihre Kraftquellen liegen, was in der Gegenwart Sie stärkt und wie Ihre Vorstellungen von der Zukunft aussehen.

Dann räkeln Sie sich gründlich, recken und strecken Sie sich, und vielleicht fällt Ihnen jetzt gerade auf, wie schön der Baum vor Ihrem Fenster aussieht.

Ein Kind verändert die Welt

Wenn ein Kind zur Welt kommt, ist es ein Wunder: Ein ganz neuer Mensch betritt die Bühne des Lebens, alle Möglichkeiten sind in ihm angelegt. Vielleicht nimmt ein Traum seiner Eltern Gestalt an, vielleicht kommt dieser Gast eher überraschend in ihr Leben.

Und da ist er nun und entfaltet eine überraschende Wirkung auf seine Umwelt. Nicht nur, dass er versorgt sein will und einen großen Teil der Energie und der Aufmerksamkeit seiner Eltern beansprucht, es geschieht darüber hinaus eher unsichtbar und lautlos etwas Revolutionäres: Dieses kleine Kind hat mit seinem Dazukommen die Macht, die Position aller anderen Menschen im Familiensystem zu verändern.

Aus der Frau wird eine Mutter, aus dem Mann ein Vater, sie sind beide gemeinsam

Gemeinsam die Zukunft planen

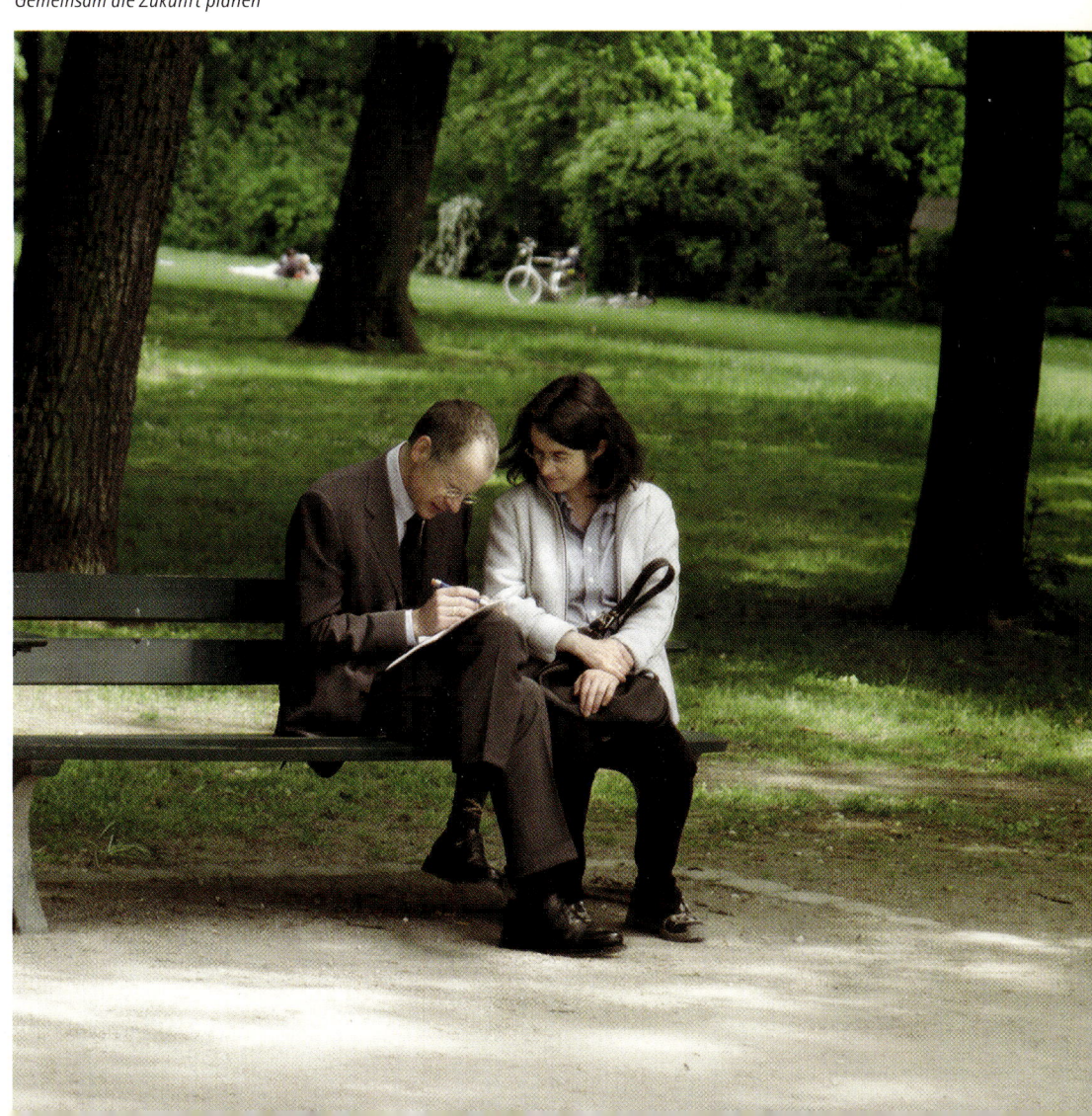

Eltern für dieses Kind, ein kleines Kind wird plötzlich ein großer Bruder oder eine große Schwester, das Baby macht die Eltern seiner Eltern zu Großeltern. Es tritt für alle eine Verschiebung ihrer Stellung im Familiensystem ein, und das will erst einmal verarbeitet werden. Die Auseinandersetzung mit der neuen Rolle, das Erkennen der Aufgaben, die sie mit sich bringt, und nicht zuletzt der Abschied von der bisherigen Position macht diese Zeit für alle Beteiligten so aufregend.

Lassen Sie sich ausreichend Zeit für diesen Übergang. Eine Mutter, ein Vater fällt nicht vom Himmel, sondern wächst langsam in die neue Rolle hinein. Da gibt es am Anfang Irritationen, man kann sich über sich selbst und seine Lieben ärgern, heftige Gefühle tauchen aus dem Nirgendwo auf und lassen sich nicht so einfach benennen, geschweige denn bewältigen.

Dieser Schritt in die neue Familie zählt zu den natürlichen Lebenskrisen eines Menschen, es ist also völlig normal, wenn Sie gelegentlich oder häufiger verwirrt sind. Jetzt brauchen Sie vor allem Geduld mit sich und Ihrer Umwelt und das Zutrauen, dass Sie alle es schaffen werden. Vielleicht dauert dieser Prozess nach der Geburt genauso lange wie vor der Geburt: Neun Monate wächst das Baby im Bauch der Mutter, und neun Monate braucht es dann in seinem sozialen Kreis, bis sich alle zurechtgefunden haben. Eine weitere wichtige soziale Entwicklungsschwelle für alle Beteiligten liegt etwa im Alter von drei Jahren. Jetzt kann das Kind allein laufen, essen und sprechen, ist also nicht mehr in dem Maße wie bisher auf die Fürsorge und die Vermittlung durch seine Eltern angewiesen.

Eine Frau wird Mutter

Die Vorstellungen davon, was eine gute Mutter ist, was sie tun und was sie lassen sollte, sind kulturabhängig und der Mode unterworfen und haben zudem ganz individuelle Ausprägungen, die in den eigenen Lebenserfahrungen wurzeln. Dieses Bild ist heutzutage einer rasanten Umwälzung unterworfen. Während noch vor wenigen Jahren das Ideal der in den ersten Jahren vorwiegend für ihr Kind sorgenden Mutter vorherrschte, wird neuerdings eher die nach wenigen Monaten wieder berufstätige Frau gewünscht. Solche Leitbilder entstehen nicht unbedingt bei den Frauen selbst, sondern werden von Politik und Medien erfunden und propagiert. Die Argumente für oder gegen eine bestimmte Lebensform basieren in der Regel nicht auf gründlichen Befragungen der Mütter oder auf sorgfältigen Beobachtungen der Kinder, sondern häufig genug auf politischen Schwerpunktsetzungen oder ökonomischen Interessen derer, die ihre jeweilige Position manchmal sehr kompromisslos vertreten. Das sind

„Zur Geburt eines Kindes ist die Welt nie fertig.“
Wislawa Szymborska

nicht selten alte Männer oder Frauen, die wenig Kontakt zum Leben und zu den Bedürfnissen junger Mütter und ihrer Kinder haben. Wenn es um Kinder geht, maßen sich viele Menschen an, genau zu wissen, was richtig ist und dem Nachwuchs gut tut.

Wenn wir die Mütter selbst fragen, was sie beschäftigt, was sie bedrängt und was sie sich wünschen, werden von ihnen häufig fünf Themenbereiche benannt:

1. Mütter wünschen sich materielle Sicherheit.
2. Mütter wünschen sich, weiterhin am Leben teilzuhaben und nicht zu vereinsamen.
3. Mütter wünschen sich Anerkennung für die Arbeit, die sie leisten.
4. Mütter möchten als Frau wahrgenommen werden.
5. Mütter begegnen ihrer eigenen Mutter und ihren Kindheitserfahrungen neu und bemühen sich um die Balance von Anlehnung und Abgrenzung.

(Manche dieser Themen beschäftigen auch Väter (→ S. 313 ff.)

Soweit die Übereinstimmung. Große individuelle Unterschiede sind dagegen zu beobachten in den Vorstellungen der Frauen, was das genau für jede einzelne bedeutet.

Materielle Sicherheit

ist für manche Frauen gegeben, wenn sie wissen, dass ihr Partner bereit ist, sie und das Kind in der Anfangszeit zu ernähren. Andere wiederum fühlen sich dann abhängig und würden ein ausreichend hohes, vom Staat gezahltes → Elterngeld bevorzugen, und vor allem die Möglichkeit, einen familienfreundlichen Arbeitsplatz zu finden. Die Abhängigkeit vom Vater des Kindes, von seinem Wohlwollen und seinem Einkommen kann zu mehr Gemeinsamkeit und Vertrauen führen, kann aber auch ein nicht unerhebliches Risiko darstellen. Viele Frauen mit Kind müssen mit sehr wenig Geld auskommen, und häufig müssen sie entwürdigende und Kräfte raubende Gerichtsverfahren hinter sich bringen, wenn der Vater seine finanzielle Verantwortung nicht übernimmt.

Materielle Sicherheit ist für manche Frauen erst dann gegeben, wenn sie ein Haus, ein großes Auto und eine gute Rücklage auf der Bank ihr eigen nennen, während andere sich dessen bewusst sind, dass für ein Baby diese Art von Sicherheit eher unerheblich ist und darauf vertrauen, dass es zunächst genügt, wenn sie ein behagliches Dach über dem Kopf haben und das Geld für Essen, Kleidung und gelegentlich ein kleines Extra bis zum Monatsende reicht.

Denkanstoß

Was bedeutet materielle Sicherheit für Sie? Fühlen Sie sich aktuell gefährdet? Oder beziehen sich Ihre Sorgen eher auf die Zukunft? Wie können Sie Ihre Zuversicht darin aktivieren, dass Sie zumindest das Notwendige zum Leben haben werden?

307

Am Leben teilhaben

können Mütter auf unterschiedliche Weise. Vielen Frauen gelingt es, sich ein gut funktionierendes Netzwerk aus anderen Müttern und Freundinnen zu schaffen, wie es häufig in Familienzentren, Elternschulen etc. entsteht. Auch im Geburtsvorbereitungskurs beginnen oft tragfähige Gemeinschaften. Die Welt junger Eltern ist einfach von anderen Themen und Notwendigkeiten geprägt als die Welt der berufstätigen Menschen. Und die „Elternwelt" kann ihnen dauerhafte Kontakte ermöglichen, die vor allem durch konkrete, praktische gegenseitige Unterstützung geprägt sind.

Wenn Sie dann noch gelegentlich ins Kino, Theater oder Museum oder zum Sport gehen und auch jemanden haben, mit dem Sie über Themen jenseits des Babyalltags sprechen können, mag das durchaus für einige Zeit zufriedenstellend sein. Ist dann der Zeitpunkt gekommen, an dem Ihnen das alles nicht mehr reicht, werden Sie versuchen, sich anders zu orientieren. Für manche Frauen wäre das allerdings der blanke Alptraum. Sie wünschen sich dringend, so bald wie möglich wieder in den Beruf zu gehen, damit sie sich zumindest einen Teil des Tages als Erwachsene unter Erwachsenen aufhalten.

„*Mütter sind gut, wenn sie gut genug sind.*"

Denkanstoß

Wie sieht Ihr persönliches Netzwerk aus? Mit wem sind Sie gern zusammen? Mit wem können Sie gute Gespräche führen? Mit wem können Sie gut lachen und ausgelassen sein? Wer würde Sie unterstützen, wenn Sie wirklich Hilfe brauchen? Wem würden Sie helfen?

Anerkennung für ihre Leistung

bekommen Mütter wenig. Das Baby sagt ihnen vielleicht erst zwanzig Jahre später: Mama, das hast du gut gemacht, ich hatte eine schöne Kindheit. Es ist schier unmöglich, vom Baby auf die Frage: „Bin ich eine gute Mutter?" eine Antwort zu bekommen. Seine Stimmung hängt nun mal nicht nur davon ab, ob seine Mutter alles richtig macht. Aber wer sonst könnte Sie anerkennen für Ihre Leistung? Ihr Partner? Der kommt vielleicht abends nach Hause, ist erschöpft ... und wünscht sich Anerkennung von Ihnen. Andere Mütter? Leider herrscht oft eher ein Wettbewerb unter Müttern als gegenseitige solidarische Anerkennung. Wie wäre es, wenn Sie sich gegenseitig unterstützen würden? Schenken Sie einander Blumen zum Geburtstag Ihrer Kinder: ein Jahr Babyleben heißt auch ein Jahr Mütterarbeit!

Mütterarbeit bedeutet Pflege, Ernährung, altersgemäße Beschäftigung mit dem Kind, Pflege bei Krankheiten, Organisation, Verwaltung, Buchhaltung, Einkaufen und vor allem: Hausarbeit. Das Führen eines Haushalts ist in unserer Gesellschaft unsichtbare Arbeit. Sie soll einfach nebenbei getan sein, dabei darf man keine Anstrengung spüren, und Zeit darf sie eigentlich auch nicht kosten. Natürlich soll das Heim behaglich, die Wäsche sauber und das Essen lecker und gesund sein. Und daneben sollen die Kinder Zuwendung, geduldige Liebe, Humor, geistige und körperliche Anregung und gesundheitliche Fürsorge bekommen. Sonst noch etwas? *Das bisschen Haushalt macht sich von allein, sagt mein Mann,* hieß es in einem Schlager in den achtziger Jahren. Oder *„Bei uns kocht der Neff!"* Selten trifft man auf einen Werbespot wie den, in dem eine

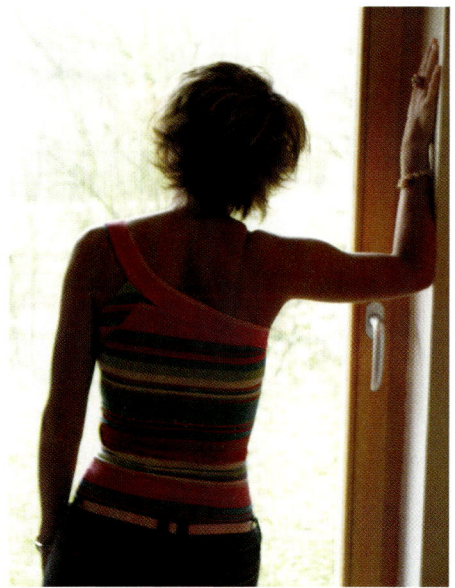

Ist das Leben nur da draußen?

schick gekleidete Frau auf einer Party auf die Frage nach ihrem Beruf sagt: *„Ich führe ein kleines, überaus erfolgreiches Familienunternehmen."* Die Bilder im Hintergrund zeigen sie inmitten des üblichen häuslichen Durcheinanders.

Mutter sein und sich gleichzeitig als Frau zu fühlen,

ist manchmal nicht ganz einfach. Ob einer Frau das gelingt, hängt sowohl vom gesellschaftlich vorherrschenden Bild ab als auch von der Aufmerksamkeit, die sie sich selbst schenkt. In manchen anderen Ländern macht es eine Frau sexuell attraktiv, wenn sie schon ein Kind hat. Bei uns ist das nicht unbedingt so. Für eine Mutter hier und heute hängt ihre Attraktivität mehr davon ab, ob sie sich als Frau fühlt oder gerade abgetaucht ist in das sexuell neutrale Mutti-Dasein. Das kann für eine

Weile ein erholsamer Ausstieg sein aus dem manchmal anstrengenden Spiel: Wer ist die Schönste im ganzen Land? Auf lange Sicht ist es für die meisten Frauen unbefriedigend und zieht einen grauen Schleier über ihr Leben. Eine attraktive Ausstrahlung hängt dabei offensichtlich nicht zusammen mit dem Gewicht, das die Waage anzeigt, sondern mehr mit einem offenen Blick, einem freundlichen Lächeln und schwungvollen Bewegungen.

Denkanstoß

Schauen Sie einmal in den Spiegel: Tragen Sie die Kleidung, in der Sie sich hübsch fühlen? Sind die Haare gewaschen? Und vor allem: Fühlen Sie sich wohl in Ihrer Haut? Was genau Sie tragen, welchen Kleiderstil, welche Frisur, ob Sie Make-up tragen oder nicht, das spielt keine entscheidende Rolle. Es geht darum, dass Sie sich selbst mögen, nicht darum, dass Sie den Erwartungen anderer entsprechen. Gönnen Sie sich ein paar Minuten Aufmerksamkeit, und schenken Sie sich Ihr schönstes Lächeln! Und wenn Sie gleich Ihre Freundin treffen: Machen Sie ihr ein kleines Kompliment.

Jede Mutter ist auch eine Tochter

Wenn eine Frau ihr Baby im Arm hält, wenn sie es spürt und anschaut, tauchen unwillkürlich Gefühle aus ihrer eigenen Vergangenheit auf. Jeder Mensch hat in seiner tiefsten Erinnerung Spuren seines eigenen Erlebens aus allen Altersstufen gespeichert. Im Kontakt mit den jeweiligen Entwicklungsstufen der eigenen Kinder tauchen lang vergessene Gefühle aus der eigenen Kinderzeit auf. Das Baby, das sie selber war, sein Wohlbehagen und auch sein Unwohlsein, das warme Gefühl von Geborgenheit und auch die Erinnerung an kalte Ängste melden sich jetzt wieder. Diese Gefühle können sehr klar sein oder auch verschwommen. Die Vergangenheit schwingt in die Gegenwart hinein. Das kann irritierend sein, auch beglückend, auf jeden Fall schafft es ein Maß an emotionaler Bewegtheit, das oft überraschend ist und ein gewisses Maß an Aufmerksamkeit fordert.

Viele Frauen berichten, dass sie sich ganz neu mit ihrer Mutter auseinandersetzen. Maria sagt: „Jetzt verstehe ich besser, was sie geleistet hat und dass sie manchmal ungeduldig war."

Für Anne ist es schwieriger: Sie sieht, wie zart und verletzlich ein Baby ist, wie viel Nähe und Wärme es braucht, und sie spürt zunächst nur Wut auf ihre Mutter, die sie nicht so behütet hat, wie es nötig gewesen wäre. Sie wird manchmal sehr traurig, wenn sie an ihre Kindheit denkt. Im Lauf der Zeit kann sie daneben wahrnehmen, wie allein gelassen und belastet ihre Mutter selbst war. Sie kann das Mitgefühl mit dem Baby damals empfinden und daneben Verständnis entwickeln für die junge Frau, die ihre Mutter einmal war. Sie findet zu ihrem inneren Frieden und sogar zu einem äußeren Frieden in der Begegnung mit ihrer Mutter.

In der ganz frühen Babyzeit ist es meistens die Auseinandersetzung mit der Mutter und den Fragen von Zuwendung und Nestwärme, die im Vordergrund steht. Die

Denkanstoß

Wenn Sie den Eindruck haben, dass Ihre momentanen Gefühle eher die Gefühle des Babys sind, das Sie einmal waren, dann nehmen Sie sich einen Moment Zeit für das Baby von damals. Vielleicht hat es etwas vermisst, vielleicht möchte es getröstet werden. Machen Sie sich und dem Baby oder kleinem Kind in Ihnen eine warme Milch mit Honig oder ein anderes wohlschmeckendes, wärmendes und nährendes Getränk. Kuscheln Sie sich ein, erlauben Sie sich diese Gefühle, und sagen Sie Ihrem inneren Baby, dass Sie bei ihm sind, dass Sie es trösten. Zeigen Sie Verständnis und Geduld und geben Sie ihm all das, was es damals vielleicht vermisst hat. Sie werden spüren, dass nach einer Welle der Traurigkeit oder des Zorns Frieden einkehrt.

Sollte es Ihnen allein nicht gelingen, sich selbst zu trösten und sollte auch Ihr Partner, Ihre Mutter oder Ihre Freundin nicht ausreichend helfen können, dann erlauben Sie sich, professionelle Hilfe zu holen. Eine kurzzeitige psychotherapeutische Beratung kann sehr hilfreich sein.

Gefühle, die von der Erinnerung an ihrem Vater ausgelöst werden, spielen eine größere Rolle, wenn es nach einigen Monaten um die Frage geht, ob und wie die junge Frau ihre Berufstätigkeit wieder aufnimmt. Da schwingt mit, inwieweit der Vater die Arbeit der Mutter anerkannt und respektiert hat und was er seiner Tochter zum Thema Leistung mitgegeben hat. Auch wenn das Kind größer wird und es um Lernen, Entwicklung und Leistung geht, löst das häufig eine immer wieder neue innere Begegnung mit dem eigenen Vater aus.

Es ist manchmal nicht ganz einfach, die Gefühle, die das heutige Baby in seinen Eltern auslöst, zu trennen von den Gefühlen, die sich aus den Tiefen der eigenen Vergangenheit melden.

Vater werden, Vater sein

Für einen Mann, der gerade Vater geworden ist, stellen sich in gewisser Hinsicht andere Fragen. Selbst wenn Sie und Ihre Frau bisher ähnliche Lebensaufgaben hatten, so wird rund um eine Geburt doch deutlich, dass es einige große Unterschiede zwischen den Geschlechtern gibt.

Bei der Geburt haben Sie erlebt, dass Ihre Frau Großartiges vollbracht hat. Vielleicht haben Sie sich daneben hilflos gefühlt. Sie hätten ihr so gern etwas davon abgenommen. Wenn Sie unsicher sind, ob Sie eine Hilfe für sie waren, suchen Sie das Gespräch mit Ihrer Frau, mit der Hebamme oder mit Ihren Freunden.

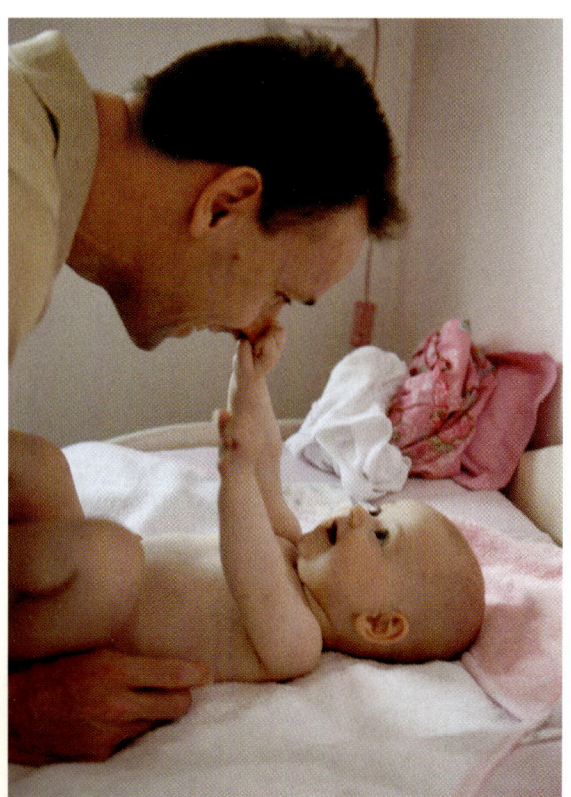

Zeit für gemeinsames Spiel ...

zu finden. Das Kind hat die ersten neun Monate in engstem Kontakt mit seiner Mutter gelebt, die beiden sind auch nach der Geburt noch symbiotisch miteinander verbunden und beim Stillen gegenseitig aufeinander angewiesen. Da kann sich ein Mann schon außen vor fühlen – und ehrlich gesagt: Er ist es auch in gewisser Weise. Die Beziehung zu dem Baby ist ein Prozess der Annäherung. Die Handgriffe werden nach und nach sicherer, und zum Glück ist da ja diese Begeisterung über das kleine Wunderwesen, die Ihnen dabei hilft, Unsicherheiten zu überwinden. Im Lauf der Zeit werden Sie Ihren Platz finden.

Die große Kunst des Ausbalancierens

In der Regel wird es so sein, dass Sie schon kurz nach der Geburt wieder in Ihrem Beruf arbeiten und das Geld für Ihre junge Familie verdienen.

Das Interesse von Männern an der → Elternzeit ist zwar erfreulich angestiegen, und es gibt auch viel mehr Männer, die sich diese Auszeit gönnen (Anfang des Jahrhunderts waren es nicht einmal 2 %).

Nun ist das Baby da, Sie halten es im Arm, es schaut Sie an, und Sie fragen sich vielleicht: Wer bist du? Was erwartest du von mir? Und ich soll nun dein Vater sein, wie geht das eigentlich?

Gerade das Bild eines guten Vaters erlebt in den letzten Jahren eine große Veränderung. Verlässliche Vorbilder gibt es kaum, Ansprüche dafür umso mehr.

Stark soll er sein und freundlich dabei. Toben soll er, aber auch ganz zärtlich sein. Körperkontakt ja, – aber keine „Übergriffe", bitte. Verlässlich soll er sein – aber wo soll er die Sicherheit hernehmen? Vor allem während der ersten Lebensmonate ist es nicht ganz leicht, die eigene Rolle

Denkanstoß

Beobachten Sie Väter auf der Straße im Umgang mit ihren Kindern, erinnern Sie sich an eigene gute Momente, die Sie als Junge mit Ihrem Vater und anderen älteren männlichen Personen erlebt haben.

Aber bei den etwas mehr als 12 % Nutzern nimmt mehr als die Hälfte nur die Minimalmöglichkeit von zwei Monaten Elternzeit in Anspruch.

Die Diskrepanz zwischen Wunsch und Wirklichkeit (eine überwältigende Zahl junger Männer äußert nämlich den Wunsch, mehr Zeit mit dem Nachwuchs zu verbringen) hängt sicher mit den gesellschaftlichen Bedingungen zusammen. Mann verdient im Schnitt (viel) mehr, eine Auszeit wirkt sich immer noch karrierehemmend aus, und wer mit dem Rollentausch für einige Monate ernst macht, wird von seinen Geschlechtsgenossen nicht unbedingt anerkannt.

Gehen wir also davon aus, dass Sie sich, kaum ist Ihr Jahresurlaub vorbei, wieder mit Feuereifer in den Job stürzen: So wie es vor der Geburt den Trieb gibt, ein Nest zu bauen, so scheint nach der Geburt der Drang zu bestehen, mit doppeltem Engagement den Status als Alleinverdiener zu kompensieren und das Einkommen für die Familie zu sichern. Das meinen zumindest Väterforscher. Böswillige unterstellen dagegen, dass der frisch gebackene Papa vor den Windelausdünstungen zu Hause fliehen will und deshalb ständig Überstunden schiebt ...

Da haben Sie auch gleich den ersten Grund für Ihr Gefühl, mit der neuen Rolle völlig überfordert zu sein: Sie können es niemandem recht machen. Für Ihre Frau gibt es viel Verständnis. Jeder kann nachvollziehen, dass sie erschöpft ist, ab und zu

... und Zärtlichkeit

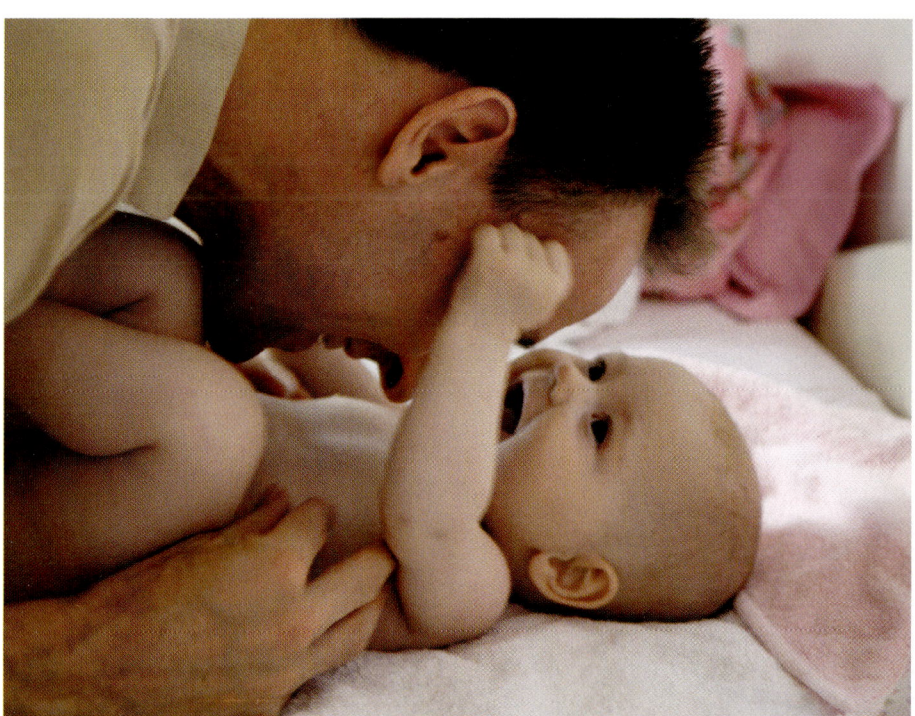

auch mal ein Stimmungstief hat. Sie bringen ja selbst alle Geduld der Welt auf und sehen ein, dass Ihre Frau und das Baby die Hauptrollen spielen. Rainer erzählt in der Vätergruppe:

„Immer soll ich für alles und alle da sein. Das will ich ja auch selber. Das bisschen Haushalt macht sich doch von allein, habe ich früher immer gedacht. Stell dich nicht so an, das schaffst du schon, denke ich auch heute noch. Aber allmählich dämmert mir, dass ich vielleicht auch mal eine Pause bräuchte, jemanden, der mich in den Arm nimmt, mir gut zuredet."

In der Runde nicken viele zustimmend. Sie kennen ihre eigenen hohen Ansprüche, und sie wissen um ihre typisch männliche Zurückhaltung dabei, selbst einmal Hilfe und Trost zu suchen.

Junge Väter heute scheinen mit ihrem Wunsch, auch für ihr Baby da zu sein, in eine ähnliche Doppelbelastung zu geraten, wie sie in den letzten Jahrzehnten immer für berufstätige Mütter festgestellt wurde. Dazu passen die Ergebnisse einer Studie, nach der keine Bevölkerungsgruppe so wenig Schlaf bekommt wie junge Väter.

Umso dringlicher ist unsere Bitte an Sie und Ihre Partnerin: Reden Sie über Ihre Ängste, Ihre Wut, Ihre Schuldgefühle! Dann können Sie auch einigermaßen befreit an die Aufgabe gehen, klare Absprachen zu treffen, bei denen keiner zu kurz kommt.

Für die Arbeitsteilung (s. auch S. 338), in der Sie zur Zeit leben, haben sich die folgenden drei Vereinbarungen bewährt:

Denkanstoß

Machen Sie einen Plan, in dem zum Beispiel Ihre Kernzeiten aufgeführt sind. Zeichnen Sie ein 24-Stunden-Schema auf eine Pappe, in dem Sie die verschiedenen Verpflichtungen und Termine mit Klebezetteln markieren, einschließlich gemeinsamer Mahlzeiten und der Frei-Zeiten für die Erwachsenen. Klären Sie untereinander, welche Aufgaben Sie gern machen und welche weniger – auch die sollten gerecht verteilt werden. Regelmäßige Überprüfung und Aktualisierung (eine Dienstreise, die Erkrankung des Babys oder eines Elternteils erfordern Flexibilität) sind genauso notwendig wie die freundliche Entschuldigung, dass Sie es gestern Abend leider nicht früher geschafft haben, aus dem Betrieb nach Hause zu kommen.

Sie werden bald feststellen, dass die zunächst lästige Organisiererei („Dazu haben wir doch gar keine Zeit!") Stress reduziert und Ihnen kostbare Qualitätszeit schenkt, Zeit für sich selber, in der Sie Ihre Füße hochlegen, ins Schwimmbad gehen oder mit den Freunden endlich mal wieder in Ruhe ein Bier trinken können.

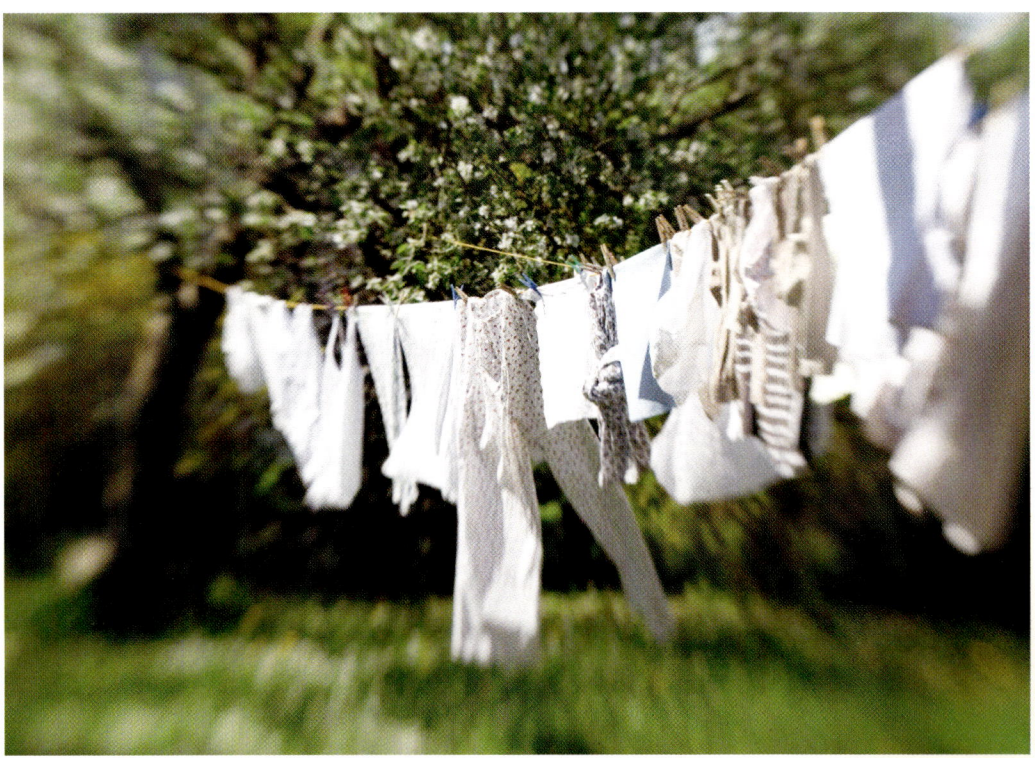

„Das bisschen Haushalt" macht sich auch nicht nebenbei

1. Kinder- und Haushaltsversorgung sind ebenso viel wert wie Arbeit für den Gelderwerb – das gilt aber für beide Seiten! Hüten Sie sich vor allem davor, aus Ihrer jeweiligen Tätigkeit Sonderrechte abzuleiten.

2. Es gibt Zeiten, in denen der eine fürs Geldverdienen und die andere für Kind und Wohnung zuständig ist. Außerhalb dieser „Kernzeiten" gilt die Vereinbarung, dass Sie beide für Betreuung und Haushalt zuständig sind bzw. sich diese Arbeiten teilen.

3. Jeder Partner bekommt nach vorheriger Absprache Zeit für die eigene Erholung, „Qualitätszeit" ohne Kind und auch außerhalb der Wohnung.

Freude mit dem Baby

Wenn Sie wieder mehr Zeitsouveränität gewonnen haben, gönnen Sie sich gezielt Qualitätszeit mit Ihrem Baby: Es gibt diese kostbaren Momente – zunächst nur wenige Minuten, bald aber auch mehr –, in denen sich Ihr Baby im → „aufmerksamen Wachzustand" befindet und bereit

> *„Ein Vater kann seinem Kinde*
> *die Nase und die Augen und sogar*
> *den Verstand zum Erbe mitgeben,*
> *aber nicht die Seele.*
> *Die ist in jedem Menschen neu."*
>
> Hermann Hesse

ist, mit Ihnen zu reden, zu spielen, zu schmusen.

Diese Babyzeit ist ausschließlich Ihnen und Ihrem Kind vorbehalten. Kein Telefongespräch, keine Zeitungslektüre „nebenbei" sollte Sie dabei stören.

Sie können ganz zuversichtlich sein, dass Sie alles richtig machen, auch wenn Sie mit der „Handhabung" Ihres Babys noch nicht so vertraut sind: Untersuchungen zeigen, dass beide Elternteile – Mütter ebenso wie Väter – sich in der Regel intuitiv richtig verhalten, zum Beispiel ihr Gesicht im für das Baby optimalen Abstand halten oder genau den richtigen Ton in ihrer Ansprache finden (→ intuitive Kompetenzen, S. 217).

Es gibt auch auf einem Gebiet Ähnlichkeiten im Verhalten von Müttern und Vätern, die man so nicht erwartet hätte: Wenn Väter die Hauptverantwortung für Versorgung und Betreuung ihres Kindes übernommen haben, tun sie sich oft genauso schwer wie die Mütter, das Kind anderen Personen anzuvertrauen (→ Betreuung, S. 340).

Den berüchtigten Streit darum, wer besser mit dem Baby umgeht, können Sie gleich begraben. Sie werden nämlich Ihren eigenen Weg finden, der oft anders sein dürfte als der Ihrer Frau, und das ist für das Baby auch gut so. Man ist heute davon abgekommen, einer Angleichung im Verhalten der Geschlechter das Wort zu reden. Stattdessen setzt sich die Erkenntnis durch, dass bestimmte Unterschiede, etwa in der Art der Kommunikation, notwendig sind, um den kleinen Mädchen und Jungen eine Orientierung für die Entwicklung ihrer eigenen Geschlechterrolle zu geben.

Keineswegs heißt das, Sie sollten den Macho herauskehren oder Ihre Frau das Heimchen am Herd. Jenseits der zunehmenden Angleichungen in Haus- und Beziehungsarbeit und im Beruf erlebt Sie Ihr Kind aber so, wie Sie sind – eben besonders und anders als Ihre Frau: in Stimmlage, Körperbehaarung, Haut, in der Art, wie Sie massieren ...

Denkanstoß

Bei der Vorbereitung auf die Geburt haben Sie ein paar Mal mit Ihrer Frau gekocht und Vorräte angelegt für die erste Chaoszeit im Wochenbett. Sie sind auf den Geschmack gekommen und möchten gern selbst kochen, fühlen sich aber unsicher, weil Sie es nie richtig gelernt haben? Wünschen Sie sich zum Geburtstag, zu Weihnachten oder zum Vatertag einen Kochkurs! Manchmal gibt es sogar spezielle Angebote nur für Männer ...
Und: Schenken Sie Ihrer Frau beim nächsten Fest vier Samstage, an denen Sie allein mit dem Kind losziehen: zu einem Vätertreffen, auf den Spielplatz, zu einem Opa-Papa-Enkel-Tag, bei dem Sie Ihren eigenen Vater ganz neu erleben ... Und weil Ihre Frau inzwischen abgestillt hat, können Sie sich den ganzen Tag Zeit nehmen.

Gemeinhin heißt es immer noch, dass Männer mit kleinen Kindern nichts anzufangen wüssten. Dabei kann es doch solche Freude bereiten, sich mit diesem kleinen Wesen zu beschäftigen.

„Sag mal, kommst du dir nicht blöde vor, immer dieses Hin- und Hergeschaukele und Gebrabbel und Lalala?"

Leicht irritiert beobachtet Peter (kinderlos), wie ich den sechs Monate alten Martin wickele und ein intensives Zwiegespräch mit ihm führe.

Ja, ich bin ein wenig weggetreten, mit dem glücklich-entrückten Blick des Vaters, der seine Umwelt nicht wahrnimmt und „regrediert" – so würde es der Freund beschreiben.

Nein, ich bin in eine Unterhaltung mit meinem Sohn vertieft, in der es um gegenseitiges Verstehen, Lautmalerei, gemeinsame Improvisation und körperliches

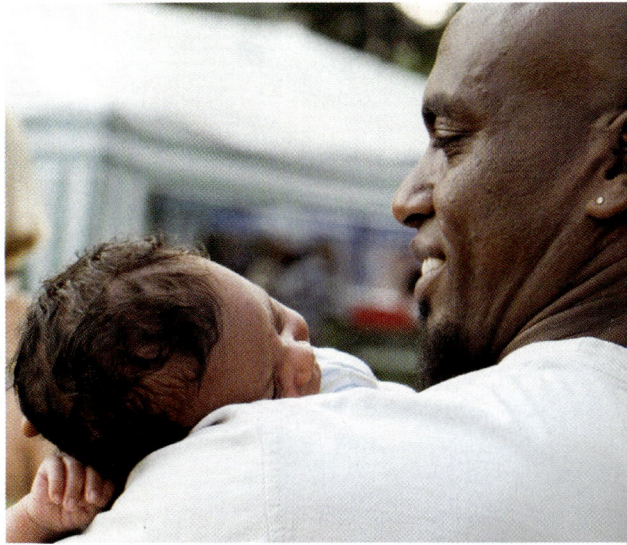

Zeit für uns

Wohlbehagen geht, das sich in kleinen Entzückungsschreien ausdrückt.

Ich kann die Zeit vergessen bei meinem Zusammensein mit Martin – Männer, wenn sie sich darauf einlassen, nehmen sich

Denkanstoß

Nicht nur Ihr Baby mag Rituale. Sie werden überrascht sein, wie gut es Ihrer Beziehung tut, wenn Sie ein morgendliches Abschiedsritual und ein abendliches Begrüßungsritual einführen.

Das könnte morgens so aussehen: Sie stehen 15 Minuten früher auf und bringen Ihrer Frau Kaffee oder Tee – was immer sie mag – ans Bett. Falls Ihr Baby um diese Zeit schon wach ist, können Sie es wickeln, fünf Minuten zärtlich miteinander verbringen und es anschließend zu Ihrer Frau bringen.

Abends werden Sie mit Ihrem Lieblingsgetränk begrüßt, und anschließend versuchen Sie, gemeinsam zu essen

Natürlich werden diese Rituale vom Kind immer wieder einmal unterbrochen. Genießen Sie die Tage, an denen es klappt. Und überraschen Sie Ihre Frau dann und wann mit einer kleinen Aufmerksamkeit außer der Reihe: einer einzelnen Rose, drei leckeren Pralinen ...

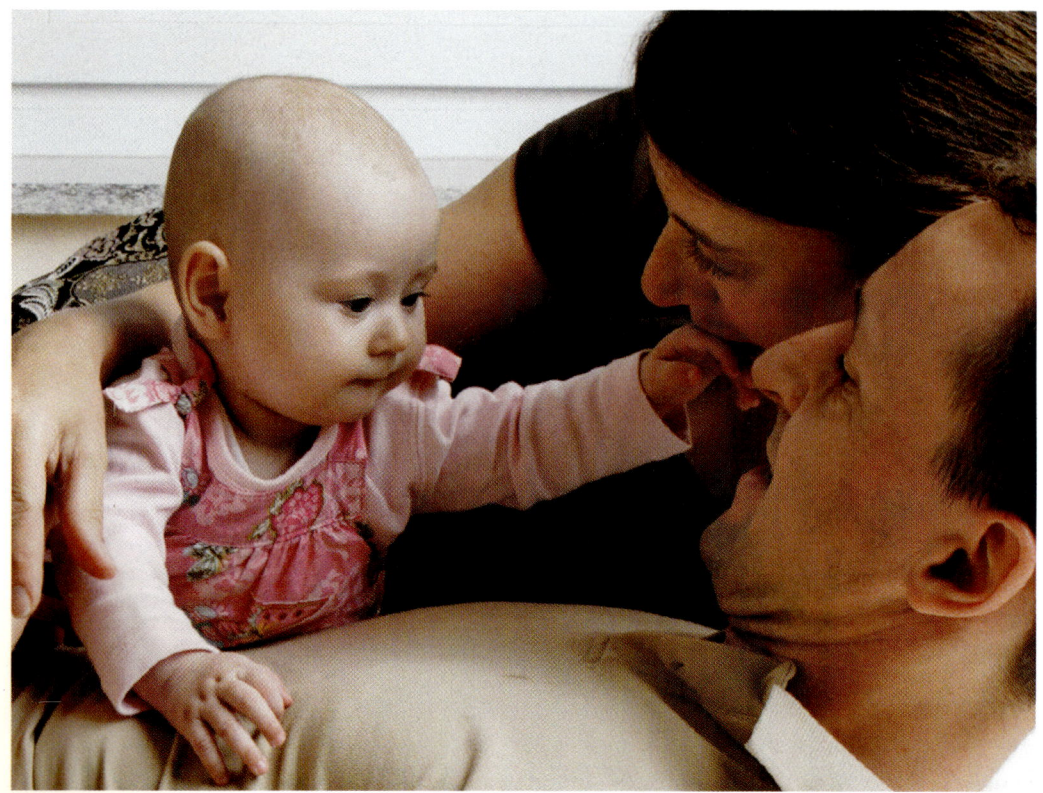

Ein Kind ist das sichtbare Produkt der Liebe seiner Eltern

mehr Zeit mit ihren Kindern, vor allem beim Spielen; das ist wissenschaftlich nachgewiesen.

„Wie todlangweilig es sein kann, mit Kleinkindern zu spielen!", konstatiert die Autorin und Mutter Barbara Sichtermann. Stimmt! Aber es kann auch aufregend, erschöpfend, neu anstrengend, lustig sein – und manchmal alles zusammen.

Wenn ich heute zurückdenke an die erste Zeit mit meinem Sohn, dann fallen mir solche Momente von selbstvergessenem Glück, endlos wiederholten Spielen und phantasievoller Kommunkation ein.

Ich möchte Sie animieren, sich offen und mit Freude auf das Leben mit dem Baby einzulassen. Sie werden kostbare Minuten und Stunden erleben, die Sie nie vergessen. Und vielleicht bekommen Sie Lust auf Mehr: Viele Väter kommen auf den Geschmack und berichten, dass sie beim nächsten Kind unbedingt die Elternzeit nutzen wollen.

„*Kinder wecken in mir zweierlei Gefühle: Zärtlichkeit für das, was sie sind, und Respekt für das, was sie einmal werden.*"

Louis Pasteur

318

Eins und eins macht drei: Ein Paar wird Eltern

Ein Kind ist das sichtbare Produkt der Liebe seiner Eltern. Statt eines Zeichens, eines Symbols kommt aber nun ein Mensch zur Welt mit einem ganz eigenen Temperament und eigenen Wünschen und Bedürfnissen. Aus dem Liebespaar wird plötzlich ein Dreiecksverhältnis. Vielleicht erinnern Sie sich noch gut an einige schmerzliche Erfahrungen aus Ihrer Kinderzeit, wenn Ihre bevorzugte Freundin mit einem anderen Kind spielte. Je nach psychischer Grundausstattung neigen Menschen mehr oder weniger zu Gefühlen der brennenden Eifersucht, des Sich-Zurückgesetzt-Fühlens und des Verlustes oder aber zu großzügigem Vertrauen in die verlässliche Beziehung zum Partner, zur Partnerin. Liebe und Leben zu Dritt ist nicht ganz einfach. Schon in der Schwangerschaft drängelt sich das Baby, im wachsenden Bauch deutlich spürbar, zwischen seine Eltern, wenn sie sich umarmen. Wenn es dann geboren ist, nimmt es ganz selbstverständlich den Platz in der Mitte ein. Seine Bedürfnisse stehen immer an erster Stelle, es zieht die Aufmerksamkeit beider Eltern vollständig auf sich. Die Intimität der Zweierbeziehung scheint verloren zu sein. In den ersten Tagen und Wochen fällt das den meisten Paaren kaum auf. Dann aber wird langsam deutlich, dass dieser kleine, anspruchsvolle Gast sich in ihrem Leben dauerhaft eingenistet hat. Die Sehnsucht nach der Aufmerksamkeit und Zuwendung des Partners, der Partnerin steigt.

Jetzt gilt es, eine Kultur miteinander zu entwickeln, in der es möglich ist, dass beide Elternteile ihre eigenen Wünsche erkennen und zumindest äußern dürfen. Schon das gemeinsame Erkennen, dass beide sich überlastet fühlen und sich mehr Nähe wünschen, kann entlastend wirken. Wieweit und wie die Bedürfnisse zu erfüllen sind, das ist eine andere Frage.

Die Kunst des Wünschens

Die eigenen Wünsche genau zu erkennen und zu benennen, ist gar nicht so leicht. Viel leichter ist es, sich zu beklagen über die Dinge, die nicht so sind, wie man sie gern hätte. Aber wie genau hätten Sie sie gern? Vielleicht brauchen Sie ein wenig Training darin zu erspüren, was Ihnen wirklich wichtig ist und wie Sie sich die Dinge wünschen. Wenn Sie Unbehagen oder Ärger spüren, dann fragen Sie sich

Mutter Erde und Vater Himmel liebten sich innig. Sie hielten einander fest in enger Umarmung, nichts konnte sie trennen. Sie zeugten Kinder, die in ihnen heranwuchsen. Den Kindern wurde es zu eng, sie brauchten Raum. Der älteste Sohn drückte mit all seiner Kraft Vater Himmel nach oben und Mutter Erde nach unten. Er ächzte und stöhnte dabei, es war harte Arbeit, denn Himmel und Erde ließen sich nur schwer voneinander lösen. Schließlich war es geschafft: Die Kinder hatten Raum auf der Fläche der Erde, und der Himmel wölbte sich über ihnen. Vater und Mutter gaben ihren Kindern alles, was diese zum Leben brauchten. Weil sie aber immer noch manchmal traurig über ihre Trennung sind, weint der Himmel und bebt die Erde auch heute noch von Zeit zu Zeit.

(frei nach einer alten Überlieferung)

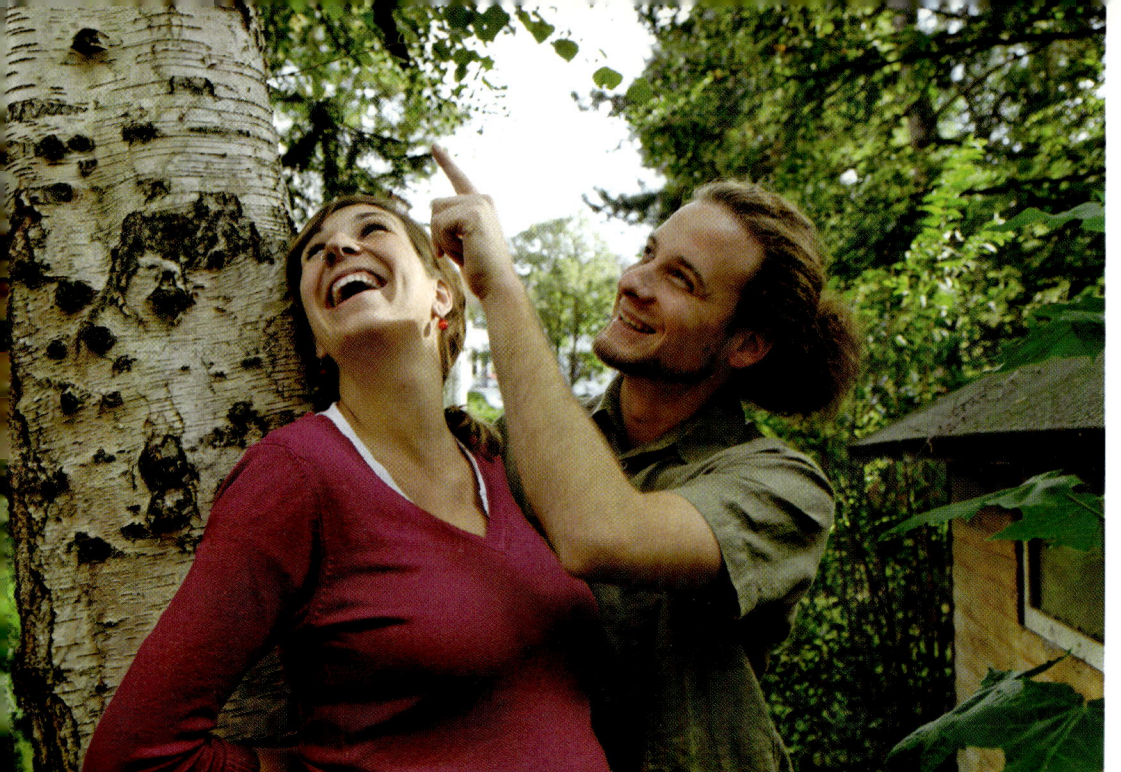

Lisa und Christoph haben sich schon während der Schwangerschaft viel Zeit füreinander genommen

zunächst, welches Ihrer Bedürfnisse nicht befriedigt ist. Fühlen Sie sich nicht anerkannt, oder fühlen Sie sich allein, ist alles zu viel oder etwas zu wenig? Vor allem die Wünsche an den Partner, die Partnerin sind oft ungenau. *(Die nächste Passage können Sie auch mit umgekehrter Geschlechtsbezeichnung lesen.)* Der Partner soll irgendwie anders sein, ohne dass genau klar ist, was er anders machen soll. Finden Sie bitte zunächst heraus, was genau Sie sich von ihm wünschen. Malen Sie es sich möglichst genau aus. Prüfen Sie kritisch, ob Sie es für machbar halten. Und dann teilen Sie ihm Ihren Wunsch mit, als persönlichen Wunsch und nicht als Vorwurf. Geben Sie ihm Gelegenheit, darüber nachzudenken, inwieweit er ihn erfüllen will und kann. Und achten Sie in

der nächsten Zeit darauf, wo Sie die ersten Anzeichen dafür entdecken, dass er Ihren Wunsch gehört hat und sich bemüht, ihn zu erfüllen.

Männer und Frauen auf verschiedenen Sternen

Wenn ein Mann und eine Frau gemeinsam ein Kind bekommen, ist das einerseits eine intensive gemeinsame Erfahrung. Niemand sonst ist mit diesem kleinen Menschen, der da zur Welt gekommen ist, so eng verbunden wie sie. Eine Fülle von Gefühlen bricht über die beiden herein. Gleichzeitig erleben sie aber höchst unterschiedliche Situationen. Das wurde schon in der Schwangerschaft deutlich. Sie erlebte umwälzende körperliche Veränderungen, während sich bei ihm die Schwangerschaft eher im Kopf abspielte. Bei der Geburt ist die Rollenverteilung extrem unterschiedlich: Sie vollbringt eine ungeheure körperliche Leistung, er kann sie bei diesem Prozess nur unterstützen, fühlt sich dabei möglicherweise hilflos, überflüssig oder sogar schuldig. Auch das Wochenbett war für sie ein körperlich und seelisch umfassendes Ereignis, während er seine Gefühle anders verarbeiten musste. Hinzu kommen die unterschiedlichen Anforderungen, die an beide von der Umgebung gestellt werden, und die individuell unterschiedlichen Rollenvorstellungen.

Viele Paare nehmen an, sie würden auf einer gemeinsamen Wolke dahinsegeln und stellen nach einiger Zeit mit Erschrecken fest, dass sie auf unterschiedlichen Planeten gelandet sind. Vaterplanet und Mutterplanet sind sehr weit voneinander entfernt und bieten höchst unterschiedliche Lebensbedingungen. Das trifft junge Eltern heutzutage oft unvorbereitet, denn bis zu diesem Zeitpunkt, haben sie wahrscheinlich eher ein Unisex-Leben geführt. Jungen und Mädchen besuchen dieselben Schulen und machen oft dieselben Ausbildungen, verbringen ihre Freizeit mit ähnlichen Unternehmungen, begegnen sich als Kollegen im Beruf. Mit Beginn einer Schwangerschaft wird aus dem kleinen Unterschied plötzlich ein großer. Damit aus diesem Unterschied gemeinsame Entwicklung werden kann, ist der wichtigste Schritt, die Anstrengungen und die Leistungen des Partners, der Partnerin zu sehen, anzuerkennen und zu würdigen.

Haben Sie heute schon gelobt?

Machen Sie es sich zur Angewohnheit, jeden Tag mindestens eine Handlung Ihrer Partnerin als ihre Leistung zu erkennen und anzuerkennen. Auch wenn sie nicht jeden Tag etwas gekocht hat: Vielleicht schafft sie es ja einmal in der Woche. Kommt er oft nicht pünktlich nach Hause: Stellen Sie sich vor, wie schwer es für ihn sein mag, das Büro zu verlassen und dem Kollegen die ganzen Terminarbeiten allein zu überlassen.

Sie haben im Moment sehr unterschiedliche Leistungen zu vollbringen und sind vielleicht auch manchmal etwas neidisch auf den anderen.

Machen Sie einander großzügig Komplimente über alles, was Ihnen am anderen gefällt. Sprechen Sie die Selbstverständlichkeiten aus, die Dinge, von denen Sie annehmen, dass sie doch klar sind: dass ihre Haare schön sind, dass er gut riecht, dass sie geduldig mit dem Kind ist, dass er so wunderbar herumalbern kann. Werden Sie zum Schatzsucher, der alle Stärken Ihrer Frau aufspürt, werden Sie zur Entdeckerin Ihres Mannes.

Komplimente sind Brücken und verleihen Flügel!

Diese Lebensphase ist vermutlich recht anstrengend für Sie. Wenn Sie sich wünschen, dass Ihr Partner, Ihre Partnerin Ihre Anstrengung sieht und würdigt, dann beginnen Sie doch damit, dass Sie seinen/ihren Beitrag zum gemeinsamen Leben wahrnehmen und anerkennen.

Die Lebensleistung junger Eltern ist weitgehend unsichtbar. Jeden Tag zur Arbeit zu gehen und jeden Tag das Baby zu versorgen und den Haushalt zu machen, scheint selbstverständlich zu sein. Der Alltag hat scheinbar wenig Höhepunkte, die eines Lobes würdig wären. Es fällt viel mehr auf, was nicht erledigt wurde: Sehr ärgerlich, dass die Spülmaschine am Mitt-

Ritual für die erste Liebe

Verabreden Sie sich miteinander für eine schöne Stunde. Sie werden einschätzen können, wann Ihr Baby voraussichtlich eine Weile schläft. Oder engagieren Sie einen Babysitter für einen Sonntagnachmittag und schicken Sie ihn mit dem Baby für mindestens zwei Stunden spazieren.

Sorgen Sie dafür, dass Sie nicht gestört werden. Wenn das Handy eine eingehende SMS signalisiert, kann das schon ein Liebestöter sein! Also: Handys, Telefon und Computer aus!

Jetzt sind Sie für niemanden zu sprechen.

Der Raum sollte warm sein, so dass Sie nackt sein können. Vielleicht zünden Sie eine Kerze an und legen schöne Musik auf.

Das Ritual hilft Ihnen, nicht automatisch in alte Gewohnheiten zu fallen, die vielleicht gar nicht mehr richtig stimmig sind. Einer von Ihnen beiden ist zunächst passiv, der andere aktiv, dann wird gewechselt.

Der passive Teil legt sich entspannt hin, und der andere wendet ihm seine ganze liebevolle Aufmerksamkeit zu. Schauen Sie genau hin, fahren Sie mit den Händen über jede Rundung des Körpers, all diese Stellen, die Sie mögen oder die Ihnen jetzt erst richtig auffallen. Ganz so, als ob Sie diesen Körper zum ersten Mal sehen.

Wenden Sie sich dann auch den Genitalien zu. Gehen Sie mit den Fingern auf Entdeckungsreise, ertasten Sie all die verborgenen Stellen. Und Sie als der passive Teil: Lassen Sie Ihre Gefühle zu, vertrauen Sie sich an, genießen Sie. Wenn Lust oder auch ängstliche Gefühle auftauchen, atmen Sie lang und tief in Ihr Becken, und beobachten Sie, wie sich die Empfindungen entwickeln: hinauf zu den höchsten Höhen des Orgasmus oder in einen tiefen Fluss des Wohlbehagens.

Dann tauschen Sie die Positionen.

Wenn Sie zu Anfang unsicher sind, ob Sie den eindringenden Liebesakt möchten, können Sie für dieses Mal verabreden, dass alles erlaubt ist, was gefällt, nur das nicht. So eine Verabredung schafft manchmal die notwendige Sicherheit, damit Sie sich auf ihre Gefühle einlassen können.

Viel Vergnügen miteinander!

woch nicht eingeräumt worden ist; dass Töpfe, Pfannen, Teller und Tassen an vielen anderen Tagen sauber im Schrank stehen, ist keiner Bemerkung wert.

Liebe in Zeiten der Krise

Die Geburt eines Kindes zählt zu den natürlichen Lebenskrisen eines Menschen und ist immer auch eine Krise für die Partnerschaft. In jeder Krise steckt eine Chance: Alte Verhaltensmuster können durch neue ersetzt werden. Wenn die anfängliche Zeit der vollkommenen Verzauberung durch das Baby vorüber ist und der Alltag schon ein wenig zur Routine wird, dann schiebt sich allmählich der Wunsch nach einem erfüllten Liebesleben ins Bewusstsein der Eltern.

Nach einer Geburt gibt es große individuelle Unterschiede darin, wie lange es dauert, bis ein Paar seine sexuelle Beziehung wieder aufnimmt. Die körperlichen und seelischen Veränderungen und die ständige Anwesenheit des Babys machen es notwendig, dass das Paar einander neu entdeckt und neue Liebesrituale entwickelt. Die Liebe braucht neue Aufmerksamkeit, auch wenn dafür erstmal keine Zeit und keine Energie da zu sein scheint. Müdigkeit und Anspannung halten die Lust in Grenzen. Nach einem langen Tag einfach einzuschlafen, wäre für viele Eltern eine gute Alternative. Sich stattdessen auch noch aufmerksam mit der Liebeskunst zu beschäftigen, kann schon als Anstrengung empfunden werden.

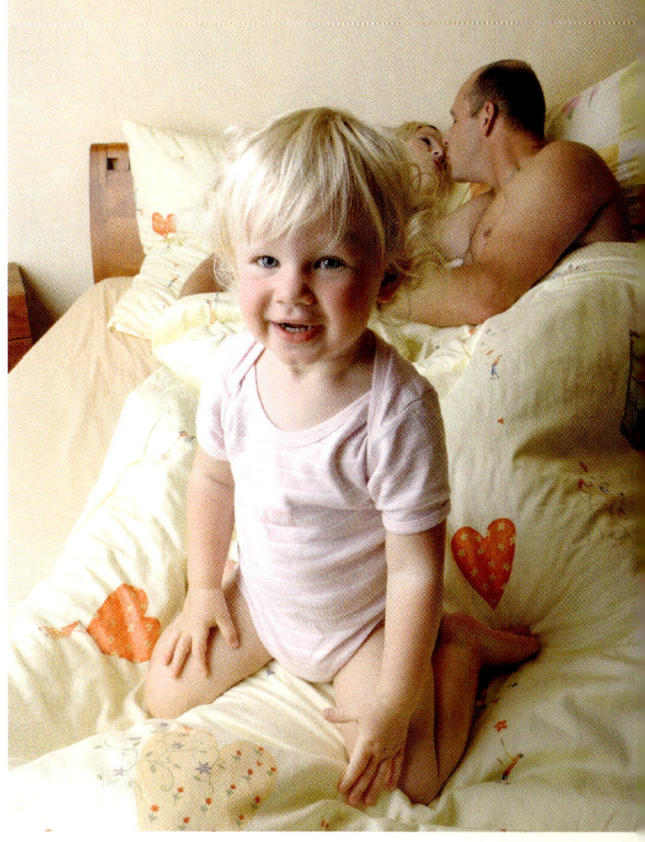

Ob Milena ihren Eltern Zeit für Zärtlichkeiten lassen wird?

In der Regel sind die sexuellen Bedürfnisse bei einem Paar nicht gleichmäßig verteilt. Während der eine Teil (häufiger der Mann) Sexualität als schnelle Entspannung betrachtet, ist dem anderen vielleicht alles viel zu anstrengend. Der eine Teil fühlt sich durch Sex mit dem anderen eher verbunden, der andere Teil möchte lieber durch Gespräche Nähe herstellen. Außerdem stellt sich die Frage nach der Attraktivität und danach, ob man für den anderen trotz oder gerade wegen der Veränderungen begehrenswert ist.

Die Schwangerschaft, die Geburt und das Wochenbett sind ganz besondere Abschnitte in der sexuellen Entwicklung einer Frau. Während die eine sich vielleicht nach einer Phase der Anpassung in ihrem Selbstbild als Frau gestärkt fühlt, ist eine andere möglicherweise zutiefst verunsichert und verwirrt. Sex kann ihr helfen, sich zu erinnern an die Frau, die sie vorher war, kann ihr helfen, wieder zu sich zu finden, körperliche Liebe kann aber auch völlig inakzeptabel sein. Für manche Frauen (und Männer) gehört zu ihrem inneren Bild von einer Mutter durchaus der Aspekt einer aktiv gelebten Sexualität, während andere Mühe haben, die „Mutter" und das für Liebe offene „Weib" in einer Person zu denken. Frauen haben oft Zweifel, ob sie für ihren Partner noch attraktiv sind. Männer sind anfangs oft verunsichert in der Frage, ob Sex ihr vielleicht weh tut. Auch nachdem alle Geburtswunden verheilt sind, kann es noch eine Weile dauern, bis die Vagina wieder mit Feuchtigkeit auf Berührung reagiert. Der Milchfluss, der bei stillenden Frauen manchmal mit dem Orgasmus einsetzt, kann zusätzlich irritierend sein.

Es dauert sehr unterschiedlich lange, wann eine Frau sich nach einer Geburt wieder „heil" fühlt und bereit ist für die Liebe. Ein Paar hat in dieser Zeit die Chance, sich mit Vertrauen und Neugier einander neu zu entdecken. Wenn Sie anerkennen, dass nichts mehr selbstverständlich ist, können Sie herausfinden, was Ihnen jetzt beiden gut tut und Freude macht. Offene Gespräche tragen dazu bei, Ihre Liebe wieder aufleben zu lassen. Und auch bei diesem Thema gilt der kluge Satz von Erich Kästner: Es gibt nichts Gutes, außer man tut es!

Die Liebe eines Elternpaares braucht einen Schutzraum. Jetzt kann es vielleicht besser sein, sich miteinander zu verabreden, als darauf zu hoffen, dass sich eine intime Situation ganz zwanglos von selbst ergibt. Auch der Ort des Geschehens will neu bedacht werden. Vielleicht passt genau nicht das Schlafzimmer, in dem das Baby schläft, sondern es ist aufregender, sich in einem anderen Zimmer ein Liebesnest zu bauen.

Genussvolle Liebe und prickelnde Erotik passieren in der dauerhaften Beziehung eines Elternpaares nicht einfach so nebenbei. Sie sind das Ergebnis einer sorgfältigen Inszenierung, die die Partner füreinander und miteinander aufführen.

Geschwister – eine lebenslange Verbindung

Geschwister sind die Menschen, die uns mit größter Wahrscheinlichkeit die längste Zeit unseres Lebens kennen. Wir sind länger mit ihnen verbunden als mit unseren Eltern und mit den Lebenspartnern. Sie haben vieles mit uns gemeinsam, und sie sehen, erleben und entscheiden viele Dinge ganz anders als wir es tun. Geschwister sind uns vertraut, und gleichzeitig bedeuten sie eine lebenslange Auseinandersetzung, die mal mehr, mal weniger von einem Grundgefühl der Verbundenheit begleitet ist. Geschwister sind die Menschen, mit denen wir später die Erinnerung an die Eltern und die Kindheit teilen können.

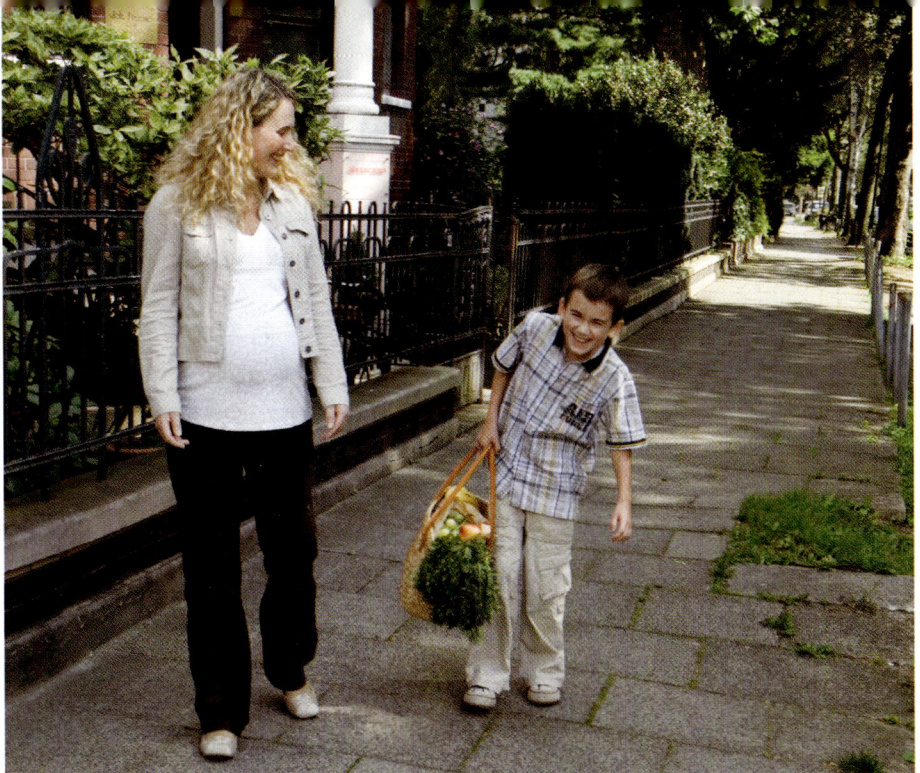

Der große Bruder trägt schon Verantwortung

Ihr Umgang mit der Situation, dass Ihr bisher kleines Kind nun ein großer Bruder, eine große Schwester ist, ist zunächst geprägt von Ihrem eigenen Erleben in Ihrer Ursprungsfamilie und dann von den daraus resultierenden Überlegungen. Und es schafft innerliche Klarheit, wenn Sie sich zunächst Ihrer eigenen Gefühle und Gedanken und denen Ihres Partners, Ihrer Partnerin bewusst werden.

Mit Geschwistern aufzuwachsen, ist manchmal nicht leicht. Es bedeutet in der Regel aber einen fruchtbaren Zuwachs an Lebenserfahrung. Kinder trainieren mit Geschwistern die Fähigkeit, sich selbst zu behaupten bei gleichzeitig großer Nähe. Sie lernen, dass es außer ihren eigenen Bedürfnissen auch die der anderen gibt, sie lernen zu teilen und zu verhandeln, zu streiten und sich zu vertragen. Selbst nach einem Riesenstreit bleibt die Beziehung beständig, von seinen Geschwistern kann man sich nicht scheiden lassen. In Familien mit mehreren Kindern ist das Verhältnis zwischen kindlicher Dynamik und den Interessen der Erwachsenen ausgeglichener.

Es gibt große Unterschiede darin, welche Herausforderung die Stellung in der Geschwisterreihe bedeutet.

Das erstgeborene Kind erlebt unausweichlich einen Verlust. Bisher war es der Prinz, die Prinzessin. Nun wird es vom Thron des Einzigen gestoßen und erlebt, dass es die Aufmerksamkeit teilen muss. Auch wenn die Liebe der Eltern nicht geringer wird, die Zeit, die zur Verfügung steht, ist nicht dehnbar.

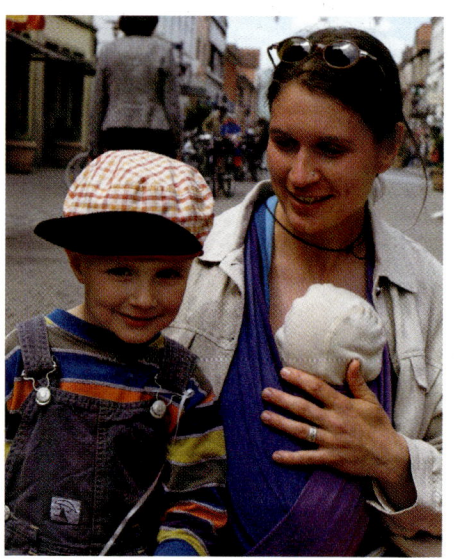

So gute Stimmung wird nicht immer sein ...

Je nach Alter des ersten Kindes kommen noch besondere Aspekte hinzu: Wenn es noch sehr klein ist (unter zwei Jahren), erwartet es, dass seine Bedürfnisse unmittelbar erfüllt werden. Es kann noch nicht so recht verstehen, warum es warten muss, und ist sich vielleicht auch noch nicht so ganz sicher, ob das dringend Gewünschte (seine Milchflasche zum Beispiel oder Mama zum Kuscheln) wirklich kommt. Ende des zweiten Lebensjahres beginnt die Autonomiephase, die zu unrecht als Trotzphase diffamiert wird. Jetzt kämpft das Kind mit aller Kraft darum herauszufinden, was dieses Ich eigentlich ist, das sich offensichtlich vom Du unterscheidet. Wo sind seine Möglichkeiten und wo sind die Grenzen? Je nach Temperament des Kindes kann diese Zeit von heftigen Auseinandersetzungen und großen Gefühlsausbrüchen begleitet sein. Wenn nun ein Baby geboren wird, gerät das große Kind in Konflikte: Einerseits will es autonom sein und vieles selbst machen und bestimmen, andererseits ist es auch verlo-

Selbst wenn sich Eltern noch so sehr mühen: Es wird Situationen geben, in denen das ältere Kind wütend oder unglücklich ist, und es fällt nicht leicht, das auszuhalten. Vielleicht hilft Ihnen der Gedanke, dass Ihr Kind etwas Wichtiges lernt. Dass es nicht allein auf der Welt ist und dass nach unguten Momenten wieder schöne folgen.

Leonie: *Hallo, ich bin Leonie, eine Freundin von Lisa und Leo. Wir waren mit unseren Eltern schon zusammen im Geburtsvorbereitungskurs und treffen uns jetzt immer noch. Ich habe dann immer Geschichten zu erzählen, dass die anderen nur noch staunen. Bei mir zu Hause gibt es nämlich etwas ganz Besonderes: Es ist kleiner als Mama und Papa, es ist schnell und manchmal laut, mal ist es ganz lieb zu mir und mal grob. Aber Mama und Papa sagen, dass es das nicht böse meint. Wenn es da ist, ist immer etwas los, und oft kümmert sich deshalb niemand um mich. Dann spiele ich entweder mit meinen Fingern, gucke in die Luft, schlafe ein wenig oder quengel eine Weile. Und wenn es mir zu bunt wird, dann schreie ich, aber wie! Alle sagen, es ist mein großer Bruder. Er heißt Tim, und ich find es ganz toll, dass er da ist. Irgendwie ist er doch spannender als die ganz Großen.*

Nutzen Sie einen ruhigen Abend oder einen Spaziergang zu einem Gespräch miteinander und befragen Sie sich gegenseitig.

- Wie war es bei Ihnen:
- Welche Stelle in der Geschwisterreihe besetzen Sie? Welche Ihr Partner, Ihre Partnerin?
- Wie haben Sie die Situation damals erlebt? Wie denken Sie heute darüber?
- Wie empfinden Sie die Verbundenheit mit Ihren Geschwistern? Eher wie ein starkes Band oder eher wie einen zarten Hauch?
- Fallen Ihnen zunächst die ärgerlichen Situationen ein oder eher die vergnüglichen? Da es sehr wahrscheinlich ist, dass es beides gab, ergänzen Sie die zunächst fehlenden Erinnerungen.
- Sind Geschwister für Sie eher eine Bereicherung, oder sehen Sie in Summe mehr die Nachteile?
- Was haben Ihre Eltern gut hinbekommen? Was hätten Sie sich damals anders gewünscht?
- Wenn Sie die Situation aus Ihrer heutigen Sicht betrachten: Hätten Ihre Eltern anders gekonnt, wenn sie gewollt hätten?
- Welche Schlüsse ziehen Sie daraus für Ihre eigene Familie?
- Worum werden Sie sich bemühen?

ckend, wieder ganz klein zu sein und sich umsorgen zu lassen.

Eltern brauchen viel Einfühlungsvermögen, Geduld und Gelassenheit, um dem kleinen Kind trotz seiner wechselhaften Stimmungen mit Respekt zu begegnen. Dabei kann es nicht darum gehen, Wutausbrüche zu vermeiden, sondern ihnen ohne Angst und mit Klarheit zu begegnen. Ihr Kind braucht Mitgefühl, um das unausweichliche Erleben der eigenen Grenzen zu ertragen und sich seiner Gefühle nicht schämen zu müssen. Das klingt einleuchtend. Die Schwierigkeit liegt darin, dass Eltern auch Nerven haben, die nicht unendlich strapazierbar sind, und dass außerdem der Neuankömmling eine ganz andere Beziehungsqualität braucht.

Das Baby stimmt Sie weich und durchlässig, und das Zweijährige verlangt klare Grenzen und gelegentlich heftige Auseinandersetzungen – ein manchmal schwieriger emotionaler Spagat. Überfordern Sie Ihr „großes" Kind jetzt nicht. Es kann seine Impulse noch nicht immer beherrschen, auch wenn Sie ihm Dinge erklären: Die Gefühle sind einfach stärker. Ertragen Sie die Ausbrüche mit Fassung und Humor, und sorgen Sie dafür, dass seine und Ihre Würde gewahrt bleibt.

Im Kindergartenalter fällt ein Kind nach der Geburt eines Geschwisters vielleicht dadurch auf, dass es Verhaltensweisen zeigt, die es schon längst überwunden hatte. Quengeln, Nuckeln wollen, Windeln tragen: Rückfälle dieser Art sind weit ver-

Wie mit Eifersucht umgehen?

- Haben Sie keine Angst vor den großen Gefühlen der kleinen Leute, sondern den Mut, Gefühle und ihren Ausdruck zuzulassen.
- Versuchen Sie nicht, Gefühle zu vermeiden, sondern beobachten Sie sie mit offenem Interesse. Ihr Kind lernt gerade wichtige Dinge über sich selbst und die anderen.
- Finden Sie die Balance zwischen ehrlichem Mitgefühl und notwendigen Grenzen.
- Unterscheiden Sie die Gefühle Ihres Kindes von Ihren eigenen.
- Die Gefühle Ihres Kindes und sein Verstand sind unterschiedliche Dinge: Erklärungen sind notwendig und gleichzeitig nur bedingt wirksam.
- Sorgen Sie dafür, dass die Würde des Kindes gewahrt bleibt und dass es sich nicht schämen muss nach einem Ausbruch.
- Manchmal ist es gut, wenn das Kind einen Lebensbereich hat, in dem die Situation unverändert ist: Der Kindergarten, der Ausflug mit den Großeltern oder der Nachmittag bei der Freundin tun nicht nur Ihnen gut, sondern bedeuten auch für das Kind Stunden der Entlastung. Hier ist die Welt noch so vertraut, wie sie vorher war.
- Geben Sie dem Kind bewusst Privilegien des Erstgeborenen. Es wird immer ihr einzigartiges erstes Kind bleiben, ebenso wie das zweite Kind Ihr einziges zweites Kind ist.

breitete Vorfälle und verschwinden bald wieder. Jetzt ist es wichtig, zum einen dieses Verhalten zuzulassen und zum anderen dem Kind die Privilegien des Erstgeborenen spürbar zu machen. Dabei besteht die Gefahr, dass ein Kleinkind überfordert wird. Auch wenn es einerseits genießt, ein großer Bruder, eine große Schwester zu sein, sind Gefühle von Neid und Eifersucht nicht wegzudiskutieren. Stellen Sie sich einmal vor, Ihr Mann sagt: „Guck mal, ich habe uns eine neue Frau mitgebracht, die gehört jetzt zu uns. Natürlich bleibst du die Erste, und sie wird dich sicher auch ganz lieb haben." Bei aller möglichen Sympathie für die Neue: Aufwallungen heißer Eifersucht sind zu erwarten. Wieder braucht das Kind Mitgefühl und Toleranz gegenüber seinen

Gefühlen, gleichzeitig braucht es auch verlässliche Grenzen, an denen es sich orientieren kann. Um diese Grenzen zu erkunden, müssen sie getestet und gelegentlich überschritten werden.

Wenn Ihr älteres Kind vielleicht schon zur Schule geht, kann der Stolz auf das Kleine überwiegen. Dennoch wird es Situationen geben, in denen es leidvoll erfahren muss, dass Mama oder Papa nicht zur Verfügung stehen, wenn es sie braucht. Besonders das erste Schuljahr ist so eine Zeit, in der viel Aufregendes verarbeitet werden muss.

Vielleicht fragen Sie sich, wie Sie Ihr Kind vorbereiten können auf die Geburt des Geschwisters. Es gibt gute Kinderbücher, zum Beispiel den Klassiker „Peter, Ida und Minimum" oder das freche „Mama hat ein

Ei gelegt". Manche Kliniken oder Elternschulen veranstalten Kurse für werdende Geschwister und verleihen ein Diplom. Es ist sicher nützlich, Kinder in Kontakt mit Säuglingen zu bringen, damit sie eine Idee davon bekommen, wie ein Baby aussieht, wie es sich verhält und welche Bedürfnisse es hat. Gleichzeitig ist jeder Vorbereitung eine Grenze gesetzt: Die Ausmaße der eigenen Gefühle sind nicht vorhersehbar und bleiben immer eine gewaltige Überraschung. So ist es Ihnen selbst doch auch gegangen, als das Baby endlich da war, oder?

Stellen Sie sich darauf ein, dass Ihr Erstgeborenes Ihre Hilfe braucht, um mit dem Ansturm der Gefühle umgehen zu lernen. Zeigen Sie ihm Ihre Liebe, auch wenn Sie ihm Grenzen setzen müssen, und entwickeln Sie Vertrauen in seine Fähigkeit, an der Überwindung von Wut oder Traurigsein zu wachsen.

Vielleicht braucht Ihr Kind jetzt neben kurzen, altersgemäßen Erklärungen vor allem Berührung, damit es Ihre Zuneigung spüren kann. Körperkontakt sagt manchmal viel mehr als Worte. Halten, Streicheln, Toben und Kuscheln geben ihm die tiefe Sicherheit, dass Mama und Papa wirklich da sind. Die Massage für Babys auf S. 246 f. ist mit Abwandlungen auch für kleinere und größere Kinder geeignet. Nur nennen Sie das auf keinen Fall Babymassage, schließlich ist Ihr Großes ja kein Baby mehr! Oder bieten Sie ihm etwas Neues an:

Allwettermassage für große Brüder und Schwestern

Sie sollten für eine Weile wirklich ungestört sein, es ist warm im Raum und wenn Geräusche aus den anderen Zimmern zu hören sind, hilft manchmal eine ruhige Entspannungsmusik. Das Kind ist leicht bekleidet oder nackt und liegt auf dem Bauch.

Sie lassen die Sonne auf seinem Rücken aufgehen: Fahren Sie strahlenförmig mit den Fingern beider Hände von der Mitte aus in alle Richtungen über den Rücken, zum Nacken und zum Po, zu den Schultern und den Hüften, zu den Seiten.

Dann ziehen Wolken auf: mit flachen Händen wolkige Gebilde auf den ganzen Rücken malen.

Es beginnt zu regnen: mit den Fingerspitzen trommeln.

Ein Blitz zuckt: Vom Nacken zum Po hinunter eine schnelle Zickzacklinie zeichnen.

Donner grollt: Mit lockeren Fäusten klopfen.

Der Regen wird sanfter: wieder trommeln.

Nebel steigt auf: sanftes wolkiges Streichen.

Die Sonne scheint. Strahlen malen.

Das Kind darf sich dann noch sein Lieblingswetter aussuchen, und die Massage endet immer mit Sonnenschein.

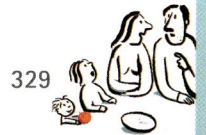

Großeltern

„Ein guter Großvater ist ein schlechter Großvater" – dieser bedenkenswerte Satz des italienischen Schriftstellers Andrea Camilleri zeigt uns, wozu Großeltern auch da sind und wofür wir sie ein Leben lang lieben: Sie verwöhnen ihre Enkelkinder nach Strich und Faden und oft, ohne auch nur einen Gedanken an ihre eigenen früheren Erziehungsgrundsätze zu verlieren. Da fällt es den jungen Eltern schwer, sich zurückzuhalten, meistens gibt es dann zwischen Mutter und (Schwieger)Tochter Spannungen.

Zum Glück haben wir es heute mit einer Generation „neuer" Großeltern zu tun, die meistens schon von natürlicher Geburt gehört und vielleicht sogar einen Geburtsvorbereitungskurs besucht haben. Womöglich zeigen sie auch Interesse an neuen Erkenntnissen über das Aufwachsen von Kindern. Trotzdem wird es auch für solche Menschen eine Herausforderung sein, sich – zumal beim ersten Enkel – mit ihrer neuen Rolle anzufreunden.

Machen Sie sich, liebe Großmutter, lieber Großvater, doch ein Bild von Ihrer zukünftigen Situation, Ihren Erinnerungen an die eigenen Großeltern und Ihren möglichen Aufgaben (→ S. 87). Bedenken Sie auch, wie viel sich in den letzten 40, 50 Jahren verändert hat. Sie konnten einen Teil dieser gesellschaftlichen Dynamik miterleben, die sich vor allem im Erziehungsbereich und bei der Rollenzuschreibung der Geschlechter ausgewirkt hat.

Entgegen allen Vorurteilen unterstützen ältere Eltern ihre Kinder, häufig auch finanziell. Das wird jetzt, wo die junge Familie vieles anschaffen muss und wahrscheinlich auf absehbare Zeit nur ein

---

Früher war alles besser, ...

und die Familien haben viel mehr zusammengehalten. Das hört man immer wieder. Glauben Sie kein Wort! Bis ins 19. Jahrhundert lernten die meisten Enkelkinder ihre Großeltern gar nicht kennen, weil die schon längst gestorben waren. Und dass viele Ältere ihre Nachkommen relativ großzügig unterstützen können, ist auch erst möglich, seitdem mit der Rentenversicherung die Altersarmut in Deutschland stark zurückgegangen ist. Heute geben 25 % der Großeltern finanzielle Unterstützung, mehr als 20 % hüten regelmäßig ihre Enkel. Und zwei Drittel der Nachkommen wohnen am selben Ort wie die Alten, 12 % sogar im selben Haus. (Zahlen aus dem „Alterssurvey" des Bundesfamilienministeriums aus dem Jahr 2003).

Die Bundesregierung stellt Überlegungen an, berufstätigen Großeltern unter bestimmten Bedingungen einen Anspruch auf Freistellung für die Betreuung der Enkel einzuräumen („Großelternzeit").

Verdienst zur Verfügung steht, besonders wichtig. Helfen Sie diskret und ohne Vorschriften zu machen. Geben Sie also Ihrem Sohn lieber den vermuteten Geldbetrag und kaufen nicht ein Kinderbettchen, das die jungen Eltern für völlig ungeeignet halten.

Es gibt aber noch etwas viel Kostbareres als Geld: Sie können Zeit schenken und das Paar entlasten. Wohnen Sie in der Nähe, planen Sie zum Beispiel einen wöchentlichen Oma-Opa-Tag ein. Wenn Sie weiter entfernt leben, bieten Sie vielleicht an, einmal im Monat oder Vierteljahr ein verlängertes Wochenende lang die junge Familie zu entlasten.

Um auf den Verwöhnopa zurückzukommen: Gerade im ersten Jahr werden sich die Großeltern da noch zurückhalten müssen. Sie sollten sich bei den jungen Eltern genau erkundigen, wie das → Handling aussieht, welche Pflegeartikel für die zarte Babyhaut benutzt und welches Gläschen gefüttert werden soll, wie das Einschlafritual aussieht und welche Kleidung zur Zeit dran ist. Damit machen sie sich auch selbst die Betreuung leichter, denn jüngere Babys sind eher entspannt, wenn alles seinen gewohnten Gang geht.

Selbstverständlich werden Sie keine Kontroverse mit Ihrer Tochter oder Ihrem Schwiegersohn über das richtige Verhalten bei einem Schreibaby anfangen und ganz gewiss nicht kritisieren, wenn das Enkelchen Ihrer Meinung nach mit sechs Monaten schon durchschlafen sollte (was es – nebenbei gesagt – in diesem Alter noch gar nicht kann).

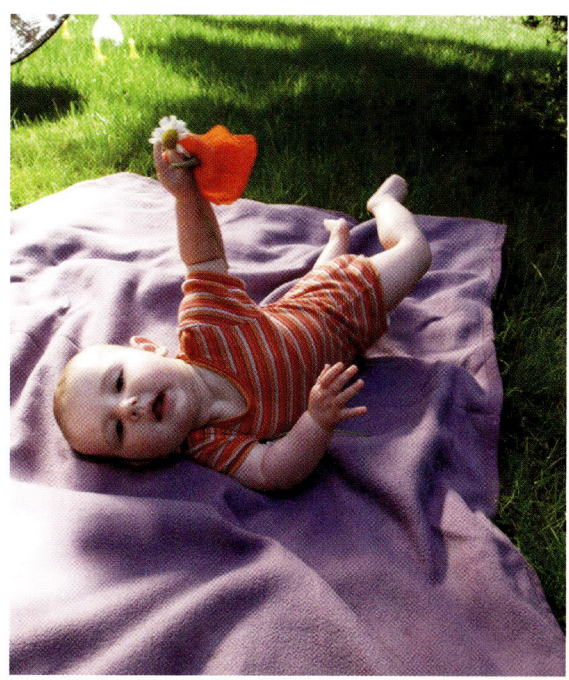

Bei Oma und Opa kann man so herrlich im Garten krabbeln

Versuchen Sie, einfach „da" zu sein, und freuen Sie sich, wenn Ihre Hilfe willkommen ist. Die jungen Leute sollten allerdings darauf achten, dass sie ihre Eltern nicht zu häufig einspannen. Gerade die Betreuung eines Babys ist anstrengend und fordert viel Geduld.

Sprechen Sie immer wieder einmal über ihre gegenseitigen Erwartungen, und Sie werden zu einer Balance finden, bei der Sie viel Freude mit ihrem Enkelkind haben.

„*Erst wenn man genau weiß,*
wie die Enkel ausgefallen sind,
kann man beurteilen,
ob man seine Kinder gut erzogen hat."
Erich Maria Remarque

331

Das Kind in den Kreis aufnehmen

Es ist so gut zu wissen, dass jedes Kind Vorfahren und Verwandte hat, die zu ihm gehören, in deren Reihe es einen Platz hat. Für Sie als Eltern kann es entlastend sein, sich dessen bewusst zu werden, dass nicht Sie allein, Ihre Gene, Ihre Erfahrungen und Ihr Einfluss die Aussteuer Ihres Kindes bestimmt, mit der es auf die Welt kommt. Es gibt über Sie hinaus Elemente, auf die Sie direkt keinen Einfluss haben und für die Sie auch nicht verantwortlich sind. Schauen Sie einmal genau hin: Sieht

Finden Sie ein Ritual, mit dem Sie Ihr Kind in Ihren Kreis aufnehmen

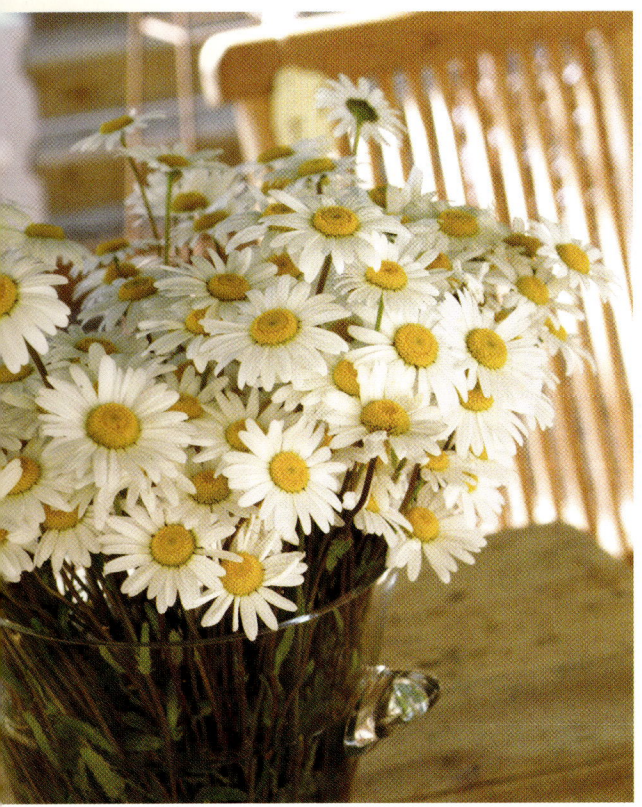

das Baby nicht ein wenig aus wie sein Opa, und hat es nicht eine entfernte Ähnlichkeit mit Ihrer Tante? Selbst wenn Sie mit einzelnen oder vielen Ihrer Verwandten zur Zeit wenig Kontakt haben oder auch entschieden haben, dass Sie diese Menschen lieber in großem Abstand zu Ihrem Leben wissen, sind es doch für Ihr Kind die Menschen, mit denen es verwandt ist, und irgendwann wird es Sie danach fragen.

Die verwandtschaftlichen Bezüge eines Menschen gehören zu ihm, sind ein Teil seiner Wurzeln. Auch für Adoptivkinder wird irgendwann die Frage wichtig: Wer sind diese Menschen, mit denen ich meine Erbanlagen teile?

Kinder lieben Geschichten über ihre Vorfahren. Darin können sie sich selbst entdecken, mit diesen Menschen sind sie verbunden. Ihr Leben wurzelt in zwei Ursprungsfamilien, in der mütterlichen ebenso wie in der väterlichen. Vor allem die Großeltern sind für Kinder wichtige Personen. Ihr Einfluss ist immer spürbar, denn selbst wenn Sie selbst einiges anders machen möchten als Ihre eigenen Eltern, so sind Sie doch unausweichlich geprägt von deren Erziehungsverhalten und ihrer Art, die Beziehung zu einem Baby zu leben. Das wiederum beeinflusst Ihren Umgang mit Ihren Kindern.

Ist ein Kind geboren worden, dann stellt sich die Frage, wie es in den Kreis seiner ihm nahen Personen aufgenommen werden soll. Wenn Sie einer der christlichen Kirchen angehören, könnten Sie eine Tauffeier veranstalten. Die Taufe hat zweierlei

Lisa : *Uih, wer seid Ihr denn alle? So viele Menschen, und alle kommen meinetwegen. Sie schauen mich an und sagen etwas, jetzt singen sie sogar alle zusammen. Das fühlt sich gut an, ganz warm, wie ein großes Nest. Ist vielleicht doch nicht so schlimm, wenn ich nicht wieder in die enge Höhle in Mamas Bauch zurück kann. Mama ist froh, dass alle da sind. Und aufgeregt ist sie. Ob die Menschen mich wohl mögen? Ich glaube ja!*

Bedeutung: Das Kind wird unter den Schutz Gottes gestellt, und es wird in die Gemeinde aufgenommen, also in den Kreis der Personen, die mit ihm verbunden sind. Ein Kind braucht den Schutz der sozialen Gruppe, in der es aufwächst, und auch seine Eltern brauchen manchmal deren Unterstützung.

Wenn Ihnen das christliche Ritual nicht liegt, können Sie zusammen mit Ihren Freunden und Angehörigen eine andere Form des Festes entwickeln, bei dem Sie Ihr Kind in die Gruppe einführen und um gute Wünsche bitten. Und es ist nicht notwendig, dass Sie das Fest organisieren, Sie und Ihr Baby können auch die Ehrengäste sein. Aber vielleicht übernehmen Sie die gute alte Sitte und bitten gute Freunde, als Patin oder Pate für das Kind da zu sein und sich mit verantwortlich zu fühlen für seine gedeihliche Entwicklung.

Denkanstoß

Forschen Sie in beiden Familien nach starken, guten Elementen, von denen Sie wünschen, dass Ihr Kind sie erbt. Selbst wenn Ihnen vielleicht zunächst eher Ärgerliches oder Unzulängliches einfällt – schauen Sie genauer hin, entdecken Sie bestimmt etwas Positives. Malen Sie doch einmal einen Stammbaum des Kindes, und schreiben Sie zu jeder Person eine gute Eigenschaft dazu.

„Wir kommen weit her, liebes Kind, und müssen weit gehen.
Keine Angst, alle sind bei Dir, die vor Dir waren,
Deine Mutter, Dein Vater, und alle, die vor ihnen waren.
Weit, weit zurück.
Alle sind bei Dir."

Heinrich Böll

Ein buntes Familienbild: Patchwork, Alleinerziehende, Adoption ...

Das Bild der „Normalfamilie", die aus Vater, Mutter, Kind besteht, durchzieht Filme, Werbung und Romane. Es ist eine Vorstellung, die in unserer Kultur tief verankert ist. Jede Abweichung davon erscheint das Besondere, das Außergewöhnliche zu sein, das sich kritisch fragen lassen muss, ob es wohl gut ist für die Kinder. Dennoch sind vor allem in Großstädten bunte Lebensformen weit verbreitete Realität. Wir möchten alle, die eigene Wege gehen wollen oder müssen, darin bestärken, dass sie gute Eltern für ihre Kinder sein können. Wenn wir von Familien sprechen, meinen wir alle Lebensgemeinschaften mit Kindern. Wie andere Eltern auch möchten wir Sie ermutigen, sowohl auf sich selbst als auch auf die Bedürfnisse und die Signale der Kinder zu achten. Die Informationen in diesem Buch können Ihnen dabei nützlich sein.

Leider sind besondere Lebensformen oft mit zusätzlichen Belastungen verbunden: Sorge oder Streit ums Geld, Trauer und Wut beim Ende einer Paarbeziehung, Unverständnis und Vorwürfe durch andere Menschen, Streit um Besuchsrechte etc. Eltern in bunten Familien brauchen noch das gewisse Extra: Eine alleinerziehende Mutter oder ein alleinerziehender Vater braucht Hilfe im Alltag, in einer Patchwork-Familie müssen die Rollen geklärt werden, in einer Adoptiv-Familie ist zu regeln, wie das „fremde" Kind mit seinen Eigenheiten angenommen werden kann und wo die biologischen Eltern in Gedanken ihren Platz finden, Alleinerziehende und gleichgeschlechtliche Paare stehen vor der Frage, wie das Kind positive Erfahrungen mit dem anderen Geschlecht machen kann. Dieses sind nur einige Fragen, die sich zusätzlich ergeben. Es erfordert manchmal für Eltern große Anstrengung, um daneben die ganz normalen Aufgaben zu erfüllen, die sich im Leben mit einem Baby stellen. Klopfen Sie sich täglich anerkennend auf die Schulter, wenn es Ihnen halbwegs gelingt, immer wieder ruhige, konzentrierte Momente mit Ihrem Baby zu erleben. Es braucht Sie als präsentes, greifbares und spürbares Gegenüber.

Viele Menschen, die sich gewollt oder ungewollt in neuen Lebensformen befinden, schließen sich zu Selbsthilfegruppen zusammen. Dort finden Sie Kontakt, Rat und Hilfe.

Und zusammen fühlen sie sich weniger allein. (Bundesweite Kontakte → Adressenteil)

„Um in einem Sandkorn eine Welt zu entdecken und einen Himmel in einer Wiesenblume, nimm die Unendlichkeit in die Hand und fasse die Ewigkeit in eine Stunde."

William Blake

Ein kleines, erfolgreiches Familienunternehmen

Das Leben in einer Familie ist eine emotionale, seelische Angelegenheit, und gleichzeitig gehen Sie eine Kooperation miteinander ein, um den Alltag zu bewältigen. Sie sind ein Liebespaar, Eltern des Babys und gleichzeitig ein Arbeitsteam und eine Wirtschaftsgemeinschaft. Es lohnt sich sehr, das Miteinanderleben nicht nur romantisch, sondern auch einmal ganz sachlich zu betrachten.

Finanzen: über Geld sprechen!

Eine Familie ist immer auch eine Wirtschaftsgemeinschaft. Spätestens wenn ein Kind zur Welt kommt, müssen finanzielle Entscheidungen gemeinsam abgesprochen werden. Vielleicht haben Sie als Paar schon lange Erfahrung damit gemacht auszuhandeln, welches Geld von wem für welche Dinge ausgegeben wird. Vielleicht haben Sie aber auch bisher unbeschwert miteinander gelebt, jeder hat für sich gewirtschaftet und seinen Anteil an den gemeinsamen Kosten getragen. Oder Sie kennen sich noch gar nicht lange und haben noch wenig Erfahrungen in diesen Themen miteinander. Wie dem auch bisher war: Jetzt wird vieles neu. Das Kind ist ein gemeinsames Unternehmen, das eine Menge Investitionen erfordert, emotionale ebenso wie materielle. Interessanterweise messen Menschen der materiellen Gerechtigkeit in einer Familie ebenso viel Bedeutung zu wie der Ausgewogenheit bei der Verteilung der Zeit, des Raumes und der Streicheleinheiten. Geld zu haben und darüber verfügen zu können, bedeutet immer auch Anerkennung, Selbstbewusstsein und Unabhängigkeit. Jeder Mensch hat einen anderen emotionalen Bezug zum Geld und einen anderen Umgang damit.

Dazu kommt, dass es offensichtlich große Unterschiede darin gibt, welche Folgen die Geburt eines Kindes für Männer und für Frauen hat. Die Situation ist unerfreulich: Viele Frauen sind durch die Geburt eines Kindes gefährdet, arm zu werden

Rechtzeitig über Geld reden

Sprechen Sie rechtzeitig über Geld. Wer verdient wieviel? Was fließt in eine gemeinsame Kasse? Wofür wird es ausgegeben? Was wollen Sie wofür sparen? Bedenken Sie für jeden von Ihnen einen Beitrag zur Altersvorsorge!

Solche Gespräche funktionieren am besten, wenn Sie sich gerade gut miteinander verstehen. Unromantisch? Nicht unbedingt! Wenn Sie mit Freude gemeinsame Zukunftspläne schmieden, verbindet Sie das miteinander.

und es bis ins Alter hinein zu bleiben. Sie verdienen im Durchschnitt deutlich weniger und kümmern sich freiwillig oder gezwungenermaßen weniger um ihre Altersvorsorge. Sie neigen dazu, zum Beispiel ihre Lebensversicherung zu kündigen, um stattdessen mit ihrem Einkommen die Tagesmutter zu bezahlen.

Der Umgang mit Geld ist nicht nur rational, sondern zu weiten Teilen gefühlsmäßig bestimmt. Es ist letztlich nicht sachlich auszudiskutieren, ob der Superkinderwagen notwendig ist oder ob es auch der preiswertere sein kann. Nur noch das Beste für das Kind? Ist immer das Teuerste das Beste? Die Untersuchungen der Stiftung Warentest und der Zeitschrift Ökotest sagen etwas anderes. Ist der Urlaub auf den Malediven wirklich so viel erholsamer

als der an der Nordsee? Und dann erst die Diskussion um das notwendige Auto! Wenn Sie sich nicht einigen können und die Diskussion zunehmend hitziger wird, dann machen Sie schnell einen Stopp in der Debatte. Sie können sich sicher sein, dass jeder von Ihnen längst unbewusst eine Entscheidung getroffen hat, die sie oder er nun mit rationalen Argumenten verteidigt. Und es ist ziemlich wahrscheinlich, dass der Kampf nicht rational entschieden wird, sondern dass einer von Ihnen aufgibt und sich dabei mehr oder – hoffentlich – weniger gekränkt fühlt. Fruchtlose Diskussionen sind Energieräuber.

Wenn die Gehaltsfortzahlung acht Wochen nach der Geburt endet, entsteht in der Regel ein Ungleichgewicht: Meistens sind es die Frauen, die deutlich weniger Geld einnehmen, gleichzeitig sind sie es aber, die die täglichen Einkäufe machen. Es kann für eine bisher finanziell selbständige Frau eine massive Kränkung ihres Selbstwertgefühls bedeuten, wenn sie nun Geld ausgibt, das sie nicht als ihres empfindet, möglicherweise noch von einem Konto holt, das nicht auf ihren Namen läuft. Selbst wenn der verdienende Elternteil das nicht als unangenehm empfindet

und sein Geld gern zur Verfügung stellt:
Es bleibt ein Unbehagen.

Vielleicht haben Sie gerade sehr wenig
Geld und Angst davor, dass ein Kind so
viel kostet. Lassen Sie sich fachkundig
beraten bei einer der zahlreichen Beratungsstellen der Kirchen, der Pro Familia
und anderer Organisationen (→ Adressen
im Anhang). Es gibt schier unüberschaubare und sich ständig ändernde Möglichkeiten, finanzielle Hilfen zu bekommen.
Manche dieser Leistungen sind daran gebunden, dass sie rechtzeitig schon in der
Schwangerschaft beantragt werden. Das
ist Ihnen vielleicht lästig, und es ist jeder
Mutter zu wünschen, dass ihre Grundver-
sorgung und die ihres Babys auch unabhängig vom Vater des Kindes unbürokra-
tisch sichergestellt wäre, aber leider sind
die Verhältnisse nicht so. Also, machen
Sie das Beste daraus! Ihrem Baby wird es
noch lange Zeit gleichgültig sein, ob es
teure Kleidung trägt oder nicht, und in

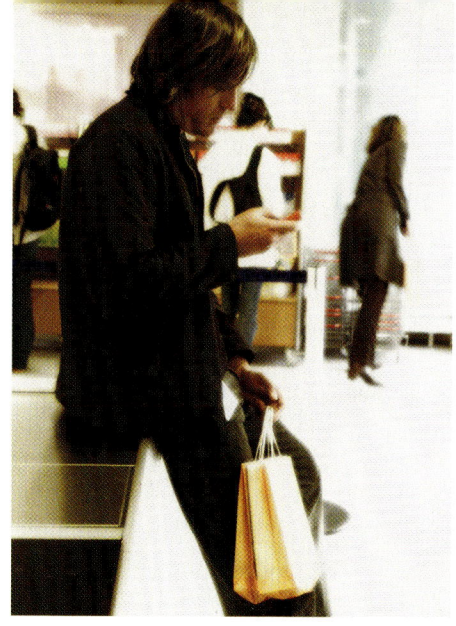

Ist jeder sein eigener Herr, jede ihre eigene Frau?

einem gebrauchten Kinderwagen fährt es
sich ebenso schön wie in einem funkel-
nagelneuen.

Sie sind Ihrem Baby eine gute Mutter,
wenn es Ihre Freude über sein Dasein stärker spürt als die Sorge um das liebe
Geld.

> „*Geld ist eine besondere Form der Energie.
> Diese Energie will im Fluss sein,
> und jeder möchte seinen Anteil daran haben.*“

Kein teurer Spaß

Schreiben Sie mindestens zehn Dinge auf, die Sie mit Ihrem Kind tun
können, die nichts oder nicht viel Geld kosten und Ihnen beiden Spaß
machen (massieren, singen, tanzen, spazieren gehen, Nachbars Katze
zuschauen ...). Hängen Sie sich die Liste an den Kühlschrank, und wenn
die Sorgen einmal überhand nehmen, suchen Sie sich ein Vergnügen
aus, das Ihnen lieb und gar nicht teuer ist.

Arbeitsteilung: Wofür brauchen wir Zeit?

Es ist eine hervorragende Fähigkeit des Menschen, Arbeit teilen zu können. Das hat uns als Spezies ziemlich weit gebracht, und kaum ein Lebensbereich kommt heute ohne Spezialisierung, Delegation und Arbeitsteilung aus. Auch das Unternehmen Familienleben braucht eine gute Organisation der Arbeit, damit der Laden läuft. Zu klären ist die Frage, welche Arbeiten überhaupt anfallen, wer die Verantwortung übernimmt und wer was wann ausführt. Dabei ist es gut, wenn Sie bedenken, dass es unterschiedliche Lösungen für die ersten zwei Jahre nach der Geburt und für die vielen folgenden Jahre geben kann. Ein lebenslanges Modell der Aufteilung in Erwerbsarbeit und Hausarbeit haben die meisten Menschen fast nie in unserer Geschichte praktiziert, und heute hat es sich überlebt.

Schauen wir uns die drei großen Arbeitsfelder an, die Erwerbsarbeit, die Hausarbeit und – was nicht dasselbe ist! – die Arbeit mit und am Kind. Außerdem erfordert die Verwaltung einer durchschnittlichen Familie, vom Bezahlen der Arztrechnung bis zur Abgabe der Steuererklärung, ein durchaus spürbares Maß an Zeit und Energie.

Da ist der Bereich der Erwerbstätigkeit. In den meisten Familien wird es in den ersten Monaten eher der Mann sein, der erwerbstätig ist. Das ist aus einer körperlich-psychischen Sicht auch sinnvoll. Zwar sind Schwangerschaft, Geburt und Stillzeit keine Krankheiten, sondern überaus gesunde Zustände einer Frau, dennoch sind es andere Umstände. Körper und Seele sind jetzt mit wichtigen Aufgaben beschäftigt, und der Gedanke an berufliche Belange wird bewusst und auch unbewusst als im Moment weniger wichtig eingestuft. Dazu kommt, dass das Tempo, sowohl der Gedanken als auch des Handelns, eher dem Baby angepasst ist als der Arbeitswelt. Ein Mann hingegen wird sich mit der traditionellen Erwartung, dass er nun der

> ### Überblick behalten
> Verschaffen Sie sich einen Überblick: Schreiben sie einmal beide auf,
> - was alles getan werden muss;
> - was schön wäre, wenn es getan würde;
> - wie viel Zeit Sie wofür brauchen;
> - wofür Sie gern mehr Zeit hätten.
>
> Vergleichen Sie Ihre Notizen miteinander, finden Sie grobe Ungerechtigkeiten heraus.
>
> Helfen Sie sich gegenseitig dabei, Ihre Zeit von Unnötigem zu entrümpeln.
>
> Schenken Sie sich gegenseitig in jeder Woche zwei Stunden Eigenzeit.

Ernährer der Familie ist, konfrontiert sehen. So war es seit vielen Generationen und das ist nicht so ohne Weiteres abzuschütteln.

Für eine kurze Zeitspanne von vielleicht ein oder zwei Jahren kann es durchaus den inneren Bedürfnissen von Mann und Frau entgegenkommen, eher die traditionelle Arbeitsteilung zu leben und das berufliche Engagement der Mütter zu reduzieren. Es sind natürlich auch andere Varianten möglich, manchmal werden sie aus äußerem Zwang, manchmal mit tiefer Überzeugung gewählt. Sie sind allerdings in den ersten Monaten nach einer Geburt häufig mit größerer Anstrengung verbunden.

Der Bereich der Hausarbeit war einst ein eigenständiges Arbeitsfeld, und die Frauen, die es ausgefüllt haben, waren angesehene Spezialistinnen darin. Heute scheint die Beschaffung von Nahrungsmitteln und die Zubereitung von Mahlzeiten, die Beschaffung und Pflege der Kleidung und die Sauberkeit in der Wohnung nebenbei und fast von allein zu geschehen. Das ist ein Irrtum! Zwar lässt sich tatsächlich einiges regeln, während das Kind ein Nickerchen hält, aber eben nicht alles.

Die Pflege eines Babys und die Zuwendung, die es braucht, nimmt viel Zeit in Anspruch. Ein Baby ist nicht zu beschleunigen, und wenn Sie es versuchen, kann es darauf sehr verstört reagieren.

Wenn ein Baby geboren wird, ist es ein Geschenk. Leider bringt es bei seiner Ankunft nicht noch ein paar Stunden mehr Lebenszeit für seine Eltern als Mitgift mit.

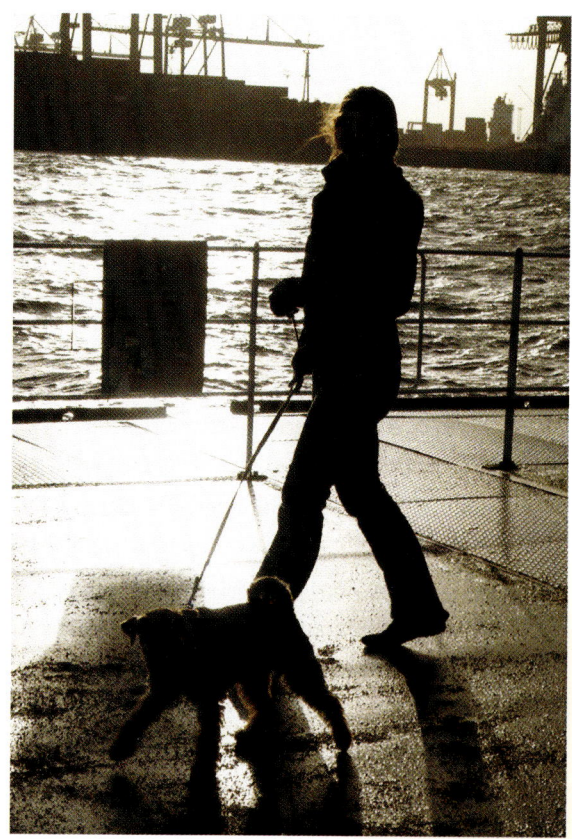

Mal für mich sein, den Wind und die Sonne spüren

Also wird sich Ihr Zeitrahmen spürbar verengen. Eltern lernen, den Mangel an Zeit zu verwalten. Viele machen die Beobachtung, dass sie jetzt manche Dinge wesentlich effektiver erledigen. Das ist gut. Dennoch kommt es bei den meisten Paaren nach einiger Zeit zu Spannungen, weil der Druck der unerledigten Dinge und die Menge der offenen Wünsche zu groß wird. Schließlich möchte man ja auch mal wieder mit Freunden zusammen sein, Sport treiben oder ausgehen. Es ist eine große Herausforderung für jedes Paar, eine Zeiteinteilung zu finden, die von beiden als gerecht empfunden wird. Wirklich zufriedenstellend kann es eigentlich nicht sein, denn die Wünsche sind groß und die zu erledigenden Aufgaben noch größer.

In der Regel wird die Zeit, die man für einzelne Verrichtungen braucht, zu gering eingeschätzt. Zur Erwerbstätigkeit gehört eben auch der Weg dorthin und vielleicht ein Telefonat am Abend. Hausarbeit kostet viel mehr Zeit, als man gemeinhin denkt. Und das Kind durchkreuzt oft alle Pläne. Die Zeit, die Sie mit gemächlichem Wickeln (→ *Wickeltango*, S. 162), mit Füttern und Spielen und mit dem Besuch beim Kinderarzt oder einer Eltern-Kind-Gruppe verbringen, ist lang und kurz zugleich. Und Ihre Paarbeziehung sollen Sie auch noch pflegen.

Jetzt hilft eine grundsätzliche Haltung von Gelassenheit, Fairness und Humor. Jeder

Nichts ist jetzt so kostbar wie Zeit

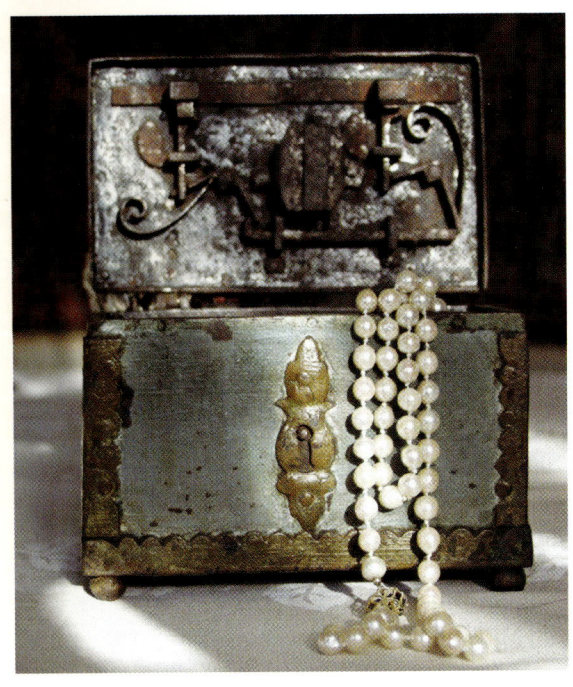

setzt andere Prioritäten, und jeder braucht unterschiedlich viel Zeit für ein und dieselbe Aufgabe. Respektieren Sie die Leistung des anderen, seine Meinung und Gefühle.

Betreuung durch Andere

Irgendwann wird Ihre innerfamiliäre Arbeitsteilung an Grenzen stoßen. Vielleicht wollen Sie auch mal wieder einen ungestörten Abend zu zweit verbringen. Dann stellt sich die Frage: Dürfen wir unser Kind allein lassen? Eigentlich müssten Sie dann fragen: Bin ich in der Lage, mein Kind einer fremden Person anzuvertrauen – denn „allein" wird es ja auf keinen Fall gelassen.

Erfahrung mit den → Großeltern haben Sie und Ihr Kind schon gemacht. Gut, es gab ein wenig Hin und Her und zum Schluss auch einen Wortwechsel, weil Ihre Schwiegermutter das Baby unbedingt auf dem Bauch schlafen lassen wollte. Inzwischen hat man sich arrangiert. Aber jemanden außerhalb der Familie?

Bliebe noch die Lösung, das Kind mitzunehmen, in der Hoffnung, dass es im Restaurant oder Hotel vor allem schlafen und die Eltern in Ruhe lassen wird. Sie wissen selbst, dass das Wunschdenken ist. Also werden Sie überlegen müssen, wem und wie lange Sie Ihr Baby überlassen wollen.

Wenn das Baby noch sehr jung ist, verkraftet es nicht mehr als drei Bezugspersonen. Später können Sie es dann, zunächst für kürzere Zeit, mit einem *Baby-*

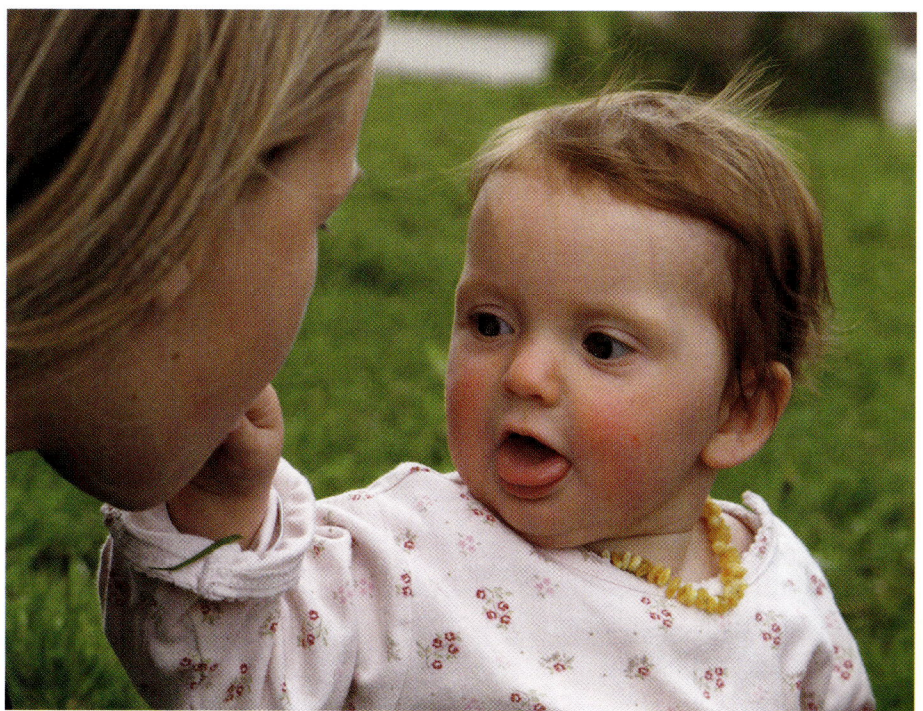

Ob die Babysitterin auch so schön mit mir spielen kann?

sitter versuchen. In vielen Städten gibt es inzwischen Babysitter-Diplome, ausgestellt von einer Familienbildungsstätte oder dem Roten Kreuz. Dort haben die Inhaberinnen einen Erste-Hilfe-Kurs absolviert und einiges über Ernährung, Entwicklung, Beschäftigung und Wickeln gelernt.

Wer es sich leisten kann, wird vielleicht für einige Stunden am Tag eine *Kinderfrau* engagieren.

Wenn die Mutter bald wieder arbeiten geht, kümmert sie sich wahrscheinlich um einen Platz in der *Tagespflege*. Die auch als *Tagesmütter* bekannten Frauen betreuen ein bis fünf Kinder und haben eine pädagogische Qualifizierung; sie weicht allerdings in den einzelnen Kommunen und Kreisen stark voneinander ab (von 20 bis zu 160 Unterrichtsstunden, Fortbildung ist verbindlich).

Der Platz in einer Tagespflege und noch stärker in einer Krippe verlangt von den Kindern eine hohe Anpassungsleistung, die selbst bei einem Eineinhalb- oder Zweijährigen von den Eltern noch intensiv vorbereitet, begleitet und unterstützt werden muss.

Sie sollten deshalb bei Ihrem Baby möglichst auf die Großeltern (in vielen Städten gibt es auch „Leihomas"), eine verlässliche Nachbarin oder (möglichst immer dieselbe) Babysitterin zurückgreifen.

„Schenkt den Kindern Liebe,
mehr Liebe und noch mehr Liebe ..."

Astrid Lindgren

Private Netzwerke

Zur Bewältigung des ganz normalen Alltags können sich Familien zusammenschließen und sich gegenseitig entlasten: abwechselnd kochen, sich stundenweise bei der Kinderbetreuung abwechseln, Babysitterdienste im Austausch anbieten etc.

Das private Alltagsnetzwerk ist von unschätzbarem Wert. Dabei geht es einerseits darum, sich gegenseitig praktisch zu helfen: Eine passt auf alle Kinder auf, die andere kann in Ruhe einkaufen gehen, jede hat einen kinderfreien Nachmittag pro Woche etc. Und es geht um gelebte Gemeinsamkeit: Das T-Shirt der einen Mutter ist vielleicht ebenso mit Babyspucke verziert wie das der anderen, und vielleicht sehen beide genauso müde aus. Für die Kinder entsteht die erfreuliche Situation, ganz selbstverständlich vertraute Spielkameraden zu haben. Babys haben früh ein großes Interesse an anderen Babys. Die sind doch einfach spannend!

Ältere Menschen übernehmen manchmal gern eine Rolle als Ersatzgroßeltern oder als eine Art Patinnen, die mit dem Kind gern regelmäßig etwas unternehmen und gelegentlich auch im Notfall einspringen. Ihr ganz anderer Umgang mit dem Baby schenkt den Kleinen wertvolle Erfahrungen.

Auch wenn der normale Tagesablauf geregelt ist, sind Ausnahmen die Regel: Das Kind wird krank, Sie erleiden einen Hexenschuss oder sind auf andere Weise handlungsunfähig, die Krippen-Erzieherinnen machen Ferien, Sie haben einen wichtigen Termin außer der Reihe oder das ganz dringende Bedürfnis, mal frei zu haben – um nur einige „normale Besonderheiten" zu nennen.

Jede Kleinfamilie gerät in Situationen, die aus eigener Kraft nicht zu bewältigen sind. Jetzt ist das Netzwerk gefragt: Verwandte und Bekannte, Freunde und Nachbarn, die einspringen können, eine andere Familie mit einem kleinen Kind, wo Ihres für einige Stunden bleiben kann, die Mitmutter, die Ihr Kind mal aus der Krippe mit nach Hause nimmt. Neben den professionellen Angeboten gibt es viele Möglichkeiten, Unterstützung von anderen Menschen zu bekommen. Damit Ihr Netzwerk im Notfall tragfähig ist, braucht es Pflege in guten Zeiten: Vielleicht überlegen Sie sich jetzt schon, was Sie dazu beitragen können, um Ihre Kontakte zu pflegen.

Für Sie selbst und für das Kind kann es eine echte Bereicherung sein, regelmäßigen Kontakt zu anderen Menschen zu haben, die es gut mit ihm meinen und die vielleicht so ganz anders sind als die Eltern.

„*Man braucht ein Dorf, um ein Kind zu erziehen.*"

KLEINE HAUSAPOTHEKE –
FÜR EIN GESUNDES FAMILIENLEBEN

Wohl in jeder Familie kommt es zu Situationen, in denen sich eines oder mehrere Mitglieder ärgerlich, wütend oder unglücklich fühlt. Das ist normal. Die Kunst besteht darin, solche Situationen auf eine Weise zu bewältigen, die keine hässlichen Spuren hinterlässt, sondern das Gefühl, es wieder einmal geschafft zu haben. Einige grundlegende Gedanken aus dem Fachgebiet der systemischen Familientherapie und der Kommunikationsforschung können dabei helfen, ungute Situationen mit mehr Gelassenheit durchzustehen.

Geduld, Vertrauen, Kommunikation

Das Leben in einer Familie heißt in der Regel, sich zu dritt oder zu viert arrangieren zu müssen. Es gilt die knappe Zeit und die Aufmerksamkeit so zu verteilen, dass jeder auf lange Sicht zufrieden ist.

Ein Mensch kann nun aber nicht mit mehr als einer anderen Person gleichzeitig gleich intensiv im Kontakt sein. Das bedeutet für die anderen, dass sie sich in Geduld fassen müssen, sie sind jetzt nicht dran. Um diese Zurückweisung auszuhalten, brauchen wir Geduld. Ein Mensch kann leichter geduldig sein, wenn er in seinem bisherigen Leben ausreichend oft die Erfahrung gemacht hat, dass er darauf vertrauen kann, dass seine Wünsche und Bedürfnisse nach Kontakt und Nähe nicht dauerhaft igno-

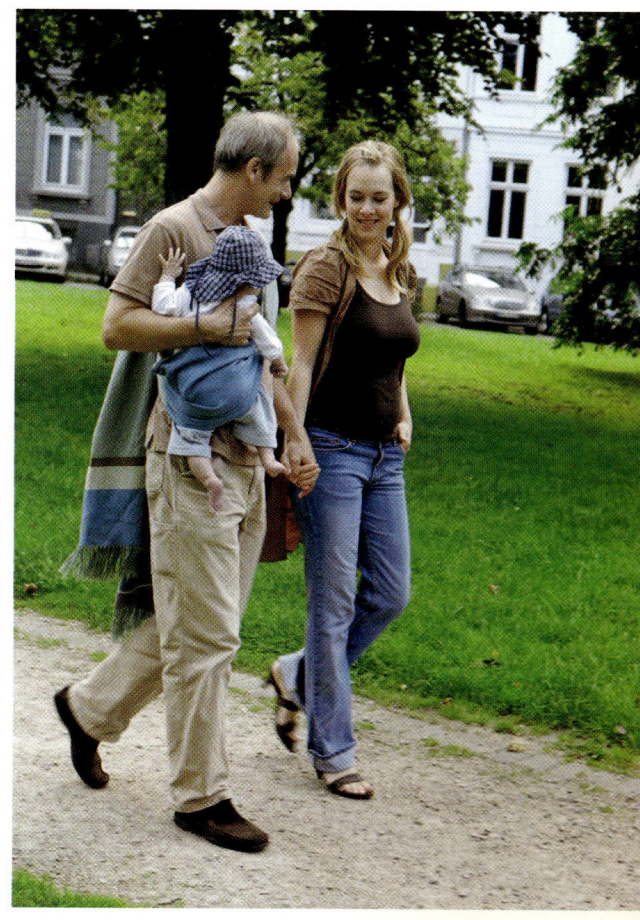

Familienleben heißt jetzt, sich zu dritt ...

riert werden, sondern dass er gehört und wahrgenommen wird. Je kleiner ein Kind ist, umso weniger kann es warten. Es macht seine Bedürfnisse ohne Rücksicht auf andere deutlich. Wenn also ein Baby in eine Familie einzieht, müssen die Erwachsenen oder die größeren Kinder warten können und dabei guten Mutes bleiben. Das wiederum erfordert und stärkt die

343

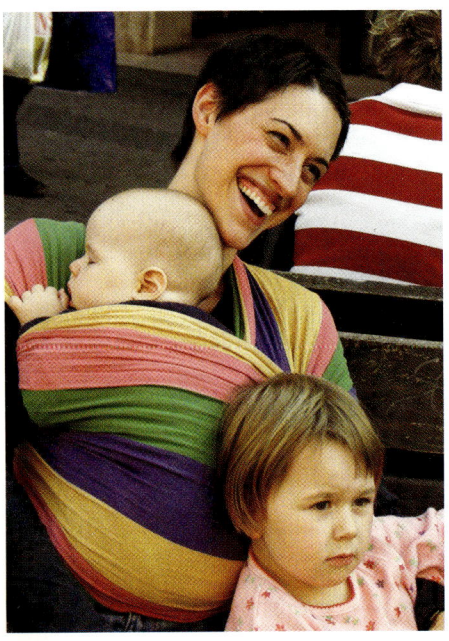

... oder zu viert zu arrangieren

Das enge Zusammenleben mit mehreren Personen trainiert die Fähigkeit zu kompetenter Kommunikation, das Vertrauen auf andere und Selbstvertrauen und die Geduld, auch weniger erfreuliche Situationen durchzustehen in der Hoffnung darauf, dass es bald wieder besser wird.

Niemand ist eine Insel

In einer Familie sind die Verhaltensweisen aller Mitglieder eng aufeinander bezogen.

Keine Person kann für sich allein betrachtet werden. Eine Mutter ist nicht eine Mutter an sich, sondern sie ist die Mutter dieses besonderen Kindes mit diesem besonderen Mann und Vater an ihrer Seite zu dieser konkreten Zeit. Wenn Sie schon Ihr zweites Kind erleben und sich selbst beobachten, dann wird Ihnen auffallen, dass Sie in gewisser Weise für dieses Kind eine andere Mutter sind: gelassener vielleicht oder auch unruhiger, fröhlicher oder bedrückter. Das Verhalten von Menschen ist abhängig von dem Zeitpunkt, an dem und dem Zusammenhang, in dem es stattfindet, sagen die Fachleute in der systemischen Familientherapie. Jedes Kind spricht in seinen Eltern unterschiedliche Seiten an. Das eine weckt vielleicht durch sein Aussehen und sein Temperament eher die Seite in den Eltern, die sehr besorgt ist, und sie sind bereit, jederzeit aufzuspringen und hinzulaufen, sobald es einen Mucks tut. Ein anderes Kind löst eher den Impuls aus, dass die Eltern ihm zutrauen, das Unwohlsein eine kleine Weile auszu-

Fähigkeit, zu kommunizieren. Wenn ich möchte, dass jemand mich und meine Bedürfnisse wahrnimmt, muss ich möglichst geschickte Strategien entwickeln, um mich sichtbar und hörbar zu machen. Viele kleine Kinder, die plötzlich große Geschwister werden, haben unwiderstehliche Techniken, um Aufmerksamkeit zu erreichen: sie bekommen Wutanfälle oder zerbrechen etwas. Auch Erwachsene ziehen manchmal auf weniger erfreuliche Weise Aufmerksamkeit auf sich. Damit erreichen sie ihr Ziel nur halb: sie werden zwar wahrgenommen, ernten aber nicht unbedingt eine freundliche Reaktion. Die Kunst besteht darin, Kommunikationsformen zu entwickeln, die mir ausreichend oft die Aufmerksamkeit der anderen sichert und mir Bestätigung, Zustimmung und Anerkennung einbringt.

halten, ehe sie zu ihm gehen, um ihm zu helfen.

Das Baby, so klein es auch noch ist, gestaltet die Beziehung zwischen sich und seinen Eltern aktiv mit. Und es macht schon bald Unterschiede zwischen Mama und Papa. Bei Papa lässt es sich vielleicht klaglos in sein Bett legen, bei Mama klappt das gar nicht. Ehe Sie nun darüber streiten, wer es besser macht, erinnern Sie sich bitte daran, dass jeder von Ihnen eine andere Person ist und mit dem Kind eine ganz eigene Beziehung hat. Und Sie selbst sind eine Person mit einer persönlichen Geschichte, die Ihre Gefühle und Ihr Verhalten beeinflusst. Außerdem leben Sie nicht allein: Ihre Lebenssituation, ob Sie allein sind oder zu zweit, ob Sie viel Unterstützung oder eher Belastung erleben, ob Ihr Partner/Ihre Partnerin Sie bestätigt und wertschätzt oder Ihnen kritisch begegnet: All das hat einen Einfluss darauf, wie Sie sich als Mutter oder als Vater verhalten. Man kann sich eine Familie wie ein Mobile vorstellen: Wenn sich ein Teil bewegt, reagieren alle anderen mit.

Deshalb ist es so schwierig, sich von anderen Menschen, aus Büchern, Zeitschriften oder aus dem Internet einen passenden Rat zu holen: Nie sind sich zwei Familiensysteme gleich, nie fühlen zwei Menschen dasselbe.

Informationen sind gut und nützlich. Die Frage: Was soll ich nun tun? können allerdings nur Sie selbst beantworten. Und dann können Sie ausprobieren, wie Ihr Baby und der Rest der Familie reagiert und ob es die passende Lösung ist. Was

für Sie passt, ist für Ihre Nachbarin noch längst nicht das Richtige, und was für Ihre Lisa gut war, gefällt Leo vielleicht gar nicht. Es gibt keinen sicheren Weg, der garantiert, dass Sie Ihr Baby glücklich machen können. Im Lauf der Zeit wird es mal mehr, mal weniger glücklich und gesund sein, wird es mal mehr und mal weniger erfolgreich sein bei seinen Entwicklungschritten. Nicht für alles, was ein Baby, ein Kind zeigt und tut, ist die Mutter, sind die Eltern verantwortlich. Seine Stimmungen, seine Gesundheit, seine Entwicklung, später sein Schulerfolg werden zwar sicherlich vom elterlichen Verhalten beeinflusst, aber letztlich nicht „gemacht". Ob Ihr Baby Ihre Angebote annimmt, ob Ihre Verhaltensweisen zu ihm und seinem Temperament passen, das können Sie nur durch genaue Beobachtung herausfinden.

Das Leben mit einem Kind ist eine mindestens 18 Jahre dauernde Versuchsanordnung, die immer wieder korrigiert werden muss.

Einerseits sind Sie also eng verbunden mit allen anderen in der Familie und mit Ihrer Umwelt und voneinander abhängig, andererseits kann niemand fühlen und denken wie Sie, und Sie wissen auch nie ganz genau, was Ihr Partner oder Ihr Baby fühlt. Das enge Zusammenleben in einer Familie fördert und fordert Intuition und Ei-

„Ein Kind an sich gibt es nicht.
Es gibt nur ein Kind mit seinen Leuten."
Donald Winnicott

345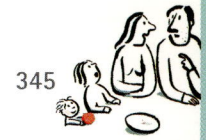

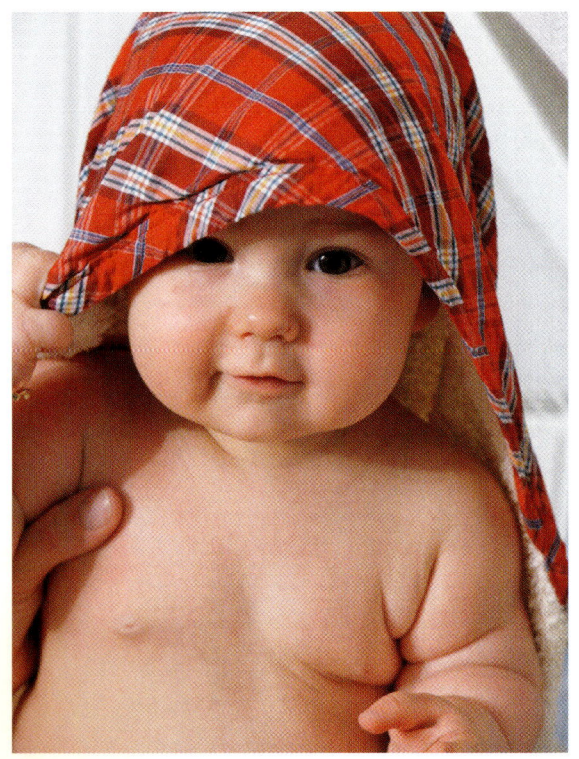

„Ich bin da, schau mich an, spiel mit mir ..."

gensinn ebenso wie die Fähigkeit, sich als Teil des Ganzen zu betrachten. Und damit das gelingen kann, benötigen Sie Forschergeist und wache Aufmerksamkeit, für sich selbst ebenso wie für die anderen.

Burnout-Prophylaxe

Erwerbstätigkeit, Haushalt, Verwaltung, Beschäftigung mit dem Kind inclusive Pflege, Mahlzeiten und Spiel, eigene Mahlzeiten, Pflege, Schlaf, Bewegung, Zeit zu zweit, soziale Kontakte und ganz freie Zeit: 24 Stunden sind einfach nicht genug, um alle Pflichten und Bedürfnisse unterzubringen. So ist es!

Vor allem in den ersten Wochen und Monaten mit einem Kind ist es völlig unmöglich, allen Anforderungen zu genügen. Das wird sich wieder ändern, und es kommt zunächst darauf an, dass Sie die erste Zeit gut überstehen. Verlangen Sie nicht zu viel von sich! Das Baby nimmt jetzt einen großen Teil Ihrer Zeit und Energie in Anspruch. Es lebt ganz in der Gegenwart und verlangt das auch von Ihnen.

Es fordert: „Ich bin da, schau mich an, spiel mit mir, gib mir zu essen, lass mich Pausen machen, wenn ich es brauche." Ein Baby kann eine Art Lehrer für seine Eltern sein in der hohen Kunst, ganz wach im Augenblick zu leben. Das ist eine echte Herausforderung! Nehmen Sie sie an, die Chance ist einmalig! Stress entsteht vor allem dann, wenn Sie jetzt zu viel von sich selbst und Ihrem Partner verlangen oder trotz der neuen Aufgaben genau so weiterleben wollen wie in der Zeit vor dem Baby.

Hunger!

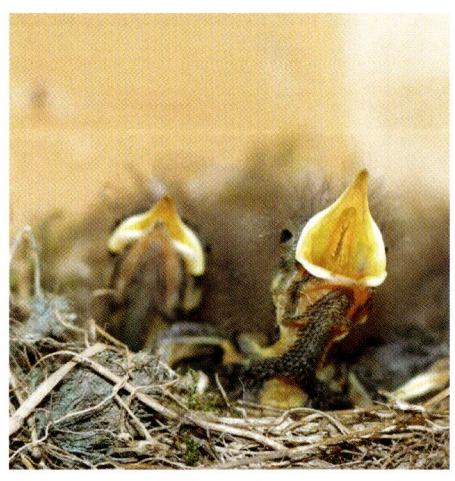

In den vierundzwanzig Stunden, die Ihnen jeden Morgen aufs Neue geschenkt werden, können Sie einfach nur eine bestimmte Menge an Dingen erledigen. Wenn Sie sich gehetzt fühlen, dann haben Sie nicht zu wenig Zeit, sondern zu viel vor, Ihr Baby macht es Ihnen leicht, die Prioritäten zu setzen. Seine Bedürfnisse sind immer im Hier und Jetzt und nicht aufzuschieben. Termine sind ihm völlig gleichgültig. Mit einem Baby ist nur ein sehr geringes Maß an Terminen ohne Stress einzuhalten.

Tipp: Finden Sie für sich heraus, wie viel Sie entspannt schaffen können. Was kann liegen bleiben oder abgesagt werden? Was ist wirklich überlebenswichtig, was macht Freude? Wann kippt die Freude, wann ist

Mit dem Strom der Zeit

Denken Sie langfristig: Wenn Ihr Kind größer ist, werden Sie vermutlich eine Betreuung finden, die Ihnen mehr Spielraum gibt. Es sind maximal drei Jahre, in denen Sie in diesem Maße und auf diese Weise gefordert sind. Drei Jahre sind ein kleiner Teil Ihres bisherigen Lebens und ein noch viel kleiner Teil Ihres gesamten Lebens mit einer Lebenserwartung von vielleicht 80 Jahren. Betrachten Sie diese Zeit wie eine Abenteuerreise in das Land des Fühlens, Staunens und des Spiels, das so ganz anders funktioniert als das Land des Produzierens und Repräsentierens. Das Land der Kinder dürfen Sie mit Ihrem kleinen Kind besuchen, und schon bald ist es Ihnen wieder verschlossen.

Sicher, auf Dauer kann es für einen erwachsenen Menschen etwas eintönig dort sein, und es ist gut, wenn Sie Abwechslung haben und den Kontakt zur Welt der Erwachsenen nicht verlieren. Vielleicht haben Sie schon viele Jahre im Beruf hart gearbeitet und können jetzt diese Veränderung nach einer Anpassungszeit genießen. Vielleicht fällt Ihnen diese Umstellung schwer und Sie brauchen häufiger Ausflüge in die Welt jenseits des Kinderzimmers. Erleichternd kann der Gedanke sein, dass dieses nur eine Zeitspanne ist und nicht etwa der Rest Ihres Lebens! Stellen Sie sich einmal vor, Ihr Kind ist sechs Jahre alt und geht schon zur Schule. Was ist Ihnen dann möglich, und was werden Sie am meisten vermissen? Der Gang der Zeit ist so oder so nicht aufzuhalten. Weder können Sie das Wachstum ihres Kindes beschleunigen, noch können Sie es aufhalten. Stellen Sie sich vor, die Zeit sei ein großer Fluss, der in seinem Tempo gemächlich und unbeirrbar dahin fließt. Und Sie sitzen gemütlich in einem hübschen Boot und lassen sich tragen.

Die Hingabe an den Strom der Zeit anstatt der Kampf gegen ihn ist eine wesentliche Voraussetzung, um nicht auszubrennen.

347

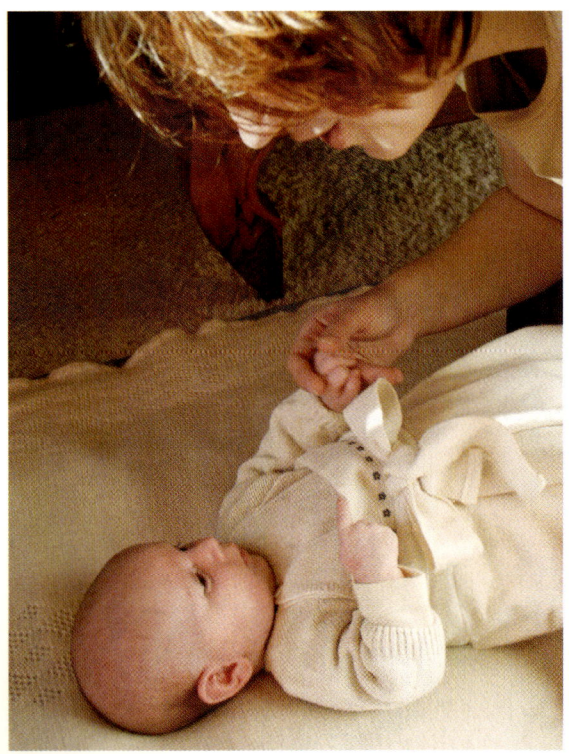

Erst das Fingerspiel, dann das Gutenachtlied, und das jeden Abend

Übernehmen Sie die Verantwortung nicht nur für Ihr Baby, sondern auch für Ihre eigene Gesundheit und für Ihr Wohlbefinden. Bei hoher körperlicher und seelischer Belastung gehören vier Dinge einsatzbereit in den Notfallkoffer: Bewegung, Kontakt, Licht und frische Luft.

Solche und weitere Burnout-Erscheinungen (→ S. 198) treten auch bei Vätern auf.

Rituale

Rituale sind einmalige oder wiederkehrende Handlungen, die es Menschen ermöglichen, ihrem Alltag Struktur zu geben und besondere Lebensereignisse zu würdigen. Zu allen Zeiten und an allen Orten zelebrieren Menschen Rituale, um ihr Leben zu ordnen. Rituale geben Kraft, innere Ruhe und das Gefühl der Zusammengehörigkeit. Ein tägliches Ritual ist in vielen Familien das Zubettgehen, ein Beispiel für ein einmaliges Ritual ist die Hochzeit oder die Taufe.

Ein Ritual unterscheidet sich von einer bloßen Gewohnheit dadurch, dass die einzelne Handlung eine symbolische Bedeutung hat, die über die bloße Funktion hinausgeht. Wenn Sie Ihrem Kind ein Schlaflied singen, wünschen Sie ihm, dass es gut durch die lange, dunkle Nacht segelt. Sie versichern ihm damit, dass sie auch in seinen Träumen da sind.

es des Guten zu viel, weil der Zeitdruck und das Baby nicht gut zusammenpassen?

Bemühen Sie sich um eine Balance zwischen Babyzeit und Erwachsenenleben: Sorgen Sie dafür, dass Sie in jeder Woche einige Zeit mit Erwachsenen verbringen. Reduzieren Sie Ihre eigenen Ansprüche: Die perfekte Mutter, den perfekten Vater gibt es nicht, ein Haushalt ist (außer in der Werbung) nie fleckenlos rein.

Organisieren Sie sich Hilfe! Niemand kann das alles allein schaffen!

„*Die Gelassenheit ist eine anmutige Form des Selbstbewusstseins.*"
Marie von Ebner-Eschenbach

Eine Tasse Tee, die Sie mit Aufmerksamkeit für den gegenwärtigen Moment trinken, ist mehr als nur die Aufnahme von Flüssigkeit.

Rituale tun gut, denn sie helfen, zur Ruhe zu finden. Gerade im Alltag mit einem Neugeborenen, bei dem jeder Tag mehr oder minder formlos verrinnt, können Ihnen Rituale helfen, Unterbrechungen bewusster wahrzunehmen und sorgfältig zu gestalten. Zünden Sie eine Kerze an, oder schauen Sie in den Himmel, und genießen Sie Ihren Tee Schluck für Schluck. Das dauert nicht wesentlich länger, wirkt aber tiefer erholsam.

Gemeinsame Rituale eines Paares stärken die Beziehung zueinander. Wenn er ihr jeden Morgen eine Tasse Kaffee ans Bett bringen, drückt er seine Anerkennung dafür aus, dass sie jede Nacht für das Kind aufsteht. Wenn sie zu seinem Geburtstag ein kleines Fest veranstaltet, erklärt sie damit ihre Freude an seinem Dasein.

Kinder lieben Rituale, denn sie versichern sich damit der Beständigkeit der Welt. Sie lieben die Wiederholung von Handlungsabläufen und können sehr ungehalten werden, wenn die Erwachsenen ungefragt Änderungen vornehmen. Jeder Schritt des Alltags kann Ritualcharakter bekommen: Das morgendliche Aufstehen, das Waschen, das Beenden eines Spiels, die Mahlzeiten, das Zubettgehen.

Immer geht es darum, einen Tagesabschnitt zu beenden, sich von ihm zu verabschieden und einen neuen zu beginnen. Ein Ritual macht den Übergang verständlicher und damit leichter.

Die Gestaltung der wiederkehrenden Rituale im Jahresverlauf wie Weihnachten oder Ostern sorgen manchmal für Zündstoff. Jeder der Erwachsenen hat seine speziellen Vorstellungen, die oft auf eigene Kindheitserfahrungen zurückgehen. Damit daraus keine Explosion oder ein jahrelanger Schwelbrand wird, muss sich das Paar in vielleicht zähen Diskussionen einigen. Kompromisse und die Bereitschaft zu gegenseitigen Zugeständnissen sind jetzt erforderlich. Diese Mühe lohnt sich, denn auf Dauer ist es förderlich für ein glückliches Familienleben, wenn jeder der Beteiligten den gelebten Formen zustimmen kann und sich darin zu Hause fühlt.

7 goldene Regeln für ein glückliches Familienleben

Das Zusammenleben von Erwachsenen und Kindern ist häufig anstrengend und turbulent. Die Familien, die trotz des normalverrückten Alltags mit seinen widersprüchlichen und kaum zu erfüllenden Anforderungen oft genug glücklich erscheinen, haben wohl kleine Geheimnisse, die es ihnen ermöglichen, sich trotz alledem miteinander wohl zu fühlen. Wir wollen Sie lüften, damit Sie vielleicht etwas davon übernehmen können.

Humor

Manche Situationen im Alltag mit Kindern könnten auch aus einem Slapstick-Film stammen. Treten Sie einmal neben sich und versuchen Sie, die Szene von außen zu betrachten. Sind das wirklich Sie, dieses keifende, zeternde Etwas?! Dieses sich um Kleinkram streitende Paar, diese Mutter, die wie eine Furie von einem Termin zum anderen hetzt, dieses mausgraue klägliche Wesen, dieser rechthaberische Auftrumpfer? Anstatt weiter zu schimpfen oder zu klagen, machen Sie sich einmal die Komik dieser Figur bewusst – darüber können Sie doch nur lachen. Lachen ist gesund, und viele Tage sind mit Humor besser auszuhalten.

Loyalität

Gerade wenn Ihr Partner, Ihre Partnerin, Ihr Kind sich im Moment nicht gerade heldenhaft verhält, wenn er Mühe hat, seine Aufgaben zu bewältigen, wenn sie ungeduldig und wenig gelassen auf Nichtigkeiten reagiert, wenn es weinerlich, kläglich oder zornig ist, dann brauchen Sie alle Solidarität voneinander und nicht zusätzliche Kritik. Glauben Sie nicht, dass Ihr Mann/Ihre Frau sich in dieser Situation anders verhalten würden, wenn er oder sie nur könnten? Und manchmal muss man einfach sich und den anderen ertragen. Wäre es mit einem anderen Mann/einer anderen Frau wirklich anders?

Großzügigkeit in kleinen Dingen

Überlegen Sie genau, wie viel Ärger Ihnen die Durchsetzung kleiner Dinge im Alltag wert ist. Lohnt sich ein Streit über die legendäre Zahnpastatube oder die vielen herumliegenden Zeitungen wirklich? Oder ist ein mildes Lächeln oder gar ein kleines Lachen für Sie selbst nützlicher?

Respekt für sich und andere

Handeln sie immer so, dass Sie Respekt vor sich selbst haben können, und behandeln Sie alle anderen Familienmitglieder so, dass diese ihre natürliche Würde nicht verlieren.

Wenn Ihrem Partner oder dem Baby zum Beispiel ein Missgeschick passiert, gehen Sie taktvoll darüber hinweg. Wenn er es anders könnte, würde er es vermutlich anders tun.

Balance zwischen Sicherheit und Abenteuer

Eltern sind täglich darum bemüht, für Sicherheit und Verlässlichkeit zu sorgen. Das ist gut so. Und es ist gut, wenn Sie gelegentlich mit kleinen Überraschungen im Alltag das Leben für sich und Ihre Lieben spannend und abwechslungsreich machen. Unternehmen Sie mal einen Ausflug an einen Ort, an dem Sie noch nie waren. Und wenn es ein Flop wird, lachen Sie gemeinsam darüber. Sie haben die Chance, sich selbst und einander unter neuen Bedingungen kennen zu lernen.

„*Das Glück gleicht an Tiefe aus,*
was ihm an Länge fehlt."

Balance zwischen sich und anderen

Jeder Mensch, gleich welchen Alters, braucht täglich etwas Zeit mit sich allein, um zu sich zu kommen und bei aller Nähe zu anderen sich selbst nicht zu verlieren. Eigenzeit ist notwendig und eine Quelle für Kraft und neue Freude an der Gemeinsamkeit. Es könnte interessant sein herauszufinden, was Ihnen jetzt für Sie selbst wichtig ist: allein zu sein? Freunde zu treffen? Bewegung? Stille? Natur oder Kultur?

Die kleinen Wunder sehen und sich daran freuen

Über den Dingen, die uns stören oder die wir vermissen, vergessen wir manchmal, uns zu freuen und dankbar zu sein für die Dinge, die wir haben. Unser Wirtschaftssystem kann nur funktionieren, wenn wir jederzeit das Gefühl eines Mangels empfinden. Nur dann kaufen wir all die eigentlich unnötigen Dinge, die uns belasten und der Wirtschaft den erhofften Aufschwung bringen. Für das Wirtschaftssystem ist das in Ordnung: kaufen und verkaufen und Geld verdienen, damit man kaufen kann. Für die Umwelt ist das schon eine Belastung. Für die Seele kann es eine Katastrophe sein, wenn ein Mensch ständig ein Gefühl des Mangels empfindet. Darunter leidet die Lebensfreude und häufig genug auch die Beziehungen in der Familie.

Wenn nichts ausreicht und nichts gut genug ist, fühlen sich die Partnerin, der Partner, das Kind unzulänglich. Das Selbst-

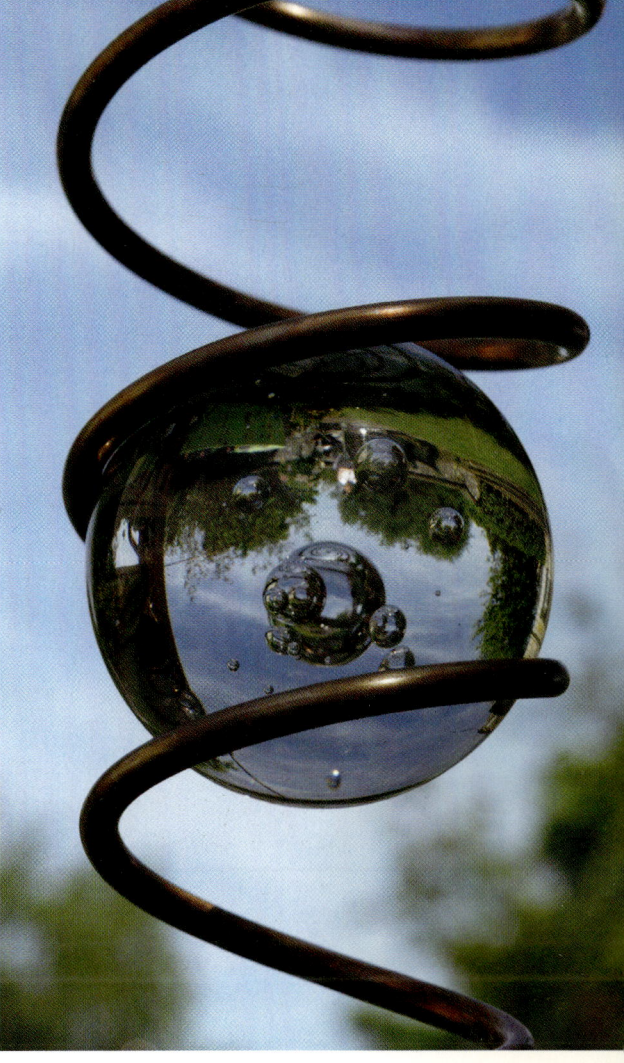

wertgefühl nimmt Schaden, eine angespannte Stimmung breitet sich aus.

In glücklichen Familien wird nichts als selbstverständlich genommen. Alles ist wert, dass man sich darüber freut: heute Nacht fünf anstatt drei Stunden am Stück geschlafen zu haben, den Partner anzuschauen und ihn durchaus ansehnlich zu finden, heute kein Kopfweh zu haben. Die Sonne scheint, und das Kind ist gesund,

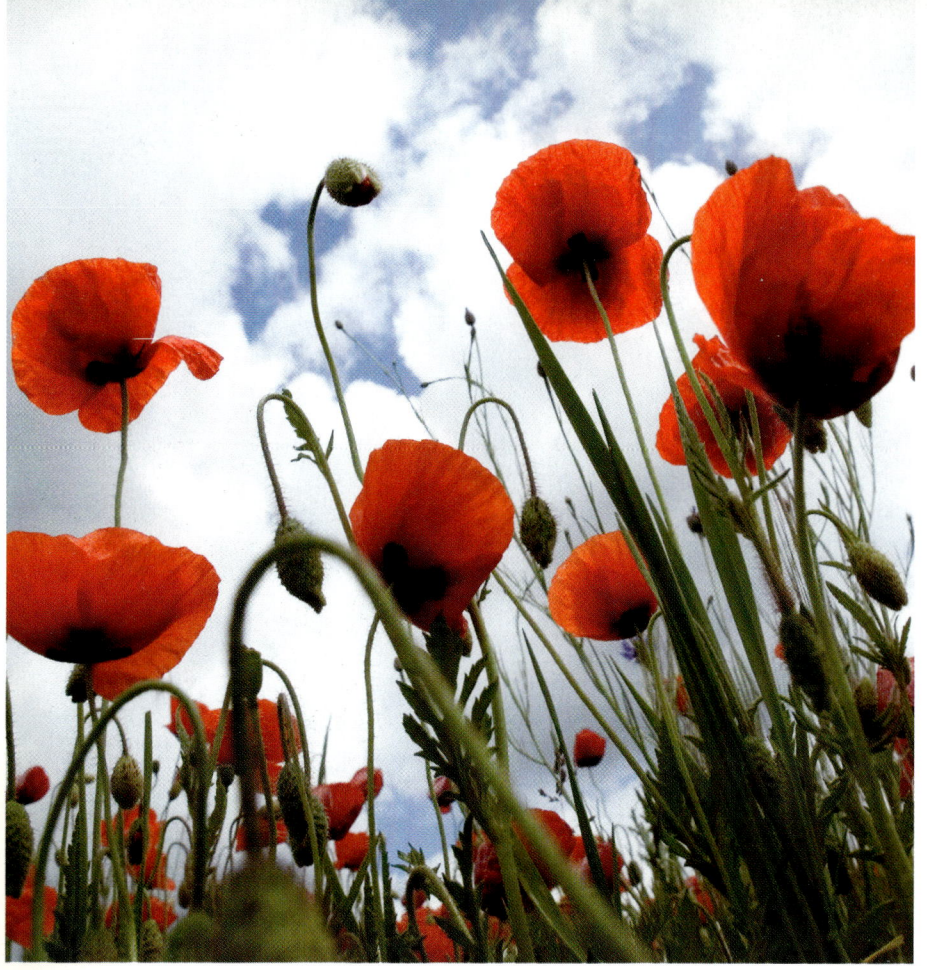

Sich freuen über die kleinen und großen Wunder des Lebens

wie wunderbar! Das erfordert eine aufmerksame Wahrnehmung der Dinge, die da sind, die Phantasie, die notwendig ist, um sich einmal vorzustellen, wie viel schlimmer manches sein könnte, und die Bereitschaft, zufrieden zu sein und sich zu freuen über die kleinen und großen Wunder des Lebens.

„*Drei Dinge sind uns aus dem Paradies geblieben: Kinder, Blumen und Sterne.*"

Dante Alighieri

Kompakt

Elterngeld, Elternzeit

Seit dem 1. Januar 2007 gibt es *Elterngeld*. Laut Bundesgesetz wird es gezahlt an:

- Mütter oder Väter, die ihre berufliche Tätigkeit unterbrechen oder auf maximal 30 Stunden die Woche reduzieren; Teilzeitarbeit ist also möglich.
- Weiter wird zur Bedingung gestellt, dass die Bezieher in einem Haushalt mit ihrem Kind leben; es selbst betreuen und erziehen; ihren Wohnsitz in Deutschland haben oder den größten Teil des Jahres hier verbringen. Der Bezug ist nicht an die Ehe gebunden, bei Unverheirateten muss der Antragsteller aber eine Vaterschaftserklärung beifügen.
- Anspruchsberechtigt sind neben Arbeitnehmerinnen und Arbeitnehmern auch Beamte, Selbständige, Erwerbslose, Studierende und Auszubildende sowie Adoptiveltern.
- Sie erhalten 67 % des vorherigen Gehalts, das sie in den zwölf Monaten vor der Geburt netto durchschnittlich verdient haben. Der Nachweis erfolgt durch Lohn- und Gehaltsabrechnungen bzw. (Selbständige) durch den letzten Steuerbescheid und bei stark schwankenden Einkünften durch eine Prognose, nach der die Höhe des Elterngeldes dann vorläufig berechnet wird.
- Die Höchstgrenze des Elterngeldes liegt bei 1.800 Euro und unterliegt der Steuerprogression; es muss zwar nicht versteuert werden, kann aber den Einkommensteuersatz erhöhen und damit zu Abzügen bei den Gesamteinkünften des Elternpaares führen. Bei Mehrlingsgeburten erhöht sich das Elterngeld um je 300 Euro für das zweite und das dritte Kind.
- Wer kein Einkommen bezieht, bekommt 300 Euro „Mindest-Elterngeld".
- Das Elterngeld muss schriftlich von jedem Elternteil für sich beantragt werden. Rückwirkend ist die Zahlung nur maximal drei Monate vor Eingang des Antrags möglich. Ausnahmeregelung: Bei Adoptiveltern zählt nicht der Geburtstermin, sondern der Zeitpunkt, wann das Kind in die Familie aufgenommen wurde. Die Regelung gilt bis zum vollendeten achten Lebensjahr

Die *Elternzeit*, für die Elterngeld gezahlt wird, kann von den Eltern in unterschiedlichen Kombinationen gewählt werden:

- Die Dauer beträgt zwölf, maximal 14 Monate, wenn auch der andere, bisher erwerbstätige Partner mindestens zwei Monate Elterngeld bezieht. Möglich ist es auch, das halbe Elterngeld für 24 Monate zu beziehen.
- Alleinerziehende erhalten für vier Monate Elterngeld, wenn sie nachweisen, dass der andere Elternteil weder mit der Antragstellerin/dem Antragsteller noch mit dem Kind in einer Wohnung lebt. Die Ausnahmeregelung – 14 statt zwölf Monate für einen Bezieher – gilt auch, wenn der Partner bspw. wegen einer schweren Krankheit die Elternzeit nicht nutzen kann.
- Die Elternzeit kann von jedem Partner am Stück, aber auch in verschiedenen Monaten gewählt werden. Auch gleichzeitige Elternzeit beider Partner ist möglich, sie endet dann – entsprechend der Höchstförderdauer von 14 Monaten, nach sieben Monaten.
- Jedes Elternteil darf während der Elternzeit bis zu 30 Stunden arbeiten. In Betrieben mit mehr als 15 Beschäftigten haben der Vater/die Mutter Anspruch auf die Einrichtung einer Teilzeitstelle, vorausgesetzt, es werden vom Arbeitgeber keine dringenden betrieblichen Gründe geltend gemacht. Nach Ende der Elternzeit besteht Anspruch auf die ursprüngliche Arbeitszeit.

- Elternzeit muss beim Arbeitgeber bis sechs Wochen nach der Geburt bzw. nach der Mutterschutzfrist, in anderen Fällen bis acht Wochen nach der Geburt angemeldet werden.

Das Elterngeld wird schriftlich bei den örtlichen „Elterngeldstellen" beantragt, die Adressen, nach Bundesländern geordnet, finden Sie beim Bundesfamilienministerium unter www.bmfsfj.de. Die Erziehungsgeldstellen sind verpflichtet, Antragsteller in allen Fragen zu beraten. Auskunft erhalten Sie auch bei Ihrer Krankenkasse. Bei betrieblichen Fragen wenden Sie sich an den Betriebsrat – falls es keinen gibt, an die örtliche Vertretung des DGB (Deutscher Gewerkschaftsbund).

Wie viel Elterngeld Sie nach Ihrer persönlichen Einkommenslage erwarten können und welche individuellen Ausgestaltungsmöglichkeiten es für die Elternzeit gibt, erfahren Sie über www.familien-wegweiser.de (mit Elterngeldrechner).

Mutterschutz, Mutterschaftsgeld

Alle Frauen in einem Arbeitsverhältnis sind durch das *Mutterschutzgesetz* vor Kündigung und in der Regel auch vor Lohnminderung während der Schwangerschaft geschützt, vorausgesetzt, die Schwangerschaft war dem Arbeitgeber bekannt. Sie kann auch noch innerhalb von zwei Wochen nach Zugang einer Kündigung mitgeteilt werden.

Die Schutzfrist beginnt sechs Wochen vor dem errechneten Geburtstermin und endet acht Wochen nach der Geburt. Bei Frühgeburten verlängert sich die Frist nach der Geburt um die Tage, die vor der Entbindung nicht in Anspruch genommen wurden, bei Mehrlingsgeburten endet die Frist zwölf Wochen nach der Entbindung.

Falls die Schwangere schon vorher aus medizinischen Gründen nicht mehr arbeiten darf, erhält sie ihren bisherigen Durchschnittsverdienst als „Mutterschaftslohn".

Notwendige Vorsorgeuntersuchungen während der Schwangerschaft müssen auch während der Arbeitszeit gestattet werden.

Alle diese Bestimmungen haben keine Auswirkung auf den Urlaubsanspruch der Beschäftigten.

Bei Gesundheitsrisiken besteht ein Beschäftigungsverbot für werdende und stillende Mütter (Umgang mit Gefahrenstoffen, Akkord-, Fließband-, Nacht-, Sonntags- oder Mehrarbeit).

Nimmt die Mutter die Elternzeit nicht oder nicht voll in Anspruch, hat sie ein Anrecht auf „Stillzeiten", für die sie von der Arbeit freigestellt werden muss. (Ob diese Regelung wirklich umgesetzt werden kann, sei dahingestellt: Wird das Baby zwei- oder dreimal täglich zur Mutter transportiert? Gibt es eine Rückzugsmöglichkeit? Haben die Mutter und das Baby ausreichend Ruhe, um sich termingerecht auf die Stillmahlzeit einzustellen?)

Mutterschaftsgeld erhalten freiwillige oder pflichtversicherte Mitglieder der gesetzlichen Krankenkassen, die in einem Arbeitsverhältnis stehen, vom Arbeitgeber während der Schwangerschaft zulässig gekündigt wurden oder in keinem Arbeitsverhältnis stehen, aber Anspruch auf Krankengeld bei einer gesetzlichen Krankenkasse haben.

Die Höhe richtet sich nach dem durchschnittlichen Nettoverdienst der letzten Monate vor Beginn der Schutzfrist, beträgt aber höchstens 13 Euro pro Tag. Übersteigt Ihr Nettoverdienst diesen Betrag, muss der Arbeitgeber die Differenz als Zuschuss zahlen.

Privat Krankenversicherte oder beim Mann mitversicherte oder geringfügig Beschäftigte erhalten Mutterschaftsgeld von insgesamt höchstens 210 Euro. Zuständig ist das Bundesversicherungsamt in Berlin (www.mutterschaftsgeld.de/Merkblatt.htm).

Unter www.bmfsfj.de gibt es weitere Informationen und aktuelles Material.

Anhang

Empfehlenswerte Medien zur Vertiefung einzelner Themen

Allgemein

Mundzeck, Heike/ Braack, Holger (2008): DVD
Ein Leben beginnt ... Babys Entwicklung verstehen
und fördern. Hamburg (Luzifilm)
*Im Mittelpunkt der DVD über die Entwicklung von
Kindern in den ersten zwei Lebensjahren steht das
Thema sichere Bindungen. Gezeigt wird auch die
Arbeit von Margarita Klein. Bestellung über www.
liga-kind.de*

Schwangerschaft

Nilsson, Lennart (1990): Ein Kind entsteht.
Bilddokumentation über die Entwicklung des
Lebens im Mutterleib. Gütersloh (Bertelsmann)
*Einmalige Aufnahmen vom Meister der
Mikrokamera.*

Stüwe, Marion (2003): Gymnastik und Yoga in
der Geburtsvorbereitung. Stuttgart. (Hippokrates)

Pränataldiagnostik

Schwab, Roswitha/Walburg, Ulrike (2008):
Beunruhigende Befunde in der Schwangerschaft:
Ein Ratgeber zur Pränataldiagnostik.
*Die beiden Sozialpädagoginnen beraten seit
mehr als 10 Jahren betroffene Frauen und
kennen ihre Ängste und Fragen.*

Geburt

Krüll, Marianne(1997): Die Geburt ist nicht der
Anfang. Stuttgart (Klett-Cotta)

Odent, Michel (2005): Es ist nicht egal, wie wir
geboren werden. Düsseldorf/Zürich (Walter
Verlag)

Bloemecke, Viresha (2003): Es war eine schwere
Geburt. München (Kösel Verlag)
*Wenn alles ganz anders verlaufen ist, als Sie
erwartet haben hilft Ihnen dieses Buch, Ihre
Gefühle zu verstehen und zu bewältigen*

Kaiserschnitt

Meissner, Brigitte Renate (2003): Kaiserschnitt
und Kaiserschnittmütter. Unterhözberg/Schweiz
(Brigitte Meissner Verlag)
*Auch wenn Mutter und Kind wohlauf sind, können
sich nach einem Kaiserschnitt besondere Fragen
stellen.*

Stillen

Arbeitsgemeinschaft freier Stillgruppen (ASF)
(Hrsg.) (1998): Stillen und Stillprobleme.
Stuttgart (Ferninand Enke Verlag)

Brandt-Schenk, Iris-Susanne (2004): Stillen.
Wie stille ich mein Kind? Dieses Praxisbuch gibt
Antworten. München (Südwest-Verlag)

Salis, Bettina/Muir, Claudia (2004): Was stillende
Mütter essen sollen. Einfache Rezepte mit Pfiff –
Wohlfühltipps für Mutter und Baby. Reinbek
(rororo 61723)
Schmeckt auch Vätern ...

Wochenbett

Stüwe, Marion (2004): Wochenbett- und
Rückbildungsgymnastik. Stuttgart (Hippokrates)

Atef, Emily (2008): DVD – Das Fremde in mir;
www.dasfremdeinmir.de
*Ein Film über das Symptom der postpartalen
Depression nach der Geburt eines Kindes.*

Erstes Lebensjahr

Bund Deutscher Hebammen/Jahn-Zöhrens, Ursula
(Hrsg.) (2005):Entspannt erleben: Babys 1. Jahr.
Mit Beiträgen von Iris Edenhofer, Constanze
Koschorz, Margarita Klein. Stuttgart (Trias)

Cronjaeger, Marietta (2006): Das Breikochbuch.
München (Kösel)
Leckere Rezepte für das erste Jahr.

Largo, Remo,H. (1995): Babyjahre. Die frühkindliche Entwicklung aus biologischer Sicht. München (Piper)
In dem Klassiker beschreibt der Zürcher Professor für Kinderheilkunde die biologischen Gegebenheiten und die Vielfalt kindlichen Verhaltens.

Mähler, Bettina/Osenbrügge, Karin (2002): Die ersten Wochen mit dem Baby. Reinbek (rororo 61704)
Kurz und informativ gibt es über 100 Themen im schnellen Überblick.

Polinski, Liesel (2001): PEKiP: Spiel und Bewegung mit Babys. Mehr als 100 Anregungen für das erste Jahr. Reinbek (rororo 60972)
Das erste und umfassendste Buch über Konzept, Angebote und Übungen des Prager Eltern-Kind-Programms.

Wenn Babys viel weinen

Barth, Renate (2008): Was mein Schreibaby mir sagen will. Hilfe durch bessere Kommunikation – Schritt-für-Schritt zum Erfolg. Weinheim (Beltz)
Die Psychologin und Therapeutin stellt ihr Programm vor, das schon Hunderten von Familien geholfen hat.

Fries, Mauri (2006): Unser Baby schreit Tag und Nacht. Hilfen für erschöpfte Eltern. München (Reinhardt)
Die Psychologin und Therapeutin zeigt, wie Eltern sich und ihrem Baby helfen können, und antwortet auf ihre Fragen.

Klein, Margarita (2007): Wenn Babys weinen. So beruhigen Sie Ihr Kind. München (Irisiana)
Eine einfühlsame Anleitung für Eltern, um die Signale ihres Babys zu verstehen und passend zu beantworten.

Gesundheit und Entspannung

Klein, Margarita (1999): Schmetterling und Katzenpfoten. Sanfte Massagen für Babys und Kinder. Münster (Ökotopia)
Die ausführlich vorgestellten und liebevoll beschriebenen Anleitungen können die Familie auch in späteren Jahren begleiten.

Klein, Margarita/Höfele, Hartmut/Hirler, Sabine (2009): Sanfte Klänge für Eltern, Babys und Krippenkinder. Musik zur Entspannung und Ermunterung. Mit Audio-CD. Münster (Ökotopia)
Welche Rolle Töne spielen – vom Ungeborenen bis zum Krippenkind –, wird in Texten und Liedern beschrieben.

Laue, Birgit/Salomon, Angelika (2003): Kinder natürlich heilen. Die besten Hausmittel – Wickel, Öle, Tees – Aus der Apotheke der Natur. Reinbek (rororo 61703)
Wunderschöne Fotos, anschauliche und leicht umzusetzende Anleitungen und Lesenswertes über Heilpflanzen.

Stellmann, Michael (akt. Neuausgabe 2008): Kinderkrankheiten natürlich behandeln. München (Gräfe & Unzer)
Der Klassiker unter den Ratgebern, aus anthroposophischer Sicht, in einer preiswerten Taschenbuchausgabc.

Komplikationen

ohrenkuss. da rein, da raus: Eine Zeitung, gemacht von Menschen mit Down-Syndrom
Hefte zu verschiedenen Themen (z. B. Nr. 17 – Thema „Baby") können, ebenso wie das ohrenkuss-Buch, nachbestellt werden über www.ohrenkuss.de

Lothrop, Hannah (2008): Gute Hoffnung – jähes Ende. Fehlgeburt, Totgeburt und Verluste in der frühen Lebenszeit. München (Kösel)
Einfühlsamer Begleiter auf dem Weg der Trauer.

Familie

Kabat-Zinn, Myla und Jon (1997): Mit Kinder wachsen. Freiamt (Arbor Verlag)
Das Autorenehepaar führt durch 18 Jahre Kindheit: achtsam für die Seele der Kinder und der Eltern.

Kunze, Konrad (2000): dtv-Atlas Namenkunde. Vor- und Familiennamen im deutschen Sprachgebiet. München (dtv)
Spannender Überblick über Entstehung, Geschichte und Bedeutung.

Liebich, Daniela (1999): Team Familie. Ratingen (Oberstebrink Verlag)
Die Entwicklungsschritte des Kindes bis zum 13. Lebensjahr und die Verhaltensweisen der gesamten Familie werden als eng miteinander verbunden beschrieben: das eine ist vom anderen nicht zu trennen. Informativ, praktisch und klug.

Väter

Le Camus, Jean (2001): Väter. Die Bedeutung des Vaters für die psychische Entwicklung des Kindes. Weinheim (Beltz)
Der bekannte französische Kindheitsforscher schreibt kompetent und anschaulich. Sein neuestes Buch „Vater sein heute" ist ein Plädoyer für den „präsenten Vater".

www.paps.de
Hier finden sich interessante Artikel und Diskussionsforen sowie das vierteljährliche Väter-Dossier, in Zusammenarbeit mit der Zeitschrift „Spielen und lernen".

Thomä, Dieter (2008): Väter. Eine moderne Heldengeschichte. München (Hanser)
Ein essayistisches Werk, das historisch und aktuell übers Vatersein nachdenkt. Vom Autor des ebenfalls lesenswerten Buchs „Eltern. Kleine Philosophie einer riskanten Lebensform".

Betreuung

Maywald, Jörg/Schön, Bernhard (2008) Krippen: Wie frühe Betreuung gelingt. Weinheim (Beltz)
Wissenschaftliche und praktische Erkenntnisse zur Kleinkindbetreuung auf dem neuesten Stand.

Adressen

Hebammen

Deutscher HebammenVerband e.V. (DHV)
(ehemals: Bund Deutscher Hebammen e.V., BDH)
Tel.: 0721-98189-0
www.bdh.de

Bund freiberuflicher Hebammen Deutschlands e.V.
Tel.: 069/79534971
www.bfhd.de

Hebammen in Ihrer Nähe finden Sie im Internet
z. B. über:
www.hebammensuche.de oder
www.babyclub.de/magazin/hebammensuche/

Sie können dort auch die speziellen Qualifika-
tionen und Zusatzleistungen der Hebammen
erfragen.

Stillberatung

Hebammenverbände (s. o.)

Arbeitsgemeinschaft Freier Stillgruppen e.V. (AFS)
Tel.: 0228/3503871
www.afs-stillen.de

Berufsverband Deutscher Laktationsberaterinnen
IBCLC e.V.
Tel.: 0531/2506990
www.bdl-stillen.de

La Leche Liga e.V. (LLL)
Hotline: 06851/2524
www.lalecheliga.de

Geburtsvorbereitung und Geburtshäuser

Hebammenverbände (s. o.)

Gesellschaft für Geburtsvorbereitung,
Familienbildung und Frauengesundheit –
Bundesverband e.V.
Telefon: 030/45 02 69 20
www.gfg-bv.de

Netzwerk zur Förderung der Idee der
Geburtshäuser
Tel.: 069/71034475
www.geburtshaus.de
www.netzwerk-geburtshaeuser.de

Mehrlinge

ABC-Club e.V. Internationale Drillings- und
Mehrlings-Initiative
Tel.: 0511/2151945
www.abc-club.de

Hilfe bei Komplikationen

Bundeszentrale für gesundheitliche Aufklärung
BzgA
hilft u. a. beim Verzicht auf Rauch und Rausch
www.bzga.de

Beratungsstelle für natürliche Geburt und
Elternsein e. V., München
Telefonische Beratung 089/550 678-14;
dort kann auch mündliche Beratung vereinbart
werden.
CARA Beratungsstelle zur vorgeburtlichen
Diagnostik e. V., Bremen
Tel.: 0421/59 11 54
www.cara-beratungsstelle.de

*Beide Beratungsstellen haben Pionierarbeit im
Bereich pränataler Diagnostik geleistet und
können ggf. auch Adressen in Ihrer Nähe nennen.*

Deutscher Allergie- und Asthmabund e. V. (DAAB)
02161/81 49 430
www.daab.de

Arbeitsgemeinschaft Gestose-Frauen e.V. (AGF)
Tel.: 02835/2628
www.gestose-frauen.de
Arbeitsgemeinschaft Down-Syndrom e.V.
Tel.: 0521/442998
www.down-syndrom.org

Das frühgeborene Kind e.V.
Hotline: 01805 - 875 877
www.fruehgeborene.de

Verwaiste Eltern
*Der Bundesverband Verwaiste Eltern bietet Hilfe
für trauernde Mütter, Väter, Geschwister,
Großeltern und Menschen, die ihnen helfen
wollen.*

Initiative Regenbogen
Glücklose Schwangerschaft e.V.
Tel.: nach Regionen auf der Webseite angegeben
www.initiative-regenbogen.de

Schatten und Licht – Krisen rund um die Geburt
Bundesweite Selbsthilfeorganisation zur
postpartalen Depression
www.schatten-und-licht.de

Schreibabys

Übersicht zu Beratungsstellen in Ihrer Nähe
auf der Internetseite der „Deutschsprachigen
Gesellschaft für seelische Gesundheit in der
frühen Kindheit" unter www.gaimh.de

Familie

www.elternimnetz.de
*Hilfreiche Tipps rund um die Erziehung von
kompetenten Fachleuten*

www.bke-beratung.de
Elternberatung vom Bundesverband der
Erziehungsberatungsstellen.
Mit online-Beratung und Chats

Elterntelefon – Die Nummer gegen Kummer
Kostenloses Beratungsangebot
Tel 0800 1110550

Pro Familia – Bundesverband Frankfurt a. M.
Tel: 069/63 90 02
www.profamilia.de/topic/Verband/Bundesverband

Bundesverband allein erziehender Mütter und
Väter e.V. (VAMV)
Tel.: 030/6959786
www.vamv.de

Stieffamilien

Bundesarbeitsgemeinschaft Selbsthilfegruppe
Stieffamilien
www.stieffamilien.de

Väter

www.vaeter.de
*zeigt Ansprechpartner und Adressen von
Vätergruppen vor Ort.*

Mütter

Mütterzentren Bundesverband e.V.
www.muetterzentren-bv.de
*Die Dachorganisation der Mütterzentren in
Deutschland setzt sich für die Verbesserung der
Situation von Müttern bzw. Familien ein.*

Vornamen/Namensberatung

www.beliebte-vornamen.de
zeigt die Hitlisten der Vornamen seit 1890.

Gesellschaft für deutsche Sprache (GfdS)
in Wiesbaden
0900/1888 128 (kostenpflichtig)
www.gfds.de
*Berät bei Fragen zu Vor- und Familiennamen und
stellt Bestätigungen für Standesämter darüber
aus, dass der Vorname akzeptiert ist – beides
gegen Gebühr.*

Netzwerke

Deutsche Liga für das Kind
Partnerschaft für Eltern, Kind und Familie
Tel.: 030/28 59 99 70
www.liga-kind.de
*Mitglieder sind u. a. der DHV, die AFS, PEKiP, der
VAMV, die Kinderärzte. Neben der Zeitschrift
„frühe kindheit" und verschiedenen Projekten
engagiert sich die Liga vor allem politisch, u. a. für
die Rechte der Kinder.*

Rechtliche Regelungen

zu Mutterschutz, Elternzeit und Elterngeld
können sich in jeder Legislaturperiode ändern.
Stets aktualisierte Broschüren fordern Sie
kostenfrei beim zuständigen Ministerium an:
Publikationsverband der Bundesregierung,
Postfach 481009, 18132 Rostock
Servicetelefon: 01801-907050
oder per Internet
www.bmfsfj.de

Die Autorinnen und der Autor

Margarita Klein, lebt in Hamburg; Dipl.Pädagogin, Hebamme, Ausbildung in systemischer Familienberatung und Hypnotherapie, seit 1982 in freier Praxis. Mitbegründerin des Geburtshauses Hamburg-Altona, gemeinsam mit ihrem Mann Leitung von „Kreisel e. V." (interdisziplinäre Fortbildungseinrichtung für Entwicklungsbegleitung, Lernförderung und Lerntherapie) sowie der Einrichtung „der kleine KREISEL" (Hebammenpraxis, Kurse, Begegnung und Beratung für Familien). Zahlreiche Zeitschriftenbeiträge und sieben Ratgeber und Fachbücher bei rororo, Thieme und Ökotopia, zuletzt „Wenn Babys weinen. So beruhigen Sie Ihr Kind" (Irisiana 2007). Sie ist Mutter zweier erwachsener Töchter.

Bernhard Schön, M. A., lebt in Idstein/Taunus; war nach Journalistenausbildung und Studium Bildungsreferent, wiss. Mitarbeiter, Fachzeitschriften-Redakteur und Geschäftsführer eines Verlages. Seit 1988 freiberuflicher Lektor, Herausgeber (u. a. 16 Jahre für rororo „mit kindern leben" sowie für zahlreiche Einzeltitel beim Ökotopia Verlag), Autor und Herausgeber von (bisher 21) erfolgreichen Sachbüchern für Kinder und von Elternratgebern, zuletzt (Hg. gemeinsam mit Jörg Maywald) „Krippen: Wie frühe Betreuung gelingt" (Beltz 2008). Er hat einen erwachsenen Sohn und eine Enkelin.

Marion Stüwe, lebt mit ihrem Mann und zwei Töchtern in Bremen, Dipl.Pädagogin, Hebamme, PEKiP-Gruppenleiterin, Ausbildung in Massage, Yoga für Schwangere und Benefityoga (Yoga für Gesundheit und Heilung), seit 1990 in freier Praxis, Mitbegründerin des Hebammenladens in Bremen, Gründung und Leitung des Weiterbildungsinstitutes „Herztöne" (interdisziplinäre Fortbildungseinrichtung für Hebammen und geburtshilfliche Teams), drei Fachbücher bei Hippokrates in den Reihen „Die Hebamme" und BDH (Bund deutscher Hebammen) sowie mehrere Zeitschriftenbeiträge; international tätige Referentin.

Dr. med. Dagmar Brandi, Kinderärztin und TP-Psychotherapeutin für Erwachsene und Kinder, arbeitet in Hamburg-Winterhude in der interdisziplinären Einrichtung „Beratungspraxis von Anfang an - Erste Hilfe und Beratung für Eltern von Kindern 0 bis 3".

Dr. Mauri Fries, Dipl. Psychologin, Leiterin des Martha-Muchow-Instituts in Berlin. Autorin u. a. des Standardwerks „Unser Baby schreit Tag und Nacht"; Fortbildungen von Multiplikatorinnen, internationale Vortragstätigkeit.

Die Fotografin

Angelika Salomon, Erzieherin, Sozialpädagogin, Yogalehrerin, Meditationslehrerin und Gesundheitspädagogin, seit sechs Jahren professionelle Bildjournalistin; ihre Fotos erscheinen in (Fach)Büchern und Zeitschriften. Mitautorin von zwei Elternratgebern bei rororo.

Die Illustratorin

Jutta Bauer lebt in Hamburg. Sie ist eine der bekanntesten Kinderbuchillustratoren in Deutschland, mehrfach ausgezeichnet, u. a. mit dem Deutschen Jugendliteraturpreis.

Der Zeichner

Axel Raatz lebt in Barum und arbeitet als freier Illustrator für Werbung und Buchverlage.

Editorische Notiz

Wenn nicht eigens erwähnt, sind die Texte von Margarita Klein, Bernhard Schön und Marion Stüwe gemeinsam verfasst worden – mit mehr oder weniger Anteil der einzelnen Beteiligten.

Einzeln verantwortlich sind für die Seiten:

REGISTER

Die CD

Im Buch finden Sie an vielen Stellen Phantasiereisen und Entspannungsgeschichten. Und auf der beiliegenden CD vier unterschiedlich lange Texte, gesprochen von Margarita Klein. In der Zeit der Schwangerschaft können Sie sich damit vertraut machen und erfahren, welche Texte Ihnen besonders gut tun. Dann haben Sie für die oft anstrengende erste Zeit mit dem Baby einen Schatz an Geschichten, mit denen Sie tief entspannen und zur Ruhe kommen können.

Denken Sie daran: Phantasiereisen und Tiefenentspannung können eine intensive Wirkung entfalten. Hören Sie deshalb die beiliegende CD auf keinen Fall beim Autofahren!

Entspannte Momente für Mütter und Väter

1. Einleitung	4:24 Minuten
2. Getragen von der Erde und eingehüllt in das Licht des Himmels	12:12 Minuten
3. Ich bin ich	9:07 Minuten
4. Der Weg zu Ihrer Kraft	14:49 Minuten
5. Ein freundliches Lächeln für Sie und Ihr Baby	8:05 Minuten

Gesamtdauer: 48:42 Minuten

Texte, Sprecherin:	Margarita Klein
Produktion:	Dominik Jäckel für MFLrecords: Heidelberg
Technik:	Kurt Eisfeld für Beatonal Tonstudio: Weingarten

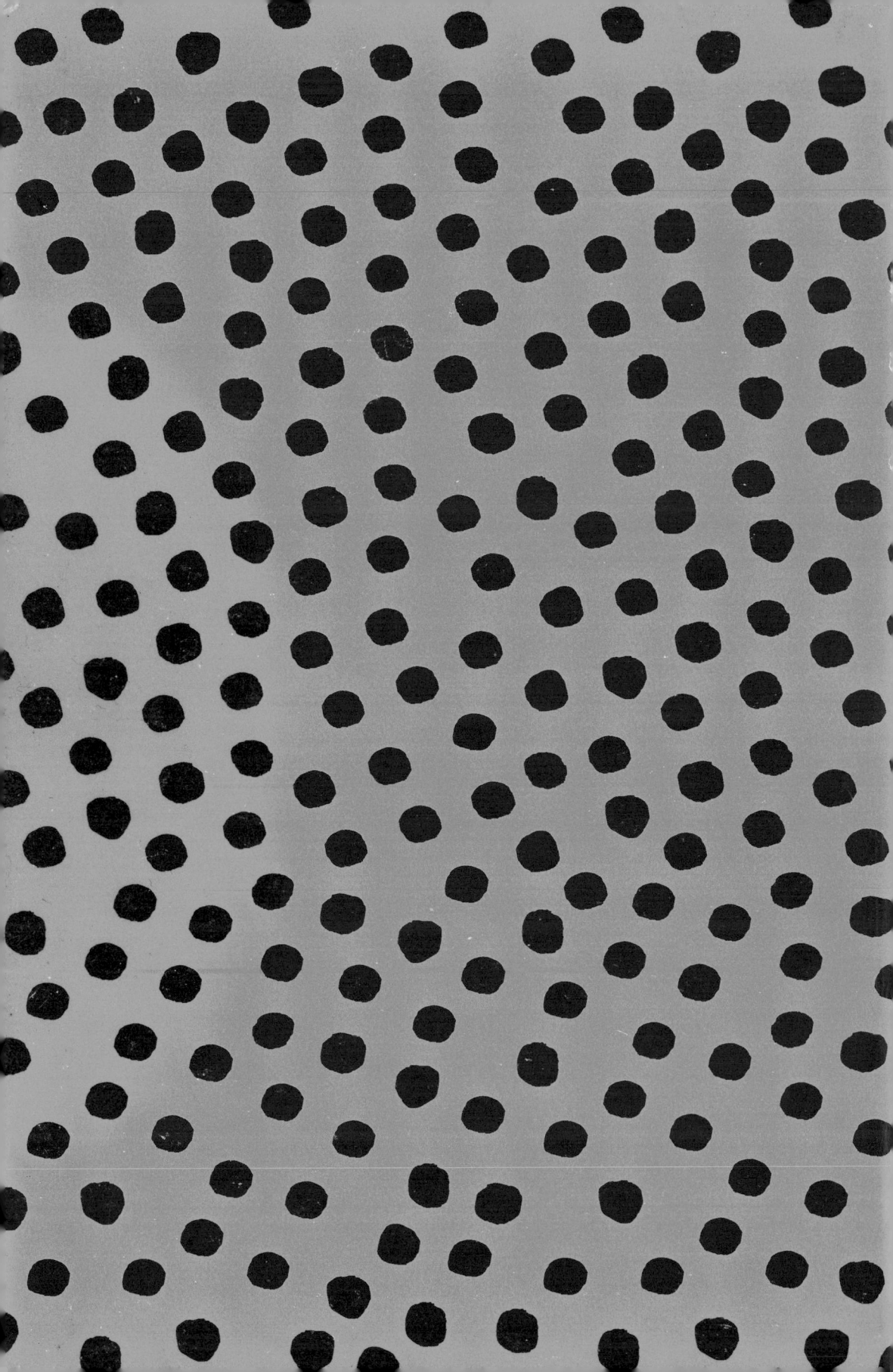